Anorektale 3D-Sonografie und Beckenbodensonografie

Springer Nature More Media App

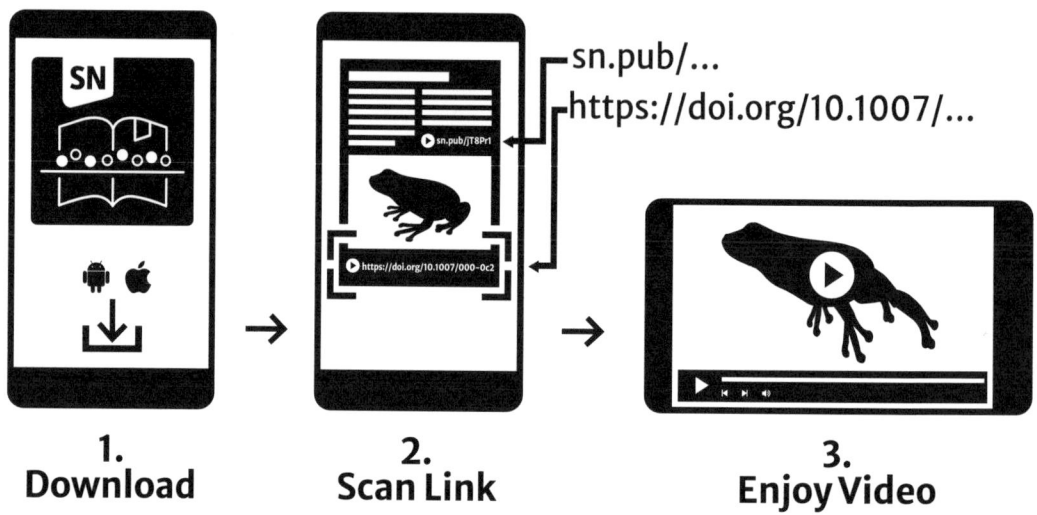

1.
Download

2.
Scan Link

sn.pub/...
https://doi.org/10.1007/...

3.
Enjoy Video

Support: customerservice@springernature.com

Martin Kowallik
(Hrsg.)

Anorektale 3D-Sonografie und Beckenbodensonografie

Grundlagen, Vorbereitung,
Durchführung und Auswertung

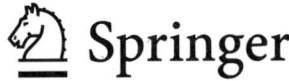 Springer

Hrsg.
Martin Kowallik
Proktologie/Chirurgie, Magen Darm Zentrum
Wiener Platz
Köln, Nordrhein-Westfalen, Deutschland

Mit Beiträgen von
Thomas Kuruc
Koloproktologie, Cellitinnen-Krankenhaus
St. Petrus
Wuppertal, Nordrhein-Westfalen
Deutschland

Johannes Paede
Ultraschall Senior Application Specialist, bk
medical Medizinische Systeme GmbH
Quickborn, Schleswig-Holstein, Deutschland

Peter Prohm
Wuppertal, Nordrhein-Westfalen
Deutschland

Andrzej Pawel Wieczorek
Head of Department of Pediatric Radiology
University Children's Hospital, Medical
University of Lublin
Lublin, Lubelskie, Poland

Ludwig Steffgen
Geschäftsführer, Trainings-Zentrum-
Ultraschall-Diagnostik LS GmbH
Mainleus, Bayern, Deutschland

Magdalena Maria Wozniak
Department of Pediatric Radiology
University Children's Hospital, Medical
University of Lublin
Lublin, Poland

Die Online-Version des Buches enthält digitales Zusatzmaterial, das berechtigten Nutzern durch Anklicken der mit einem „Playbutton" versehenen Abbildungen zur Verfügung steht. Alternativ kann dieses Zusatzmaterial von Lesern des gedruckten Buches mittels der kostenlosen Springer Nature „More Media" App angesehen werden. Die App ist in den relevanten App-Stores erhältlich und ermöglicht es, das entsprechend gekennzeichnete Zusatzmaterial mit einem mobilen Endgerät zu öffnen.

ISBN 978-3-662-69764-1   ISBN 978-3-662-69765-8   (eBook)
https://doi.org/10.1007/978-3-662-69765-8

Die Deutsche Nationalbibliothek verzeichnet diese Publikation in der Deutschen National-bibliografie; detaillierte bibliografische Daten sind im Internet über https://portal.dnb.de aruf-bar.

Planung/Lektorat: Antje Lenzen
Springer ist ein Imprint der eingetragenen Gesellschaft Springer-Verlag GmbH, DE und ist ein Teil von Springer Nature.
Die Anschrift der Gesellschaft ist: Heidelberger Platz 3, 14197 Berlin, Germany

Wenn Sie dieses Produkt entsorgen, geben Sie das Papier bitte zum Recycling.

Vorwort

Die Ultraschalluntersuchung des Anorektums und des Beckenbodens ist aktuell eine von vielen diagnostischen Möglichkeiten, die im medizinischen Alltag gelegentlich ihre Anwendung finden. Sie wird allenfalls als eine Ergänzung zu den etablierten Untersuchungen angesehen. Diese Einstellung basiert meist auf einer tiefen Unsicherheit im Umgang mit diese Technik. Die zahlreichen Vorteile die diese Untersuchungsmethode mit sich bringt werden oft verkannt. Die fehlende Standardisierung und der Makel der Subjektivität haften so stark an, dass man lieber auf andere Methoden ausweicht. Da das Thema Beckenboden ohnehin schwierig und „undankbar" ist, fällt uns das Ausweichen eher leicht. Beschäftigt man sich mit diesem Themenbereich etwas näher, fallen zudem zahlreiche Unstimmigkeiten auf. Noch weitaus interessanter ist das Bild bei der postoperativen Ultraschallanwendung, wenn man sie denn wagt. Die komplexen Zusammenhänge werden wesentlich klarer und verständlicher, wenn man Ultraschall regelmäßig zur Hilfe nimmt.

Diese Tatsache bewegte mich zu der intensiven Auseinandersetzung mit diesem Thema, die bis heute andauert. Die Idee dabei ist die nun seit mehr als 15 Jahren auffallenden Kontroversen zu bearbeiten und wenn möglich Lösungen zu finden. Dabei müssen zwangsläufig auch kritische Fragen gestellt werden und auch gängige Modelle auf den Prüfstand. Letztendlich führt das simple Hinterfragen zur Wahrheit auch wenn diese manchmal schmerzhaft ist. Dies ist unerheblich, da die Resultate der Behandlung dadurch verbessert werden können, sowohl für die einzelne Person als auch für das Kollektiv. Ohne dieses Hinterfragen wäre das Buch ein reiner, simpler Abzug der bisherigen bereits vorhandenen Bücher.

Es soll aber keine Kopie des Bisherigen sein, keine Auflistung der gängigen Ideen. Es soll zu einer ernsthaften Auseinandersetzung mit dem Thema anregen und sogar die Revision mancher Ideen anstoßen. Es basiert nicht auf Vermutungen und kryptischen Modellen sondern auf reiner Beobachtung durch eine neue Visualisierungs-Technik. Diese stand bisher nicht zur Verfügung, kann uns jedoch heute Abläufe aufzeigen die bis dato verborgen blieben. Der nahe liegende Schritt sich diese Abläufe anzuschauen und Dinge neu zu interpretieren muss nun gegangen werden. Den Status quo stumm und kritiklos anzunehmen ist dagegen viel einfacher, bringt jedoch keinen weiter …

Es geht dabei nicht um eine Änderung aller bisherigen Ideen/Behandlungsmethoden etc., nicht um ein Negieren von allem Bisherigen, welches unter viel Fleiß und Schmerz erarbeitet worden ist. Das Buch ist nicht zu verstehen als eine Art Indoktrinierung „Religion" die man zu glauben hat oder nicht. Vielmehr soll es dem Leser praktische Hinweise zur Ultraschall Nutzung liefern, damit er diese Technik anwenden und sich selbst eigenes Bild machen kann... Die mögliche Überprüfung eigener Arbeit und der auftretenden Unstimmigkeiten in den „aktuellen" anerkannten Sichtweisen/ Theorien (keine Beckenbodenprobleme bei Nullipara etc., Levatordefekte etc.) ist gewollt und soll vom Nutzer selbst erbracht werden. Der Ultraschall ist dazu gut geeignet.

Dies scheint notwendig, da diese „Unstimmigkeiten" so zahlreich geworden sind, dass das gesamte Modell/Konstrukt Beckenboden zu wackeln scheint und von zahlreichen Medizinern weltweit als eine undurchdringliche Masse angesehen wird, die viele nicht mehr bearbeiten wollen. Die Patienten bleiben dabei jedoch auf der Strecke und werden zum „Substrat". Dabei ist es unerheblich, ob sie Hilfe erfahren oder nicht, solange wir uns selbst auf die Schulter klopfen und uns für unser Tun loben können.

Deshalb sollten wir uns gerne auf etwas Neues einlassen, auch wenn es uns gelegentlich aufzeigen wird, dass wir in einigen Dingen bisher falsch lagen und das auch in Zukunft tun werden …

Martin Kowallik

Inhaltsverzeichnis

Anorektaler 3D-Ultraschall: Grundlagen, Sonden und Scanner, Entwicklung

1

Johannes Paede

Contents

Zusammenfassung

Die anale und rektale Sonografie sind bild-gebende Verfahren, die in der Diagnostik und Therapie verschiedener Erkrankungen des Anus und Rektums eine bedeutende Rolle spielen. Diese Methoden haben sich im Laufe der Jahre erheblich weiterentwickelt und sind heute unverzichtbare Werkzeuge in der Proktologie und Gastroenterologie.

- Die Ursprünge der Ultraschalltechnologie reichen bis ins frühe 20. Jahrhundert zurück
- Die rektale Sonografie begann als Erweiterung der transabdominalen Sonografie
- In den 1980er-Jahren führten technologische Fortschritte zur Einführung hochfrequenter Sonden, die eine verbesserte Auflösung ermöglichten
- Parallel zur rektalen Sonografie entwickelte sich die anale Sonografie, vor allem zur Beurteilung von Erkrankungen des Analkanals und des Schließmuskels
- Die letzten zwei Jahrzehnte haben signifikante technologische Fortschritte gebracht: 3D- und 4D-Sonografie,

J. Paede (✉)
BK-Medical Medizinische Systeme GmbH,
Quickborn, Deutschland
E-Mail: Johannes.Paede@ge.com

© Der/die Autor(en), exklusiv lizenziert an Springer-Verlag GmbH, DE, ein Teil von Springer Nature 2025
M. Kowallik (Hrsg.), *Anorektale 3D-Sonografie und Beckenbodensonografie*,
https://doi.org/10.1007/978-3-662-69765-8_1

Elastografie, Miniaturisierung und verbesserte Mobilität

- Die anale und rektale Sonografie sind heute wesentliche Bestandteile der Diagnostik und Behandlung in der Proktologie
- Der Schallwandler in Ihren Händen ist die zentrale analoge Einheit, die maßgeblich an der Qualität des erzeugten Bildes beteiligt ist
- Die Erzeugung von Schallwellen geschieht durch die elektrische Erregung von einem oder mehreren Piezo-Elementen (Kristallen)
- Ein Ultraschall-Diagnosesystem ist im Prinzip nichts anderes als ein Distanzmessgerät
- Die meisten Schallwandler basieren heute auf der Phased Array-Technik
- In der analen und endorektalen Endosonografie arbeitet man fast ausschließlich mit Sektorschallköpfen, die vorzugsweise einen 360°-Bildausschnitt liefern sollten
- Die dreidimensionalen Volumenbilder können auf verschiedene Weise dargestellt werden: 3D Cube Mode oder Oberflächen/Volumen-Rendering, Multislice oder 4-UP-Darstellung
- Die DICOM-Dokumentation umfasst mehrere Teile und definiert verschiedene Aspekte der medizinischen Bildgebung und der damit verbundenen Datenverarbeitung
- Die Aufbereitung semikritischer Ultraschallsonden erfordert sorgfältige Desinfektion und Reinigung, um eine Kontamination zu verhindern
- Fortschritte in der Echtzeit-3D-Bildgebung und der Integration von künstlicher Intelligenz zur Bildanalyse versprechen, die Diagnostik und Therapie weiter zu revolutionieren

1.1 Anfänge und Entwicklung der Ultraschalltechnologie

Die Ursprünge der Ultraschalltechnologie reichen bis ins frühe 20. Jahrhundert zurück. Die ersten Anwendungen von Ultraschall in der Medizin wurden in den 1940er-Jahren entwickelt, hauptsächlich zur Untersuchung des Herzens und der Bauchorgane. Die Anfänge der Ultraschalluntersuchungen im Bereich des Rektums und Anus sind auf die 1960er-Jahre datierbar, als die Technik allmählich verfeinert wurde.

Die rektale Sonografie begann als Erweiterung der transabdominalen Sonografie. Mit der Entwicklung spezialisierter Sonden wurde es möglich, detailliertere Bilder des Rektums und der umgebenden Strukturen zu erzeugen. In den 1980er-Jahren führten technologische Fortschritte zur Einführung hochfrequenter Sonden, die eine verbesserte Auflösung ermöglichten. Die endorektale Ultraschalluntersuchung (ERUS) wurde zu einem Standardverfahren für die präoperative Beurteilung des Rektumkarzinoms.

Einer der frühen Pioniere war damals die Firma Brüel & Kjaer, mit Sitz in Naerum/DK (Abb. 1.1).

Als führendes Unternehmen in der Schall- und Schwingungstechnik entwickelten die Verantwortlichen dort 1980 eines der ersten

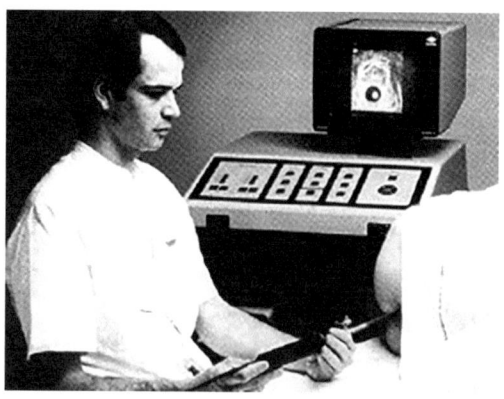

Abb. 1.1 1980, Brüel & Kjær Scanner Typ:1849, Sonde Typ: 1850

Advanced ultrasound imaging for anorectal exams

With high-resolution, 3D ultrasound imaging healthcare professionals can leverage detailed information through an optimized, streamlined workflow to help plan treatments and confirm results.

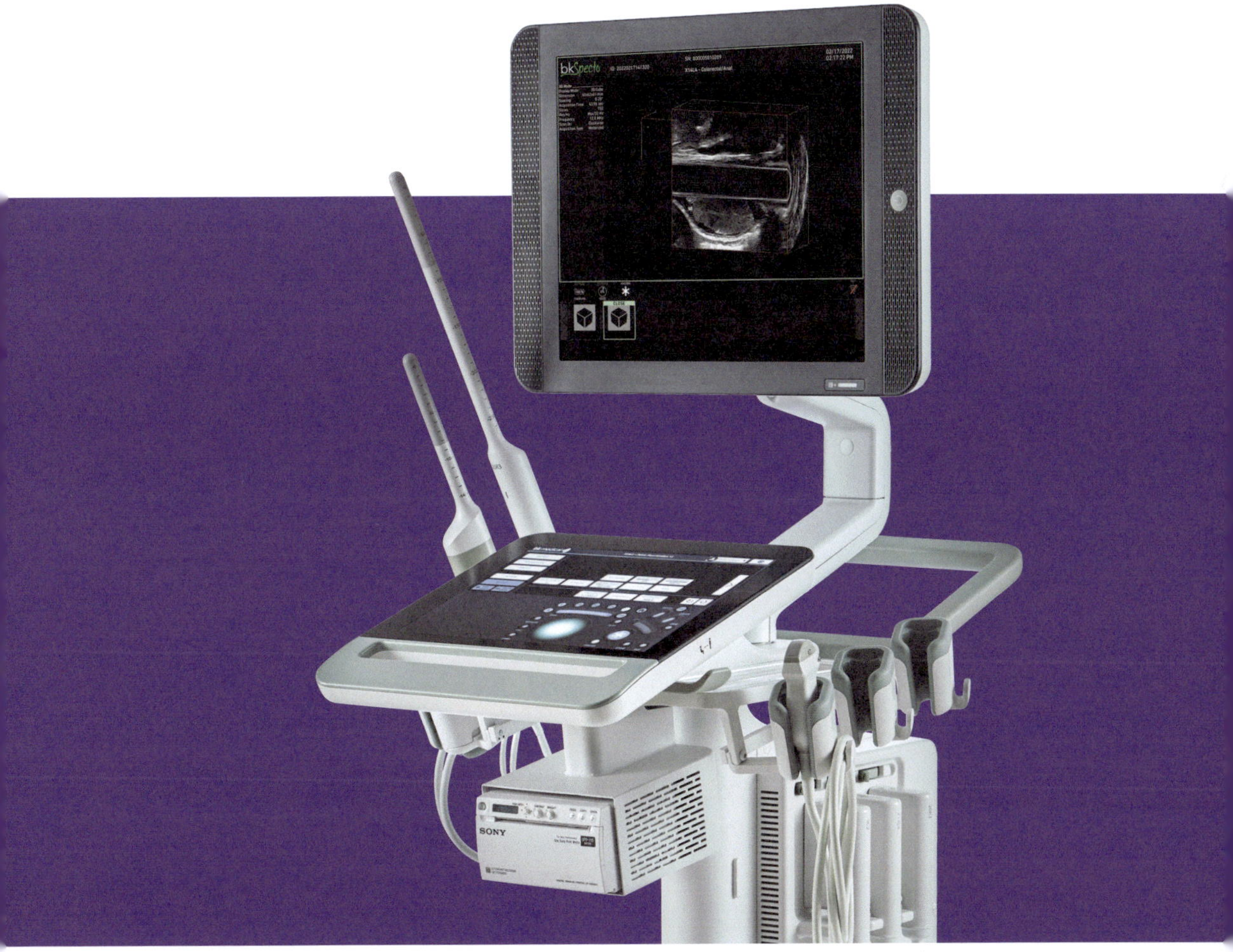

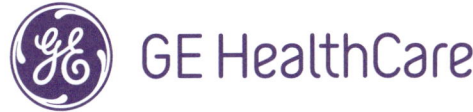

GE HealthCare

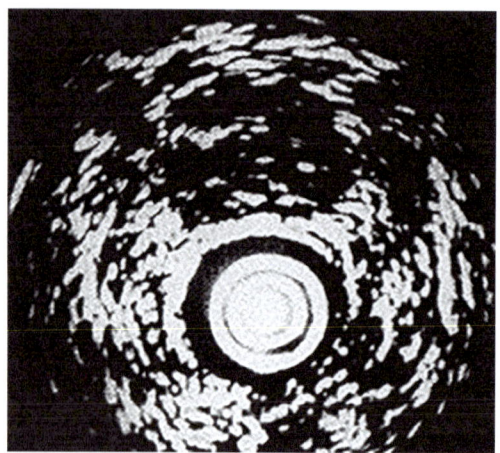

Abb. 1.2 1980, Brüel & Kjær, US-Bild 360° Sonde Typ:1850

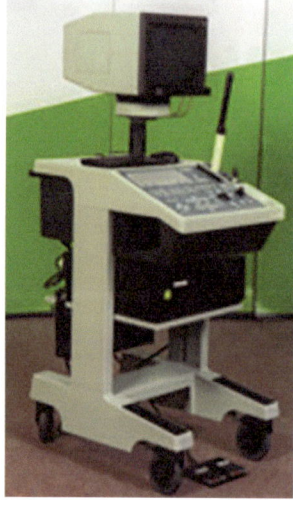

Abb. 1.3 1995, 3D Endosonogerät BK Medical

Medizingeräte mit hochfrequenten Endosonden, mit Frequenzen von bis zu 10MHz (Abb. 1.2).

Parallel zur rektalen Sonografie entwickelte sich die anale Sonografie, vor allem zur Beurteilung von Erkrankungen des Analkanals und des Schließmuskels. In den 1990er-Jahren führten innovative Entwicklungen zur Verfügbarkeit von hochauflösenden 3D-Sonden, die eine präzisere Beurteilung der anatomischen Strukturen ermöglichten. Dies war besonders nützlich bei der Diagnostik von Analfisteln, Abszessen und Inkontinenz (Abb. 1.3).

Die letzten zwei Jahrzehnte haben signifikante technologische Fortschritte gebracht, darunter:

- 3D- und 4D-Sonografie: Diese Technologien ermöglichen eine dreidimensionale Darstellung und dynamische Untersuchung der Beckenbodenmuskulatur und anderer Strukturen in Echtzeit.
- Elastografie: Eine Relativ-Technik, die die Steifigkeit von Geweben misst und zur Differenzierung zwischen benignen und malignen Läsionen beitragen kann.
- Miniaturisierung und verbesserte Mobilität. Kleinere Ultraschallgeräte haben die Zugänglichkeit und Anwendung in verschiedenen klinischen Settings verbessert.

Die anale und rektale Sonografie sind heute wesentliche Bestandteile der Diagnostik und Behandlung in der Proktologie. Sie bieten präzise Informationen zur Planung chirurgischer Eingriffe, zur Beurteilung des Therapieerfolgs und zur Nachsorge bei Krebspatienten. Ihre Bedeutung zeigt sich auch in der Vorsorge und Früherkennung von rektalen und analen Karzinomen sowie in der Diagnostik von entzündlichen Darmerkrankungen und anorektalen Fehlbildungen. Die Endosonografie ist ein Werkzeug, das dem Anwender kostengünstig, leicht verfügbar und jederzeit wiederholbar zur Verfügung steht.

Fazit

Die Geschichte und Entwicklung der analen und rektalen Sonografie spiegeln den allgemeinen Fortschritt der medizinischen Bildgebungstechnologien wieder. Von den ersten rudimentären Ansätzen bis hin zu hochspezialisierten, präzisen und multifunktionalen Systemen hat diese Technik eine bemerkenswerte Evolution durchlaufen. Sie bleibt ein dynamisches Feld mit kontinuierlichen Verbesserungen und Innovationen, die dazu beitragen, die Diagnostik und Behandlung von anorektalen Erkrankungen weiter zu optimieren.

1.2 Sonden und Scanner, Technik und Anwendungen

Der technologische Fortschritt ist wie in allen Lebensbereichen auch in der Ultraschalldiagnostik sichtbar geworden. Der erhebliche Zuwachs an Rechenleistung sowie kostengünstige elektronische Bauteile lassen heute Ultraschallsysteme ungeahnt leistungsfähig sein und in ihren Abmessungen deutlich kleiner werden. Die Technik der Digitalisierung lässt 3D-Bilder entstehen, die den Vergleich mit dreidimensionalen radiologischen Untersuchungstechniken wie CT oder dem MRI nicht scheuen müssen und ihnen sogar häufig überlegen ist. Wer annimmt, dass die heutige Digitaltechnik das alleinige Mittel wäre, um gute Ultraschallbilder zu erzeugen, irrt. Auch wenn vollmundige Versprechen dieses weismachen möchten. Solange die mechanische Energie einer Schallwelle in elektrische Impulse gewandelt werden muss und umgekehrt, wird ein zentraler analoger Anteil erhalten bleiben.

Der Schallwandler in Händen des Anwenders ist die zentrale analoge Einheit, die maßgeblich an der Qualität des erzeugten Bildes beteiligt ist. Doch auch „unscheinbare" Bestandteile eines Ultraschallgerätes, wie zum Beispiel ein Transducerkabel, sollten unbedingt mit größter Sorgfalt behandelt werden! Dieses häufig unbeachtete Bauteil enthält im Mittel ca. 200 einzeln isolierte und abgeschirmte Leiter, welche unter starker mechanischer Belastung brechen und somit den Schallwandler schädigen. Jeder einzelne Draht ist ein Teil der Übertragungselemente, die einer großen Gefahr von möglichen Störeinflüssen unterliegen. Besonders elektromagnetische Einflüsse spielen hier eine Rolle. Alle kennen die Störsignale, die ein läutendes Mobiltelefon, welches neben einem ausgeschalteten Fernsehapparat liegt, in dessen Lautsprechern erzeugen kann. Kabel wirken wie eine Antenne und sind eine ideale Eintrittspforte für Störungen aller Art. Schallköpfe, samt Kabel, sind mit großer Sorgfalt zu behandeln und starke mechanische Belastungen in jedem Fall zu vermeiden!

3D-Ultraschall hat sich in den letzten Jahrzehnten als bedeutende Erweiterung der traditionellen 2D-Ultraschalltechnologie etabliert. Durch die Fähigkeit, dreidimensionale Darstellungen von Geweben und Organen zu erzeugen, bietet 3D-Ultraschall eine präzisere und umfassendere Diagnostik.

Technische Grundlagen der Ultraschallbildgebung

Die Erläuterungen der technischen Grundlagen in diesem Kapitel beschränken sich auf ein Minimum, um dem Leser ein wenig Basiswissen an die Hand zu geben. Ultraschallbildgebung basiert auf der Emission und Detektion von hochfrequenten Schallwellen, die von Gewebestrukturen reflektiert werden. Traditionell erzeugen zweidimensionale (2D) Ultraschallgeräte ein flaches Bild, das die Reflexionen entlang einer einzigen Ebene darstellt.

Erzeugung von Schallwellen

Die Erzeugung von Schallwellen geschieht durch die elektrische Erregung von einem oder mehreren Piezo-Elementen (Kristallen). Diese Kristalle verformen sich, wenn sie mit einer elektrischen Spannung belegt werden, und erzeugen einen elektrischen Impuls, sobald der Kristall in Schwingungen versetzt wird.

Wird an diese Piezo-Elemente nun eine oszillierende Spannung angelegt, erzeugen sie Schwingungen in der entsprechenden Frequenz (ähnlich wie ein Lautsprecher). Sind die Elemente ohne elektrischen Impuls und Schwingungen erregen die Piezo-Elemente, so erzeugen sie einen Strom, der gemessen und ausgewertet werden kann (vergleichbar mit einem Mikrofon).

Signalverarbeitung

Ein Ultraschall-Diagnosesystem ist im Prinzip nichts anderes als ein Distanzmessgerät.

Entlang des Scanbereichs werden Messlinien eng nebeneinander gesetzt. Zur Zuordnung der Tiefe ist am Bildschirmrand ein „Lineal" angezeigt, die Tiefenskala. In Abhängigkeit von sonographischen Grenzflächen, entlang der gemessenen Tiefe, wird nun an jeder reflektierenden Grenzfläche ein Leuchtpunkt neben die Tiefenskala gesetzt. Fährt man nun mit dem Schallwandler über eine Oberfläche und stellt auf jede abgetastete Linie mit den Entfernungs-Messpunkten nebeneinander t dar, so erhält man auf dem Bildschirm gepunktete Linien entlang des Abtastverlaufs. Diese Abtastlinien aus Einzelpunkten werden anschließend, in Abhängigkeit von diversen Bedingungen, mittels Software zu einer mehr oder weniger geschlossenen Struktur verbunden. Ordnet man nun zusätzlich den einzelnen Messpunkten noch einen Helligkeitswert zu, welcher in Abhängigkeit von der Signalintensität einen Grauwert darstellt, so erhält man das vertraute Ultraschallbild.

Auflösung/Penetration

Einer der entscheidenden Kerngrößen eines Ultraschallsystems ist die Sende- und Empfangs-Frequenz des Schallkopfes. Diese sollte grundsätzlich so hoch wie möglich und so gering wie nötig gewählt werden. Das Auflösungsvermögen und die Penetrationsfähigkeit eines Schallwandlers verhalten sich grundsätzlich gegensätzlich zueinander. Je höher die Frequenz gewählt wird, desto besser ist die zu erwartende Auflösung, jedoch um den Preis der Penetrationsfähigkeit des Schallsignals und umgekehrt. Befindet sich also die zu untersuchende Region in kurzer Distanz zum Applikator, so kann eine hohe Frequenz gewählt werden. Ist jedoch eine gewisse Strecke zu überwinden, muss die Frequenz entweder am Ultraschallgerät per Software heruntergesetzt werden oder es muss ein anderer Schallwandler verwendet werden.

Die Sende- und Empfangsfrequenzen werden zum einen durch die Ultraschallkonsole und zum anderen durch den Schallkopfkristall bestimmt. Das präzise Abstimmen dieser beiden Komponenten ist entscheidend für das Ergebnis auf dem Bildschirm (Abb. 1.5).

Fokus

Für eine bestmögliche Bildqualität ist nicht nur die Frequenz von Bedeutung. Auflösung und Penetrationseigenschaften werden entscheidend durch die Kristallgröße, den Anschliff und die bauartbedingte Fokuslage mitbeeinflusst. Bei

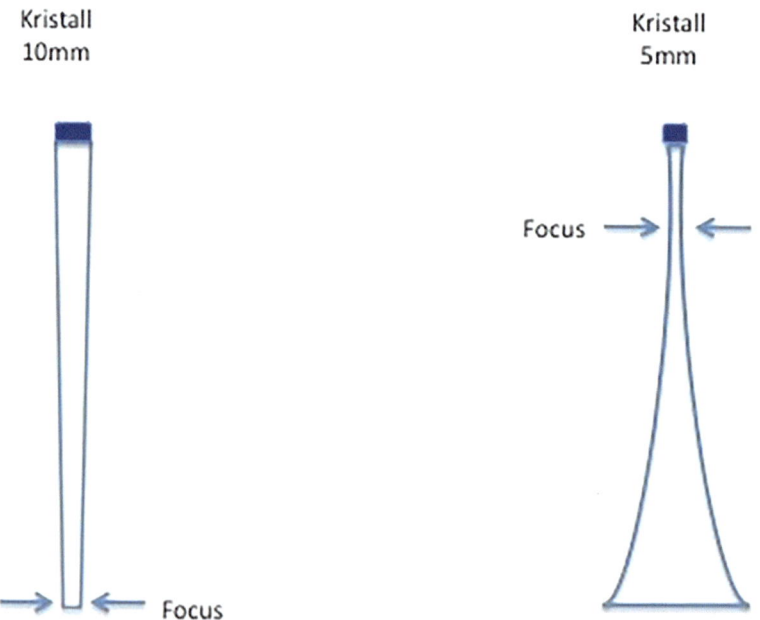

Kristall
10mm

Kristall
5mm

Focus

Focus

Abb. 1.4 Das Beispiel zeigt die Auswirkung des Kristalldurchmessers auf die Fokuslage

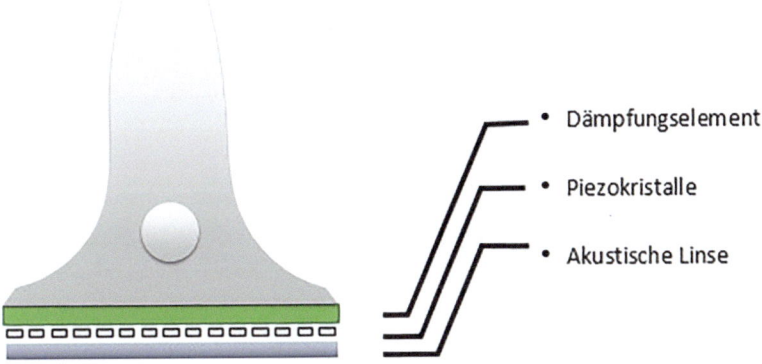

- Dämpfungselement
- Piezokristalle
- Akustische Linse

Abb. 1.5 Aufbau Phasen-Array-Schallwandler

mechanischen Schallwandlern mit in der Regel runden Einzelelementen ergibt sich aus der Größe und dem Anschliff des Kristalls die Fokuslage. Multielement-Tranducer können axial die Fokuslage verändern, lateral kommt eine akustische Linse zum Einsatz (meist die äußere Membran des Schallwandlers) (Abb. 1.4 und 1.5).

Bilderzeugung

Für die Erzeugung von 2D-Bildern stehen zwei technische Varianten zur Verfügung:

- Phased Array

Die meisten Schallwandler basieren heute auf der Phased- Array-Technik.

Ein Phased Array besteht aus einer Gruppe kleiner Ultraschallsender und -empfänger, die in Reihe oder einem Gittermuster angeordnet sind. Jedes dieser Elemente kann separat angesteuert werden, wodurch es möglich ist, die Richtung und Fokussierung der Schallwellen präzise zu steuern. Durch das gezielte Verzögern der Aussendung von Schallimpulsen an verschiedenen Elementen des Arrays kann der Fokuspunkt der Schallwellen dynamisch verändert werden. Darüber hinaus eignen sich Schallwandler dieses Typs für den Farb- und Spektraldoppler (Abb. 1.6).

- Single-Element

Der mechanische Schallkopf besteht aus einem oder mehreren Single-Elementen, welche über einen Motor im Ölbad hin- und hergeschwungen werden oder rotierend in einem mit Öl gefüllten

Gehäuse untergebracht sind. Diese Bauart ist heutzutage fast vollständig verschwunden, obwohl sie physikalisch eine Menge Vorzüge aufweist. Zur Anwendung kommen sie noch in speziellen Anwendungsbereichen, wie z. B. in der Endosonografie (Abb. 1.6).

1.3 Schallkopftypen und deren Einsatzbereich

- *Linear Phased Array Transducer*

Eine Vielzahl kleiner Kristalle ist perlenschnurartig aneinandergereiht. Schallköpfe dieser Bauart werden überwiegend zur „Small-Part"-Sonografie eingesetzt (z. B. Schilddrüse, Mamma, Hoden).

- *Convex Phased Array Transducer*

Convex Array Transducer sind im Aufbau wie ein Linear-Schallkopf konstruiert, jedoch sind die Kristalle hier auf einem Radius aneinandergereiht. Zum Einsatz kommt diese Art von Schallkopf heute fast überall in der Abdomensonografie. Weitere Anwendungsbereiche sind Spezialsonden z. B. Intraoperativsonden.

- *Sektor Phased Array Transducer*

Sektor Phased Array Transducer haben ihre Kristalle flächig in Reihe angeordnet.

Phased Array   Single Element

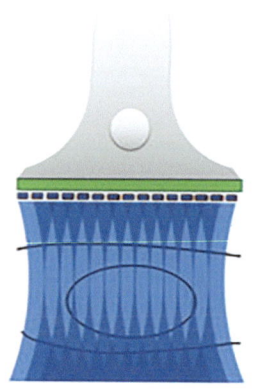
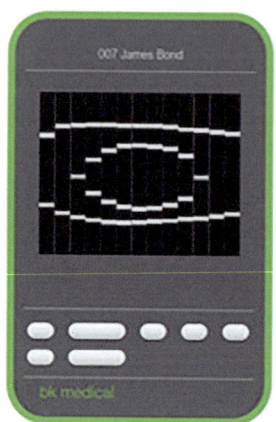
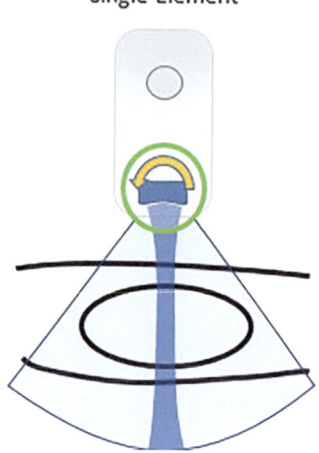

Abb. 1.6 Erzeugung von Ultraschall B-Bild

Sind die Kristalle in mehreren Reihen nebeneinander platziert, spricht man von Matrix-Transducern. Stellt man sich einen Spielwürfel mit der 6er-Ansicht vor, entspricht jeder Punkt einem Kristall. Die Anzahl der Kristalle bewegt sich zwischen 36 und 1024 Kristallen, je nach Bauart und Einsatzzweck. Diese Art der Schallköpfe wird in erster Linie in der Kardiologie verwendet, es gibt aber auch Mischformen, auf die hier nicht näher eingegangen werden kann.

• *Mechanische Sektor Transducer*

Der mechanische Schallkopf besteht aus einem oder mehreren Single-Elementen, welche über einen Motor im Ölbad hin- und hergeschwungen werden oder rotierend in einem mit Öl gefülltem Gehäuse untergebracht sind. Diese Bauart ist heutzutage fast vollständig verschwunden, obwohl sie physikalisch eine Menge Vorzüge aufweist. Zur Anwendung kommen sie noch in speziellen Anwendungsbereichen, wie z. B. in der Endosonografie.

1.4 Schallwandler für die Endosonografie

Zur Anwendung kommen verschiedene Konzepte an Schallwandlern. Voraussetzung für die anale und rektale Endosonografie sowie die vaginale Beckenbodendarstellung sind eine hohe Frequenz (ca. 10 MHz) und ein Schallwandler mit einer seitlichen Abstrahlung von 90° zur Sonde mit einem vollen 360°-Bild. Für eine rektale Anwendung sollte ein Wasservorlaufsystem verfügbar sein. Je nach Sondentyp und Einsatzgebiet ist ein Wasservorlauf vom Hersteller vorgesehen. Bei Verwendung eines solchen verändert sich die Distanz zu der nächstgelegenen Struktur erheblich. Zur Optimierung der Bildqualität sollte bei Elektronik-Array-Schallköpfen der Fokus angepasst werden bzw. bei mechanischen Single-Elementen sollte ein Kristall mit der entsprechenden Fokuslage angewählt sein. Wenig geeignet sind Schallköpfe, welche für die Anwendung an der Prostata oder am Uterus konstruiert wurden. Zum einen, weil die Fokuslage nicht optimal, zum anderen, weil der Bildausschnitt meist zu klein ist (Abb. 1.7).

Elektronische Schallwandler
Elektronische Schallwandler in Form von Linear- und Convex-Array Transducer sind die heute am meisten verwendeten. Die Vorteile dieser Technologie erscheinen im ersten Moment klar ersichtlich. Vorteil: Diese Bauform hat ein geringes Gewicht, verfügt über keinerlei Mechanik, hohe Bildraten sind unproblematisch, eine variable Fokussierung ist möglich und die uneingeschränkte Fähigkeit zur Farbdopplersonografie sprechen für sich. Nachteil: Für einen

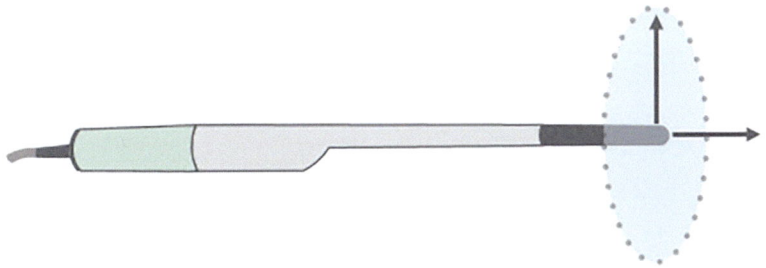

Abb. 1.7 3D-Sonde 9052, mechanische Sonde mit zwei Rücken an Rücken liegenden Einzelkristallen

360°-Schallwandler müssen die Kristalle auf sehr engen Radien untergebracht werden. Hieraus resultiert eine starke Liniendivergenz, welche sich besonders im Fernfeld zeigt.

Mechanische Schallköpfe

In der Endosonografie ist man auf kleine Durchmesser der Sonden angewiesen, um z. B. Stenosen zu passieren, eine Applikation durch das Rektoskop zu ermöglichen oder einfach nur dem Patienten entgegenzukommen. Vorteil mechanischer Schallwandler: Sie benötigen nur einen einzigen Kristall, der auf einer Welle 360° rotiert werden kann. Die Kristallgröße kann entschieden größer gewählt werden als dies mit einer im Durchmesser und Frequenz entsprechenden elektronischen Sonde möglich wäre. Die Anzahl der Sende- und Empfangslinien kann über die Rotationsgeschwindigkeit des Kristalls frei gewählt werden. Hieraus resultieren Vorteile in Bezug auf das Penetrationsvermögen und die Liniendichte. Besonders bei der Darstellung von Strukturen in der Tiefe ist eine hohe Liniendichte essenziell, um die Interpolationsstrecken zwischen den divergierenden Linien in Grenzen zu halten.

Hybrid Transducer

In der analen und endorektalen Endosonografie arbeitet man fast ausschließlich mit Sektorschallköpfen, die vorzugsweise einen 360°-Bildausschnitt liefern sollten. Hier sind verschiedene Konzepte am Markt.

Elektronische Phase-Array-Schallköpfe, mechanische Schallwandler und Mischungen aus beiden, hier Hybridschallköpfe genannt. Sie nehmen eine Sonderstellung in der 3D-Sonografie ein. Bei diesen Sonden werden Linear- oder Convexsondenarrays mit einem Motor innerhalb eines Gehäuses hin- und hergeschwenkt oder rotiert, um einen 3D-/4D-Datensatz zu erstellen (Abb. 1.8). Bei diesem Typ ist ein 38 mm Linear-Phased- Array- Element verbaut, welches um 360° im Inneren der Sonde mechanisch bewegt wird. Somit sind die Vorteile beider Techniken miteinander vereint.

1.5   3D-Technik: von 2D zu 3D und die Datenerfassung

Die Erzeugung von 3D-Ultraschallbildern erfordert die Erfassung von Daten aus einer Vielzahl von 2D-Schnitten, die dann zu einem dreidimensionalen Bild rekonstruiert werden. Dies geschieht hauptsächlich auf zwei Arten:

- *Freihand-Technik:* Eine herkömmliche 2D-Endosonde wird manuell bewegt. Die Position und die Bewegungsgeschwindigkeit müssen durch den Untersucher entsprechend der eingestellten Aufnahmekriterien durchgeführt werden. Diese manuelle Methode erfordert ein präzises Einhalten von Bewegungsgeschwindigkeit und Strecke, um eine möglichst korrekte geometrische Rekonstruktion der 3D-Daten aus den erfassten 2D-Schnitten zu ermöglichen. Diese Aufnahmetechnik bedarf einiger Übung, um geometrisch akzeptable Ergebnisse zu erlangen. Achtung: Messergebnisse, die durch **manuell** erzeugte 3D-Datensätze gewonnen werden, sind niemals korrekt und müssen mit Vorsicht bewertet werden!

- *Mechanischer Volumenscanner:* Diese Geräte verwenden motorisierte Schallköpfe, die automatisch über das Untersuchungsgebiet

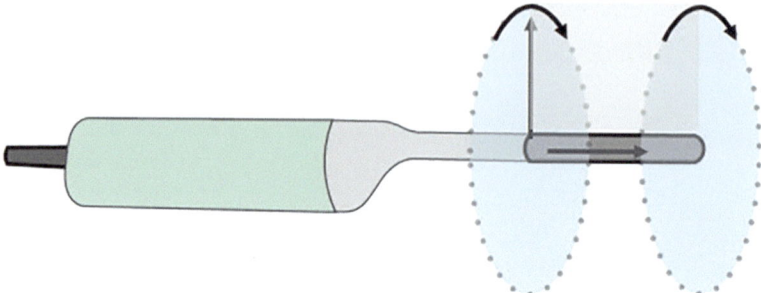

Abb. 1.8 3D Hybidschallwandler BK Medical Typ 9038. Bei diesem Typ ist ein 38mm-Linear-Phased-Array-Element verbaut, welches um 360° im Inneren der Sonde mechanisch bewegt wird. Somit sind die Vorteile beider Techniken miteinander vereint.

bewegt werden, um eine Serie von parallelen 2D-Schnitten zu erfassen. Diese Methode bietet eine hohe Präzision und Konsistenz in der Datenerfassung.

Die Rekonstruktion der Volumendaten zu einem 3D-Bild erfolgt mittels spezieller Algorithmen, die die Schnittbilder zu einem kohärenten dreidimensionalen Volumen zusammensetzen. Diese Algorithmen berücksichtigen die räumliche Anordnung und die Intensität der reflektierten Schallwellen.

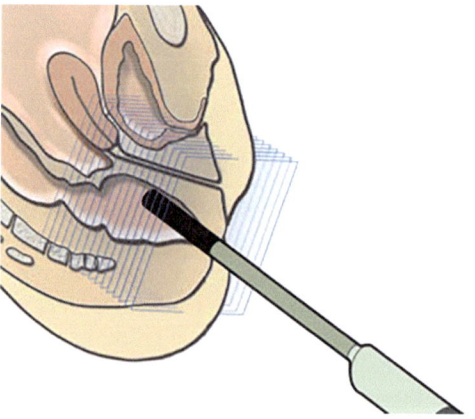

Abb. 1.9 Beispiel 1 - Die Aufnahme des Datensatzes erfolgt im Transversalschnitt. Der Kristall im Sondengehäuse oder die gesamte Sonde wird entlang der Sondenachse linear über eine definierte Strecke bewegt

1.6   3D-Schallköpfe

Schallwandler zur 3D-Sonografie beruhen auf den gleichen Grundbaumustern wie die zuvor für die zweidimensionale Bildtechnik beschriebenen. In den meisten Fällen werden diese Schallwandler mit einem Mechanik-Bauteil versehen. Innerhalb eines gemeinsamen Gehäuses wird ein Array im Ölbad bewegt oder mit einem externen Mover wird der Schallkopf auf einer vorgegebenen Strecke bewegt (Abb. 1.9 und 1.10). Um einen dreidimensionalen Datensatz zu erzeugen, geschieht nichts anderes als 2D-Bilder in einer vorbestimmten Reihenfolge einzulesen, so als würde ein Stapel Dias virtuell in eine Box sortiert.

Im Anwendungsbereich der Endosonografie existieren zwei Arten der Gewinnung von 3D-Datensätzen.

Zusammenhang Scanlinien/Bildrate
Um eine möglichst gute 3D-Darstellbarkeit zu erzielen, ist die Einstellung der Aufnahmeparameter entscheidend. In der zweidimensionalen Sonografie spielt die Liniendichte für die Bildqualität eine wichtige Rolle. In der 3D-Sonografie wird diese von der Dichte der aufgenommenen 2D-Bilder pro Abtastweg ergänzt (Länge oder Winkel), also der Abstand der 2D-Einzelbilder im 3D-Datensatz. Die Schichtdichte/Auflösung stehen somit in einem direkten Zusammenhang zur Aquisitionszeit.

Ist die Untersuchungsregion weitgehend statisch, kann man getrost mit einer hohen

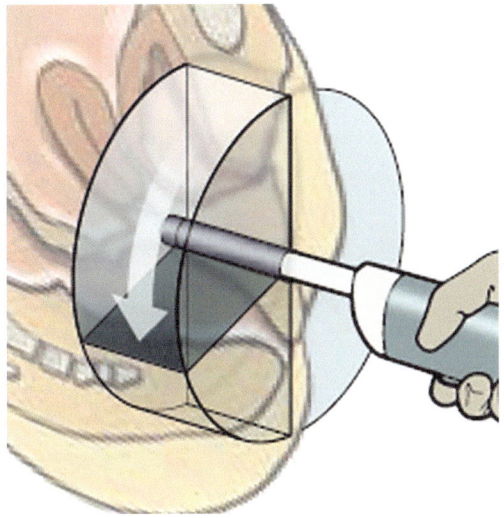

Abb. 1.10 Beispiel 2: Der Datensatz wird aus dem Sagitalschnitt generiert. Die Sonde rotiert um die Sondenachse in einem vorgegebenen Winkel

Auflösung die Aufnahme starten. Sollte jedoch die Aufnahme, z. B. während eines Valsalva-Manövers, erfolgen, so müssen die Scanstrecke und/oder die Auflösung reduziert werden, um ein entsprechendes Aufnahmezeitfenster zu realisieren.

1.7   Bilddarstellung und Analyse

Die dreidimensionalen Volumenbilder können auf verschiedene Weise dargestellt werden:

- **3D Cube in Standard-Ansicht:** Bei dieser Darstellungsform hat der Anwender die Möglichkeit den Würfel in beliebige Richtung zu drehen und sich frei durch alle Eben zu bewegen. Auch Schrägen lassen sich beliebig erzeugen (Abb. 1.11).
- **Oberflächenrendering:** Darstellung der äußeren Oberfläche von Strukturen, häufig verwendet zur Visualisierung von fetalen Gesichtern in der Pränataldiagnostik. Diese Methode wird in der Endosonografie nicht verwendet und ist hier nur der Vollständigkeit halber erwähnt.
- **Volumenrendering:** Darstellung des gesamten Volumens mit Transparenzeffekten, um innere Strukturen zu visualisieren (hier mit einer Kolorierung, welche Details häufig besser erkennen lässt) (Abb. 1.9). Die Bilder zeigen am Beispiel eines Fadens (Abb. 1.12 und 1.13), dass die Visualisierung durch einen einstellbaren Wert der Transparenz besser gelingt (Render Mode).

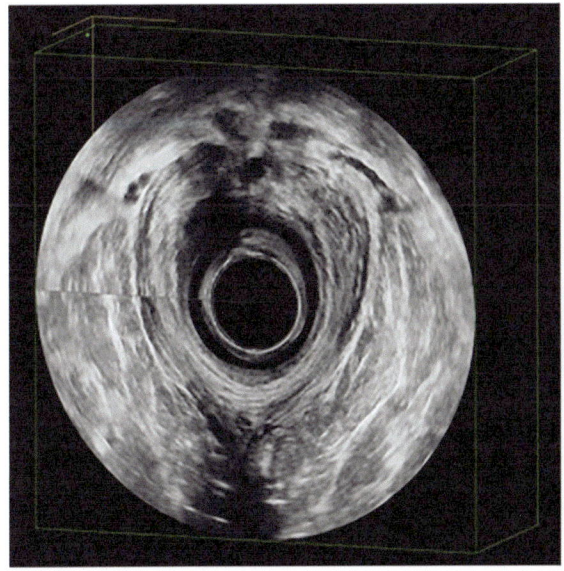
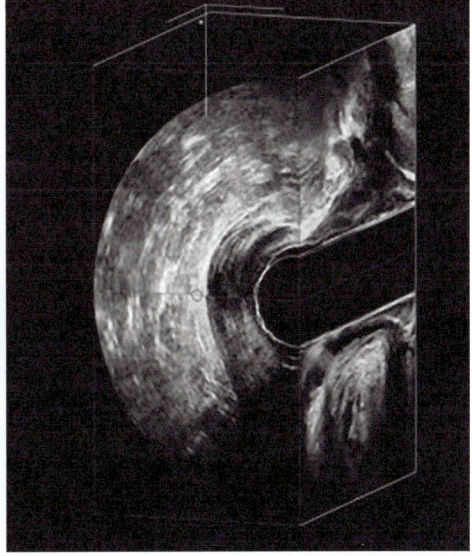

Abb. 1.11   3D-Standard-Transversalansicht

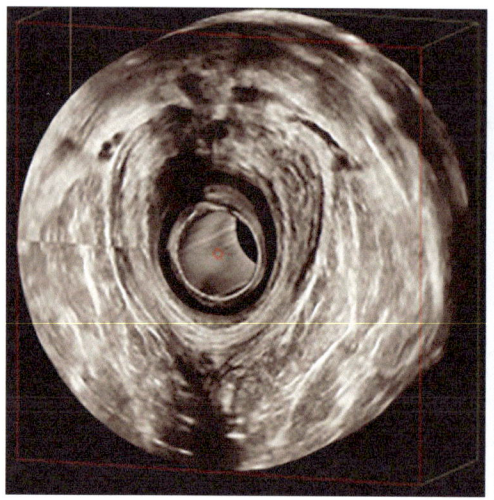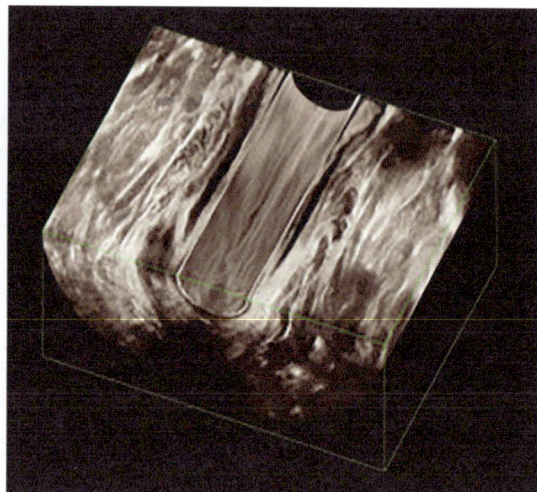

Abb. 1.12 Render-Mode transversal und coronal

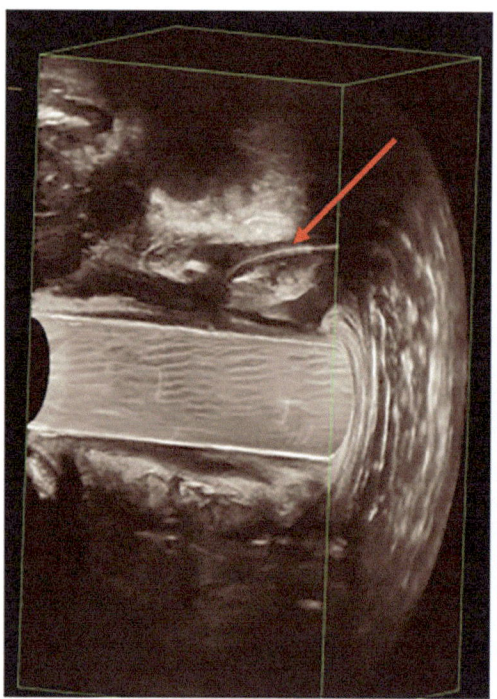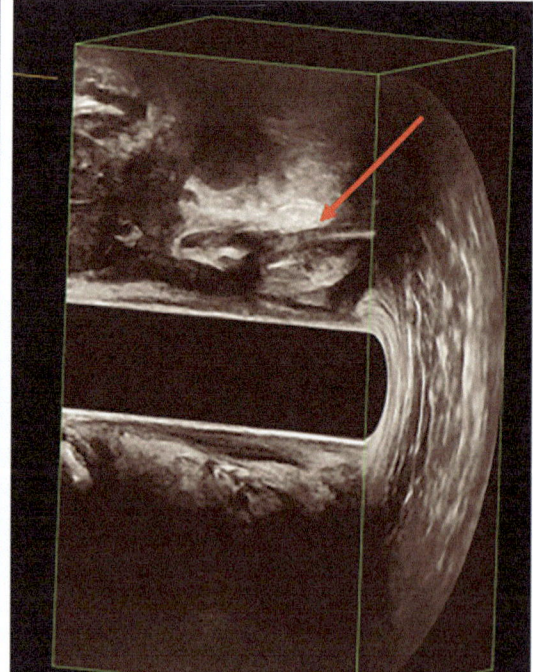

Abb. 1.13 Fadendarstellung mit Render Mode

- ***Multislice-Darstellung:*** Darstellung von Schnitten durch das Volumen in beliebigen Ebenen. Der Abstand zwischen den gezeigten Bilder ist frei wählbar (nur 3D Viewer) (Abb. 1.14 und 1.15).

- ***4 Up-Darstellung:*** Diese Methode ermöglicht die gleichzeitige Darstellung der Trans-

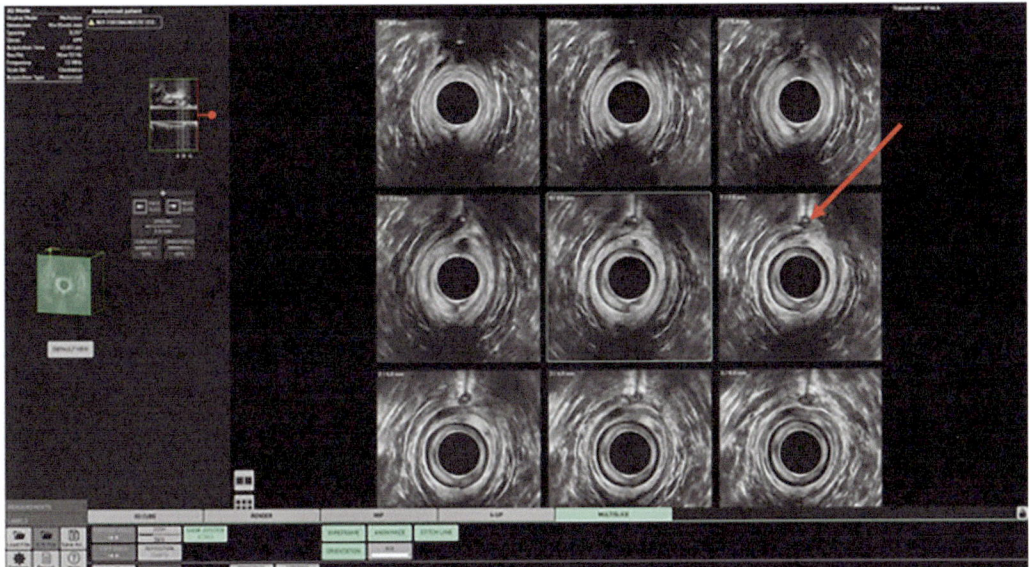

Abb. 1.14 Multislice-Darstellung des 3D-Würfels transversal, Beispiel Fadendrainage

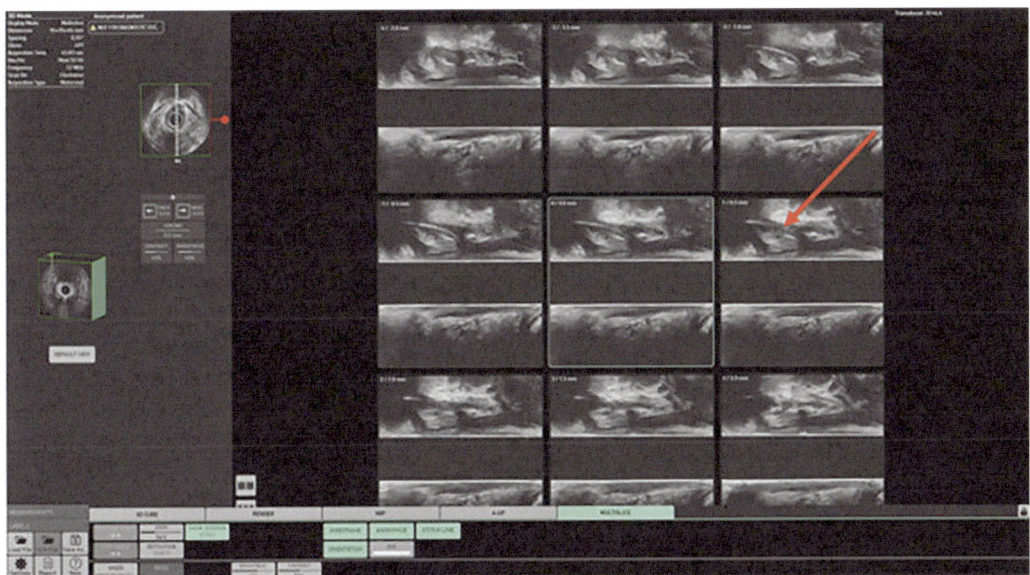

Abb. 1.15 Multislice-Darstellung des 3D-Würfels sagittal, Beispiel Faden

versal-, Sagittal- und Coronarebene im je-
weils 90°-Winkel zueinander stehend. Durch
Verschieben der einzelnen Ebenen ist eine
Zielregion anwählbar (Abb. 1.16).

1.8   Dokumentation

Die Möglichkeiten der Dokumentation von 3D-
Ultraschalldaten sind von Hersteller zu Herstel-

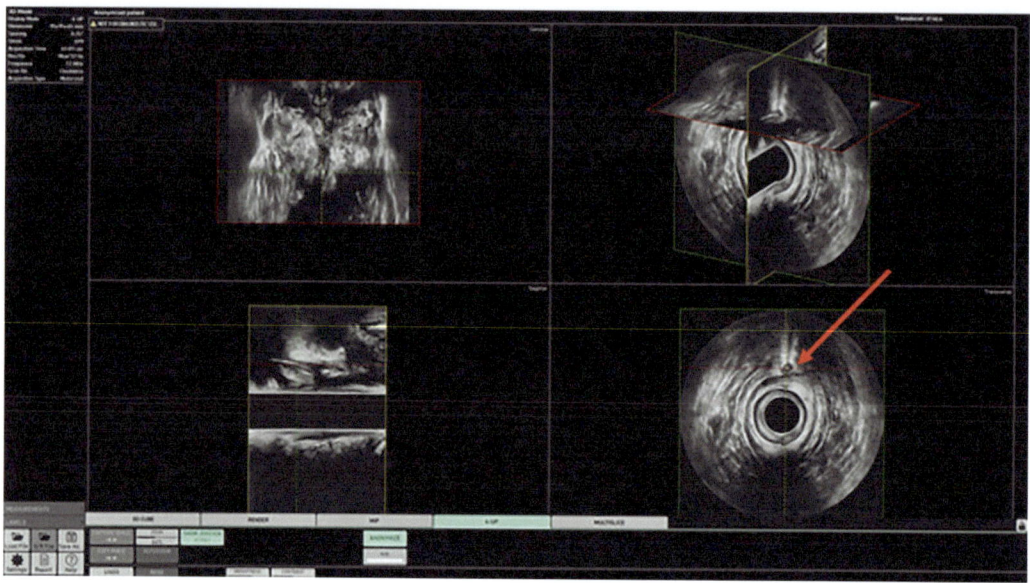

Abb. 1.16 4 Up-Darstellung, Beispiel Fadendrainage

ler sehr unterschiedlich. In aller Regel werden die Daten auf unterschiedlichen Medien elektronisch verwaltet.

Das genormte Verfahren DICOM (Digital Imaging and Communications in Medicine) ist ein Standard, der Handhabung, Speicherung, Druck und Übertragung von medizinischen Bilddaten regelt. Die DICOM-Dokumentation umfasst mehrere Teile und definiert verschiedene Aspekte der medizinischen Bildgebung und der damit verbundenen Datenverarbeitung. Aus diesem Grund ist es ratsam, mit den jeweiligen IT-Spezialisten zu klären, welche der verfügbaren Ressourcen zur Verfügung stehen.

1.9 Reinigung/Desinfektion

Endosonografie-Schallköpfe unterliegen besonders hohen Ansprüchen in Bezug auf die Hygieneanforderungen. Die Aufbereitung semikritischer Ultraschallsonden erfordert sorgfältige Desinfektion und Reinigung, um eine Kontamination zu verhindern. Dazu gehören Schritte wie Vorreinigung, Desinfektion mit geeigneten Mitteln und Trocknung gemäß den Herstelleranweisungen. Es ist wichtig, die rich-

tigen Protokolle und Richtlinien zu befolgen, um die Sicherheit der Patienten zu gewährleisten und die Lebensdauer der Sonden zu erhalten. Die Sonden sollten über glatte, leicht zu reinigende Oberflächen verfügen und frei von Kanten, Hohlräumen und sonstigen Keimnestern sein.

Aufgrund der Sensibilität dieser Spezialsonden und der besonders hohen Anforderungen bei Reinigung und Desinfektion sollte diese nur von geschulten Personen durchgeführt werden. Zubehörteile sollten entweder als Einwegmaterial zur Verfügung stehen oder der Sterilisation zugeführt werden können.

Kondome/Schutzhüllen sind sofort nach dem Untersuchungsgang zu entfernen. Der erneute Bezug der Sonde mit Gel und Kondom sollte erst unmittelbar vor erneuter Nutzung erfolgen. Nach der letzten Untersuchung des Tages sollte der Transducer trocken und frei von Gel gelagert werden.

1.10 Zukunftsperspektiven

Die kontinuierliche Weiterentwicklung der Ultraschalltechnologie, einschließlich verbesserter Bildgebungstechniken und fortschrittlicheren Rekonstruktionsalgorithmen, wird die

Einsatzmöglichkeit und Genauigkeit der 3D-Ultraschallbildgebung weiter erhöhen. Fortschritte in der Echtzeit-3D-Bildgebung und der Integration von künstlicher Intelligenz zur Bildanalyse versprechen, die Diagnostik und Therapie weiter zu revolutionieren.

In etwas fernerer Zukunft wird vermutlich die KI durch automatische Bildanalyse hilfreich werden. Aufgrund der immerhin gleichen Zugangswege und somit gut zu erkennender Strukturen in der Endosonografie könnte eine automatische Bildanalyse gelingen. Hierfür ist aber vermutlich noch eine erhebliche Zeit nötig, um die Systeme entsprechend zuverlässig anlernen zu können.

Auf dem Weg dahin werden hoffentlich einige der neuen Methoden Erkenntnisse bringen.

Das Augenmerk wird kurzfristig, in der Übergangszeit, vermutlich auf verbesserte Messmethoden gelegt werden, welche einen Mehrwert in der Diagnostik liefern könnten.

Literatur

Goldberg BB, Kurtz AB (1991) Atlas of gastrointestinal ultrasound
Bartram CI, Frudinger A (1997) Handbook of anal endosonography
Beynon J, Foy DM (2000) Imaging of the pelvic floor: A multidisciplinary approach
Santoro GA, Wieczorek AP (2010) Ultrasound of the anorectum. Springer
Recent Advances in Endoluminal Ultrasound in Colorectal Disease (2022) Annals of Gastroenterology

Anale 3D-Endosonografie: Wie werden aus Ultraschallpulsen und deren Echos Bilder?

2

Ludwig Steffgen

Inhaltsverzeichnis

Zusammenfassung

Sonografie, auch Ultraschalluntersuchung genannt, ist die Möglichkeit, mittels hochfrequenter Schallimpulse und deren Echos Bilder von anatomischen Strukturen zu generieren. Je genauer das Wissen um den Prozess der Bilderstellung ist, umso besser lassen sich aus den Bildern diagnostisch wertvolle Informationen ableiten. Dazu sind die Begriffserklärungen wichtig, der Weg vom Schallimpuls zum Bild und die Auswahl der Werkzeuge, hier die Schallköpfe.

- Sonografie ist die Möglichkeit, mittels Schallwellen oberhalb der menschlichen Hörgrenze und deren Echos Informationen aus dem Körperinneren zu erhalten

- Ultraschall ist eine mechanische Wellenausbreitung in einem elastischen Medium
- Frequenz: beschreibt die Häufigkeit der Wiederholungen pro Sekunde
- Zur Ausbreitung des Schalls bedarf es eines Mediums
- Zur Erzeugung von Ultraschall Pulsen und auch dem Empfangen von deren Echos bedient man sich des piezoelektrischen Effektes
- Die unterschiedlichen Signalstärken werden in Helligkeitspunkte umgesetzt
- Die Helligkeit eines Bildpunktes wird bestimmt von der Stärke des Echos
- Die vielfältigen Anwendungsmöglichkeiten der Sonografie erfordern unterschiedliche Anwendungswerkzeuge

2.1 Sonografie

Den Prozess, aus Ultraschall-Impulsen und deren Echos Bilder zu generieren, nennt man

L. Steffgen (✉)
Trainings-Zentrum Ultraschall-Diagnostik LS GmbH, Mainleus, Deutschland
E-Mail: kontakt@ultraschall-training.eu

© Der/die Autor(en), exklusiv lizenziert an Springer-Verlag GmbH, DE, ein Teil von Springer Nature 2025
M. Kowallik (Hrsg.), *Anorektale 3D-Sonografie und Beckenbodensonografie*,
https://doi.org/10.1007/978-3-662-69765-8_2

Sonografie

(Griechisch:+ = Malen)

(Griechisch: = Malen mit Schall)

Grundlegendes Prinzip: Sonografie ist Sehen mit Schall

Sonografie ist die Möglichkeit, mittels Schallwellen oberhalb der menschlichen Hörgrenze und deren Echos Informationen aus dem Körperinneren zu erhalten, welche für die Diagnostik genutzt werden können. Mit einem Ultraschallsystem werden Schallwellen im Ultraschallbereich erzeugt. Diese werden in den zu untersuchenden Körper gesendet und dort an verschiedenen Strukturen reflektiert und gestreut. Die Richtung der Schallabgabe und damit die Blickrichtung wird mit einem Schallkopf bestimmt, welcher auf und an dem Körper positioniert und bewegt wird. Mit demselben Schallkopf werden die Reflexionen, die auch Echos genannt werden, aufgefangen.

Die Echos enthalten eine Fülle von Informationen, die folgende Modalitäten zeitigen:

- B-Bild: zweidimensionale Bilder welche die anatomischen Strukturen widerspiegeln
- Doppler: Frequenzverschiebungen, welche genutzt werden, um Blutströmung darzustellen:
- Color-Doppler
  - = qualitative bildliche Echtzeitdarstellung von Blutströmungen
- Spektral-Doppler
  - = quantitative Erfassung von Strömungseigenschaften mittels Zeit-Geschwindigkeit-Intensitäts-Darstellungen
- CEUS
  - = Contrast Enhanced UltraSound

Die Möglichkeit, winzige Gasbläschen intravenös zu applizieren und deren Vibrationen bildlich umzusetzen. Das bedeutet eine enorme Erweiterung der diagnostischen Möglichkeiten.

Bessere Diagnostik durch bessere Sonogramme

Eine physikalische Definition von Ultraschall lautet:

Ultraschall ist eine mechanische Wellenausbreitung in einem elastischen Medium mit Schwingungsfrequenzen zwischen 16 kHz und 1 GHz

Mechanisch zeigt sich, dass Ultraschall sich im molekularen Größenbereich abspielt. Das bedeutet auch, dass Schall ein Medium benötigt. Es funktioniert nicht im Vacuum. Das Medium in diesem spezifischen Falle ist der menschliche Körper.

Wellen sind periodisch wiederkehrende Bewegungen.

Es lassen sich Longitudinalwellen und Transversalwellen unterscheiden. Beim Schall handelt es sich um Longitudinalwellen. Schallausbreitung entsteht aus einem Wechselspiel zwischen Überdruck und Unterdruckzonen des Mediums, in welchem sich der Schall ausbreitet.

Zur Beschreibung von Wellen bedient man sich folgender Größen:

Wellenlänge: Abstand zwischen zwei identischen Phasen.

Der Beschreibung der Wellenlänge ist der griechische Buchstabe λ (Lambda) zugeordnet.

Amplitude: Beschreibt die größte Auslenkung von einer Ruhe- oder Nullposition. Signalstärken sind Ausdruck von Amplituden.

Frequenz: Beschreibt die Häufigkeit der Wiederholungen pro Sekunde

Phase: Bezeichnet den Zeitpunkt des Wellenzyklus

Elastisch zeigt an, dass sich die Schwingungen von Molekül zu Molekül ausbreiten. So wie beim Billardspiel die angestoßene Kugel beim Auftreffen auf eine weitere Kugel den Impuls weitergibt, so geschieht das beim Schall mit allen Molekülen dreidimensional im Raum.

Medium: Zur Ausbreitung des Schalls bedarf es eines Mediums, also eines molekülgefüllten Raumes. Beim diagnostischen Ultraschall ist das der untersuchte menschliche oder tierische Körper.

Schwingungsfrequenzen: Ultraschall ist definiert als Schwingungen zwischen

$20.000 (= 20kHz)$ und $1.000.000.000 (= 1kHz)$

Schwingungen / Sekunde sind die Einheit Hertz, abgekürzt Hz. Posthum benannt nach Heinrich Rudolf Hertz (1857–1897)

Schwingungen / Sekunde = Hertz

1	1 Hz
1000	1 kHz (Kilo-Hertz)
1.000.0001	1 MHz (Mega-Hertz)
1.000.000.0001	1 GHz (Giga-Hertz)

Aus diesem sehr großen Bereich können 0,5–30 MHz für die Sonografie genutzt werden.

Zur Erzeugung von Ultraschall-Pulsen und auch für den Empfang der Echos bedient man sich des piezoelektrischen Effektes. Der Ausdruck stammt aus dem Griechischen: πιέζειν (piezein) und bedeutet drücken, Elektron ἤλεκτρον (elektron) bedeutet Bernstein. Der piezoelektrische Effekt beschreibt das Wechselspiel bestimmter Materialien, die bei Druck elektrische Spannung erzeugen. Dieser Effekt ist erfreulicherweise umkehrbar. Das bedeutet, dass ein piezoelektrisches Element als Sender und Empfänger agieren kann. Erst damit ist der diagnostische Ultraschall ermöglicht worden. Der piezoelektrische Effekt wurde von Jacques (1855–1941) und Pierre Curie (1859–1906) entdeckt.

Für die Qualität der Bilderzeugung ist es notwendig, dass schwache Echos detektiert werden können. Mit einem piezoelektrischen Bauteil, dem sogenannten Schallkopf, können Verhältnisse von ausgesandtem Schall zu empfangenem Echo von 10.000: 1 erreicht werden. Das ist ein wesentlicher Grund, warum man sich im diagnostischen Ultraschall des piezoelektrischen Effektes bedient. Der Schallkopf ist dabei Sender und Empfänger gleichzeitig. Das heißt, der Ultraschallpuls, der im Schallkopf durch das Anlegen einer Spannung erzeugt wird (umgekehrter piezoelektrischer Effekt), wird in das Gewebe weitergeleitet und dort reflektiert. Die Reflexionen dieses Signals wiederum werden vom Schallkopf empfangen und mittels des piezoelektrischen Effektes in Spannung umgesetzt.

Beispiel: Erzeugt man einen Schallimpuls durch Anlegen einer Spannung von 20 V, so kann ein reflektiertes Echo von nur einem Zehntausendstel dieses Wertes, also 0,002 V oder 20 mV, noch eine verwertbare Spannung erzeugen, welche zu einem Bildpunkt umgewandelt werden kann.

2.2   So werden aus Ultraschallpulsen und deren Echos Bilder

Aus dem erzeugten Ultraschall lassen sich aus der Kenntnis der Eigenschaften des Schalles und den empfangenen Reflexionen dieses Ultraschalls (= „Echo") Bilder erstellen. Das akustische Geschehen ist dreidimensional, die extrahierten Informationen werden bildlich dargestellt. Bilder sind flächig und haben dementsprechend zwei Dimensionen: Länge und Breite. Neben diesen Koordinaten bestimmen verschieden helle oder farbige Areale den Bildeindruck. Elektronische Bilder sind eine Ansammlung von verschieden hellen oder farbigen Bildpunkten. Es ist Ziel der Ultraschallentwickler, dass Ultraschallbilder die anatomischen Strukturen als Schnittbild möglichst genau abbilden, sodass die Bilder dem tatsächlichen Objekt möglichst nahe kommen. Je genauer also die Koordinaten und die Helligkeiten der Bildpunkte mit den Verursachern dieser Bildpunkte übereinstimmen, umso aussagekräftiger sind die erhaltenen Bilder.

Der Vorgang der Bilderstellung ist recht komplex und hat viele Variablen.

Die Grundzüge indes sind elementar.

Laufzeit des Ultraschalls
Tiefenlokalisation (Abstand Schallkopf – Reflektor)

Dem Abstand eines Bildpunktes vom Schallkopf entspricht die x-Koordinate. Sie wird bestimmt durch:

- Die Kenntnis der Ausbreitungsgeschwindigkeit des Ultraschalles im Gewebe
- Der Zeit, die der Schall benötigt, um den Weg vom Schallkopf zu der reflektierenden Struktur und wieder zurück zum Schallkopf zurückzulegen.

Beschreibend spricht man von der Tiefe eines Bildpunktes. Die Ausbreitungsgeschwindigkeit im Körper wird hierbei mit einem Mittelwert von 1540 m/s angenommen.

Die Ausbreitungsgeschwindigkeit des Ultraschalls ist abhängig davon, wie sehr sich das durchschallte Medium komprimieren lässt:

- Langsame Schallausbreitung in stark komprimierbaren Medien
- Schnelle Schallausbreitung in wenig komprimierbaren Medien

Um die unterschiedlichen Schallgeschwindigkeiten von Luft (ca. 330m/s) und dem menschlichen Gewebe (1540m/s) zu kompensieren, braucht es zwischen Schallkopf und Gewebe entweder Ultraschall gel oder ein anderes Kopplungsmedium, welches ähnliche Schallgeschwindigkeiten hat wie das menschliche Gewebe.

Um 1 cm tief einzudringen, braucht der Ultraschall also:

$$\frac{0,01\,\mathrm{mx2}}{1540\ \mathrm{m/s}} = 0,000013\mathrm{s} \text{ oder } 13\,\mathrm{\mu s}$$

Das klingt zunächst recht wenig, ist aber mit zunehmender Abbildungstiefe ein sehr limitierender Faktor.

Mit Ultraschall lassen sich Weichgewebe darstellen. Limitationen sind Luft und knöcherne Strukturen, dort kommt es entweder zur Totalreflexion oder zur Schallauslöschung. Damit ist das Reflexionsverhalten distal von Luft und Knochen so verändert, dass sich dort keine diagnostisch verwertbaren Bilder erstellen lassen.

Reflexionseigenschaften
Signalstärke

Die Helligkeit eines Bildpunktes wird bestimmt von der Stärke des Echos, die als Signalstärke bezeichnet wird. Die unterschiedlichen Signalstärken sind Ausdruck unterschiedlicher Impedanzen. Die Impedanz ist der frequenzabhängige Wellenwiderstand der unterschiedlichen Gewebe. Für Schall ergibt sich die Impedanz als Produkt aus Schallgeschwindigkeit und Dichte des Gewebes. Die Impedanz ist die Kenngröße zweier aneinander grenzender Medien, aus der sich der für die medizinische Diagnostik wichtige echogebende Reflexionsfaktor ergibt. Je höher die Impedanzdifferenz („Impedanzsprung") an einer Grenzfläche, umso

höher ist die Signalstärke dieses Echos. Dabei ist die Intensität der reflektierten Welle proportional zu der Amplitude des elektrischen Signals.

Die unterschiedlichen Signalstärken werden in Helligkeitspunkte umgesetzt.

- Echofrei wird schwarz abgebildet und ist ein Referenzpunkt
- Schwache Echos erhalten dunkle Zuordnungen
- Starke Echos erhalten helle Zuordnungen

Üblicherweise stehen 256 unterschiedlich helle Zuordnungen zur Verfügung.

Es kann dabei sowohl zwischen Schwarz und Weiß graduiert werden oder aber zwischen unterschiedlichen Farbhelligkeiten. Diese Methode wird B-Bild oder B-Mode genannt, aus dem englischen für Brightness Mode, also Helligkeitsdarstellungen der verschiedenen Echostärken.

Die Fähigkeit von Ultraschallsystemen, die unterschiedlichen Signalstärken abzubilden, bezeichnet man als Kontrastauflösung (siehe Kapitel „B-Bild Qualitätskriterien").

2.3   Schallkopfauswahl

Die vielfältigen Anwendungsmöglichkeiten der Sonografie erfordern unterschiedliche Anwendungswerkzeuge. Während das eigentliche Ultraschall-System immer den grundlegend gleichen Prinzipien folgt, ist das Angebot an unterschiedlichen Schallköpfen zunächst verwirrend groß. Die Abbildung zeigt ein paar Beispiele (Abb. 2.1).

Um hier eine Systematik zu etablieren, können diese zunächst nach Formaten sortiert werden. Folgende Formate sind erhältlich:

Curved Linear Array
Diese Format ist leicht erkennbar, es ist im Nahfeld und im Fernfeld gebogen.

Bei endokavitären Sonden kann das eine 360°-Biegung sein. Damit werden runde Sonogramme erstellt.

Beispiele Curved Linear Array Schallköpfe (Abb. 2.2).

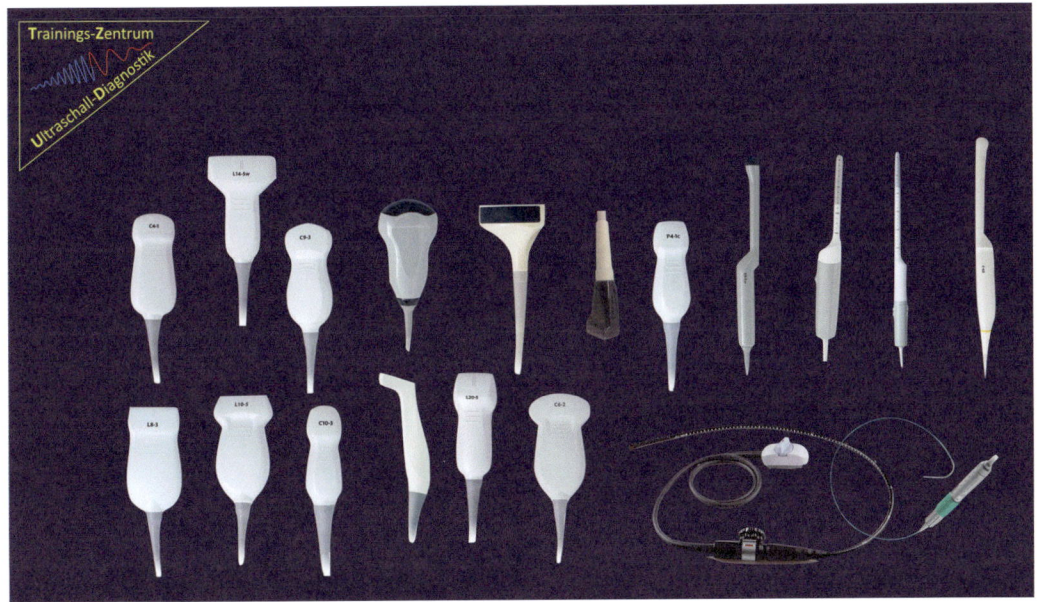

Abb. 2.1 Verschiedene Schallköpfe

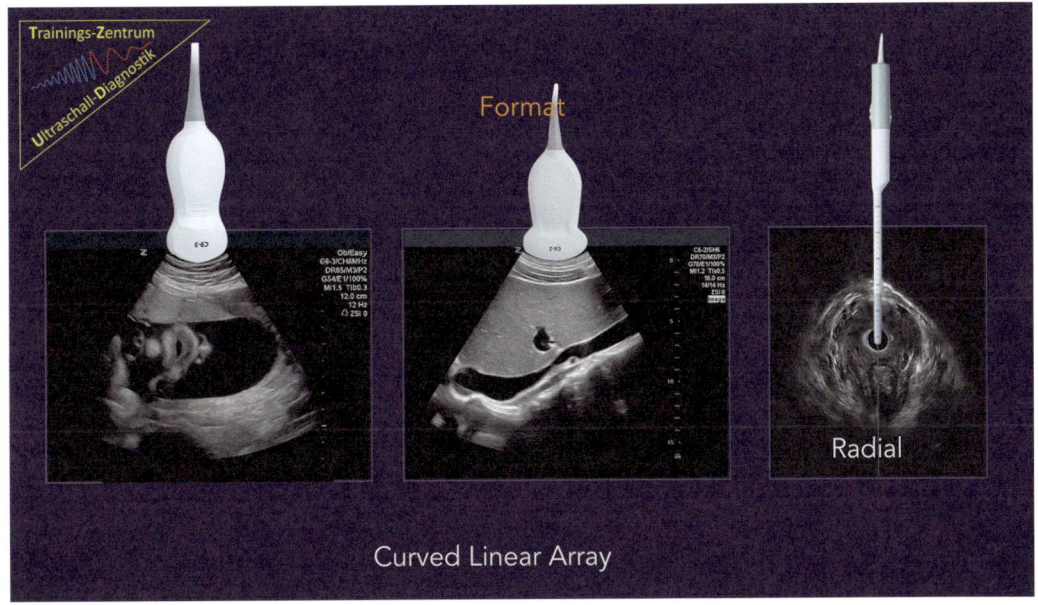

Abb. 2.2 Beispiele Curved Linear Array Schallköpfe

Linear Array

Dieses Format hat immer eine plane Oberfläche. Die Bilder sind meist rechteckig.

Bei vielen Linear Arrays kann das Fernfeld etwas größer abgebildet werden als die Größe der Apertur. Je nach Hersteller wird diese Methode Trapezoid, Vector Format oder virtual Convex genannt. Dies sind Bezeichnungen für ein und dasselbe Verfahren.

Bei einigen lässt sich auch das B-Bild kippen, um in einer gegebenen Situation einen besseren Anschallwinkel zu erhalten. Beispiele: Linear Array Schallköpfe (Abb. 2.3)

Phased Array

Dieses Format erlaubt, aus einer kleinen Apertur ein großes Bild zu erzeugen. Das geschieht über das sogenannte Phased-Array-Verfahren. Bei diesem werden die Piezoelektrokristalle, welche die Apertur ausmachen, zeitverzögert innerviert. Die sich hieraus ergebenden Wellenfronten können in fast jedem beliebigen Winkel erzeugt werden. So entstehen sektorförmige Bilder, weshalb manche dieser Schallköpfe auch als Sektor-Schallköpfe bezeichnet werden. Bei einigen Firmen kann für das Nahfeld die gesamte Apertur abgebildet werden. Diese Schallköpfe werden als Vector-Schallköpfe bezeichnet. Beispiele für die Phased Array Schallköpfe zeigt Abb. 2.4.

Alle Formate haben bestimmte Anwendungsbereiche. Die Frequenzbereiche, welche als Ziffernfolge auf fast allen Schallköpfen zu finden ist, ermöglicht eine Einschätzung der räumlichen Auflösung und der Reichweite. Wie klein dürfen Reflektoren sein, um noch erfasst zu werden? Und in welchem Abstand zum Schallkopf lassen sich noch klinisch verwertbare Abbilder erzeugen?

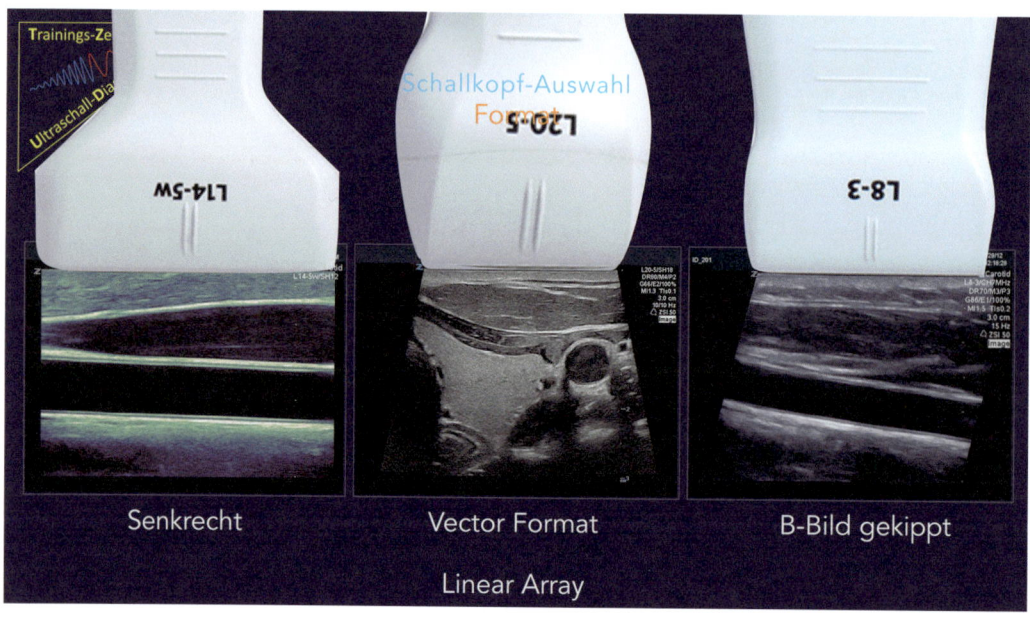

Abb. 2.3 Linear Array Schallköpfe (Beispiele)

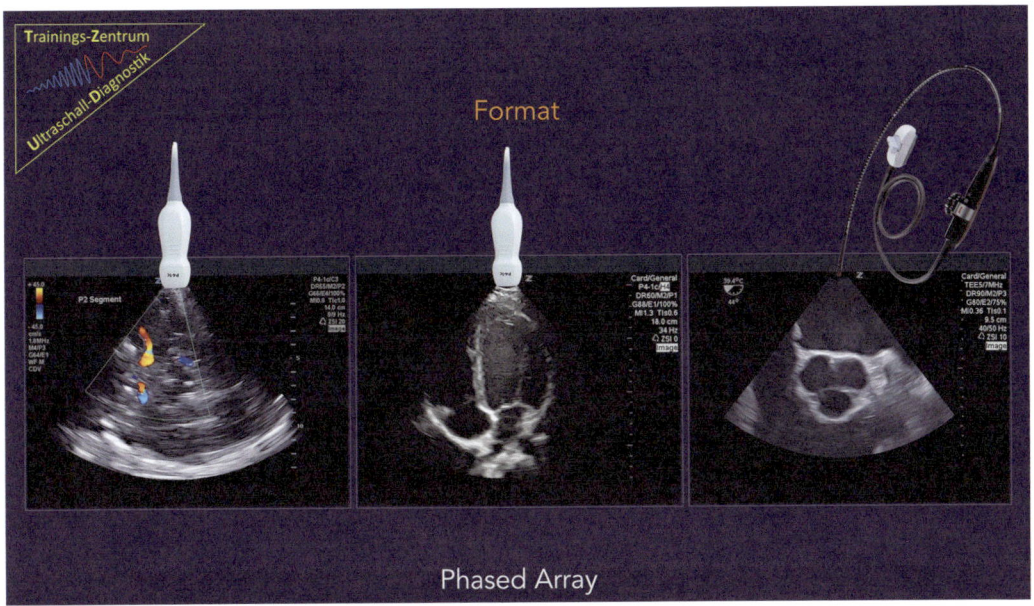

Abb. 2.4 Phased Array Schallköpfe (Beispiele)

Anale 3D-Endosonografie: Vorbereitung und Durchführung der Untersuchung

3

Martin Kowallik

Inhaltsverzeichnis

Zusammenfassung

Die Durchführung der analen dreidimensionalen Endosonografie erfolgt regelmäßig zur Klärung von wichtigen Fragestellungen. Diese ergeben sich in der Regel während einer täglich stattfindenden proktologischen Untersuchung. Der Untersucher entscheidet im Vorfeld, welche Vorbereitungen wichtig sind und ob der Ultraschall durchführbar ist. Dabei sind einige wenige Regeln zu beachten, damit die Untersuchung reibungslos abläuft und aussagekräftige Bilder gewonnen werden. Dieses Kapitel beschreibt die einzelnen Schritte vor, während und nach der Untersuchung. Abgehandelt werden z. B. die Vorbereitung des Patienten, wichtigen Geräteeinstellungen, Schallkopfvorbereitung, Bildbetrachtungsmodi, Auswertung, Dokumentation und mögliche Fehlerquellen.

- Die Durchführung der analen Endosonografie erfolgt in der Regel im Anschluss an eine proktologische Untersuchung
- Das Tool (Ultraschall) ist also ein Baustein unter vielen anderen diagnostischen Möglichkeiten
- Der Untersucher muss bereits im Vorfeld entscheiden, welche Technik und welche Vorbereitung des Patienten wichtig und durchführbar sind
- Es muss im Vorfeld klar sein, wie groß die gesuchte Struktur/Pathologie ist
- Der gesamte Analkanal mit dem dazugehörigen Sphinkterapparat sollte vollständig dargestellt werden

M. Kowallik (✉)
Magen Darm Zentrum Wiener Platz, Köln,
Deutschland
E-Mail: kowallik@mdz-koeln.de

- Die Benutzung einer geringen Menge Ultraschallgel zur Ankoppelung der Sonde an das Anoderm ist notwendig
- Für eine aussagekräftige endosonografische Darstellung des Analkanals ist die Untersuchungsposition in Rückenlage vorteilhaft
- Im zweiten Durchlauf sollte die Sonde angehoben werden, sodass der Raum hinter dem anorektalen Winkel eingesehen wird
- Während der laufenden Untersuchung sollten Gespräche mit dem Patienten, Erklärungen o.Ä. nicht durchgeführt werden
- Sowohl die Aufnahmezeit als auch die Abstände zwischen den einzelnen Schichten können individuell angepasst werden
- Der 3D-Würfel auf dem Bildschirm erscheint immer gleich groß, unabhängig davon, welche Eindringtiefe vorher gewählt wurde
- Nach der Bilderstellung können verschiedene Bildbetrachtungsmodi genutzt werden
- Rendermodus ist eine reine Computer Rekonstruktion, bei der Bildpunkte mit der gleichen Grauskala zu einer Fläche zusammengerechnet werden
- Für die anale 3D-Endosonografie bedarf es keiner aufwendigen Sondenvorbereitung

3.1   Patientenvorbereitung und Verfahrenswahl

Die Durchführung der analen Endosonografie erfolgt in der Regel im Anschluss an eine proktologische Untersuchung, nach entsprechender Indikationsstellung. Hierzu gehören z. B. eine bestimmte Fragestellung bezüglich des Vorhandenseins einer bestimmten Pathologie, z. B. eines Abszesses o.Ä. Der Untersucher stellt also während einer digitalen proktologischen Untersuchung eine Unregelmäßigkeit fest und nutzt dann den Ultraschall zur Untermauerung der Diagnose.

Das Tool (Ultraschall) ist also ein Baustein unter vielen anderen diagnostischen Möglichkeiten (Gravante und Giordano 2008). Es hat jedoch den entscheidenden Vorteil, ins Gewebe hineinschauen zu können. Dies ist naturgemäß durch physikalische Grenzen usw. limitiert, führt jedoch häufig zur gesuchten Lösung (Fenster und Downey 2003).

Die Qualität der gewonnenen Bilder muss zur korrekten Diagnosestellung entsprechend hoch sein, damit keine Fehldiagnosen entstehen. Um dieses Ziel zu erreichen, muss der Untersucher im Vorfeld der Untersuchung entscheiden, welche Technik und welche Vorbereitung des Patienten wichtig und im klinischen Alltag durchführbar sind.

Für die endosonografische Untersuchung des Analkanals müssen einige wenige einfache Regeln befolgt werden. Als Erstes muss geklärt werden, ob eine endoanale Ultraschalluntersuchung möglich ist. Dies kann bei Patienten mit massiven Schmerzen oder ausgedehnten blutenden Tumorbefunden erschwert oder gar unmöglich sein.

Als Nächstes muss ungefähr klar sein, wie groß die gesuchte Struktur/Pathologie ist. Dies bestimmt die Einstellungen für den Bildausschnitt und z. B., ob eine Übersichtsaufnahme notwendig ist. Es ist ein großer Unterschied, ob eine ca. 1 cm große Fistel oder eine ca. 8 cm große Raumforderung geschallt werden soll. Dies bedeutet für den Untersucher, dass er sich bereits vor der Untersuchung Gedanken darüber machen muss, was geschallt werden soll (Rieger et al. 2004). Es ergibt wenig Sinn, eine Übersichtsaufnahme mit ca. 9 cm Eindringtiefe anzufertigen, um eine 6 mm lange Fistel darzustellen.

Für die meisten „gängigen" Pathologien des Analkanals reichen jedoch die Standardeinstellungen der heutigen Scanner aus (Scan-Länge 6 cm). Es sollte also der Analkanal mit dem dazugehörigen Sphinkterapparat vollständig dargestellt werden (Abdool et al. 2012; Norderval et al. 2021; Alexander et al. 1996). Bei bestimmten Fragestellungen kann dieser Bereich jedoch reduziert werden. Dabei wird bei linearer Sonde (z. B. XL14L) die Breite auf 80 % oder weniger eingestellt, was die Detailgenauigkeit in einem allerdings kleineren Ausschnitt vergrößert (Abb. 3.1).

Da die Sphinkermuskulatur die Ultraschallsonde fest umschließt, kommt es bei der analen Endosonografie selten zu Artefaktbildung. Die Fläche der Schallsonde liegt dem Anoderm direkt an, wodurch der Schall ungehindert ins Gewebe geleitet wird. Die Minderung der Schallgeschwindigkeit ist hier nicht signifikant. Das Signal kann vom Ultraschallgerät zu einem Bild verarbeitet werden.

Die Benutzung einer geringen Menge Ultraschallgel zur Ankoppelung der Sonde an das Anoderm ist dennoch notwendig. Würde man die Sonde ohne Gel benutzen, würde die dünne Luftschicht unter der Schutzhülle ausreichen, um die Bildqualität erheblich zu reduzieren. Demgegenüber steht die rektale Endosonografie, bei der die Distanz zur Rektumwand überwunden werden muss, damit eine Koppelung der Ultraschallsonde an das umliegende Gewebe erreicht wird.

Eine zusätzliche Kontrastierung ist bei Darstellung der meisten Pathologien meist nicht erforderlich. Eine Ausnahme können hier die Fisteln darstellen, die durch Injektion von z. B. Sprudelwasser oder Wasserstoffperoxid sehr gut sichtbar gemacht werden können (Kruskal et al. 2001; Buchanan et al. 2005) (siehe Kap. 5).

Für eine aussagekräftige endosonografische Darstellung des Analkanals ist die Untersuchungsposition in Rückenlage vorteilhaft. Die Patienten können dabei auf einem proktologischen Untersuchungsstuhl oder auf einer Untersuchungsliege positioniert werden (Abb. 3.2, 3.3/Video 3.1). Dies hat den Vorteil, dass die gefundenen Pathologien ihrer Lokalisation leichter zugeordnet werden können (z. B. 4h SSL). Die Untersuchung in Linksseitenlage o. a. ist nicht fehlerhaft und wird von vielen Proktologen erfolgreich durchgeführt. Letztendlich beeinflussen oft die räumlichen Gegebenheiten die Untersuchungsanordnung.

Während der Untersuchung sind die Beine des Patienten leicht angewinkelt, das Becken sollte ohne Anspannung auf der Unterlage ruhen. Die Ultraschallsonde wird langsam in den Analkanal vorgeschoben und sollte vom Untersucher die ganze Zeit über „getragen" werden (d. h., die Hand des Untersuchers sollte nicht mit der Sonde zusammen auf dem Analkanal liegen/Druck ausüben). Andernfalls kommt es zur Komprimierung des inneren Schließmuskels, sodass die dorsale Kommissur zusammengedrückt wird und nicht einwandfrei beurteilbar ist (Abb. 3.4).

Bedingt durch das Vorhandensein des anorektalen Winkels muss dieser Untersuchungsschritt zweimal durchgeführt werden. Im ersten Teil kann die Ultraschallsonde parallel zur Unterlage gehalten werden. Im zweiten Durchlauf sollte die Sonde angehoben werden, sodass

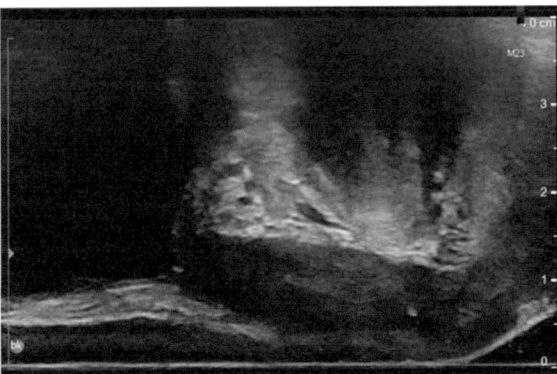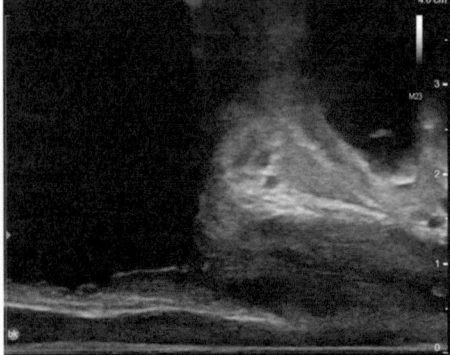

Abb. 3.1 Unterschied in der Breiteneinstellung der linearen Sonde. Links 100 %, rechts 80 %. Das Bild wird unruhiger, es können aber mehr Details eingesehen werden

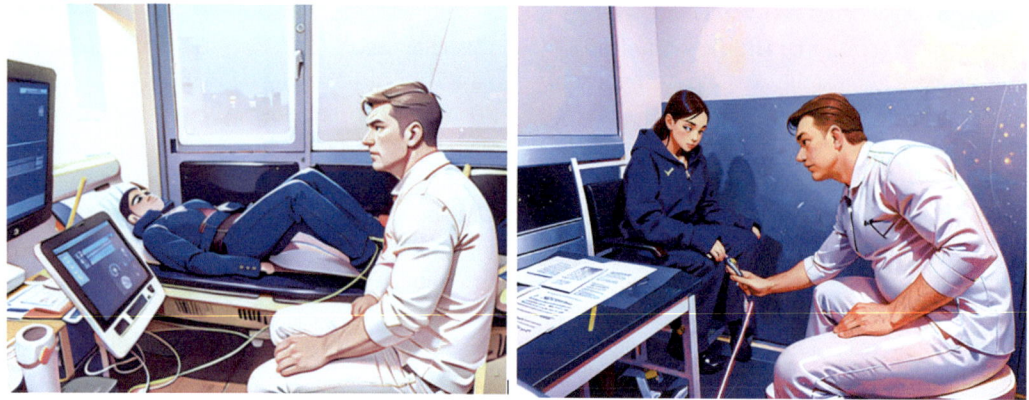

Abb. 3.2 Positionierung der Patienten auf einem Untersuchungsstuhl oder auf einer Untersuchungsliege

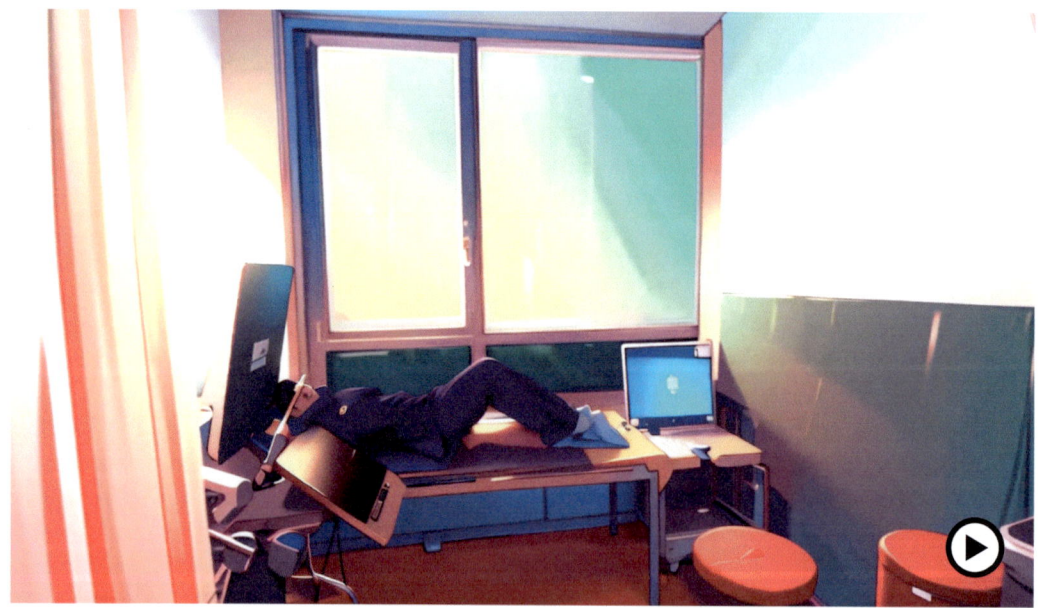

Abb. 3.3 Video 3.1 (▶ https://doi.org/10.1007/000-end)

der Raum hinter dem anorektalen Winkel eingesehen und ebenfalls dokumentiert werden kann (Abb. 3.5).

Sobald das entsprechende Preset für die Untersuchung ausgewählt wird, hält der Untersucher die Ultraschallsonde fest und positioniert diese auf die anatomischen Landmarken (z. B. Höhe der Prostata) und löst die Bildaufnahme aus. Während der laufenden Untersuchung soll-

ten Gespräche mit dem Patienten, Erklärungen o.Ä. nicht durchgeführt werden. Die dabei entstehenden unwillkürlichen Bewegungen der Hand des Untersuchers und der Sonde produzieren unnötige Artefakte und mindern die Bildqualität.

In den voreingestellten Standard-Aufnahmepresets liegt die Aufnahmezeit für die meisten analen Untersuchungen bei ca. 50–60 s.

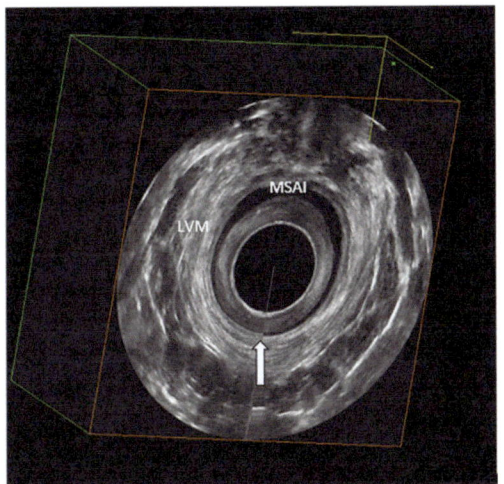

Abb. 3.4 Komprimierung des inneren Schließmuskels durch das zu starke Auflegen der Ultraschallsonde, so dass die dorsale Kommissur nicht einwandfrei beurteilbar ist

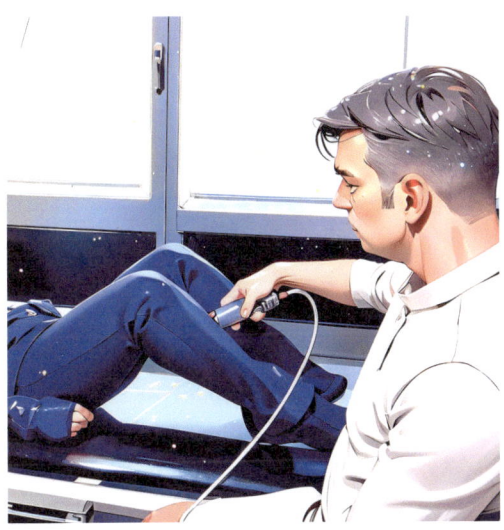

Abb. 3.5 Die Sonde wird bei einer zweiten Untersuchung angehoben, so dass der Raum hinter dem anorektalen Winkel eingesehen und ebenfalls dokumentiert werden kann

Dabei wird eine Strecke von 6 cm geschallt, die abhängig von der benutzten Sonde 300 (BK Med 2052) oder 1800 (BK Med X14L4 /9038) Einzelbilder enthält (Abb. 3.6).

Sowohl die Aufnahmezeit als auch die Abstände zwischen den einzelnen Schichten können individuell angepasst werden. Generell gilt jedoch: Je mehr Bildinformation in einen 3D-Würfel einfließt, desto besser und aussagekräftiger wird das Ergebnis. Deshalb sollte gut überlegt werden, ob man z. B. die Abstände zwischen den einzelnen Bildschichten vergrößern sollte.

Um bestimmte Bildausschnitte anzupassen, können TGC-Regler benutzt werden. Diese Einstellung ermöglicht, die sondennahen oder -fernen Bildausschnitte echoreicher/heller oder echoärmer/dunkler einzustellen. Dadurch wird das Bild einheitlicher und besser beurteilbar (Abb. 3.7).

3.2 Settings

- Um ein optimales Ergebnis zu erhalten, können für die anale 3D-Darstellung folgende Parameter gewählt werden:
- Frequenz – 14 MHz
- Abstand – 0,2 mm
- Eindringtiefe – 2–4 cm
- Gain – ca. 50–60 %
- Resolution – standard/slow

Diese Parameter werden in ähnlicher Weise bereits in der Voreinstellungen für die analen Presets vorgegeben, sind also für die meisten Pathologien sehr gut nutzbar.

3.3 Untersuchungsstart

Sobald die anatomischen Landmarken und die Einstellungen (Frequenz, Gain, Zeit usw.) und der Bildausschnitt für die 3D-Aufnahme ausgewählt sind, löst der Untersucher die 3D-Bildaquisition aus. Danach wird der 3D-Würfel erstellt und steht unmittelbar zur Betrachtung bereit. Hier ist es wichtig zu wissen, dass dieser immer gleich groß auf dem Monitor erscheint, unabhängig davon, ob die Eindringtiefe vorher bei 2 cm oder 10 cm lag. Für den Untersucher

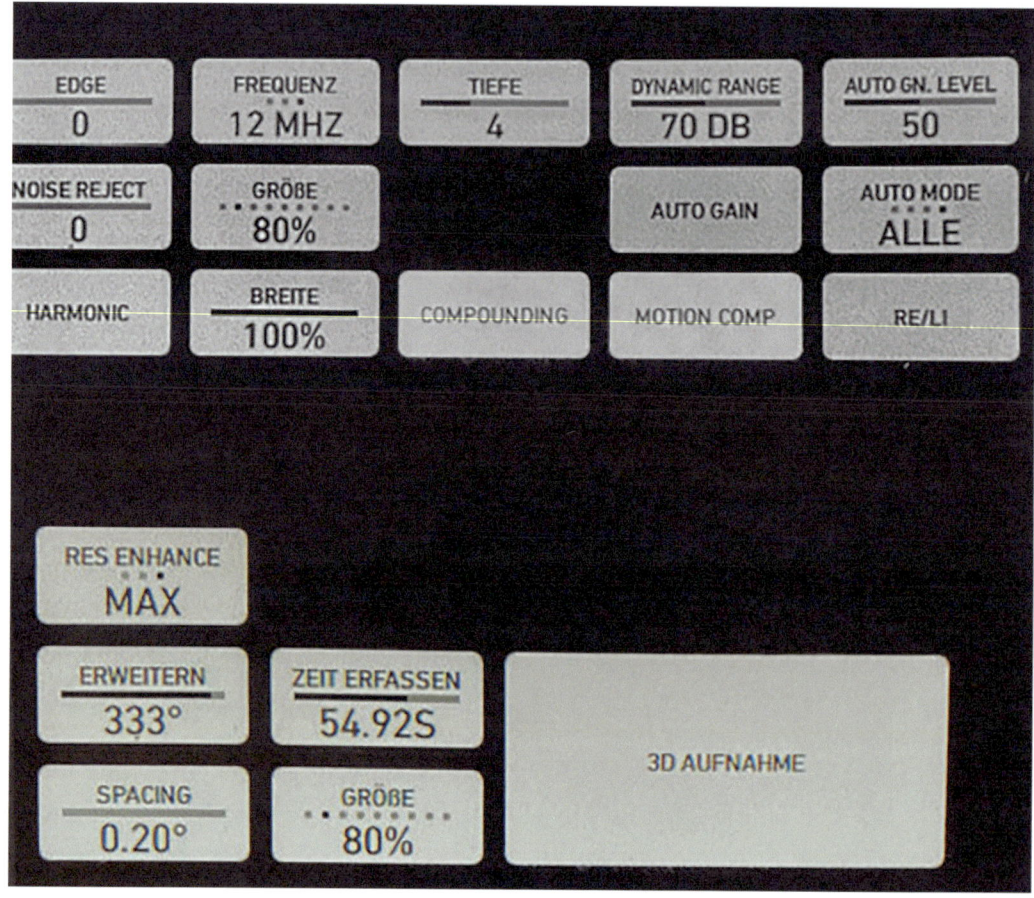

Abb. 3.6 Wichtige anwählbare Parameter für die anale Endosonografie

entsteht hier eine Quelle für mögliche Fehl-interpretationen des Befundes, wenn er im Bild Strukturen sucht, die gar nicht erfasst werden konnten (zu geringe Eindringtiefe). Es ist also ratsam, im Vorfeld die Eindringtiefe des Bildes zu kennen, was letztendlich durch die Wahl der richtigen/sinnvollen Einstellungen bedingt wird.

3.4 Auswertung/ Bildbetrachtungsmodi

Nach der Bilderstellung können verschiedene Bildbetrachtungsmodi genutzt werden, um die gesuchten Pathologien besser sichtbar machen zu können. Standard bildet hier der Würfel-modus – also ein 3D-Kubus aus B-Bildern.

Dabei zeigen sich die äußeren Schließmuskel-anteile echoreich/hell und der innere Sphinkter echoarm/dunkel. Dieser Modus ist für die Dar-stellung der meisten Pathologien sehr gut nutz-bar (Abb. 3.8).

Eine weitere Modalität stellt der Render Modus dar (Fenster und Downey 2000). Es ist eine auf Grauskalen basierte Rekonstruk-tion des B- Würfels. Das bedeutet, dass es eine reine Computerrekonstruktion ist, bei der die Bildpunkte mit der gleichen Grauskala zu einer Fläche zusammengerechnet werden. Dies be-deutet allerdings auch, dass manche Strukturen zwar mit gleicher Grauskala dargestellt werden können, jedoch in Wirklichkeit nicht unbedingt zusammengehören. Dies kann bei fehlender Kenntnis zu Fehlinterpretationen führen, wenn

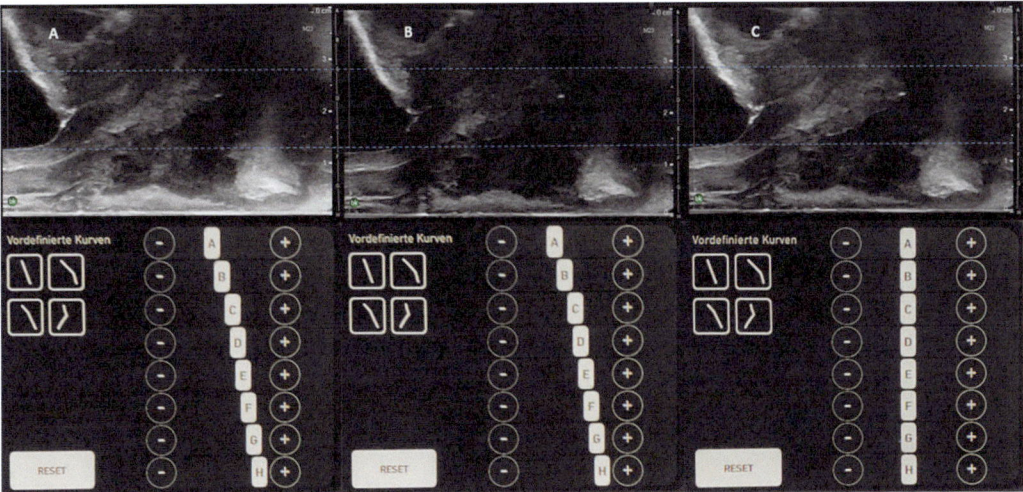

Abb. 3.7 Verschiedene Einstellungen der TGC-Regler – durch einheitliche Anpassung des gesamten Bildes wird die Betrachtung leichter

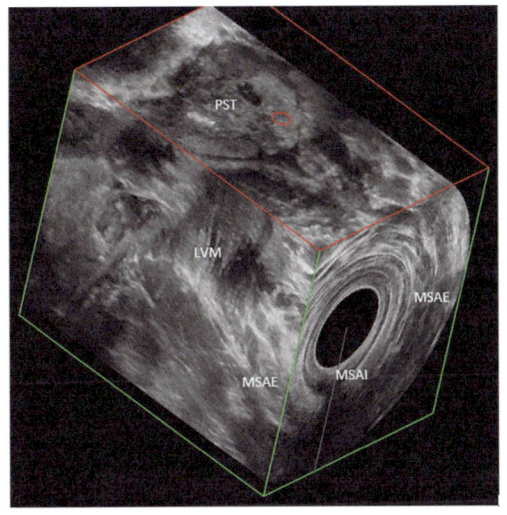

Abb. 3.8 Beispiel für B-Bild-Modus-Darstellung des Analkanals, MSAE – Musculus sphincter ani externus, MSAI – Musculus sphincter ani internus, LVM – Levator Muskel, PST – Prostata

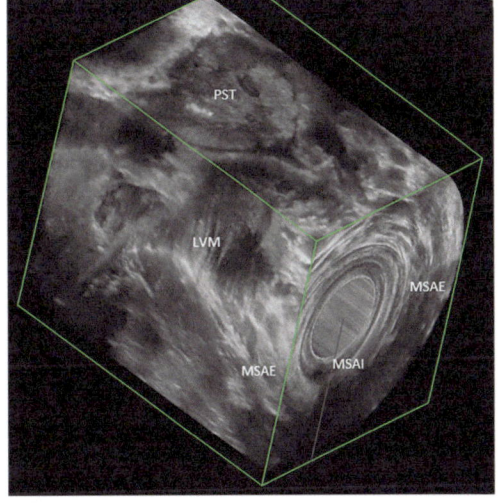

Abb. 3.9 Beispiel für Rendering-Modus-Darstellung des Analkanals, MSAE – Musculus sphincter ani externus, MSAI – Musculus sphincter ani internus, LVM – Levator Muskel, PST – Prostata (Vgl. Abb. 3.7)

z. B. bei zu großer Schichtdicke (z. B. >0,8 cm) Muskeln nicht mehr als zueinander gehörig angesehen werden und dann als Defekt dargestellt werden. Hier ist besondere Vorsicht geboten und eine kritische Auseinandersetzung mit der Materie sinnvoll (siehe Kap. 21) (Abb. 3.9).

Ein sehr nützliches Betrachtungstool ist der 4-Up-Modus. Hier wird der 3D-Würfel in 3 Ebenen dargestellt: von oben, von der Seite und von vorne. Alle diese Ebenen können frei bewegt werden, sodass der Untersucher die Pathologie in einem dreidimensionalen Schnitt-

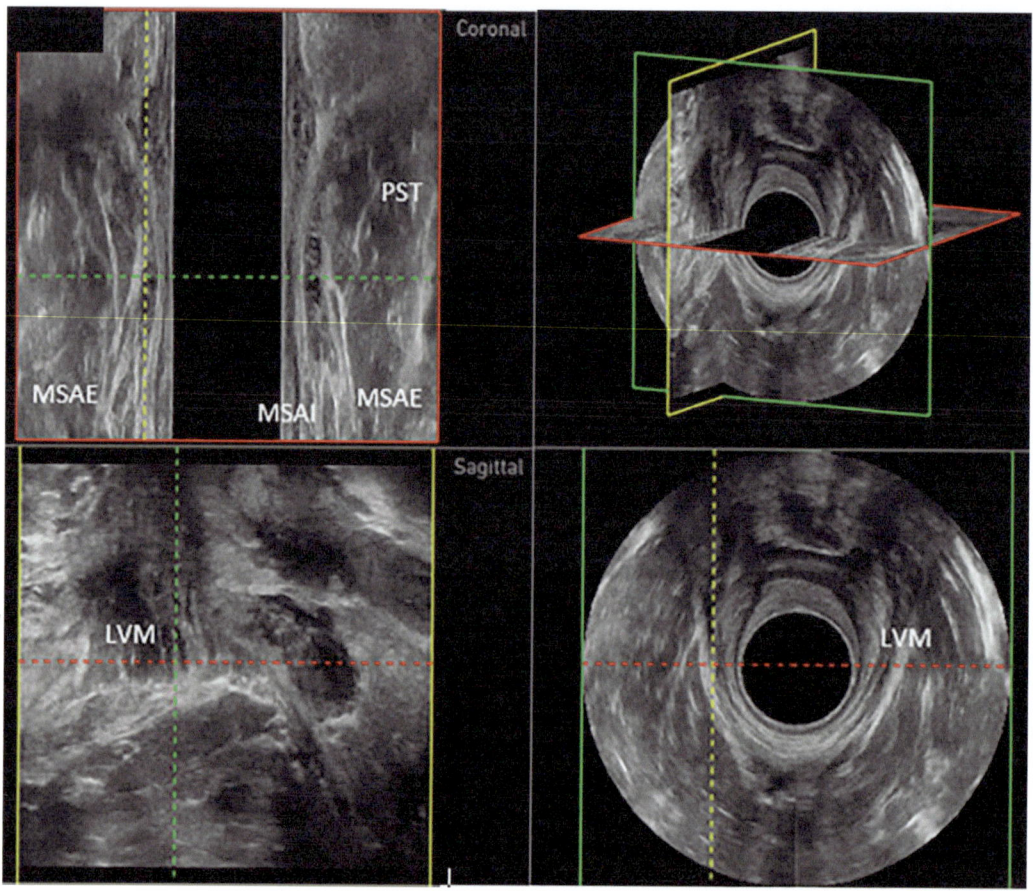

Abb. 3.10 Beispiel für 4-Up-Modus-Darstellung des Analkanals, MSAE – Musculus sphincter ani externus, MSAI – Musculus sphincter ani internus, LVM – Levator Muskel, PST – Prostata (Vgl. Abb. 3.7 und 3.8.) Alle Ebenen lassen sich unabhängig voneinander verschieben, was eine genauere Beurteilung von Teilbereichen ermöglicht

bild betrachten kann. Dies ist beim Versuch, die gesuchte Struktur im Gewebe zu lokalisieren, besonders hilfreich und führt praktisch die Schnittbilddiagnostik als Unterstützung der 3D-Darstellung an.

Der 6-Up- Modus zeigt alle drei Varianten zusammen. Es bietet den 4-Up- Modus mit Würfelmodus und Render Modus zusammen. Dabei können die dreidimensionalen Würfel und Renderwürfel beliebig bewegt und aufgeschnitten werden. Dies erleichtert und verbessert die räumliche Zuordnung der gesuchten Strukturen erheblich (Abb. 3.10).

3.5 Dokumentation

Die Dokumentation der Untersuchungsdaten erfolgt automatisch und wird mit entsprechenden Identifikationsdaten (Datum, Patientenname, Geburtsdatum usw.) versehen. Besonders interessante Bilder können als einzelne JPEG-Dateien oder als kurze Filmsequenzen separat gespeichert werden. Die einzelnen Untersuchungen werden dann in einem Archiv gesammelt und können bei Bedarf eingesehen werden. Diese Funktion hat den Vorteil, dass man Befunde im Laufe der Zeit vergleichen kann, was z. B. für prä- und postoperative Beurteilung bedeutsam ist.

3.6 Schallkopfvorbereitung

Für die anale 3D-Endosonografie bedarf es keiner aufwendigen Sondenvorbereitung. Die Benutzung von einfachen Schutzhüllen mit dem darin befindlichen Ultraschallgel ist völlig ausreichend. Durch den Sphinkter-Druck wird die Schutzhülle ausgestrichen, und das darin befindliche Gel füllt den Raum zwischen der Schutzhülle und Sonde aus. Dadurch kann das Ultraschallsignal ins Gewebe und zur Sonde zurückbefördert werden. Die Bildgebung wird ermöglicht. Dabei gilt: Je besser die Schutzhülle passt, desto weniger mögliche Artefakte können entstehen. Nach der erfolgten Untersuchung wird die Schutzhülle entfernt und die Ultraschallsonde für die nächste Untersuchung vorbereitet.

Literatur

Abdool Z, Sultan AH, Thakar R (2012) Ultrasound imaging of the anal sphincter complex: a review. Br J Radiol 85(1015):865–75. https://doi.org/10.1259/bjr/27314678. Epub 2012 Feb 28. PMID: 22374273; PMCID: PMC3474057

Alexander AA, Liu JB, Merton DA, Nagle DA (1996 Mai) Fecal incontinence: transvaginal US evaluation of anatomic causes. Radiology 199(2):529–532. https://doi.org/10.1148/radiology.199.2.8668806. PMID: 8668806

Buchanan GN, Bartram CI, Williams AB, Halligan S, Cohen CR (2005 Jan) Value of hydrogen peroxide enhancement of three-dimensional endoanal ultrasound in fistula-in-ano. Dis Colon Rectum 48(1):141–147. https://doi.org/10.1007/s10350-004-0752-3. PMID: 15690671

Fenster A, Downey DB (2000) Three-dimensional ultrasound imaging. Annu Rev Biomed Eng 2:457–475. https://doi.org/10.1146/annurev.bioeng.2.1.457. PMID: 11701520

Fenster A, Downey DB (2003 Nov) Three-dimensional ultrasound imaging and its use in quantifying organ and pathology volumes. Anal Bioanal Chem 377(6):982–989. https://doi.org/10.1007/s00216-003-2169-6. Epub 2003 Aug 30 PMID: 12955278

Gravante G, Giordano P (2008 Jul) The role of three-dimensional endoluminal ultrasound imaging in the evaluation of anorectal diseases: a review. Surg Endosc 22(7):1570–1578. https://doi.org/10.1007/s00464-008-9865-4. Epub 2008 Apr 10 PMID: 18401655

Kruskal JB, Kane RA, Morrin MM (2001) Peroxide-enhanced anal endosonography: technique, image interpretation, and clinical applications. Radiographics 21 Spec No:S173–89. https://doi.org/10.1148/radiographics.21.suppl_1.g01oc13s173. PMID: 11598256

Norderval S, Pedersen TK, Collinson RJ (2021 Febr) Anal Sphincter Length as Determined by 3-Dimensional Endoanal Ultrasound and Anal Manometry: A Study in Healthy Nulliparous Women. J Ultrasound Med 40(2):331–339. https://doi.org/10.1002/jum.15407. Epub 2020 Jul 23 PMID: 32701175

Rieger N, Tjandra J, Solomon M (2004 Aug) Endoanal and endorectal ultrasound: applications in colorectal surgery. ANZ J Surg 74(8):671–675. https://doi.org/10.1111/j.1445-1433.2004.02884.x. PMID: 15315569

2D/3D-Ultraschall des vorderen und mittleren Beckenbodenkompartiments

4

Andrzej Paweł Wieczorek und
Magdalena Maria Woźniak

Inhaltsverzeichnis

Zusammenfassung

Der 2D/3D-Beckenbodenultraschall umfasst eine Vielzahl von anatomischen Ansätzen (translabial, transperineal, endovaginal, endoanal) und bildgebenden Verfahren (2D, 3D/4D), die im statischen oder dynamischen Modus verwendet werden. Diese können mit variablen Sonden durchgeführt werden: angefangen von den bekannten konvexen, Endfire-Sonden und linearen, die häufig von Radiologen und Geburtshelfern verwendet werden, bis hin zu hochspezialisierten endovaginalen/endoanalen 3D-Sonden mit automatischer 360°-Erfassung und multiplanaren linearen Schallköpfen. Darüber hinaus kann die PF-Bildgebung durch die Beurteilung von Vaskularitätsmustern, Gewebesteifigkeit (Elastografie) und anderen kürzlich eingeführten modernen Techniken erweitert werden. Die Fähigkeit des Bedieners, detaillierte Informationen über die Anatomie und Pathologie des Beckenbodens zu liefern, hängt ab von seinem Wissen über den Nutzen verschiedener Arten von Ansätzen, Schallköpfen und Software sowie über die Vorteile und Grenzen der einzelnen Techniken.

- Der Beckenboden stellt eine der komplexesten anatomischen und funktionellen Regionen des menschlichen Körpers dar
- Diagnostische und therapeutische Herausforderungen bei komplexen Becken-

A. P. Wieczorek (✉) · M. M. Woźniak
Department of Pediatric Radiology, University Children's Hospital,
Medical University of Lublin, Lublin, Poland
E-Mail: wieczornyp@interia.pl

M. M. Woźniak
E-Mail: magdalena.wozniak@umlub.pl

bodenerkrankungen erfordern den Einsatz bildgebender Verfahren

- Die grundlegende Technik der Beckenbodensonografie ist der zweidimensionale transperineale Ultraschall (2D-2D-TPUS)
- 2D-TPUS kann auch bei dynamischen Tests (Valsalva-Manöver und Quetschtest, d. h. Kontraktion der Beckenbodenmuskulatur) durchgeführt werden
- Die 2D-TPUS-Technik ist eine hervorragende Methode, um die korrekte Positionierung von implantierten Bändern zu beurteilen
- Eine der wichtigsten klinischen Anwendungen von TPUS ist die Fähigkeit, Störungen der Beckenorganunterstützung zu diagnostizieren
- Eine weitere Anwendung von 2D-TPUS ist seine Nützlichkeit bei der Qualifizierung von Patienten für chirurgische Eingriffe mit POP und UI
- In der axialen Ebene (3D-EVUS) können auch der Musculus levator ani und der Uragenitalhiatus beurteilt werden
- Die multiplanare Sonde ermöglicht eine hervorragende Beurteilung der Harnröhrenmorphologie
- Die Beckenbodenorgane, die durch eine so komplexe Anatomie und Funktion gekennzeichnet sind, sollten interdisziplinär behandelt werden

4.1 Einleitung

Der Beckenboden stellt eine der komplexesten anatomischen und funktionellen Regionen des menschlichen Körpers dar. Es setzt sich aus zahlreichen Muskeln, Faszien, Bändern und Organen des Urogenitalsystems sowie dem terminalen Teil des Verdauungstrakts zusammen. Diese Region ist derzeit ein Schwerpunkt des Interesses für verschiedene medizinische Fachgebiete, darunter Geburtshilfe, Urogynäkologie,

Urologie, Proktologie und Rehabilitation. Der multidisziplinäre Charakter von Beckenbodenerkrankungen umfasst heute die pränatale Beurteilung, die anatomischen Folgen der Geburt, das Altern im Zusammenhang mit Störungen der Kollagenstruktur. Diese Störungen können den Grad des Beckenorganprolaps (POP), der Harn- und Stuhlinkontinenz, der Blähungen, der Verstopfung und der sexuellen Funktionsstörung beeinflussen. Diese Pathologien können gleichzeitig auftreten, was zu Schwierigkeiten bei der klinischen Diagnose und der Genauigkeit der angewandten Behandlung beiträgt.

Diagnostische und therapeutische Herausforderungen bei komplexen Beckenbodenerkrankungen erfordern den Einsatz bildgebender Verfahren. Klassische, alteingesessene Röntgenverfahren wie die Proktografie oder die Miktionszystourethrografie werden durch die Magnetresonanztomografie (MRT) oder den Ultraschall ersetzt. Diese Methoden sind nichtinvasiv, genau und ermöglichen es, Informationen zu erhalten, die klinische Daten bestätigen oder ergänzen. Im Falle der Sonografie sind die Vorteile die Verfügbarkeit, die Wiederholbarkeit, die niedrigen Kosten und die Möglichkeit, statische und dynamische Untersuchungen zusammen mit der morphometrischen Beurteilung der untersuchten Organe durchzuführen. Ein weiterer Vorteil der Sonografie ist ihre zunehmende Beliebtheit bei Klinikern, die Mobilität, einschließlich der Beurteilung bei chirurgischen Eingriffen im Operationssaal und unmittelbar nach der Operation.

Die moderne Sonografie bietet eine große Auswahl an Ultraschallsonden für verschiedene Zugangs-/Untersuchungstechniken, wie z. B. 2D-, 3D-, 4D-transperineale (TPUS) oder hochfrequente 2D-, 3D-endovaginale (EVUS) Untersuchungen. Zu den Vorteilen der modernen Sonografie gehören die Doppler-Optionen mit Vaskularisationsbeurteilung und quantitativer Bewertung des Gefäßflusses, Beurteilung der Gewebekompressibilität bei der Elastografie ausgewählter Fragmente von Beckenbodenorganen

4.2   Beckenbodenultraschall

Transperineale Ultraschalluntersuchung

- Die grundlegende Technik der Beckenboden-sonografie ist der zweidimensionale transperineale Ultraschall (2D TPUS). Der Begriff „transperineal" ist gleichbedeutend mit drei verschiedenen Platzierungen des Ultraschallwandlers. Meistens wird sie durch den Introitus vaginae oder den Dammkörper oder durch die Schamlippen durchgeführt, was die Visualisierung der Beckenorgane in der sagittalen, schrägen und transversalen Ebene ermöglicht. Typischerweise werden folgende Schallköpfe für die Untersuchung verwendet:
- **Konvexe Schallköpfe** mit einem Frequenzbereich von 2–9 MHz, die routinemäßig bei abdominalen Ultraschalluntersuchungen von Kindern und Erwachsenen eingesetzt werden.
- **End-Fire-Endovaginal-Schallköpfe** mit Frequenzen von 6–15 MHz, die für transvaginale und transrektale Untersuchungen verwendet werden.
- **Lineare Schallköpfe** 6–15 MHz.

Die 2D-TPUS-Untersuchung wird in Rückenlage durchgeführt. Ein gynäkologischer Untersuchungsstuhl ist für diesen Eingriff nicht erforderlich, und die Patientin benötigt keine spezielle Vorbereitung oder Verabreichung von Kontrastmitteln. Es wird empfohlen, die Blase des Patienten während der Untersuchung so zu füllen, dass keine Beschwerden verursacht werden.

4.3   2D-transperineale Ultraschall (2D-TPUS) Untersuchung

Die 2D-TPUS, die in Ruhe in der Sagittalebene durchgeführt wird, zeigt die anatomischen Beziehungen des Beckenbodens (PF) zwischen Organen, die sich zwischen der Schambeinsymphyse und dem Steißbein befinden, einschließlich der Blase, der Harnröhre, der Vagina, des Anus und des Rektums. Die Referenzlinie zur Beurteilung der Lage und der Wechselbeziehungen dieser Organe ist die sogenannte H-Linie (Abb. 4.1). Es handelt sich um eine Ebene/Linie, die parallel zum unteren Rand des Schambeins in kaudaler und dorsaler Richtung gezogen wird. Das Maß von der H-Linie bis zum Blasenhals wird als Blasensymphysenabstand (BSD) bezeichnet (Abb. 4.2).

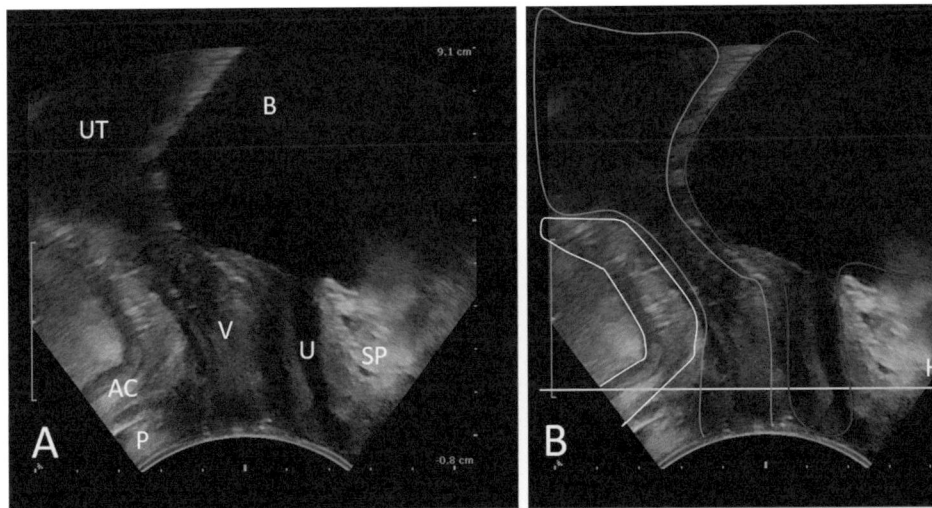

Abb. 4.1 TPUS-Sagittalschnitt (Ruhezustand). AC – Analkanal, UT – Uterus, B – Blase, V – Vagina, P – Dammkörper/perineal body, SP – Symphisis pubis, U – Harnröhre, H-Linie<

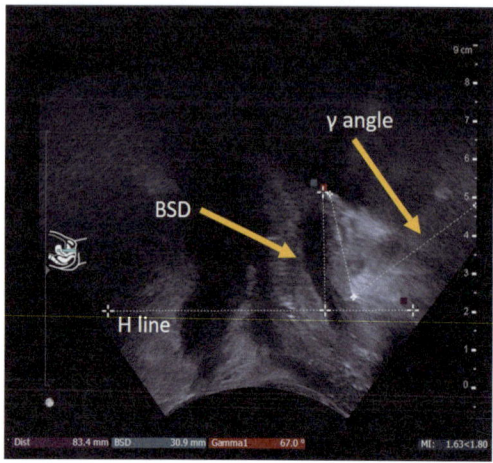

Abb. 4.2 TPUS – Harnröhren-Messungen

Die Position der Harnröhre in Bezug auf die Schambeinsymphyse kann auch durch die Messung des Gammawinkels – des Winkels zwischen der Linie, die durch die Mitte der Schambeinsymphyse verläuft, und der Linie, die den Blasenhals und den unteren Rand der Schambeinsymphyse verbindet – und des retrovesikalen Winkels (RVA) beurteilt werden. Dieser Winkel liegt zwischen der Linie, die durch das Lumen der proximalen Harnröhre verläuft, und der Linie, die durch die Oberfläche des Blasentrigons verläuft. Es ist auch möglich, den Alpha- und Beta-Winkel (urethrovesika-

ler Winkel) zu bestimmen (Pregazzi et al. 2002) (Abb. 4.3).

Bei der Beurteilung der Position der Organe im mittleren Kompartiment des Beckenbodens wird der Abstand vom Gebärmutterhals zum unteren Rand der Schambeinsymphyse zur H-Linie gemessen. Im hinteren Beckenboden kann der anorektale Winkel (ARA) bestimmt werden, der von der hinteren Wand des Enddarms und der hinteren Wand des Analkanals gebildet wird.

2D-TPUS kann auch bei dynamischen Tests (Valsalva-Manöver und Quetschtest, d. h. Kontraktion der Beckenbodenmuskulatur) durchgeführt werden. Es wird dann verwendet, um die Beweglichkeit der Beckenorgane zu beurteilen. Die BSD-Messung, die während des Valsalva-Manövers durchgeführt wird und dann als Blasenhalsabsenkung (BND) bezeichnet wird, ermöglicht es, die Position und Beweglichkeit der Harnröhre und des Blasenhalses zu bestimmen. Eine übermäßige Beweglichkeit der Harnröhre wird anhand der bereits erwähnten Alpha-, Beta- und Gamma-Winkel bestimmt. Für die Blasenhalsabsenkung (BND) wurden keine Normalwerte festgelegt, jedoch wird ein Cut-off-Wert von 20 mm in Betracht gezogen, oberhalb dessen eine übermäßige Harnröhrenbeweglichkeit (Hypermobilität) diagnostiziert wird (Abb. 4.4). Es hat sich gezeigt, dass dieses Symptom stark mit den Symptomen der Be-

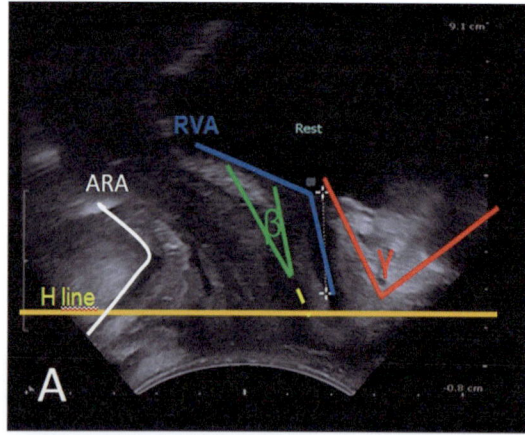
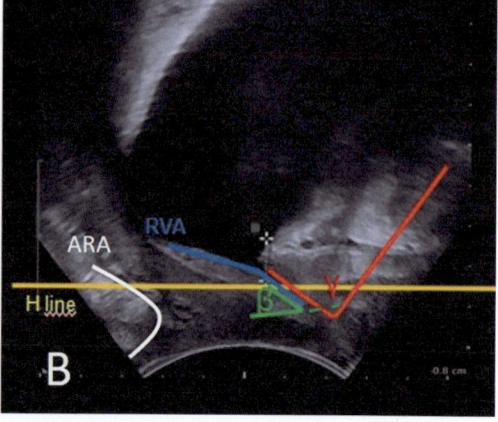

Abb. 4.3 TPUS sagittal Abschnitt A – Ruhe, B – Valsalva. Winkel RVA, ARA, β, γ

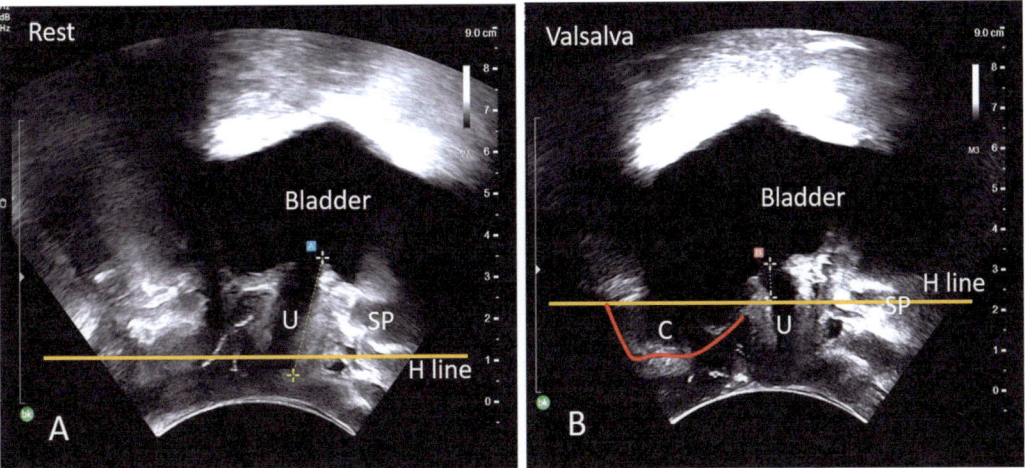

Abb. 4.4 TPUS sagittale Ansicht A – Ruhe – longitudinal verdrehte Urethra, B – Valsalva – BND

lastungsinkontinenz (SUI) korreliert. Ein breiter Gammawinkel über 100 Grad deutet auf eine Harnröhrenhypermobilität hin, die mit SUI und vorderem Kompartimentprolaps korreliert.

Lone et al. untersuchten die Genauigkeit der Beurteilung von Quantifizierungspunkten für Beckenorganprolaps mittels dynamischem transperinealen 2D-Ultraschall bei Frauen mit Beckenorganprolaps. Die Autoren stellten fest, dass die Genauigkeit des Beckenboden-US-Stagings begrenzt ist und dass die klinische Bewertung der Goldstandard bleibt (Lone et al. 2012).

Die 2D-TPUS-Untersuchung und die angewandten Methoden zur Messung von Referenzlinien und -winkeln sind einfach durchzuführen. Ihre Genauigkeit hängt vom Grad des klinischen Problems und der Mitarbeit der untersuchten Frau während des Valsalva- oder Squeeze-Tests ab.

Laut Dos Santos Sousa et al. wurden die Intra- und Inter-Rater-Reliabilitäten der Harnröhrenmobilitätsmessung auf der Grundlage einer Gruppe von 21 nulliparen Freiwilligen, die von zwei Untersuchern beurteilt wurden, als ausgezeichnet übereinstimmend angesehen (ICC = 0,83) (Dos Santos Sousa et al. 2021).

Obwohl die Messungen der beschriebenen Winkel, die die Position der Organe widerspiegeln, bereits vor über 25 Jahren eingeführt

wurden, erscheinen immer noch Publikationen, die neue, andere Referenzmessungen der Position der PF-Organe vorstellen.

Laut Hennemann et al., die 94 Patienten mit drei verschiedenen Referenzlinienmessungen analysierten, musste eine davon – die zentrale Schamlinie – ausgeschlossen werden, da die Beurteilungsrate nur 12 % betrug (Hennemann et al. 2014). Zusammenfassend lässt sich sagen, dass weitere Studien erforderlich sind, um einige TPUS-PF-Messreferenzlinien zu validieren.

Die Reproduzierbarkeit der Messung des anorektalen Winkels (ARA) mit TPUS wurde von Garcia-Mejido und Mitarbeitern auf der Grundlage von 40 Patientenmessungen analysiert, die während Ruhe-, Valsalva- und Kontraktionsmanövern durchgeführt wurden. Die Autoren stellten fest, dass die Variabilität zwischen den Beobachtern und Interbeobachtern für ARA durch TPUS-Messung hervorragend geeignet ist (Garcia-Mejido et al. 2023a).

Wen und Co-Autoren analysierten 102 Frauen, um das Verhalten des Blasenhalses und der proximalen Harnröhre während des Urinverlusts im Hustenstresstest (CST) in Rückenlage und im Stehen mit TPUS zu beurteilen (Wen et al. 2020). Die Autoren analysierten den Harnröhrenwinkel (URA), BND und ARA im Stehen und in Rückenlage. Es wurden signifikante Unterschiede zwischen den beiden Positionen in den URA- und RVA-Werten festgestellt. Die mediane RVA von 166 Grad im Stehen war signifikant größer als 133 Grad in Rückenlage.

In einer anderen Studie beschrieb Garcia-Mejido die TPUS-Bewertung von ARA und ihre Beziehung zum Ausriss des Levator-ani-Muskels. Er kommt zu dem Schluss, dass der Ausriss des Musculsion levator ani zu einem Anstieg der ARA in Ruhe, während der Kontraktion und der Valsalva führt, insbesondere bei bilateralen Ausrissen (Garcia-Mejido et al. 2019b). In den letzten Jahren wurde TPUS auch als diagnostisches Instrument in der Geburtshilfe in den USA beschrieben.

Die Erweiterung der klinischen Anwendungen von TPUS über die Beobachtung von PF-Organen bei Harninkontinenz (UI) und Beckenorganprolaps (POP) hinaus wird nun zunehmend zu einem Werkzeug zur Analyse von Ursache-Wirkungs-Verhaltensweisen und deren prädiktivem Wert bei der Vorhersage zukünftiger Gruppen von Organpathologien innerhalb des PF.

Laut Rathore ermöglichte die Verwendung von 2D-TPUS bei 102 Patientinnen die Beurteilung der PF-Muskelkraft vor und nach der Geburt bei Harninkontinenz (Rathore et al. 2021).

Chen et al. analysierten das Verhalten von Beta- und Gamma-Winkeln und die Oberfläche des urogenitalen Hiatus (Hiatusbereich) bei 521 schwangeren Patientinnen und gaben die Nützlichkeit von TPUS zusammen mit klinischen Daten an, die eine gute Unterscheidung und Kalibrierung zeigten, die für die Vorhersage von Harninkontinenz nach der Geburt nützlich sein können (Chen et al. 2018).

Laut Peng und Mitarbeitern ermöglicht die Bestimmung der Breite der Symphyse (WSP) und des suprapubischen Bogenwinkels bei der 2D-TPUS-Untersuchung die Beobachtung des frühen Beginns der Wehen bei schwangeren Patientinnen und hilft bei der Beratung über die elektive Geburtseinleitung (Peng et al. 2019).

Laut Xodo und Mitarbeitern kann 2D-TPUS das Risiko eines Dammtraumas bei Frauen mit einer Schwangerschaft während der Geburt vorhersagen. Die Schlussfolgerung basierte auf der Beobachtung von Messungen des anteroposterioren Durchmessers (APD) des Musculus levator ani und des Progressionswinkels (Xodo et al. 2024).

Laut Cassado Garriga et al., die den Einfluss der Episiotomie auf den urogenitalen Hiatus mittels 2D-TPUS bei 194 Patientinnen (101 mit und 93 ohne Episiotomie) analysierten, kamen sie zu dem Schluss, dass bei normaler vaginaler Entbindung weder der Bereich des urogenitalen Hiatus noch sein Unterschied in Ruhe und während der Kontraktion, gemessen durch Ultraschall, durch die Durchführung eines Dammschnitts verändert wurden (Cassado Garriga et al. 2018).

Laut Garcia-Mejido et al. die 77 intrapartale translabiale Ultraschalluntersuchungen (ITV) analysierten, die bei nulliparen Frauen mit Einlingsschwangerschaften durchgeführt wurden, die ein Vakuum oder eine Zange benötigten, um die Entbindung abzuschließen, untersuchten sie den Progressionswinkel (AOP), den Progressionsabstand (PD), die Kopfrichtung (HD) und den Mittellinienwinkel des Progressionswinkels (AOP) sowohl in Ruhe als auch während des mütterlichen Drückens. Den Autoren zufolge ist TPUS/ITV keine nützliche Technik, um das Auftreten von Levator ani Avulsion bei Entbindungen mit Vakuum und Forceps vorherzusagen (Garcia-Mejido et al. 2019a).

Die 2D-TPUS-Technik ist eine hervorragende Methode, um die korrekte Positionierung von implantierten Bändern zu beurteilen. Dresler et al. beschrieben einfache Möglichkeiten zur Messung von Linien und Winkeln, um die korrekte Positionierung von implantierten Bändern zu beurteilen. Sie zeigten eine gute Übereinstimmung zwischen den Operateuren und die Reproduzierbarkeit der Methode (Dresler et al. 2017).

Beschreibungen anderer Linien, die bei der Quantifizierung der genannten Organbeziehungen hilfreich sind, finden sich ebenfalls in der Literatur. Die Untersuchung aus dem vestibulären Zugang kann bei Patienten mit einem hohen Grad von Beckenorganprolaps unzuverlässig sein, daher kann die Untersuchung aus dem labialen Zugang hier effektiver und zuverlässiger sein.

Laut Al-Saadi wird eine Harnröhrenhyper-mobilität häufiger bei Belastungsinkontinenz beobachtet. Die Werte des RVA- und Gamma-Winkels ermöglichen auch das Erkennen einer übermäßigen Beweglichkeit sowie einer er-höhten Rotation der proximalen Harnröhre, was ein pathognomonisches Symptom für die Harn-inkontinenz ist, da die RVA-Werte bei Patienten mit Harninkontinenz signifikant höher sind (Al-Saadi 2016).

Bei einigen Patienten mit Belastungs-inkontinenz oder Harndrang ermöglicht die dyna-mische 2D-TPUS-Untersuchung die Aufzeichnung von Blasenhalstrichtern. Bei Patienten mit Harn-inkontinenz und einem niedrigen Valsalva-Leck-punktdruck (VLPP) in der urodynamischen Unter-suchung kann der Urinverlust während der dyna-mischen 2D-TPUS-Untersuchung mit der Option Farbdoppler beobachtet werden.

Rada et al. untersuchten mittels transperinea-lem Ultraschall (US), ob es einen signifikanten Unterschied in der Beweglichkeit des Blasen-halses bei Frauen mit Belastungsinkontinenz (SUI) ohne Zystozele und bei Frauen mit SUI und einer assoziierten Zystozele gab. In der Studie wurde auch untersucht, ob die Anzahl der vaginalen Geburten und/oder das Geburts-gewicht des schwersten Neugeborenen mit der Beweglichkeit des Blasenhalses korreliert. Die Autoren wiesen nach, dass das Vorhandensein einer Zystozele keinen signifikanten Einfluss auf die Messungen der Blasenhalsbeweglichkeit bei Patienten mit SUI hatte. Das Geburtsgewicht des schwersten Neugeborenen korrelierte positiv mit der Hypermobilität des Blasenhalses, wie durch SPBN quantifiziert (Rada et al. 2019).

2D-TPUS kann auch verwendet werden, um abnormale Flüssigkeitsansammlungen, Di-vertikel und Verkalkungen der Harnröhre, Gart-ner-Gangzysten und Blasenpathologien wie Tu-more, Ureterozelen, Blasenadenome und Harn-leiterdivertikel sichtbar zu machen.

Laut Gillor et al. ist TPUS bei der Diag-nose von Harnröhrendivertikeln eine alternative Methode zur Ureteroskopie und zur Magnet-resonanztomografie (MRT). Basierend auf der Analyse von 4121 Patientinnen in der uro-gynäkologischen Abteilung über einen Zeit-raum von 10 Jahren wurde deren Vorhandensein bei 23 (0,6 %) Patientinnen mit Harnröhren-divertikeln festgestellt (Gillor und Dietz 2019).

Laut Okeahialam et al. könnte TPUS zur Dia-gnose von suburethralen Massen verwendet wer-den. Aufgrund klinischer Untersuchungen ver-muteten sie bei 40 Patienten eine suburethrale Raumforderung. Nach Durchführung von MRT und 2D-TPUS wurde das Vorhandensein der Masse bei 34 Patienten festgestellt. Der Ultra-schall zeigte eine gute bis ausgezeichnete Übereinstimmung mit der MRT bei der Identi-fizierung und Messung von suburethralen Mas-sen; daher können die beiden Modalitäten je nach Verfügbarkeit von Ausrüstung und Fach-wissen austauschbar verwendet werden (Okea-hialam et al. 2021).

Eine der wichtigsten klinischen An-wendungen von TPUS ist die Fähigkeit, Stö-rungen der Beckenorganunterstützung zu diag-nostizieren. Hainsworth und Mitarbeiter führten eine Studie mit sechs Frauen die Kinder geboren haben und 14 nulliparen Frauen durch, in der sie die PF-Morphologie in TPUS, transvaginalem, endovaginalem und endoanalem Ultraschall mit dem Vergleich mit der Defäkations-MRT ver-glichen. Die Studie zeigt das Vorhandensein von abnormalen Befunden bei MRT- und Ultra-schallmodalitäten ohne Symptome. Es gibt eine hohe Rate an funktionellen Merkmalen in der MRT (Hainsworth et al. 2023).

Der Grad des vorderen Kompartiment-prolaps wird nach Dong Ni durch eine auto-matische Videoregistrierungsanalyse bestimmt. Bei den dynamischen Untersuchungen des Pa-tienten können eine Zystozele, eine Cystoure-throcele, ein Vaginal-/Gebärmuttersenkungsfall oder eine Rekto-/Enterozele diagnostiziert wer-den (Abb. 4.6, 4.7). Um die Art und den Grad des Beckenorganprolaps genauer beurteilen zu können, kann die TPUS im Stehen durchgeführt werden (Ni et al. 2017).

Hennemann nennt auch Beispiele für an-dere Referenzlinien, die auf der anatomischen Stabilität der Schambeinsymphyse und der Be-ziehung von Organen zu bestimmten Ebenen ba-sieren. Die Wiederholgenauigkeit einiger von ihnen ist sehr hoch (Hennemann et al. 2014).

Laut Najjari sind Messungen mit der mittel-pubischen Linie (MPL) in Ruhe und während des Valsalva-Manövers ein wiederholbares Inst-rument zur Beurteilung von Zystozelen und zei-gen eine sehr gute Korrelation mit der Pelvic Organ Prolapse Quantification (POP-Q) Skala (Najjari et al. 2014). Bei Patienten mit Pro-laps von Organen aus allen Beckenkomparti-menten wird die Ultraschalluntersuchung auf-grund des Vorhandenseins von Artefakten aus Darmgasen erheblich erschwert, was die klini-sche Anwendung dieser Methode erheblich ein-schränkt. Daten aus der Literatur deuten dar-auf hin, dass die POP-Q-Skala, die in der klini-schen Praxis von Gynäkologen zur Beurteilung des Grades des Beckenorganprolaps, der MRT-Defäkografie und der TPUS-Untersuchung ver-wendet wird, nur bei der Beurteilung der Patho-logie des vorderen Beckenkompartiments mit-einander korrelieren. In Studien von Perniola et al., die die Proktografie mit TPUS bei Patien-ten mit Defäkationsstörungen verglichen, wurde festgestellt, dass TPUS als Erst- oder Screening-Bildgebungsuntersuchung bei Patienten mit Ver-dacht auf Rektozele und rektalem Schleimhaut-prolaps empfohlen werden kann (Perniola et al. 2008).

Laut Ouchi und Mitarbeitern kann TPUS bei der Beurteilung der Kontraktilität der Becken-bodenmuskulatur bei Patienten mit Becken-organprolaps hilfreich sein. Die Hiataldistanz anterior–posterior (APD) ist ein Indikator für die PF-Kontraktilität (Ouchi et al. 2019).

Laut Volloyhaug und Mitarbeitern hat-ten TPUS und POP-Q zur Beurteilung der Symptome eines Prolaps eine moderate bis starke Korrelation im vorderen und mittle-ren Kompartiment und schwache Korrelatio-nen im hinteren Kompartiment. Beide Metho-den waren stark mit den Symptomen „vaginale Ausbuchtung" assoziiert, aber POP-Q hatte eine stärkere Assoziation als Ultraschall (Volloyhaug et al. 2019).

Der Einfluss des transperinealen Ultraschalls auf das POP-Q-System bei der chirurgischen In-dikation des symptomatischen Beckenorgan-prolaps wurde von Garcia-Mejido et al. unter-sucht. Die Studie hat gezeigt, dass der transpe-rineale Ultraschall zur Erkennung von POP mit chirurgischer Indikation im zentralen Kompartiment eine höhere Übereinstimmung aufweist als die präoperative klinische Untersuchung, basie-rend auf dem POP-Q-System (Garcia-Mejido et al. 2024a).

Garcia-Mejido et al. validierten eine Ultra-schallsoftware, die transperinealen Ultraschall zur Diagnose von Uterusprolaps (UP) ver-wendet, indem sie eine multizentrische, be-obachtende und prospektive Studie mit 155 Pa-tienten durchführten, die Indikationen für einen chirurgischen Eingriff bei dysfunktionaler Beckenbodenpathologie hatten. Den Autoren ist es gelungen, eine Software zu validieren, die transperinealen Ultraschall des Beckenbodens und des Patientenalters verwendet, um eine zu-verlässigere Diagnose der chirurgischen UP zu erstellen als die aus klinischen Untersuchungen (Garcia-Mejido et al. 2023b).

Wang et al. verwendeten Deep-Lear-ning-gestützten zweidimensionalen transpe-rinealen Ultraschall zur Analyse der Blasen-halsbewegung bei Frauen mit Belastungs-inkontinenz. Die Studie hat gezeigt, dass ein System, das Deep Learning nutzt, die Bewegung des Blasenhalses bei Frauen mit Belastungs-inkontinenz während des Valsalva-Manövers beschreiben kann, wodurch es möglich ist, die Bewegung des Blasenhalses im transperinea-len Ultraschall zu visualisieren und zu quanti-fizieren. Die Geschwindigkeiten der Beta- und Harnröhrenrotationswinkel sowie die Dauer des Valsalva-Manövers waren relativ zuverlässige diagnostische Parameter (Wang et al. 2025).

Li et al. bewerteten quantitativ die Qualität des Levator-ani-Muskels (LAM) mittels Scher-wellen-Elastografie (SWE) und bewerteten den Zusammenhang zwischen der Elastizität von LAM und der Belastungsinkontinenz (SUI). Die Autoren zeigten, dass die Elastizität der LAM, wie sie durch SWE quantifiziert wird, mög-licherweise als Index für die Vorhersage von SUI verwendet werden kann (Li et al. 2022).

Garcia-Mejido et al. untersuchten die An-wendbarkeit von Deep Learning zur dynami-schen Identifizierung der verschiedenen Organe des Beckenbodens in der mittleren Sagittalebene. Die Autoren zeigten, dass es möglich ist, Deep Learning mithilfe eines trainierten CNN anzuwenden, um verschiedene Beckenbodenorgane in der mittleren Sagittalebene mittels dynamischem Ultraschall zu identifizieren (Garcia-Mejido et al. 2024b).

Eine weitere Anwendung von 2D-TPUS ergibt sich durch seine Nützlichkeit bei der Qualifizierung von Patienten für chirurgische Eingriffe mit POP und UI (Abb. 4.5).

Lone und Mitarbeiter analysierten in einer 1-jährigen prospektiven Studiengruppe 160 Patienten mit Prolaps und anderen PF-Dysfunktionen, die POPQ, 2D-TPUS und 3D-endovaginalen Ultraschall (EVUS) als präoperative Beurteilung mit mehreren Kompartimenten durchführten. Sie kommen zu dem Schluss, dass der Multikompartiment-Beckenbodenultraschall zusätzliche Erkrankungen zu den klinisch ermittelten Erkrankungen identifiziert. Es ändert jedoch weder die anfängliche chirurgische noch die Behandlung nach 1 Jahr Nachbeobachtung, und daher sollte die klinische Beurteilung nicht durch PF-Ultraschall ersetzt werden (Lone et al. 2014a).

In einer anderen Studie untersuchten Lone et al. die Interobserver-Übereinstimmung von anatomischen Messungen des Beckenbodens mithilfe von Multikompartiment-Beckenbodenultraschall. Die Autoren zeigten, dass der multikompartimentelle Beckenbodenultraschall (PFUS) ein zuverlässiges Instrument bei der anatomischen Beurteilung von Beckenbodenmessungen und POP ist. Sie fanden eine gute bis ausgezeichnete Übereinstimmung zwischen den beiden Gutachtern bei der Beurteilung der Beckenbodenmessungen für alle drei Beckenbodenkompartimente und legen nahe, dass Multikompartiment-PFUS als systematischer integrierter Ansatz zur Beurteilung des Beckenbodens in Betracht gezogen werden könnten (Lone et al. 2016a).

Eine weitere Anwendung von TPUS ist die Überwachung der Ergebnisse der chirurgischen Behandlung nach urogynäkologischen Eingriffen. Die Rolle dieser Untersuchung ist besonders wichtig bei De-novo-Erkrankungen (z. B. Entleerungsstörung durch eine zu enge Schlingenplatzierung). Es ist auch eine hervorragende Methode zur Bewertung implantierter Netze, die wahrscheinlich bald zum Standard in der postoperativen Beurteilung werden wird. Es ist möglich, dass diese Methode auch die Grundlage für die Qualifizierung von Patienten für eine chirurgische Behandlung bildet. Es ermöglicht die Auswahl derjenigen Patienten, bei denen das Verfahren Aussicht auf Erfolg hat, und zeigt diejenigen an, bei denen das Verfahren höchstwahrscheinlich unwirksam sein wird. Die 2D-TPUS-Sonografie kann auch hilfreich sein,

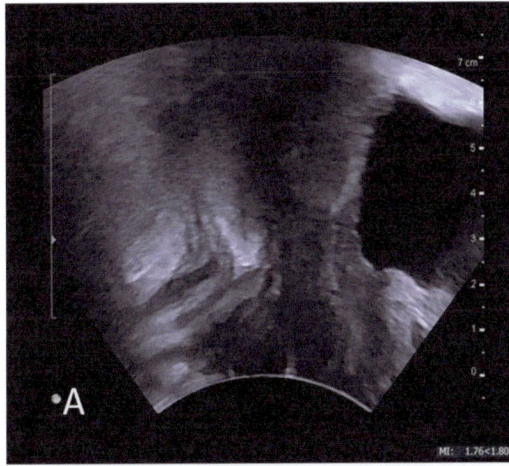 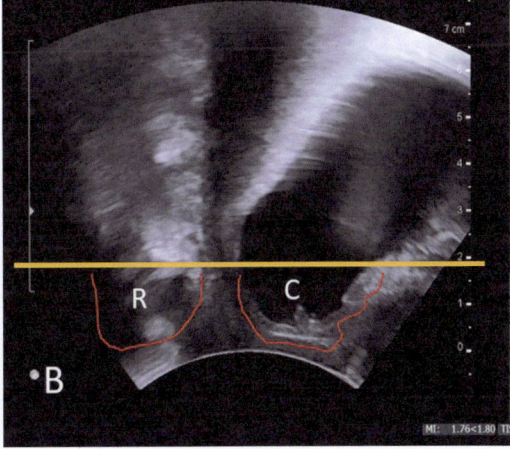

Abb. 4.5   TPUS sagittal Abschnitt A – Ruhe, B – Valsalva. R – Rektocele, C – Zystocele

um das Volumen des Restharns nach der Miktion bei Patienten nach Schlingenimplantationsverfahren zu bestimmen.

Die 2D-TPUS-Untersuchung kann auch verwendet werden, um die Position von implantierten Schlingen zu beurteilen. Laut Kociszewski ermöglicht die 2D-TPUS-Sonografie mit einer 3,6–8,3 MHz Vaginalsonde die Beurteilung der optimalen Position der suburethralen Schlingen (Kociszewski et al. 2010). Ein Abstand von weniger als 2 mm zwischen der Schlinge und der glatten Muskulatur der Harnröhre ist mit Komplikationen wie überaktiver Blase, wiederkehrenden Harnwegsinfektionen und Harnverhalt nach der Miktion verbunden. Laut Rogowski kann die 2D-TPUS-Untersuchung hilfreich sein, um die Retraktion der bei POP verwendeten vorderen Netze zu beurteilen und das Wiederauftreten von Symptomen einer überaktiven Blase zu erklären. Takacs und Larson beschrieben die Vorteile der dynamischen 2D-TPUS-Sonografie bei der Identifizierung von Patienten mit Hochdruckblasen nach einer suburethralen Schlingenoperation.

Liu et al. führten eine Studie mit Patienten nach einer transvaginalen Netzimplantation (TVM) mittels transperinealem Ultraschall (TPUS) durch und verglichen die Diagnose eines Beckenorganprolaps (POP) durch TPUS und die klinische Untersuchung, um die Rolle des Ultraschalls bei der postoperativen Beurteilung sowie die Hochrisikofaktoren für ein postoperatives POP-Rezidiv zu untersuchen. Die Studie zeigte, dass TPUS mehr POP-Fälle erkennen kann und somit als Ergänzung für die klinische Diagnose dienen kann. Hiatales Balloning ist mit einem POP-Rezidiv nach einer TVM-Operation assoziiert (Liu et al. 2021).

Die 2D-TPUS-Untersuchung kann auch verwendet werden, um das hintere Kompartiment des urogenitalen Hiatus zu beurteilen. Es kann verwendet werden, um die Größe einer Rektozele zu schätzen und eine Rektozele von einer Enterozele zu unterscheiden. Zu bedenken ist, dass ein hoher Grad an Prolaps und die physikalischen Eigenschaften des Ultraschalls Artefakte verursachen, die oft eine zuverlässige Be-

urteilung der Struktur der PF-Organe und ihrer anatomischen Zusammenhänge verhindern.

Okeahialam et al. untersuchten die Übereinstimmung zwischen dreidimensionalem endoanalen Ultraschall (EAUS) und vierdimensionalem transperinealen Ultraschall (TPUS) bei der Messung des analen Schließmuskeldefektwinkels. Die Autoren verglichen direkt die Messungen des analen Schließmuskeldefektwinkels, die an EAUS und TPUS gemessen wurden. Ein Cut-off-Winkel von 30 Grad sollte nicht für die Diagnose eines signifikanten verbleibenden analen Schließmuskeldefekts während der TPUS-Untersuchung verwendet werden (Okeahialam, Thakar und Sultan 2022).

Die Einschränkungen des 2D-TPUS-Verfahrens ergeben sich aus der niedrigen Frequenz der verwendeten Sonden (2–9 MHz) und der damit verbundenen eingeschränkten Auflösung. Dies führt in einigen Fällen zu einer schlechten Bildqualität und einem Mangel an detaillierten Informationen über die Morphologie der Beckenbodenstrukturen. Darüber hinaus kann bei Patienten mit einem hohen Grad an Beckenorganprolaps die Platzierung der Sonde im Dammbereich zu falschen Messungen führen.

4.4 3D-endovaginaler Ultraschall (EVUS)

Technologische Fortschritte in den späten 1990er-Jahren in Bezug auf endosonografische Sonden führten zur Entstehung von Rotationssonden, die mit Frequenzen von bis zu 20 MHz im 180- bis 360-Grad-Modus arbeiten. Dies ermöglichte die Visualisierung von Strukturen in allen Kompartimenten des urogenitalen Hiatus (Abb. 4.6) mit bisher hoher Auflösung und Genauigkeit. Da es sich bei den Sonden um elektronische Geräte handelte, war es auch möglich, die Vaskularisation des untersuchten Gewebes zu beurteilen.

Folgende Schallköpfe werden typischerweise für die 3D-EVUS-Untersuchung verwendet:

- **High resolution** endovaginale/endoanale Schallköpfe mit einem Frequenzbereich von

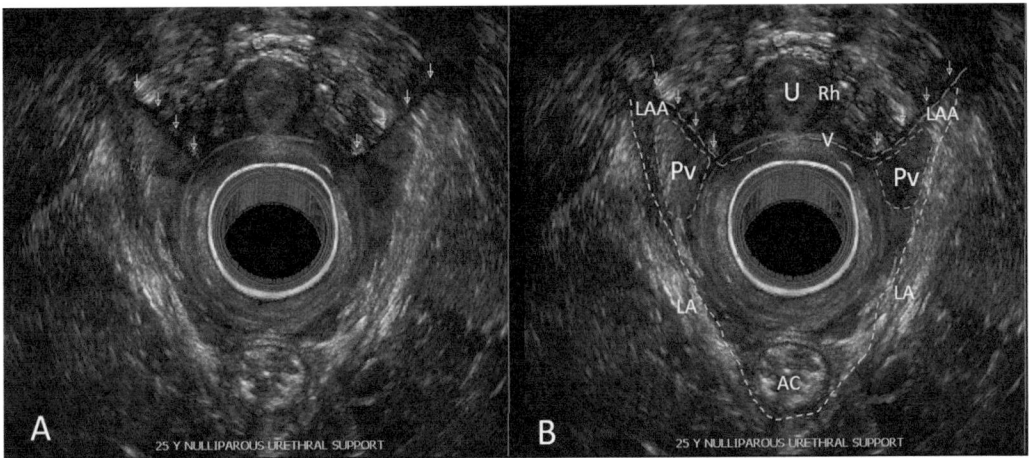

Abb. 4.6   Rh – Rhabdosphincter, Pv – Paravaginaler Raum, LA – Levator ani, LAA – Levator ani attachment, AC – Analkanal, V – Vagina, U-Urethra

bis zu 20 MHz mit automatisiertem 3D-Aufnahmemodus um 360 Grad drehbar
- **Linear electronic biplane Schallköpfe** (lineare und transversale senkrechte Arrays), Frequenz 5–12 MHz

4.5   3D-endovaginale Ultraschall (EVUS)-Untersuchung

Axiale Bilder der Beckenbodenstrukturen, die mit hochfrequentem (9–16 MHz) 3D-EVUS aufgenommen wurden, ähneln denen mit 3D-TPUS, aber die höhere Frequenz bietet eine bessere Auflösung der untersuchten Organe. Wieczorek et al. zeigten, dass ein routinemäßig für proktologische Scans eingesetzter 360-Grad-Rotationsschallkopf mit automatisierter 3D-Erfassung für die zuverlässige Beurteilung des Harnröhrenkomplexes geeignet ist und in der Routinediagnostik von Beckenbodenstörungen bei Frauen eingesetzt werden kann (Wieczorek et al. 2012). Die hervorragende interobserverische und interdisziplinäre Reproduzierbarkeit der endovaginalen 3D-Ultraschallbeurteilung der Beckenbodenanatomie wurde von Santoro et al. nachgewiesen (Santoro et al. 2011). In einer anderen Studie zeigten Santoro et al., dass 3D-EVUS-Messungen von Schlüssel-

strukturen des Beckenbodens in Ebenen ermöglicht, die mit herkömmlichen bildgebenden Verfahren nicht bestimmt werden können (Santoro et al. 2009) (Abb. 4.7).

Die EVUS-Untersuchung wird in Rückenlage mit erhöhtem Becken auf den Fäusten des Patienten durchgeführt. Es ist keine spezielle Vorbereitung erforderlich und es wird kein Kontrastmittel verwendet. Die Sonde sollte neutral in die Vagina eingeführt werden, um keinen Druck auf das umliegende Gewebe auszuüben, der die Anatomie verzerren könnte. Während der Datenerfassung sollte der Patient ruhig bleiben, um Artefakte zu vermeiden.

Die Untersuchung beginnt mit der Identifizierung der Schambeinsymphyse, die symmetrisch bei 12 Uhr auf dem Bildschirm angeordnet sein sollte. Die Schambeinsymphyse wird als Referenzpunkt für die Beurteilung der Beckenorgane in der Axialebene behandelt, ähnlich wie bei der 3D-TPUS. Die Datenerfassung erstreckt sich über die gesamte Harnröhre, beginnend mit dem Blasenhals bis über die oberflächlichen Dammmuskeln hinaus. Die Beurteilung von Beckenbodenstrukturen kann auf vier Ebenen in der Axialebene erfolgen:
- **Level 1:** Die Basis der Blase ist bei 12 Uhr sichtbar, der Analkanal bei 6 Uhr.

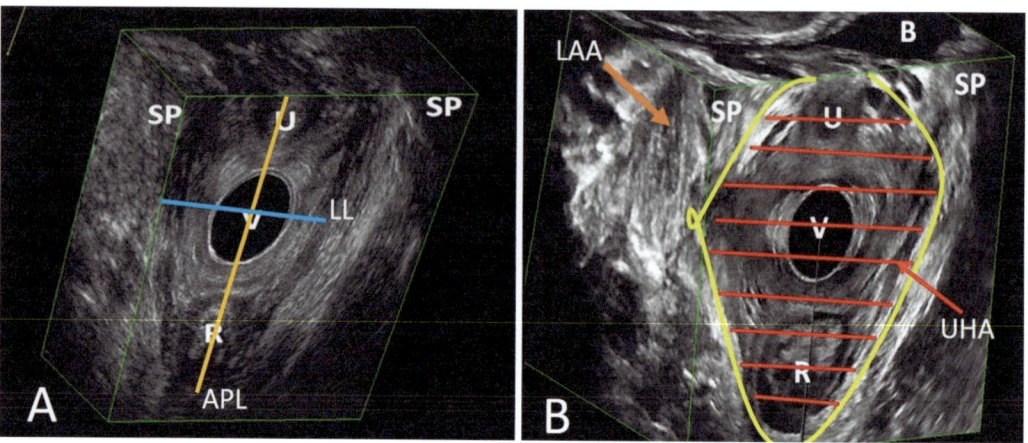

Abb. 4.7 3D EVUS drei senkrechte Abschnitte des Beckenbodens, A – axialer Schnitt der Messung des urogenitalen Hiatus APL – antero posteriore Länge. B – axiale, koronale und gekippte sagittale Schnitte der Beckenbodenmessungen UHA – Bereich des urogenitalen Hiatus. SP – Symphisis pubis, U – Harnröhre, V – Vagina, R – Rektum, B – Blase, LAA – Levator-ani-Ansatz

- **Level 2:** Unterhalb des Blasenhalses, auf Höhe des intramuralen Teils der Harnröhre und des anorektalen Übergangs.
- **Level 3:** Entspricht dem mittleren Teil der Harnröhre (Midurethra) und dem mittleren Teil des Analkanals.
- **Level 4:** Dargestellt sind die oberflächlichen Dammmuskeln, der Dammkörper (perineal body), der distale Teil der Harnröhre und der äußerste Teil des Analkanals.

Der axiale Schnitt durch die Beckenbodenstrukturen ermöglicht die Beurteilung der Symmetrie/Asymmetrie (Abb. 4.8) der Harnröhre und des Analkanals und deren genaue Messung. Das hochauflösende 3D-EVUS ermöglicht eine detaillierte Beurteilung der Morphologie und Differenzierung einzelner Strukturen der Harnröhre (Rhabdosphinkter, Lisosphinkter), des Bandapparates und der umgebenden Strukturen. Wieczorek et al. zeigten in ihrer Studie die Nützlichkeit einer 360°-Rotationssonde bei der Beurteilung der Harnröhre (Abb. 4.9) (Wieczorek et al. 2012). Die 3D-EVUS-Untersuchung zeichnet sich durch eine hohe Reproduzierbarkeit der Messungen von anatomischen Elementen der Harnröhre aus. Darüber hinaus kann diese Untersuchung hilfreich sein, um die Verteilung von Harnröhrendefekten,

wie Divertikeln (Abb. 4.10) oder krankhaften Verkalkungen, dystopischen Harnleitern, zu beurteilen. (Abb. 4.11)

In der axialen Ebene können auch der Musculus levator ani und der Uragenitalhiatus beurteilt werden. Die bei der 3D-EVUS-Untersuchung erhaltenen Werte der Parameter des urogenitalen Hiatus (Fläche, AP-Dimension und Breite) zeichnen sich durch eine hohe Übereinstimmung und Reproduzierbarkeit zwischen Ärzten verschiedener Fachrichtungen aus, was aus der Perspektive einer breiteren Anwendung dieser Methode in der klinischen Praxis wichtig ist. Shobeiri et al. korrelierten das Bild der Organe des urogenitalen Hiatus zwischen der Leichenuntersuchung und der endosonografischen Untersuchung (Shobeiri et al. 2009). In einer anderen Studie untersuchten Santoro et al. die normale Anatomie des Dammkörpers (PB) mithilfe von hochauflösendem dreidimensionalen endovaginalen Ultraschall (3D-EVUS) bei asymptomatischen Nulliparae. Um die Identifizierung von perinealen Strukturen zu validieren, wurde 3D-EVUS zunächst an nulliparen Leichen durchgeführt. Die Autoren zeigten, dass der PB in zwei Ebenen mit unterschiedlichen anatomischen Beziehungen zur Beckenbodenmuskulatur unterteilt ist. 3D-EVUS ermöglicht eine reproduzierbare Be-

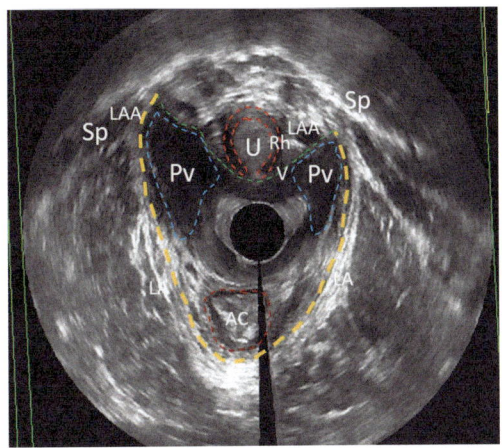

Abb. 4.8 Rh – Rhabdosphincter, Pv – Paravaginaler Raum, LA – Levator ani, LAA – Levator ani Ansatz, AC – Analkanal, V – Vagina. Assymmetrie im paravaginalen Raum aufgrund eines Defekts des Levatoransatzes

wertung dieser komplexen Struktur (Santoro et al. 2016). Diese Technik, die die Möglichkeit nutzte, schräge Schnitte zu erhalten, er-

möglichte die genaue Lokalisierung einzelner Muskeln und die analytische Beurteilung aller Gruppen des Musculus levator ani und seiner Defekte. Rostaminia et al. bewerteten die Interrater-Übereinstimmung/Zuverlässigkeit von endovaginalem 3D-Ultraschall zur Bewertung der Levator-ani-Schwäche (LAD). Die Studie zeigte eine ausgezeichnete Übereinstimmung zwischen den Bewertern, die die Schwäche des Levator-ani-Muskels mithilfe von endovaginalem 3D-Ultraschall bewerteten. Dieses Maß an Übereinstimmung unterstützt die Zuverlässigkeit der endovaginalen 3D-Ultraschalltechnik und der Scoring-Methode bei den Bewertern (Rostaminia et al. 2014). In einer anderen Studie untersuchten Rostaminia et al., wie gut die Morphologie des Levator-ani-Muskels im 3D-Beckenbodenultraschall die Funktion des Levator-ani-Muskels vorhersagen kann. Die Autoren kamen zu dem Schluss, dass die Levator-ani-Schwäche und die MOS-Skalen moderat negativ korreliert waren. Bei Patienten mit

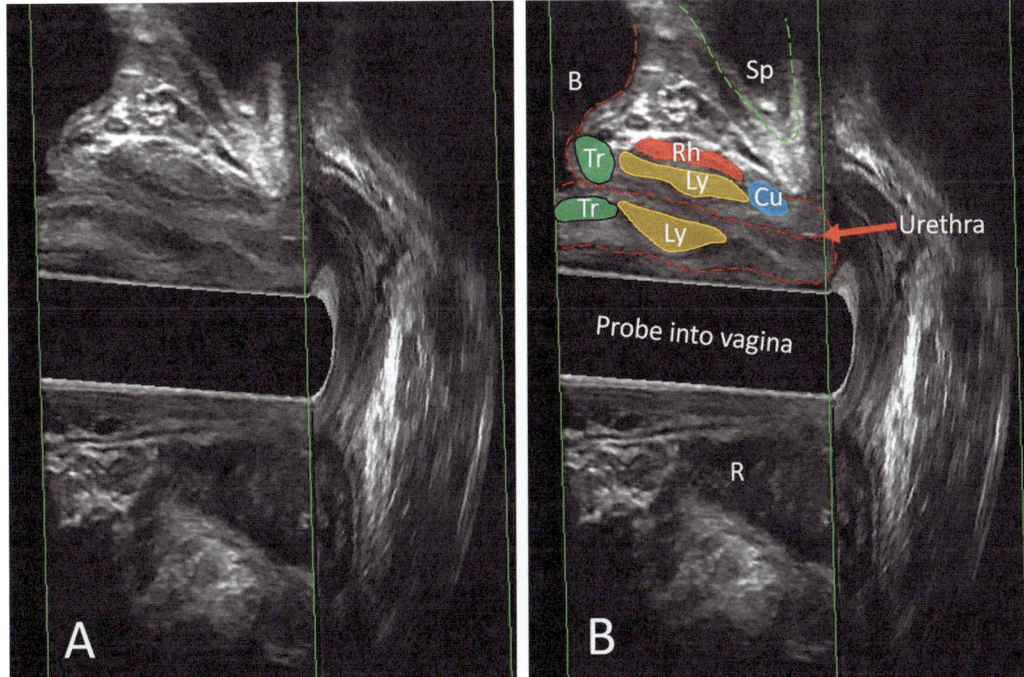

Abb. 4.9   3D EVUS Sagittalschnitt B – Blase, Rh – Rhabdosphincter, Li – Lysosphincter, Tr – trigonaler Ring, Cu – Compresor Urethrae, R – Rektum

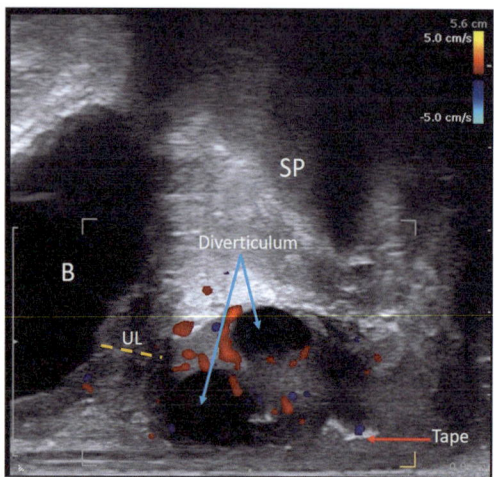

Abb. 4.10 EVUS – sagittaler Schnitt der Harnröhre mit Divertikel. Das Ende des Bandes ragt in das Lumen des Flüssigkeitskompartimentes

normaler Morphologie oder schwerster Muskelschwäche können LAD-Scores die Mehrheit der Patienten mit funktionellen bzw. nicht-funktionellen MOS-Scores identifizieren (Rostaminia et al. 2015). Ankarcrona et al. untersuchten, ob die laterale Episiotomie bei der Vakuumextraktion (VE) bei primiparen Frauen eine LAM-Verletzung verursacht. Die Autoren stellten fest, dass kein übermäßiges Risiko bestand, den LAM während einer lateralen Episiotomie

zu durchtrennen. Bei Frauen mit Episiotomien von weniger als 18 mm wurde keine LAD beobachtet (Ankarcrona et al. 2022). Javadian et al. verglichen die Magnetresonanztomografie (MRT) mit dem endovaginalen 3D-Ultraschall (EVUS) bei der Beurteilung der wichtigsten Levator-ani-Defekte bei Frauen mit Beckenbodenerkrankungen. Die Autoren zeigten, dass die endovaginale 3D-US in ihrer Fähigkeit, sowohl normale als auch abnormale LAM-Anatomie zu identifizieren, mit der MRT vergleichbar ist (Javadian et al. 2017).

Dadurch war es möglich, eine Klassifizierung auf einer 18-Punkte-Skala zu entwickeln, die auf dem Bild der Dicke des Musculus levator ani basiert. Alshiek et al. untersuchten altersbedingte Veränderungen des Beckenbodenmuskelhiatus und deren Zusammenhang mit Symptomen von Beckenorganprolaps, Harn- und Stuhlinkontinenz und sexueller Funktion. Die Autoren wiesen nach, dass sich der Muskelhiatus levator ani bei älteren nulliparen postmenopausalen Frauen in eine ovalere Form verändert, und diese Formveränderung ist mit erhöhten Beckenbodensymptomen verbunden (Alshiek et al. 2019).

Ein unbestreitbarer Vorteil der 3D-EVUS-Untersuchung mit automatischer 360°-Erfassung ist die Möglichkeit, in allen rekonstruierten Ebenen qualitativ hochwertige Bilder zu er-

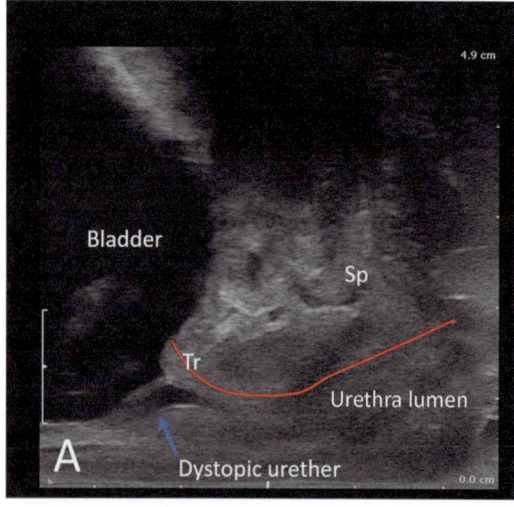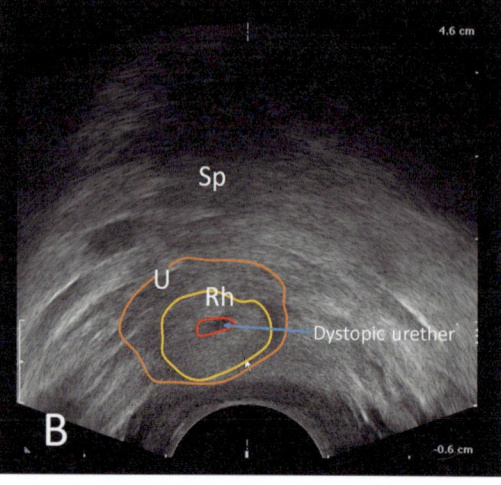

Abb. 4.11 EVUS – Dystopischer Urether A – sagittaler Schnitt, B – axialer Schnitt. Tr – trigonaler Ring, Sp – Symphisis pubis, U – Harnröhre, Rh – Rhabdosphincter

halten und die Beckenorgane in vielen verschiedenen Abschnitten zu beurteilen, die ihre unregelmäßige Form widerspiegeln. Die 60-s-Datenerfassung ermöglicht es, einen dreidimensionalen Datensatz mit Informationen über die Anatomie eines bestimmten Bereichs zu erhalten, aus dem alle Referenzmessungen für 2D- und 3D-TPUS-Untersuchungen durchgeführt werden können. Diese Untersuchung kann auch bei der prä- und postoperativen Beurteilung bei Patienten mit Funktionsstörungen der Beckenorgane hilfreich sein. Die bei urogynäkologischen Eingriffen eingesetzten Bänder, vorderen und hinteren Netze und postoperative Komplikationen in Form von z. B. abnormalen Flüssigkeitsansammlungen, Abszessen oder Hämatomen werden sehr genau dargestellt. Die Möglichkeit, diese Strukturen in Schrägschnitten zu beurteilen, liefert zusätzliche Informationen über die Lage, Spannung und mögliche Verschiebung von Bändern oder Geweben.

4.6 3D-EVUS – Verwendung einer multiplanaren Rotationssonde

Die multiplanaren Sonden wurden ursprünglich für die transrektale Beurteilung der Prostata entwickelt, haben sich aber auch bei transvaginalen Untersuchungen zur Beurteilung der Harnröhre und des Rektums als sehr nützlich erwiesen. Diese Sonde ist in der Lage, senkrecht zu den untersuchten Strukturen lineare und transversale Ultraschallstrahlen zu erzeugen, was eine Datenerfassung in der Längs- und Axialebene gewährleistet. Dank der hohen Frequenz ermöglicht sie eine sehr genaue Analyse der vorderen und hinteren Kompartimente des Beckenbodens. Die dreidimensionale Datenerfassung in der Längsebene kann mit einem automatisierten externen Rotator durchgeführt werden, der sich von 9 bis 3 Uhr SSL um 180° im Uhrzeigersinn (bei der Beurteilung des vorderen Beckens und der Harnröhre) und gegen den Uhrzeigersinn (bei der Beurteilung des hinteren Beckens) dreht. In der axialen Ebene erfolgt die Datenerfassung freihändig, indem die Sonde aus der Vagina herausgezogen wird.

Die multiplanare Sonde ermöglicht eine hervorragende Beurteilung der Harnröhrenmorphologie und ermöglicht die Unterscheidung ihrer anatomischen und funktionellen Teile in der longitudinalen (intramurale, midurethrale, distale Harnröhre) und transversalen Ebene. Es ermöglicht auch die Differenzierung und genaue Beurteilung einiger angeborener Anomalien, wie z. B. dystopischer Harnleiter oder Harnröhrendivertikel, in drei Ebenen. Darüber hinaus ermöglicht diese Sonde Untersuchungen bei dynamischen Tests und liefert somit Informationen über die Beweglichkeit der Organe. Bei Patienten mit Harninkontinenz ermöglicht die EVUS-Untersuchung mit dieser Sonde genaue Messungen der Harnröhre und der BSD, vergleichbar mit denen mit dynamischer 2D-TPUS. Bei Patienten mit koexistierenden Störungen der Beckenorganstütze führt die in die Vagina eingeführte Sonde zu falschen Harnröhrenmessungen, aber auch in solchen Fällen gibt die hochfrequente EVUS-Untersuchung Aufschluss über ihre Morphologie.

Die elektronische multiplanare Sonde vom Typ 8838 ermöglicht ähnlich wie die anderen Bi-Plane-Schallköpfe eine genaue Abbildung der Harnröhre. Darüber hinaus ermöglicht sie die Beurteilung der Vaskularisation (Abb. 4.12) in der Farbdoppleroption und die automatische Datenerfassung im 180°- oder 360°-Bereich (ohne eine schmale Lücke im Bild) – sie visualisiert alle Organe des urogenitalen Hiatus, einschließlich der Fasern des Musculus levator ani und seiner Defekte. Bogusiewicz et al. zeigten die Nützlichkeit von Untersuchungen mit dieser Sonde bei der Beurteilung der Position von Schlingen und bewiesen, dass die Position der Schlinge zwischen dem Flüssigkeitsgehalt und den Entzündungsmerkmalen zwischen dem 50. und 80. Perzentil bei 91 % der Patienten eine erfolgreiche Behandlung gewährleistet, während bei anderen Schlingenpositionen 36 % der Misserfolge festgestellt wurden (Bogusiewicz et al. 2014) (Abb. 4.13, 4.14).

Baumfeld et al. untersuchten, wie sich das Altern und die Menopause ohne Schwangerschaft und Geburt auf die Elastizität von Blase und Harnröhre auswirken. Sie fanden heraus,

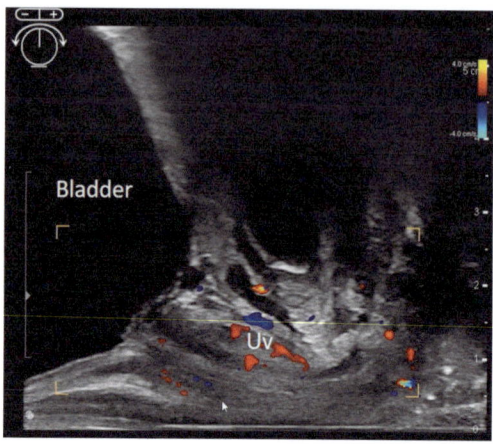

Abb. 4.12 EVUS – UV – Harnröhrenvaskularität – Subepitheliale Gefäße

bodenultraschall Aufschluss über die Position und Form der MUS geben kann, was einige Patientensymptome erklären und das Management oder die Operationsplanung leiten könnte (Taithongchai et al. 2021).

Dieselben Autoren beschrieben in einer anderen Studie die klinische Anwendung von 2D- und 3D-Beckenbodenultraschall von mittleren Harnröhrenschlingen und Vaginalwandnetzen. Der Beckenbodenultraschall ist der Behandlungsstandard, bei dem Bildgebung verfügbar ist und genutzt wird, und ist die einzige Modalität, die in der Lage ist, das Netz zuverlässig sichtbar zu machen. Es ist klar, dass es für den Arzt erhebliche Vorteile und Anwendungen bei der Untersuchung von Komplikationen bei VWM oder MUS gibt. Obwohl viele der Befunde mit klinischen Symptomen verbunden sein können, handelt es sich bei einigen um Zufallsbefunde. Daher sollten diese Scans von Beckenbodenspezialisten mit Kernkompetenz im Beckenbodenultraschall durchgeführt und von denjenigen interpretiert werden, die mit ihrer Bedeutung vertraut sind, als Ergänzung zur Anamnese, Untersuchung und anderen Untersuchungen, um den am besten geeigneten Behandlungsplan für den Patienten auszuloten (Taithongchai et al. 2019).

dass sich die elastischen Eigenschaften der verschiedenen Bestandteile der Blase und der Harnröhre mit zunehmendem Alter und den Wechseljahren verändern. Anhand der elastischen Eigenschaften des Gewebes können wir sowohl die Belastungsinkontinenz als auch die überaktive Blase weiter erforschen (Baumfeld et al. 2022) (Abb. 4.15).

Taithongchai et al. untersuchten den Zusammenhang zwischen endovaginalen und 2D-Befunden und Symptomen des perinealen Beckenbodenultraschalls bei Frauen mit Komplikationen bei der mittleren Harnröhrenschlinge (MUS). Die Autoren gaben an, dass der Becken-

Leombroni et al. untersuchten die Morphologie und Biometrie von Beckenbodenstrukturen 3 Monate nach der Geburt bei Frauen, die einen Dammriss ersten oder zweiten Grades erlitten

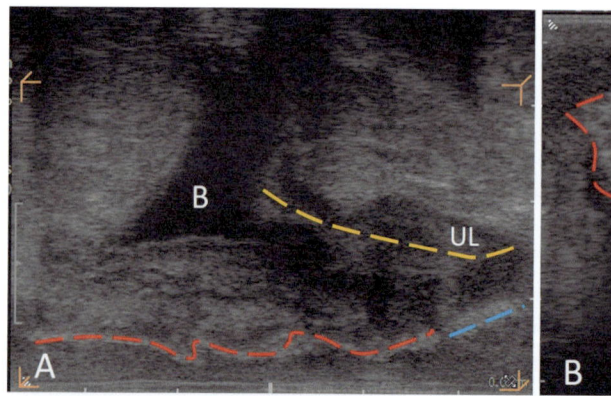
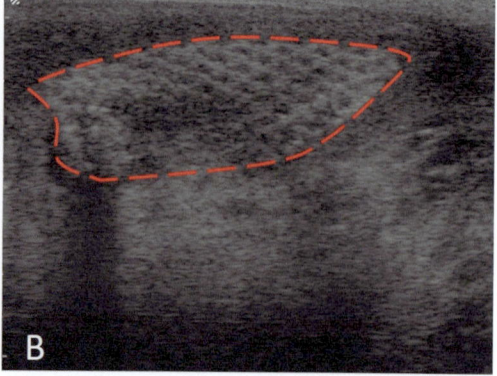

Abb. 4.13 A – EVUS sagittaler Schnitt des eingesetzten MESH (rot) und des Bandes (blau). B – Blase, UL – Urethrallumen in Gelb B – EVUS sagittaler Schnitt der Verteilung des Fasernetzes vom MESH (rot)

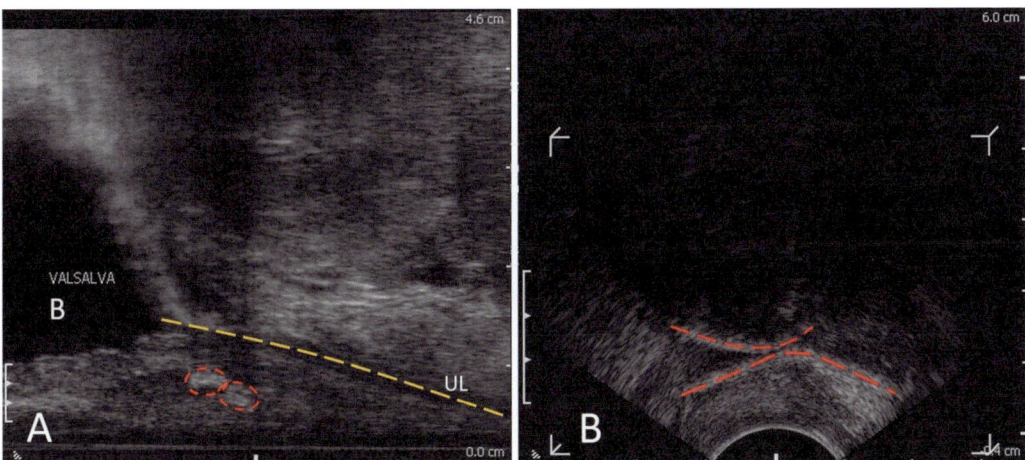

Abb. 4.14 EVUS – A – Sagittaler Schnitt der Harnröhre mit unsachgemäßer Befestigung von zwei Tapes – TOT, TVT in Rot. UL – Urethrallumen in gelb, B – Blase. B – Axialer Schnitt von zwei unsachgemäßen Befestigungen von zwei Bändern – TOT, TVT in Rot

oder sich während der Wehen einem Dammschnitt unterzogen hatten. Die Autoren fanden heraus, dass Frauen, die entweder Dammrisse ersten und zweiten Grades oder einen Dammschnitt hatten, 3 Monate nach der Geburt im 3D-Rotationsultraschall Anzeichen einer abnormalen Beckenmorphometrie zeigten (Leombroni et al. 2021).

Asif et al. verglichen den Unterschied in den Volumina des Levator-ani-Muskels (LAM) zwischen „normalen" und solchen mit sonografisch visualisierten LAM-Defekten. Die Autoren kamen zu dem Schluss, dass die LAM-Volumina zwar ähnlich waren, es aber einen signifikanten Unterschied in der physikalischen Architektur der LAM- und der POPQ-Parameter bei muskelgeschädigten Patienten im Vergleich zur Normalgruppe gab (Asif et al. 2023). Hegde et al. bestimmten die Prävalenz von Levator-ani-Muskelteilungsdefekten (LA-Muskelteilungsdefekten) bei Patientinnen mit SUI mittels dreidimensionalem endovaginalen Ultraschall (3D EVUS). Die Autoren kamen zu dem Schluss, dass Patienten mit SUI eine höhere Prävalenz von keinem oder leichtem LA-Defekt im Vergleich zu einem mittelschweren oder schweren LA-Defekt aufweisen (Hegde et al. 2017).

Santiago et al. führten eine Bewertung der Korrelation zwischen Levator-ani-Defizienz (LAD) und Messungen des Harnröhrenschließmuskelkomplexes durch, wie sie in der endovaginalen 3D-Sonografie sichtbar gemacht wurden, sowie einen Vergleich des LAD-Scores mit dem Kontinenzstatus. Die Autoren fanden heraus, dass LAD und der Status des Harnröhrenschließmuskelkomplexes, wie er im 3D-Ultraschall sichtbar ist, unabhängige Faktoren sind. Mittelschwere bis schwere LAD ist bei Patienten mit SUI häufiger (Santiago et al. 2015).

Rabbat et al. verwendeten eine automatisierte Segmentierung des Musculus levator ani aus endovaginalen 3D-Ultraschallbildern. Die Studie demonstrierte die Machbarkeit und Genauigkeit der Verwendung von DL-Segmentierung mit U-Net-Architektur zur Automatisierung der LAM-Segmentierung, um den Zeit- und Ressourcenaufwand für die manuelle Segmentierung von 3D-EVUS-Bildern zu reduzieren. Die vorgeschlagene Methode könnte zu einem wichtigen Bestandteil von KI-basierten Diagnoseinstrumenten werden, insbesondere in sozioökonomisch schwachen Regionen, in denen der Zugang zu Gesundheitsressourcen begrenzt ist. Durch die Verbesserung der Behandlung von Beckenbodenerkrankungen kann unser Ansatz zu besseren Patientenergebnissen in diesen unterversorgten Bereichen beitragen (Rabbat et al. 2023).

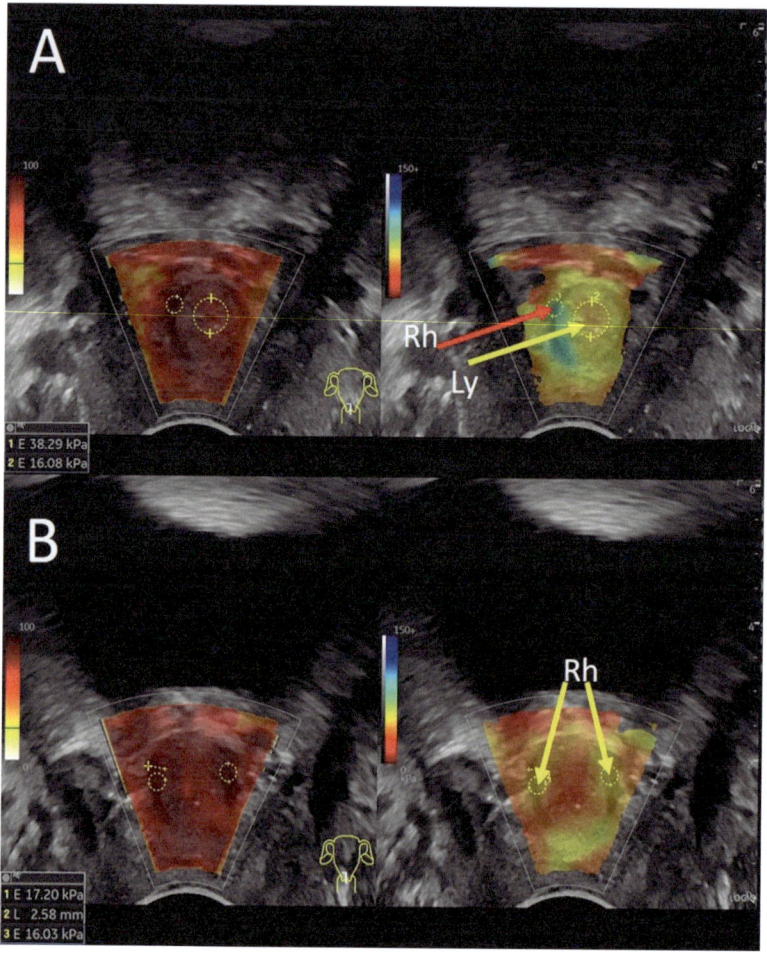

Abb. 4.15 Harnröhrenelastografie (SWE): Rh – Rhabdosphinkter, Ly – Lysosphinkter

Xing et al. implementierten eine neuartige Berechnungsmethode, die volumetrische Ultraschallbilddaten, die signifikante und lokale anatomische Unterschiede enthalten, optimal registriert. Die Autoren wandten die Methode auf endovaginale 3D-Ultraschallbilddaten an, die bei Patienten während der Biopsie des Beckenbodenmuskels aufgenommen wurden. Die systematische Bewertung der vorgeschlagenen Methode durch Kreuzvalidierung hat ihre Genauigkeit und Robustheit nachgewiesen. Der Algorithmus kann auch auf medizinische Bildgebungsdaten anderer Modalitäten angewendet werden, bei denen die traditionellen, starren Registrierungsmethoden versagen würden (Xing et al. 2019).

Liu et al. untersuchten die Machbarkeit und Leistungsfähigkeit eines stationären, nicht fokussierten röhrenförmigen transurethralen Ultraschallapplikators mit zwei Sektoren für die thermische Exposition von Geweberegionen, die an die Harnröhre angrenzen, zur Behandlung von Belastungsinkontinenz (SUI) durch akustische und biothermische Simulationen an anatomischen 3D-Modellen. Simulationen an anatomischen 3D-Modellen deuten darauf hin, dass transurethrale Ultraschallapplikatoren mit zwei Sektoren das Beckenbodengewebe lateral der mittleren Harnröhre in kurzen Behandlungsdauern selektiv erwärmen können, ohne das angrenzende Vaginal- und Knochengewebe zu schädigen, als potenzielle alternative

Behandlungsoption für Belastungsinkontinenz. Grafisches Abstract-Schema für die In-silico-Untersuchung eines transurethralen Ultraschall-Wärmetherapieapplikators für die minimalinvasive Behandlung von SUI (Liu et al. 2020).

Die dynamische Beurteilung ist auch bei Erkrankungen des hinteren Kompartiments wichtig – sie ermöglicht die Unterscheidung der Enterozele von der Rektozele, die Visualisierung der inneren Invagination, des Schleimhautprolaps und die Diagnose paradoxer Kontraktionen der analen Schließmuskeln (Anismus).

Ein weiterer Vorteil der Untersuchungen, die mit einer elektronischen multiplanaren Sonde durchgeführt werden, ist die Möglichkeit, den Farbdoppler sowohl in 2D- als auch in 3D-Optionen zu verwenden. Dies gibt Aufschluss über das Vaskularisationsmuster der untersuchten Strukturen. Die Vaskularisation spielt eine wichtige Rolle im Prozess der Harnkontinenz, und jede noch so kleine Gefäßanomalie kann zu Harninkontinenz führen. Die Vaskularisation der Harnröhre bei nulliparen Frauen wurde in vielen Publikationen beschrieben, und es stellt sich heraus, dass verschiedene Teile der Harnröhre durch unterschiedliche vaskuläre Flussparameter gekennzeichnet sind (Lone et al. 2014b, 2016b; Wieczorek et al. 2009, 2011). Es bedarf jedoch weiterer Forschung, um die klinische Bedeutung dieser Daten zu klären. Das Vaskularisationsmuster ist auch in der 3D-Option sichtbar, was in Zukunft für die Planung von chirurgischen Eingriffen nützlich sein kann. Dank ihrer hervorragenden Auflösung ist diese Sonde auch für die genaue Beurteilung der Harnröhrenpathologie nützlich, einschließlich der Beurteilung von angeborenen Veränderungen und postoperativen Komplikationen.

4.7 Zusammenfassung

Moderne Ultraschalltechniken umfassen eine Vielzahl von Sonden mit unterschiedlichen Frequenzen und Zugängen, die von den bekannten niederfrequenten konvexen Sonden (2–9 MHz), die häufig von Radiologen und Geburtshelfern verwendet werden, bis hin zu hochspezialisierten hochfrequenten endokavitären Sonden für urologische und proktologische Untersuchungen reichen. Jede Ultraschalluntersuchung hat ihre Grenzen, die sich unter anderem aus den unterschiedlichen Formen, Größen und Frequenzen der verwendeten Sonden sowie aus der Physik des Ultraschalls ergeben. Technologische Innovationen, wie z. B. 3D- und 4D-Ultraschall, erhöhen die Qualität und den Umfang der bei der Untersuchung gewonnenen Informationen. Verschiedene Softwareoptionen bieten zusätzliche Möglichkeiten zur Datenanalyse und -verarbeitung, die eine sehr genaue Darstellung der Morphologie und Funktion der weiblichen Beckenbodenorgane, ihrer Funktionsstörungen und Ursachen ermöglichen.

Die Einführung moderner Hochfrequenzsonden, der automatischen dreidimensionalen Datenerfassung und der 3D-Sonden mit der Möglichkeit der Untersuchung mittels Farbdoppler hat die Anzahl der Artefakte reduziert und gleichzeitig die Differenzierung auch sehr kleiner anatomischer Strukturen und die quantitative Beurteilung der Vaskularisation ermöglicht. In Zukunft kann dies verwendet werden, um Ultraschallergebnisse mit Funktionstests, wie z. B. urodynamischen Studien, zu korrelieren.

Die moderne Ultraschalldiagnostik kann zusätzliche, neue Informationen über anatomische Auffälligkeiten und deren Auswirkungen auf die Funktion der Beckenbodenorgane in den klinischen Alltag einbringen. Dies kann zu einem besseren Verständnis der Ursachen von chirurgischen Misserfolgen führen und die Wahl der am besten geeigneten Behandlungsmethode beeinflussen und somit die Anzahl der Komplikationen und chirurgischen Misserfolge reduzieren.

Die Weiterentwicklung moderner Ultraschalltechniken erfordert eine multidisziplinäre Herangehensweise an das Thema der Funktionsstörungen der Beckenorgane und die weitere Erforschung der Möglichkeiten ihrer Anwendung.

Die Beckenbodenorgane, die durch eine so komplexe Anatomie und Funktion gekennzeichnet sind, sollten gemeinsam von einem Team aus Proktologen, Gynäkologen und Radiologen beurteilt und behandelt werden, da eine

Anomalie, die in einem Beckenkompartiment gefunden wird, sehr oft mit Störungen in anderen Kompartimenten koexistiert. Alle Veränderungen sollten ganzheitlich behandelt werden, sowohl aus medizinischen als auch aus ethischen Gründen.

Literatur

Al-Saadi WI (2016) Transperineal ultrasonography in stress urinary incontinence: The significance of urethral rotation angles. Arab J Urol 14:66–71

Alshiek J, Jalalizadeh M, Wei Q, Chitnis P, Shobeiri SA (2019) Ultrasongraphic age-related changes of the pelvic floor muscles in nulliparous women and their association with pelvic floor symptoms: A pilot study. Neurourol Urodyn 38:1305–1312

Ankarcrona V, Karlstrom S, Sylvan S, Starck M, Jonsson M, Wendel SB (2022) Episiotomy in vacuum extraction, do we cut the levator ani muscle? A prospective cohort study. Int Urogynecol J 33:3391–3399

Asif Z, Tomashev R, Peterkin V, Wei Q, Alshiek J, Yael B, Shobeiri SA (2023) Levator ani muscle volume and architecture in normal vs. muscle damage patients using 3D endovaginal ultrasound: a pilot study. Int Urogynecol J 34:581–587

Baumfeld Y, Wei Q, Chitnis P, Marroquin J, Shobeiri SA, Alshiek J (2022) Does aging affect the elastic properties of the bladder and the urethra in nulliparous women: An ultrasound shear-wave elastography study. Neurourol Urodyn 41:797–805

Bogusiewicz M, Monist M, Galczynski K, Wozniak M, Wieczorek AP, Rechberger T (2014) Both the middle and distal sections of the urethra may be regarded as optimal targets for „outside-in" transobturator tape placement. World J Urol 32:1605–1611

Cassado Garriga J, Carmona Ruiz A, Pessarrodona Isern A, Rodriguez Carballeira M, Esteve Serena E, Garcia Manau P, Valls Esteve M, Huguet Galofre E (2018) Impact of episiotomy on the urogenital hiatus using transperineal ultrasound. Neurourol Urodyn 37:434–439

Chen L, Luo D, Yu X, Jin M, Cai W (2018) Predicting stress urinary incontinence during pregnancy: combination of pelvic floor ultrasound parameters and clinical factors. Acta Obstet Gynecol Scand 97:966–975

Dos Santos Sousa AJ, Padilha JF, da Silva JB, Hirakawa HS, Seidel EJ, Driusso P (2021) Intra- and inter-rater reliability of urethral mobility measurement by ultrasound in women: a cross-section study. Int Urogynecol J 32:119–125

Dresler MM, Kociszewski J, Wlazlak E, Pedraszewski P, Trzeciak A, Surkont G (2017) Repeatability and reproducibility of measurements of the suburethral tape location obtained in pelvic floor ultrasound performed with a transvaginal probe. J Ultrason 17:101–105

Garcia-Mejido JA, de la Fuente-Vaquero P, Aquise-Pino A, Castro-Portillo L, Fernandez-Palacin A, Sainz-Bueno JA (2019a) Can we predict levator ani muscle avulsion in instrumental deliveries through intrapartum transperineal ultrasound? J Matern Fetal Neonatal Med 32:3137–3144

Garcia-Mejido JA, Fernandez-Palacin A, Suarez-Serrano CM, Medrano-Sanchez E, Sainz JA (2019b) Successive intra- and postpartum measurements of levator-urethra gap to establish timing of levator avulsion. Ultrasound Obstet Gynecol 54:840–842

Garcia-Mejido JA, Garcia Pombo S, Fernandez-Conde C, Fernandez-Palacin A, Borrero C, Sainz-Bueno JA (2023a) Reproducibility of the anorectal angle with transperineal ultrasound. Quant Imaging Med Surg 13:1664–1671

Garcia-Mejido JA, Martin-Martinez A, Gonzalez-Diaz E, Nunez-Matas MJ, Fernandez-Palacin A, Carballo-Rastrilla S, Fernandez-Fernandez C, Garcia-Jimenez R, Sainz-Bueno JA (2023b) Is It Possible to Diagnose Surgical Uterine Prolapse With Transperineal Ultrasound? Multicenter Validation of Diagnostic Software. J Ultrasound Med 42:2673–2681

Garcia-Mejido, J. A., A. Hurtado-Guijosa, A. Fernandez-Gomez, F. Fernandez-Palacin, C. Lao-Pena & J. A. Sainz-Bueno (2024a) Influence of Transperineal Ultrasound on the POP-Q System in the Surgical Indication of Symptomatic Pelvic Organ Prolapse. J Clin Med, 13.

Garcia-Mejido JA, Solis-Martin D, Martin-Moran M, Fernandez-Conde C, Fernandez-Palacin F, Sainz-Bueno JA (2024b) Applicability of Deep Learning to Dynamically Identify the Different Organs of the Pelvic Floor in the Midsagittal Plane. Int Urogynecol J 35:2285–2293

Gillor M, Dietz HP (2019) Translabial ultrasound imaging of urethral diverticula. Ultrasound Obstet Gynecol 54:552–556

Hainsworth AJ, Premakumar YS, Griffin N, Solanki D, Morris SJ, Ferrari L, Emmanuel A, Taylor S, Schizas AMP, Williams AB (2023) Pelvic floor imaging in asymptomatic subjects. Colorectal Dis 25:2001–2009

Hegde A, Aguilar VC, Davila GW (2017) Levator ani defects in patients with stress urinary incontinence: three-dimensional endovaginal ultrasound assessment. Int Urogynecol J 28:85–93

Hennemann J, Kennes LN, Maass N, Najjari L (2014) Evaluation of established and new reference lines for the standardization of transperineal ultrasound. Ultrasound Obstet Gynecol 44:610–6

Javadian P, O'Leary D, Rostaminia G, North J, Wagner J, Quiroz LH, Shobeiri SA (2017) How does 3D endovaginal ultrasound compare to magnetic resonance imaging in the evaluation of levator ani anatomy? Neurourol Urodyn 36:409–413

Kociszewski J, Rautenberg O, Kolben S, Eberhard J, Hilgers R, Viereck V (2010) Tape functionality: position, change in shape, and outcome after TVT procedure–mid-term results. Int Urogynecol J 21:795–800

Leombroni M, Buca D, Liberati M, Falo E, Rizzo G, Khalil A, Manzoli L, Flacco ME, Santarelli A, Makatsariya A, Frondaroli F, D'Antonio F (2021) Postpartum pelvic floor dysfunction assessed on 3D rotational ultrasound: a prospective study on women with first- and second-degree perineal tears and episiotomy. J Matern Fetal Neonatal Med 34:445–455

Li XM, Zhang LM, Li Y, Zhu QY, Zhao C, Fang SB, Yang ZL (2022) Usefulness of transperineal shear wave elastography of levator ani muscle in women with stress urinary incontinence. Abdom Radiol (NY) 47:1873–1880

Liu D, Adams M, Burdette EC, Diederich CJ (2020) Dual-sectored transurethral ultrasound for thermal treatment of stress urinary incontinence: in silico studies in 3D anatomical models. Med Biol Eng Comput 58:1325–1340

Liu ZZ, Tan L, Sharen GW, Zhang Y, Chen J, Zhu L (2021) Value of Transperineal Ultrasound in Shortterm Evaluation of Pelvic Organ Prolapse after Transvaginal Mesh Implantation. Zhongguo Yi Xue Ke Xue Yuan Xue Bao 43:892–896

Lone F, Sultan AH, Stankiewicz A, Thakar R (2014a) The value of pre-operative multicompartment pelvic floor ultrasonography: a 1-year prospective study. Br J Radiol 87:20140145

Lone F, Sultan AH, Stankiewicz A, Thakar R, Wieczorek AP (2014b) Vascularity of the urethra in continent women using colour doppler high-frequency endovaginal ultrasonography. Springerplus 3:619

Lone F, Sultan AH, Stankiewicz A, Thakar R (2016a) Interobserver agreement of multicompartment ultrasound in the assessment of pelvic floor anatomy. Br J Radiol 89:20150704

Lone F, Thakar R, Wieczorek AP, Sultan AH, Stankiewicz A (2016b) Assessment of urethral vascularity using 2D colour Doppler high-frequency endovaginal ultrasonography in women treated for symptomatic stress urinary incontinence: 1-year prospective follow-up study. Int Urogynecol J 27:85–92

Lone FW, Thakar R, Sultan AH, Stankiewicz A (2012) Accuracy of assessing Pelvic Organ Prolapse Quantification points using dynamic 2D transperineal ultrasound in women with pelvic organ prolapse. Int Urogynecol J 23:1555–60

Najjari L, Hennemann J, Larscheid P, Papathemelis T, Maass N (2014) Perineal ultrasound as a complement to POP-Q in the assessment of cystoceles. Biomed Res Int 2014:740925

Ni D, Ji X, Wu M, Wang W, Deng X, Hu Z, Wang T, Shen D, Cheng J-Z, Wang H (2017) Automatic cystocele severity grading in transperineal ultrasound by random forest regression. Pattern Recognition 63:551–560

Okeahialam NA, Taithongchai A, Sultan AH, Thakar R (2021) Transperineal and endovaginal ultrasound for evaluating suburethral masses: comparison with magnetic resonance imaging. Ultrasound Obstet Gynecol 57:999–1005

Okeahialam NA, Thakar R, Sultan AH (2022) Comparison of diagnostic criteria for significant anal sphincter defects between endoanal and transperineal ultrasound. Ultrasound Obstet Gynecol 60:793–799

Ouchi M, Kitta T, Suzuki S, Shinohara N, Kato K (2019) Evaluating pelvic floor muscle contractility using two-dimensional transperineal ultrasonography in patients with pelvic organ prolapse. Neurourol Urodyn 38:1363–1369

Peng F, Yu Y, Sun Y, Jiang S, Han Y, Zhang Z (2019) Using transperineal ultrasound to predict labor onset. Ann Transl Med 7:718

Perniola G, Shek C, Chong CC, Chew S, Cartmill J, Dietz HP (2008) Defecation proctography and translabial ultrasound in the investigation of defecatory disorders. Ultrasound Obstet Gynecol 31:567–571

Pregazzi R, Sartore A, Bortoli P, Grimaldi E, Troiano L, Guaschino S (2002) Perineal ultrasound evaluation of urethral angle and bladder neck mobility in women with stress urinary incontinence. BJOG 109:821–827

Rabbat, N., A. Qureshi, K. T. Hsu, Z. Asif, P. Chitnis, S. A. Shobeiri & Q. Wei (2023) Automated Segmentation of Levator Ani Muscle from 3D Endovaginal Ultrasound Images. Bioengineering (Basel), 10.

Rada, M. P., R. Ciortea, A. M. Malutan, D. Diculescu, C. Berceanu, O. Mihaela, I. C. Ioan, C. E. Bucuri, A. Roman & D. Mihu (2019) Transperineal Ultrasound Assessment of a Cystocele's Impact on the Bladder Neck Mobility in Women with Stress Urinary Incontinence. Medicina (Kaunas), 55.

Rathore A, Suri J, Agarwal S, Mittal P (2021) Antenatal and postnatal assessment of pelvic floor muscles in continent and incontinent primigravida women. Int Urogynecol J 32:1875–1882

Rostaminia G, Manonai J, Leclaire E, Omoumi F, Marchiorlatti M, Quiroz LH, Shobeiri SA (2014) Interrater reliability of assessing levator ani deficiency with 360 degrees 3D endovaginal ultrasound. Int Urogynecol J 25:761–6

Rostaminia G, Peck JD, Quiroz LH, Shobeiri SA (2015) How well can levator ani muscle morphology on 3D pelvic floor ultrasound predict the levator ani muscle function? Int Urogynecol J 26:257–62

Santiago AC, O'Leary DE, Quiroz LH, Shobeiri SA (2015) Is there a correlation between levator ani and urethral sphincter complex status on 3D ultrasonography? Int Urogynecol J 26:699–705

Santoro GA, Shobeiri SA, Petros PP, Zapater P, Wieczorek AP (2016) Perineal body anatomy seen by three-dimensional endovaginal ultrasound of asymptomatic nulliparae. Colorectal Dis 18:400–9

Santoro GA, Wieczorek AP, Shobeiri SA, Mueller ER, Pilat J, Stankiewicz A, Battistella G (2011) Interobserver and interdisciplinary reproducibility of 3D endovaginal ultrasound assessment of pelvic floor anatomy. Int Urogynecol J 22:53–9

Santoro GA, Wieczorek AP, Stankiewicz A, Wozniak MM, Bogusiewicz M, Rechberger T (2009) High-resolution three-dimensional endovaginal ultrasonography in the assessment of pelvic floor anatomy: a preliminary study. Int Urogynecol J Pelvic Floor Dysfunct 20:1213–22

Shobeiri SA, Leclaire E, Nihira MA, Quiroz LH, O'Donoghue D (2009) Appearance of the levator ani muscle subdivisions in endovaginal three-dimensional ultrasonography. Obstet Gynecol 114:66–72

Taithongchai A, Pandeva I, Sultan AH, Thakar R (2021) Association between 3D endovaginal and 2D perineal pelvic floor ultrasound findings and symptoms in women presenting with mid-urethral sling complications. Ultrasound Obstet Gynecol 57:639–646

Taithongchai A, Sultan AH, Wieczorek PA, Thakar R (2019) Clinical application of 2D and 3D pelvic floor ultrasound of mid-urethral slings and vaginal wall mesh. Int Urogynecol J 30:1401–1411

Volloyhaug I, Rojas RG, Morkved S, Salvesen KA (2019) Comparison of transperineal ultrasound with POP-Q for assessing symptoms of prolapse. Int Urogynecol J 30:595–602

Wang, J., X. Yang, Y. Wu, Y. Peng, Y. Zou, X. Lu, S. Chen, X. Pan, D. Ni & L. Sun (2025) Deep learning-assisted two-dimensional transperineal ultrasound for analyzing bladder neck motion in women with stress urinary incontinence. *Am J Obstet Gynecol,* 232, 112 e1–112 e12.

Wen L, Zhao B, Chen W, Qing Z, Liu M (2020) Real-time assessment of the behaviour of the bladder neck and proximal urethra during urine leaking in the cough stress test (CST) in supine and standing positions using transperineal ultrasound. Int Urogynecol J 31:2515–2519

Wieczorek, A. P., M. M. Wozniak, A. Stankiewicz, M. Bogusiewicz, G. Santoro, T. Rechberger & J. Scholbach (2009) The assessment of normal female urethral vascularity with Color Doppler endovaginal ultrasonography: preliminary report. Pelviperineology, 59–61.

Wieczorek AP, Wozniak MM, Stankiewicz A, Santoro GA, Bogusiewicz M, Rechberger T (2012) 3-D high-frequency endovaginal ultrasound of female urethral complex and assessment of inter-observer reliability. Eur J Radiol 81:e7–e12

Wieczorek AP, Wozniak MM, Stankiewicz A, Santoro GA, Bogusiewicz M, Rechberger T, Scholbach J (2011) Quantitative assessment of urethral vascularity in nulliparous females using high-frequency endovaginal ultrasonography. World J Urol 29:625–32

Xing Q, Chitnis P, Sikdar S, Alshiek J, Shobeiri SA, Wei Q (2019) M3VR-A multi-stage, multi-resolution, and multi-volumes-of-interest volume registration method applied to 3D endovaginal ultrasound. PLoS One 14:e0224583

Xodo S, Trombetta G, Morassutto C, Baccarini G, Celante L, Driul L, Londero AP (2024) Does transperineal ultrasound predict the risk of perineal trauma in women with term pregnancy? A prospective observational study. Ultrasonography 43:47–56

Anale 3D-Endosonografie: Abszesse

5

Martin Kowallik

Inhaltsverzeichnis

Zusammenfassung

Abszesse der Peri-/Analregion sind eine sehr häufige Pathologie in der Proktologie. Sie zeigen sich sehr heterogen und ihre Einteilung richtet sich nach dem Ort der Lokalisation. Man unterscheidet subanodermale, intersphinktäre, ischianale und supralevatorische Abszesse. Die Ultraschalltechnik ist für die Diagnostik von Abszessen optimal. Dabei ist die 3D-Technik der zweidimensionalen überlegen. Wichtig ist sowohl der Zeitpunkt der Untersuchung als auch die Einstellungsparameter für die Untersuchung und Visualisierungsoptionen nach der Bilderstellung. Bei korrekter Durchführung ist die Abszess-Diagnostik vergleichsweise einfach.

- Das Auftreten von Abszessen in der Analregion ist recht häufig
- Charakteristisch ist die langsame Zunahme der Beschwerden
- Die dreidimensionale Endosonografie ist bei der Abszess-Darstellung der 2D-Technik überlegen
- Die gängige Einteilung der Abszesse richtet sich nach Lokalisation des Auftretens
- Es ist darauf zu achten, dass die Darstellungstiefe die gesamte Läsion abdeckt und keine Abszess Anteile abgeschnitten werden
- Wichtig ist, die Abszess-Höhle vollständig zu vermessen
- Der Untersucher hat nach der Aufnahme der entsprechenden Bilder die Möglichkeit, aus verschiedenen Darstellungsmodi auszuwählen
- Um eine zuverlässige Detektion von Abszessen zu gewährleisten, sollte man den 3D Würfel in allen Ebenen langsam und vollständig durchscrollen

M. Kowallik (✉)
Magen Darm Zentrum Wiener Platz, Köln, Deutschland
E-Mail: kowallik@mdz-koeln.de

© Der/die Autor(en), exklusiv lizenziert an Springer-Verlag GmbH, DE, ein Teil von Springer Nature 2025
M. Kowallik (Hrsg.), *Anorektale 3D-Sonografie und Beckenbodensonografie*,
https://doi.org/10.1007/978-3-662-69765-8_5

• Ein weiterer wichtiger Aspekt bei unklaren Befunden ist, eine getrennte Übersicht und dann Detailaufnahmen anzufertigen
• Postoperativ sollte der Zeitpunkt für eine Ultraschalluntersuchung mit Bedacht ausgewählt werden

5.1 Ursachen für die Abszesse

Das Auftreten von Abszessen in der Analregion ist recht häufig. Die Ursachen sind unterschiedlich. Meist kommt es jedoch zu einer Infektion der Hautanhangsorgane oder Drüsen (z. B. Proktodealdrüsen – bei kryptoglandulärem Abszess) (Ommer et al. 2017) mit Einwanderung der Keime in die Unterhautregion und nachfolgender Einschmelzung in dem Areal (Abcarian 2011). Die begünstigenden Faktoren sind Wärme, Feuchtigkeit und mechanische Reizungen (z. B. durch Unterwäsche etc.). Deshalb ist eine Häufung in den Sommermonaten des Jahres nicht selten. Die Patienten werden dann mit zunehmenden Schmerzen, Schwellungen in diesem Bereich vorstellig. Charakteristisch ist die langsame Zunahme der Beschwerden und recht einfache Abgrenzung von anderen abrupt einsetzenden Beschwerden (wie z. B. bei Analvenenthrombosen etc.).

Die meisten Abszesse in der Anal/Perianalregion lassen sich bereits ohne Ultraschall diagnostizieren. Die klassische Symptom-Trias der Entzündung mit rubor, calor, dolor ist geradezu typisch. Dennoch bietet die Anwendung von Ultraschall einige Vorteile (Schaffzin und Wong 2004; Hosokawa et al. 2023; Lohsiriwat 2016; Kumar et al. 2024). Sie bietet nicht nur die exakte Abszess-Lokalisation, sondern zeigt auch zuverlässig die komplette Ausdehnung der Läsion. Dies ist vor allem für die Planung der operativen Sanierung relevant, da man dabei unbedingt alle Abszess-Anteile beseitigen/drainieren muss (Skovgaards et al. 2020). Gelegentlich kommt es vor, dass die Abszesse gekammert sind, was der Ultraschall besonders gut

aufzeigen kann. Bei sehr kleinen Läsionen, die etwas tiefer unter der Haut oder gar in der Muskulatur zu finden sind, ist die Diagnostik ohne Endosonografie stark erschwert, sodass nach einer proktologischen Untersuchung ein Abszess vermutet, aber nicht eindeutig lokalisiert werden kann. Diese Fälle können dann sehr gut mit dem Ultraschall gelöst werden (Sudoł-Szopińska et al. 2002; Nuernberg et al. 2019; Perregaard et al. 2021). Die dreidimensionale Endosonografie ist auch hier der 2D-Technik deutlich überlegen.

5.2 Einteilung der Abszesse

Die gängige Einteilung der Abszesse richtet sich nach Lokalisation des Auftretens (Gaertner et al. 2022). So unterscheidet man:

• **Subanodermale Abszesse** – unter dem Anoderm (Abb. 5.1)
• **Intersphinktäre Abszesse** – zwischend den beiden Schließmuskel liegend (Abb. 5.2)
• **Ischioanale Abszesse** – im perianalen Fettgewebe (Abb. 5.3)
• **Supralevatorische Abszesse** – bereits nach kranial des M. levator ani durchgebrochen (Abb. 5.4)

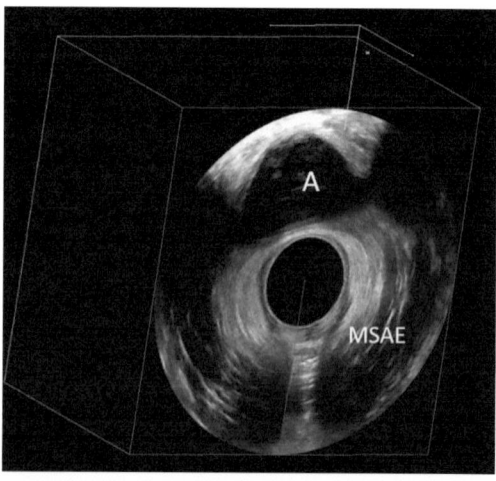

Abb. 5.1 Subanodermale Abszedierung bei 12h SSL – A, MSAE – Musculus sphicter ani externus

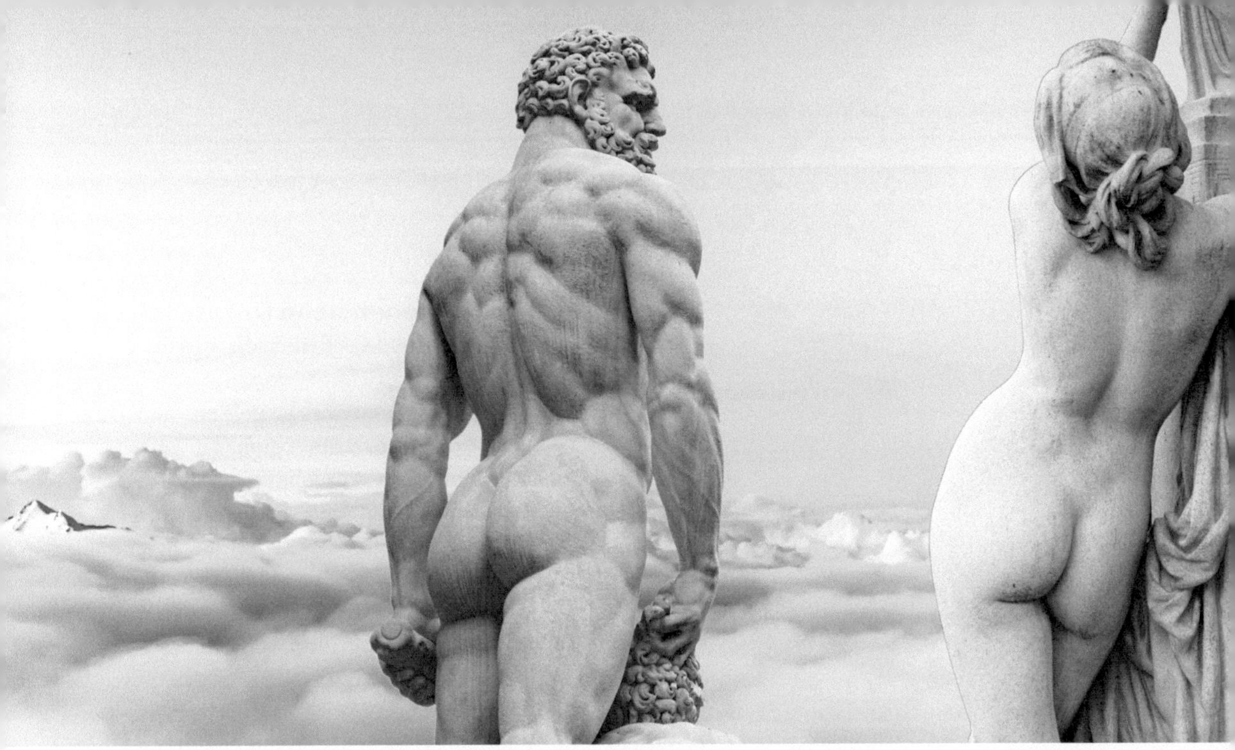

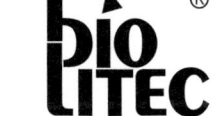

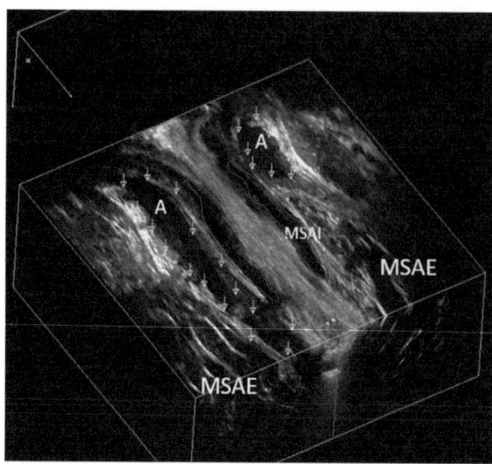

Abb. 5.2 intersphinktärer Abszess – A – (Pfeile). Die Abszedierung reicht bis auf die gegenüberliegende Seite des Analkanals. MSAI – Musculus sphincter ani internus (rot umrandet), MSAE – Musculus sphincter ani externus

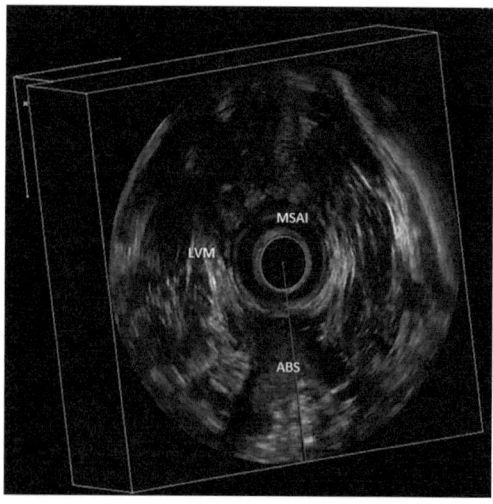

Abb. 5.3 Übersicht – Ischioanaler Abszess – ABS, bei 6h SSL – im perianalen Fettgewebe, MSAI – Musculus sphincter ani internus, LVM – Levator-ani-Muskulatur

Die Therapie der Abszesse beinhaltet die chirurgische Drainage und offene Wundbehandlung. Die Diagnostik sollte unter Zuhilfenahme von Ultraschall erfolgen, da dadurch die Therapieoptionen bereits in Vorfeld angepasst werden können. Sind die Abszedierungen mit Fisteln vergesellschaftet, so ist deren Verlauf zu dokumentieren. Bei Unklarheiten oder sehr großen Abszessen kann ergänzend eine MRT-Untersu-chung erfolgen. Diese ist jedoch eher selten notwendig.

5.3 Vorgehen beim Ultraschall der Abszesse – Einstellungen

Die endosonografische Darstellung der Abszesse der Anal-/Perianalregion ist recht einfach, obwohl die Ausdehnung und Lokalisation recht heterogen sind. Die Ultraschallsonde wird im Analkanal platziert und die Schalltiefe wird vom Untersucher gewählt. Dabei ist darauf zu achten, dass die Darstellungstiefe die gesamte Läsion abdeckt und keine Abszess- Anteile abgeschnitten werden. Dies ist relevant, da die Abszedierung eine wesentlich größere Ausdehnung haben kann als vermutet und ein Übersehen dieser Areale Konsequenzen haben kann. Die meisten Abszesse sind jedoch nur wenige Zentimeter groß, sodass entsprechende voreingestellte Tiefe und Breite völlig ausreichend sind. Die Frequenz wird abhängig von der Eindringtiefe gewählt, d. h. bei großen Läsionen entsprechend niedriger (z. B. 6, 9 MHz) und bei kleinen, sondennahen Läsionen eher höher (12–16 MHZ). Die Resolution verbleibt bei Standardeinstellung, die Dyn. Range sollte bei kleinen, schwer von der Umgebung zu unterscheidenden Läsionen eher etwas höher gewählt werden (z. B. 80 dB). Ausnahme bildet hier die sehr kontrastreiche Abszess-Höhle, die durch ihr schwaches Echo (dunkel im Ultraschall) gut von der Umgebung abzugrenzen ist und durch Absenken der Dyn. Range noch schärfer/kontrastierter erscheint d. h. besser von dem umgebenden Gewebe diskriminiert werden kann. Die Abstände der einzelnen Schichten bei 3D-Aufnahme sollten bei 0,2 mm gewählt werden, was die Aufnahmezeit etwas verlängert. Bei manchen Patienten kann die Aufnahmezeit (und somit die Aufnahmequalität) durch die Schmerzen, die bei der Untersuchung auftreten, begrenzt werden. Hier muss ein Kompromiss zwischen Durchführbarkeit und Zumutbarkeit gewählt werden. Dies obliegt dem Untersucher, der den Patienten nicht unnötig belasten soll. Meist ist jedoch die Ultraschalluntersuchung gut

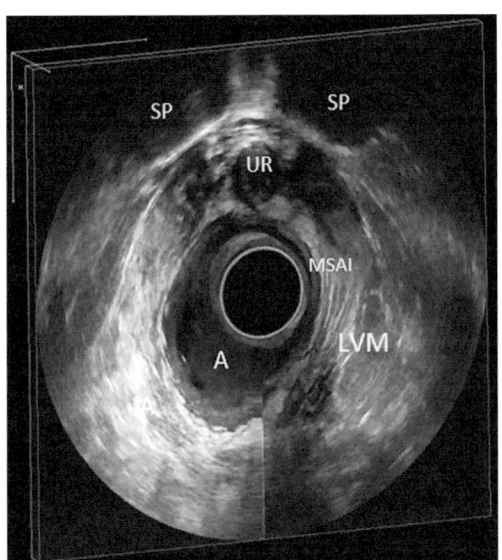

Abb. 5.4 Supralevatorischer Abszess (A) – bereits nach kranial des M. levator ani durchgebrochen. Dabei wird der rechte Levatorschenkel abgedrängt. Linke Seite des Levator-Muskels (LVM) erscheint dagegen regelrecht. Man erkennt ventral die Symphyse (SP) und die Urethra (UR) darunter

durchführbar und die verlängerte Aufnahmezeit (z. B. 67 s) gut praktizierbar.

Da es sich nicht um eine dynamische Darstellung handelt und keine Abhängigkeit von Schwerkraft etc. besteht, ist die Untersuchung bequem in Steinschnitt- oder, falls bevorzugt, in Linksseitenlage durchzuführen. Der Untersucher schiebt die Ultraschallsonde zunächst orientierend bis zur Prostata (Mann) oder bis zum Blasengrund (Frau). Dabei werden die Strukturen orientierend lokalisiert. Danach erfolgt bei einem 3D-System die Positionierung der Sonde und Definierung der Bereiche für die 3D-Untersuchung. Als Nächstes wird die Aufnahme ausgelöst und die Sonde dann ruhig gehalten. Bei komplizierten Abszessen sollten, wenn möglich, mehrere Aufnahmen erfolgen, da manchmal ein „Mehr an Information" für die OP-Planung benötigt wird. Die Nachfolgende Auswertung kann, muss jedoch nicht mit dem Patienten erfolgen. Wichtig ist die Abszess Höhle vollständig zu vermessen. Dadurch wird die subjektive und dadurch nicht selten fal-

sche Vorstellung von der Ausdehnung korrigiert. Diese entsteht dadurch, dass der 3D-Block auf dem Bildschirm viel größer erscheint, als er in Wirklichkeit ist. (Der 3D-Würfel auf dem Bildschirm wird immer gleich groß abgebildet, unabhängig davon, ob 2 cm oder 10 cm geschallt wurden.) Dies kann dazu führen, dass Strukturen gesucht werden, die gar nicht auf der Abbildung sein können (z. B. Vagina bei einer transanalen Aufnahme mit Eindring-/Darstellungstiefe von 2 cm). Deshalb hilft die Vermessung der Abszess-Ausdehnung dabei, diesen falschen Eindruck zu korrigieren.

5.4 Messungen und Darstellung: Render-, 4UP-Mode

Der Untersucher hat nach der Aufnahme der entsprechenden Bilder die Möglichkeit, aus verschiedenen Darstellungsmodi auszuwählen. Dabei kann er per Knopfdruck auf Visualisierungen wir Rendering oder 4UP/6UP- Mode zugreifen (Abb. 5.5a und b). Diese Darstellungsformen sind sehr nützlich, um sich ein plastisches Bild machen zu können, z. B. von der Lage der Läsion. Sie bieten eine gute Möglichkeit, das gleiche Szenario als Schnittbild (4UP/6UP) oder eine naturnahe 3D-Rekonstruktion zu betrachten. Es obliegt dem Untersucher, welche dieser Optionen genutzt werden. Es ist jedoch sinnvoll, möglichst alle diese Optionen durchzuprobieren, alleine schon, um den Umgang mit dem Ultraschall Scanner aktiv zu „trainieren". Zudem erfährt man, wie sich bestimmte Bildaspekte ändern, sobald man eine andere Visualisierung wählt. Dies ist durchaus für die Diagnostik relevant. So kann es passieren, dass kleinere Läsionen durch Rendering-Rekonstruktion nicht mehr oder zumindest schlechter gesehen werden. Dies muss der Untersucher wissen und im Zweifelsfall überprüfen. Allzu oft jedoch werden diese Abbildungsvarianten übersehen oder gar nicht in Betracht gezogen.

Bei der Betrachtung der Abszesse kann es gelegentlich schwierig sein, diese als eine Flüssigkeitsansammlung zu identifizieren. Dies ist bei älteren Abszessen mit zähflüssigem Eiter oder

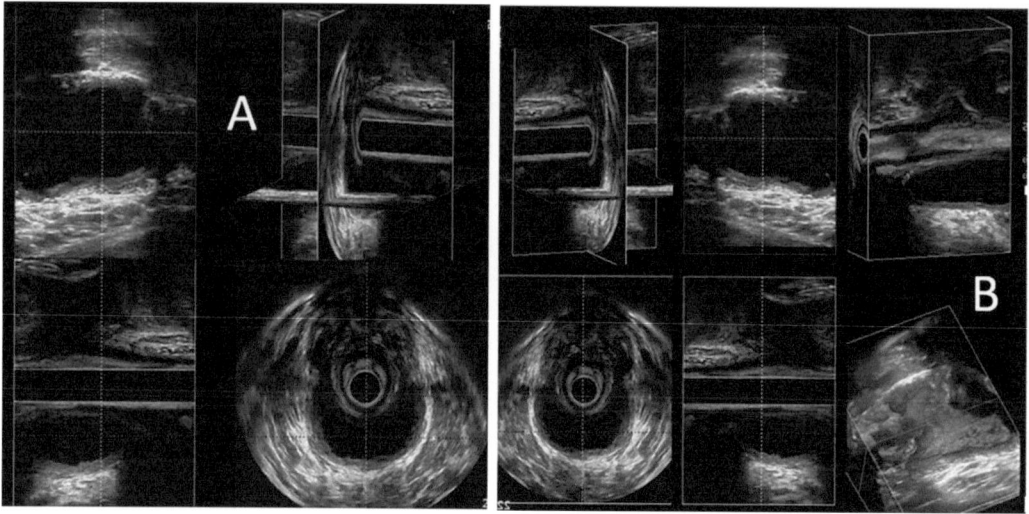

Abb. 5.5 Mögliche Visualisierungen des Befundes mit 4UP- (A) und 6UP- Mode (B). Alle Ebenen und alle Würfel sind frei beweglich und können beliebig angeordnet werden

bei phlegmonösem Verlauf eher der Fall. Die Abszess-Höhle zeigt sich dabei nicht ganz echoarm, sondern etwas heller/echoreicher. Manche weiche Raumforderungen, die einen gallertartigen Aspekt besitzen, zeigen sich sehr ähnlich. Um in solchen Fällen diese Entitäten voneinander unterscheiden zu können, kann der Untersucher auf diverse Optionen zurückgreifen. So bietet sich die Möglichkeit, die Perfusion der Läsion darzustellen, sodass ein Blutfluss in der Läsion nachgewiesen wird. Dies schließt eine Abszess-Höhle direkt aus. Findet sich in der Läsion eine Perfusion, so kann es sich um eine Raumforderung oder einen entzündlichen Prozess handeln. Wichtig ist, die Flussgeschwindigkeit sinnvoll einzustellen, d. h. diese nicht zu hoch auszuwählen. Findet sich die Perfusion um die Formation und bricht dann im Lumen abrupt ab, so sind die zystische Form, die fehlende Perfusion und klare Abgrenzung zum umliegenden Gewebe Hinweise für einen Abszess.

Um eine zuverlässige Detektion von Abszessen (nicht nur) zu gewährleisten, sollte man den 3D-Würfel in allen Ebenen *langsam* und *vollständig* durchscrollen. Dabei hat es sich bewährt, strukturiert und immer nach gleichem Schema vorzugehen (z. B. vom Rand des 3D-Würfels nach innen etc.). Ein solches Vorgehen

verhindert, dass man sich von einer zuerst detektierten Pathologie „blenden" lässt und eventuell weitere übersieht. Durch ein standardisiertes Vorgehen werden solche Fehlerquellen zumindest minimiert.

Weitere wichtige Aspekte bei unklaren Befunden sind eine getrennte Übersicht und die dann folgende Anfertigung von Detailaufnahmen. Dies dient dazu, eine große Abszedierung außerhalb des Fokus (Analkanal) auszuschließen. Es ist durchaus möglich, dass Patienten eine weitere gravierende Pathologie aufweisen, die bei einer Betrachtung von z. B. nur 2 cm um die Ultraschallsonde nicht entdeckt werden können. Durch eine Übersicht, die z. B. 5–10 cm abdeckt, wird eine solche Fehlerquelle minimiert. Umgekehrt ist die Beurteilung von kleinen Abszessen in einer Übersichtsaufnahme erschwert oder gar unmöglich. Ein Heranzoomen der einzelnen Strukturen sollte deshalb nur begrenzt erfolgen. Eine zweite oder dritte Detailaufnahme aus einem definierten Bereich bietet eine wesentlich bessere Alternative (Abb. 5.6).

Bei einer postoperativen Betrachtung von Abszessen (aber auch anderen Pathologien) sollte man sich klarmachen, dass der Zeitpunkt für eine Ultraschalluntersuchung mit Bedacht aus-

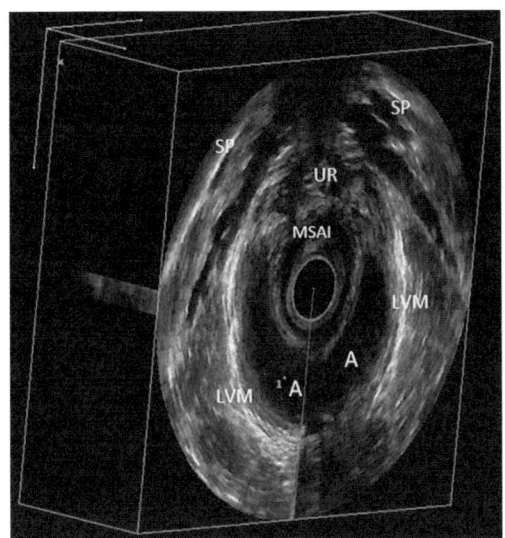

Abb. 5.6 Übersichtsdarstellung einer Abszedierung. Die Übersicht sollte unbedingt die gesamte Pathologie enthalten und separat von Detailaufnahmen angefertigt werden

gewählt werden muss (Chaveli Díaz et al. 2022). Durch die Manipulation bei der Operation/sonstigen Eingriffen kommt es zwangsläufig zu einer Schwellung und damit Veränderung des Gewebes. Diese Vorgänge haben erhebliche Auswirkungen auf die Ultraschalldurchdringung. Sie nimmt deutlich ab und dementsprechend ist die Qualität von Ultraschallbildern, die in dieser Zeitperiode aufgenommen werden, stark reduziert (Abb. 5.7a und b). Eine ausreichende Beurteilung einer Abszess-Höhle nach der erfolgten Operation ist somit beinahe unmöglich (dasselbe gilt selbstverständlich für andere Läsionen nach Biopsien oder anderen medizinischen Maßnahmen). Es ist elementar, diese Überlegungen bei der Planung und Durchführung der Ultraschalldiagnostik zu berücksichtigen.

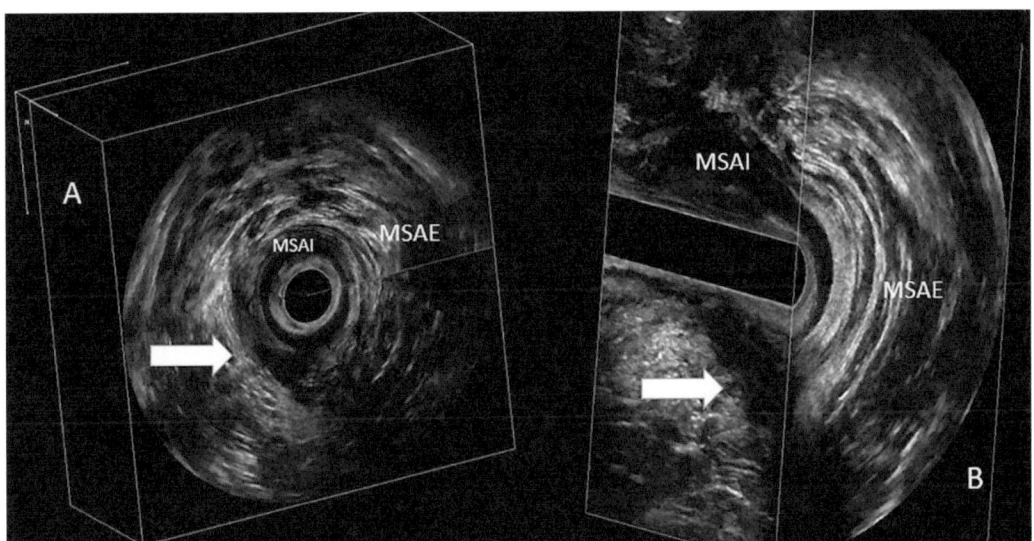

Abb. 5.7   a und **b** Die postoperative Abbildung von Abszessen ist durch die Schwellung des Gewebes deutlich erschwert oder gar unmöglich (Pfeil). MSAI – Musculus sphincter ani internus, MSAE – Musculus sphincter ani externus

Literatur

Abcarian H (2011 März) Anorectal infection: abscess-fistula. Clin Colon Rectal Surg 24(1):14–21. https://doi.org/10.1055/s-0031-1272819.

Chaveli Díaz C, Esquiroz Lizaur I, Eguaras Córdoba I, González Álvarez G, Calvo Benito A, Oteiza Martínez F, de Miguel VM, Ciga Lozano MÁ (2022 Januar) Recurrence and incidence of fistula after urgent drainage of an anal abscess. Long-term results. Cir Esp (Engl Ed) 100(1):25–32. https://doi.org/10.1016/j.cireng.2021.11.012. Epub 2021 Dec 6 PMID: 34876366

Gaertner WB, Burgess PL, Davids JS, Lightner AL, Shogan BD, Sun MY, Steele SR, Paquette IM, Feingold DL (2022 Jul) Clinical practice guidelines committee of the American society of colon and rectal surgeons. The American society of colon and rectal surgeons clinical practice guidelines for the management of anorectal abscess, fistula-in-Ano, and rectovaginal fistula. Dis Colon Rectum 1:65(8):964–985. https://doi.org/10.1097/DCR.0000000000002473. Epub 5. PMID: 35732009

Hosokawa T, Tanami Y, Sato Y, Deie K, Ishimaru T, Hara T, Nambu R, Deguchi K, Takei H, Iwama I, Kawashima H, Oguma E (2023 Juni) Incidence and diagnostic performance of ultrasound for perianal abscess or fistula-in-ano in pediatric patients with perianal inflammation. J Clin Ultrasound 51(5):819–826. https://doi.org/10.1002/jcu.23446. Epub 2023 Mar 4 PMID: 36870044

Kumar S, Chaudhary RK, Shah SS, Kumar D, Nepal P, Ojili V (2024 August) Current update on the role of endoanal ultrasound: a primer for radiologists. Abdom Radiol (NY) 49(8):2873–2890. https://doi.org/10.1007/s00261-024-04300-0. Epub 2024 Apr 5 PMID: 38580791

Lohsiriwat V (2016 Juli 14) Anorectal emergencies. World J Gastroenterol 22(26):5867–5878. https://doi.org/10.3748/wjg.v22.i26.5867

Nuernberg D, Saftoiu A, Barreiros AP, Burmester E, Ivan ET, Clevert DA, Dietrich CF, Gilja OH, Lorentzen T, Maconi G, Mihmanli I, Nolsoe CP, Pfeffer F, Rafaelsen SR, Sparchez Z, Vilmann P, Waage JER (2009) EFSUMB Recommendations for Gastrointestinal Ultrasound Part 3: Endorectal, Endoanal and Perineal Ultrasound. Ultrasound Int Open 19 5(1):E34-E51. https://doi.org/10.1055/a-0825-6708. Epub 2019 Feb 5. PMID: 30729231; PMCID: PMC6363590

Ommer A, Herold A, Berg E, Fürst A, Post S, Ruppert R, Schiedeck T, Schwandner O, Strittmatter B (2017 Mar) German S3 guidelines: anal abscess and fistula (second revised version). Langenbecks Arch Surg 402(2):191–201. https://doi.org/10.1007/s00423-017-1563-z. Epub 2017 Mar 1 PMID: 28251361

Schaffzin DM, Wong WD (2004) Surgeon-performed ultrasound: endorectal ultrasound. Surg Clin North Am 84(4):1127–49, vii. https://doi.org/10.1016/j.suc.2004.04.005. PMID: 15261756

Perregaard H, Dalby HR, Hagen KB, Dige A, Lundby L, Nordholm-Carstensen A (2021) [Cryptoglandular anal fistulas]. Ugeskr Laeger 6;183(36):V04210365. Danish. PMID: 34498577

Skovgaards DM, Perregaard H, Hagen KB, Nordholm-Carstensen A (2020). [Treatment of anal abscesses]. Ugeskr Laeger 14:182(51):V07200506. Danish. PMID: 33317691

Sudoł-Szopińska I, Geśla J, Jakubowski W, Noszczyk W, Szczepkowsi M, Sarti D (2002 Nov) Reliability of endosonography in evaluation of anal fistulae and abscesses. Acta Radiol 43(6):599–602. https://doi.org/10.1080/j.1600-0455.2002.430611.x. PMID: 12485258

Anale 3D Endosonografie: Fistel

Peter Prohm

Inhaltsverzeichnis

Zusammenfassung

Die dynamische 3D-Endosonografie hat im Hinblick auf die Operationsplanung von Analfisteln einen immensen Stellenwert. Nicht selten hängt die Wahl des Therapieverfahrens von den anatomisch-pathologischen Besonderheiten innerhalb des Schließmuskelorgans ab. Zwar sind etablierte bildgebende Verfahren zur Darstellung des Fistelverlaufs vorhanden, sie haben jedoch jede für sich gewisse Nachteile. So ist bei der konventionellen Sondierung in physiologischer Sitzposition der Verlauf der Fistel nicht eruierbar, Nebengänge und Abszess-Resthöhlen werden leicht übersehen. Auch die Beziehung zum Sphinkter ist nicht eindeutig bestimmbar. Die größtmögliche Schonung von Muskelstrukturen ist bei der Sanierung der Fistel von größter Bedeutung und oberstes Ziel. Der Vorteil der 3D-Endosonografie liegt nun darin, dass nicht nur ein 3-dimensionaler Scan des gesamten Schließmuskelorgans durchgeführt werden kann, die Untersuchung wird durch die Dynamisierung optimiert. Der Aussagewert kann zusätzlich durch die Injektion von z. B. H_2O_2 erheblich gesteigert werden. Auch im Hinblick auf die Beurteilung von perianalen Fisteln bei entzündlichen Darmerkrankungen (M. Crohn, Colitis ulcerosa) ist ein diagnostischer Mehrwert zu verzeichnen.

P. Prohm (✉)
Zur Waldesruh, Wuppertal, Deutschland
E-Mail: prof.prohm@gmail.com

- Die Analfistel ist ein häufiges Krankheitsbild in der täglichen proktologischen Praxis
- Die Chronifizierung von periproktitischen Abszessen mündet in die Ausbildung einer Analfistel
- Andere Ursachen wie CEDE können zur Ausbildung einer Analfistel beitragen
- Je nachdem, wohin die Entzündung sich ausbreitet, wird der endgültige Fistelverlauf bestimmt
- Es ist enorm wichtig, den genauen Fistelverlauf zu kennen, um postoperative Sphinkterdefekte zu vermeiden
- Es gibt verschiedene "Fistel-Typen" – Einteilung nach Verlauf
- Es gibt zahlreiche Möglichkeiten der Fistel-Therapie
- Die rekto-vaginalen Fisteln haben verschiedene Ursachen
- Fisteln beim Morbus Crohn stellen ebenfalls eine therapeutische Herausforderung dar
- Die Endosonografie wird oft als First-line-Diagnostik für Fisteln empfohlen

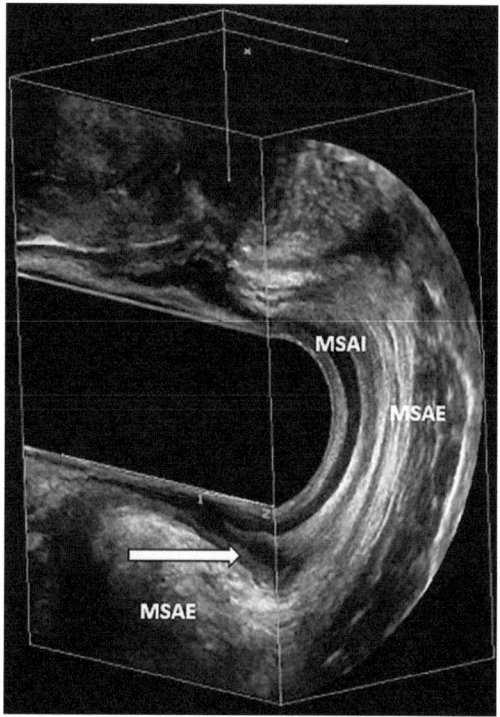

Abb. 6.1 Fistel bei 6 Uhr SSL (Pfeil), innerer Schließmuskel (MSAI), äußerer Schließmuskel (MSAE)

6.1 Einleitung

Die Analfistel ist ein häufiges Krankheitsbild in der täglichen proktologischen Praxis. Sie fällt durch Schmerzen und Sekretion aus Öffnungen ncbcn dcm Analkanal auf. Die häufigste Ursache ist eine Entzündung, die von den Drüsengängen () ausgehen, der Periproktitische Abszess stellt das akute Krankheitsbild dar, die Chronifizierung mündet in die Ausbildung einer Analfistel. Aber auch andere Ursachen können zur Ausbildung einer Analfistel beitragen. Hierzu zählen chronisch entzündliche Darmerkrankungen (Morbus Crohn (Lee 2017), Colitis ulcerosa, Divertikulitis und andere), aber auch bakterielle Infektionen. Nicht selten sind auch postoperative Komplikationen festzustellen, die in der Ausbildung einer Analfistel münden. Andere Ursachen, z. B. die Akne inversa oder der Pilonidalsinus, sollen hier nicht betrachtet werden.

Ausgangspunkt des entzündlichen Geschehens sind die beim Menschen nur rudimentär angelegten Proktodealdrüsen, die einen Eingang in Höhe der Linea dentata aufweisen. In diesen Hohlraum können Bakterien eindringen und eine lokale Entzündung hervorrufen. Ruft die Entzündung ein Zuschwellen des Eingangs in die Proktodealdrüse hervor, breitet sich die Entzündung weiter in den Intersphinktären Raum aus. Je nachdem, wohin die Entzündung sich ausbreitet, wird der endgültige Fistelverlauf bestimmt. Letztendlich mündet der Fistelkanal in die perianale Haut und zeigt das typische Bild.

Die Wertigkeit der dynamischen 3D-Endosonografie zeigt sich in der exakten präoperativen Planung des operativen Vorgehens. Es ist enorm wichtig, den genauen Fistelverlauf zu kennen, um postoperative Sphinkterdefekte zu vermeiden.

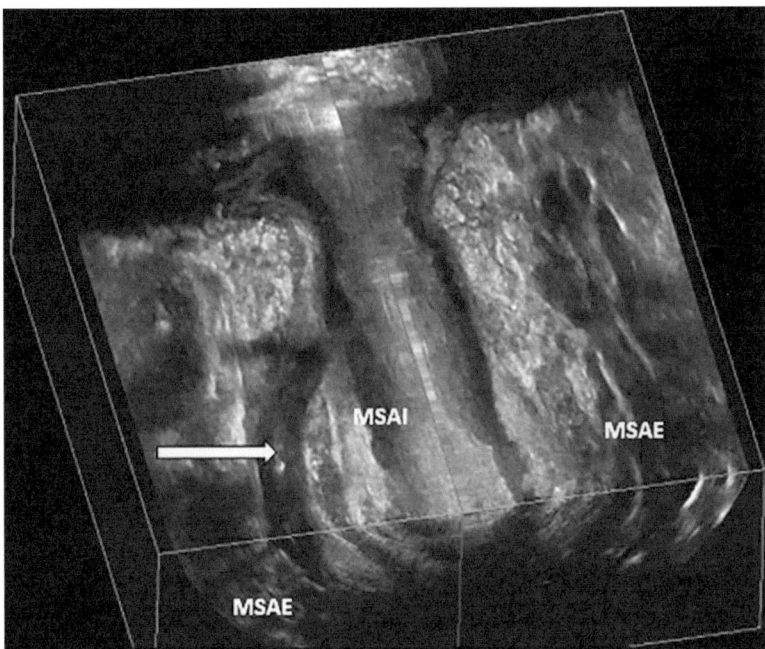

Abb. 6.2   Breiter Fistelkanal bei 7 Uhr SSL (Pfeil), innerer Schließmuskel (MSAI), äußerer Schließmuskel (MSAE)

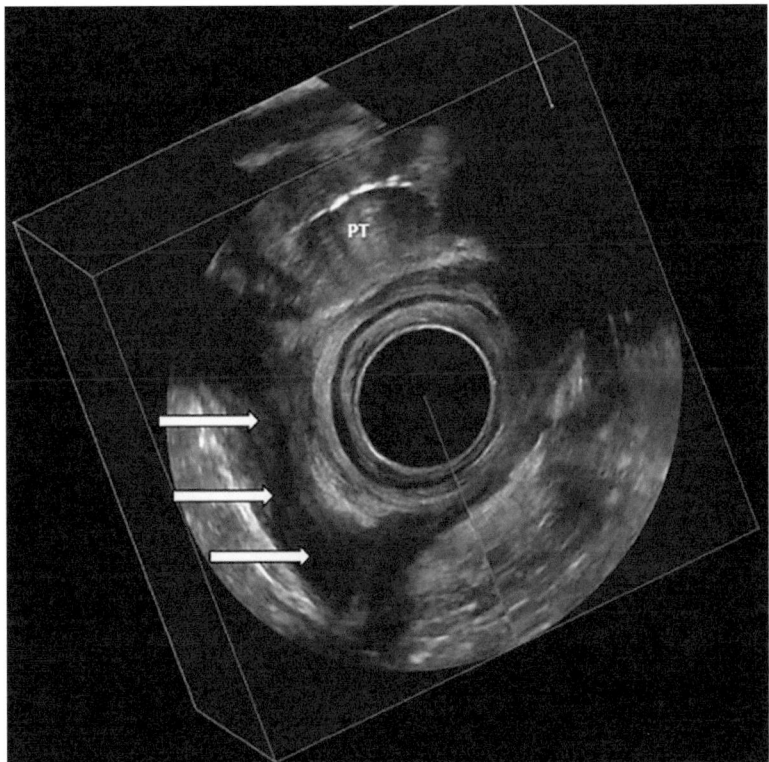

Abb. 6.3   Bogenförmiges Fistel-System mit Abszess-Resthöhle bei 8–10h SSL, Prostata (PT)

Nicht selten sind die Fistelverläufe durch die Schließungsmuskulatur vorhanden und stellen bei radikaler Entfernung ein Risiko für die postoperative Kontinenzfunktion dar. Auch der präoperativen Aufklärung des Patienten wird ein hoher Stellenwert zugestanden, hierbei ist die Kenntnis des genauen Fistelverlaufes hilfreich, um auf eventuelle postoperative Kontinenzdefizite hinzuweisen. Wichtig ist auch die Abklärung bereits präoperativ vorliegender Kontinenzdefekte. Oft werden postoperative Defekte dem Op-Verfahren angelastet, die aber bereits präoperativ vorhanden sind (Prohm 1993 #10642).

6.2   Einteilung der Analfisteln

(Übersicht in Parks et al. 1976, Ommer et al. 2017)

Intersphinktär (Typ I nach Parks [Parks und Stitz 1976])

Sie nehmen ihren Ausgang von Krypten in Höhe der Linea dentata und verlaufen innerhalb des intersphinktären Raumes nach distal und münden perianal.

Transsphinktär (Typ II nach Parks)
Dieser Typ Fistel geht wiederum von den Krypten aus, laufen in den intersphinktären Raum hinein und durchbohren den Sphinkter externus bis in die Foassa ischiorektalis und münden wiederum perianal. Wichtig ist die Kenntnis der sogenannten Hufeisenfistel, hier liegt die innere Öffnung bei 6 oder 12 Uhr SSL und mündet in beide Glutealregionen.

Suprasphinktär (Typ III nach Parks)
Dieser Fisteltyp verläuft, von den Krypten ausgehend, im intersphinktären Raum nach kranial und durchbohrt den Levator ani. Der weitere Verlauf geht durch die Fossa ischiorektalis nach distal und mündet perianal.

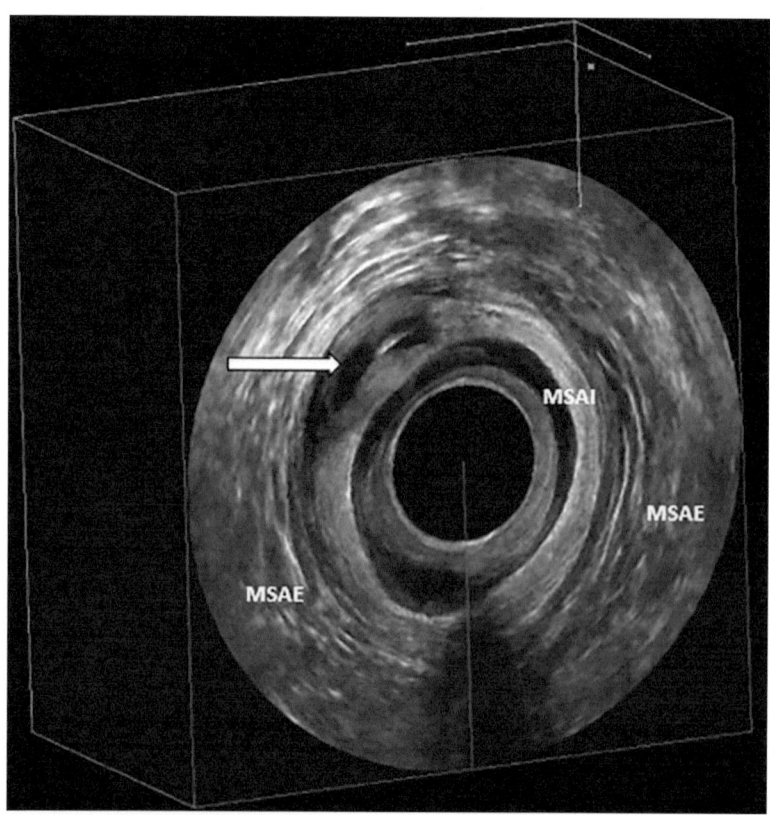

Abb. 6.4 Fistel bei 11h SSL (Pfeil), Innerer Schließmuskel (MSAI), äußerer Schließmuskel (MSAE)

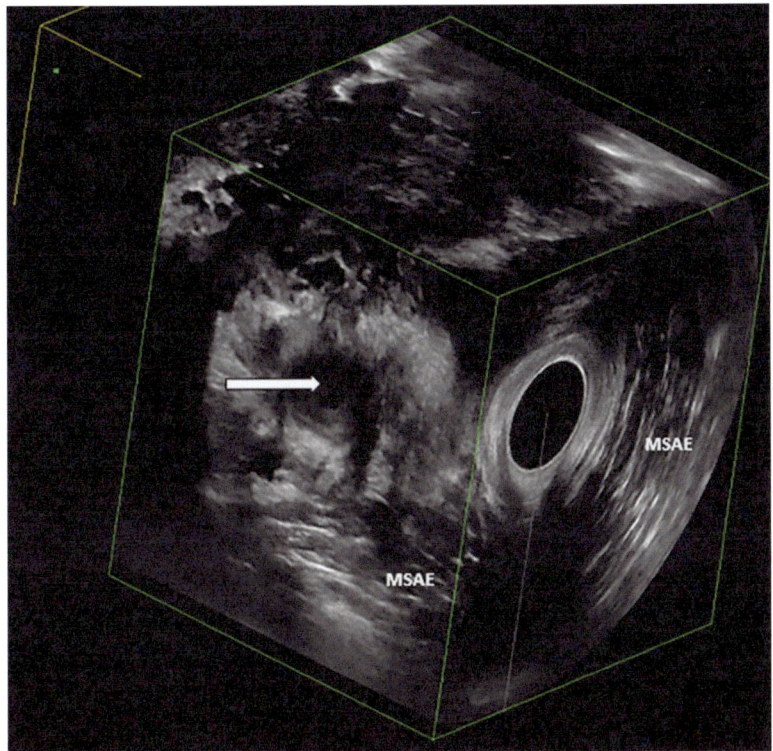

Abb. 6.5 Fistelsystem, innere Öffnung bei 10 Uhr SSL (Pfeil), äußerer Schließmuskel (MSAE)

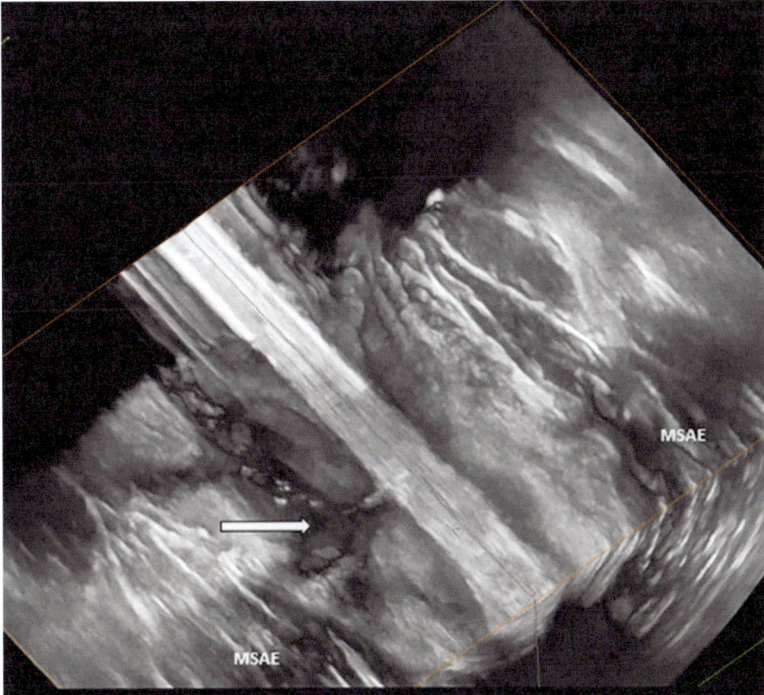

Abb. 6.6 Innere Fistel-Öffnung bei 8h SSL, äußerer Schließmuskel (MSAE)

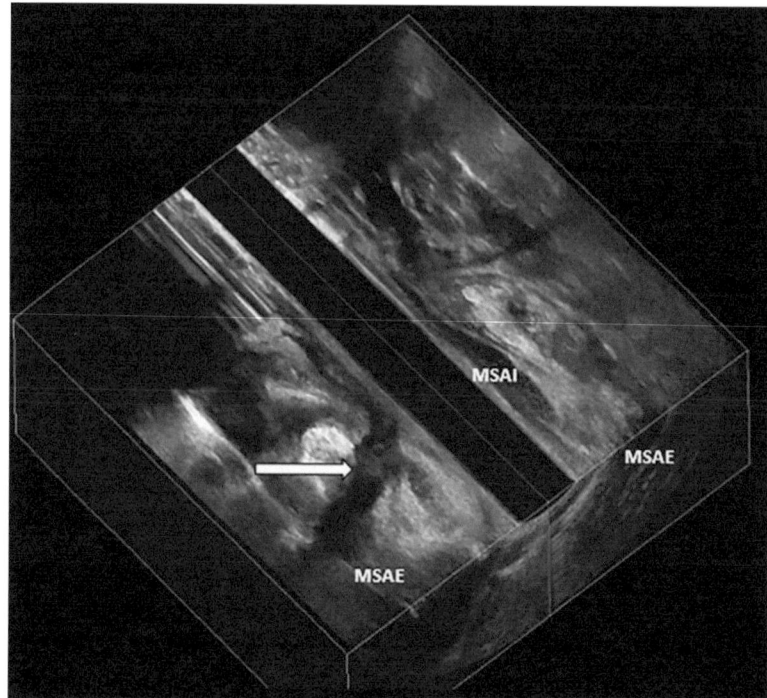

Abb. 6.7 Komplizierter Fisteleingang (Pfeil) bei 9h SSL mit Abszessresthöhle; äußerer Schließmuskel (MSAE), innerer Schließmuskel (MSAI)

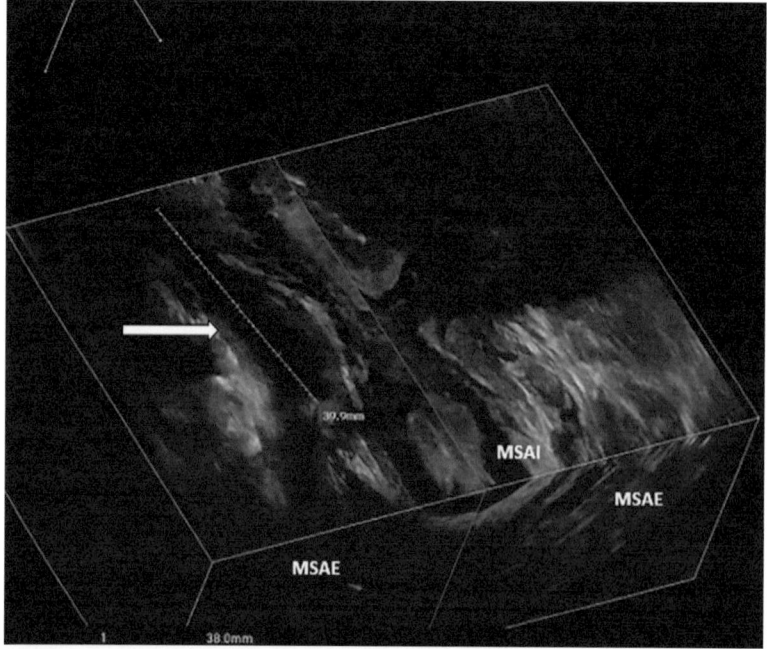

Abb. 6.8 Parallel zum Rektum verlaufende hohe Fistel (Messbalken 3,9 cm) bei 7h SSL (Pfeil), äußerer Schließmuskel (MSAE), innerer Schließmuskel (MSAI)

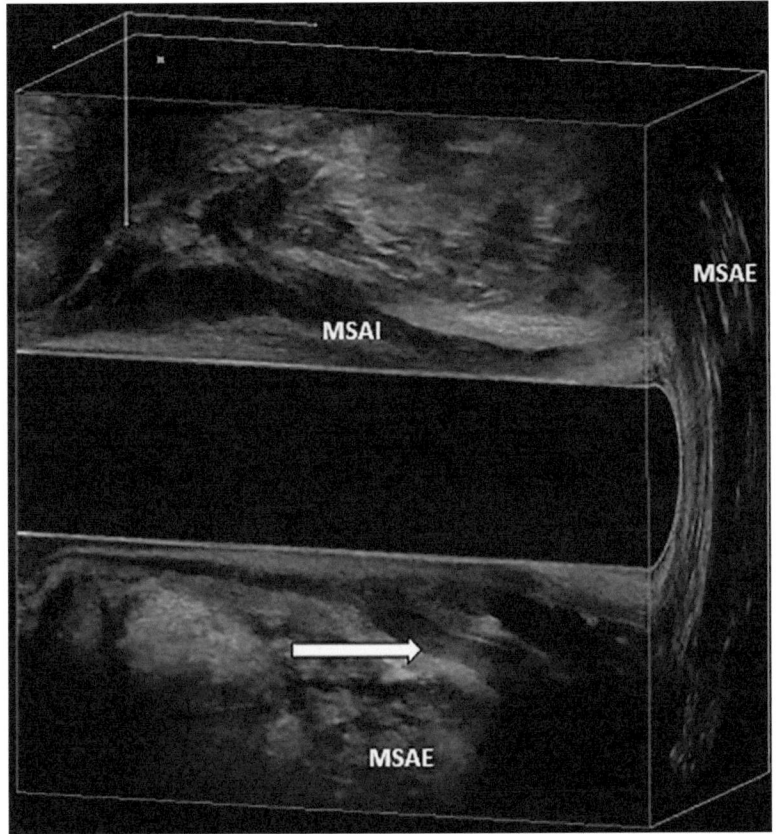

Abb. 6.9 Fistel bei 6h SSL mit kleinem Abszess und Analfissur (sog. Rezidiv); äußerer Schließmuskel (MSAE), innerer Schließmuskel (MSAI)

extrasphinktär (keine typische Analfistel, da sie nicht kryptoglandulären Ursprungs ist)

subanodermal (keine typische Analfistel, häufig jedoch im Zusammenhang mit Analfissuren; Prohm 2017)

rektovaginale Fistel (Ommer et al. 2012)

6.3 Therapie der Analfisteln (Wang 2017)

Fadendrainage
Hierbei werden verschiedene Zielsetzungen angestrebt:

die Markierung und Drainage der Fistel (wenn sie denn gefunden wird) im Rahmen der Abszess-Op.

Die Fadendrainage im Sinne einer *Langzeitdrainage*. Das Ziel ist die Herbeiführung eines geraden, fibrosierenden Kanals dessen spätere Sanierung vereinfacht werden soll.

Cutting Seton (Daodu et al. 2018).
Der schneidende Faden (cutting seton) mit der Intention, den Fistelkanal subtil und kontrolliert zu beseitigen, indem der Schließmuskel kontrolliert durchtrennt wird. Hierbei wird der Faden in regelmäßigen Abständen gewechselt und jeweils neu angeknotet. Da die zeitlichen Abstände zwischen den jeweiligen Sitzungen relativ groß sind, dauert das Verfahren ziemlich lange. Gerade bei mehrfach frustran operierten Fisteln ist die Methode in der Hand des erfahrenen Operateurs erfolgreich. Erforderlich hierbei ist die

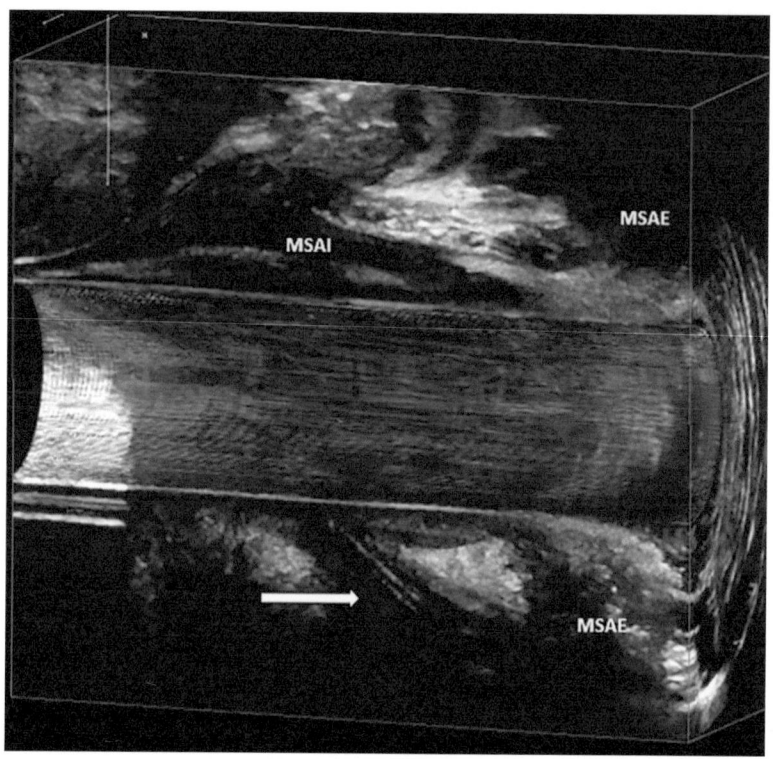

Abb. 6.10 Fistel mit Drainage bei 6h SSL (Pfeil); äußerer Schließmuskel (MSAE), innerer Schließmuskel (MSAI)

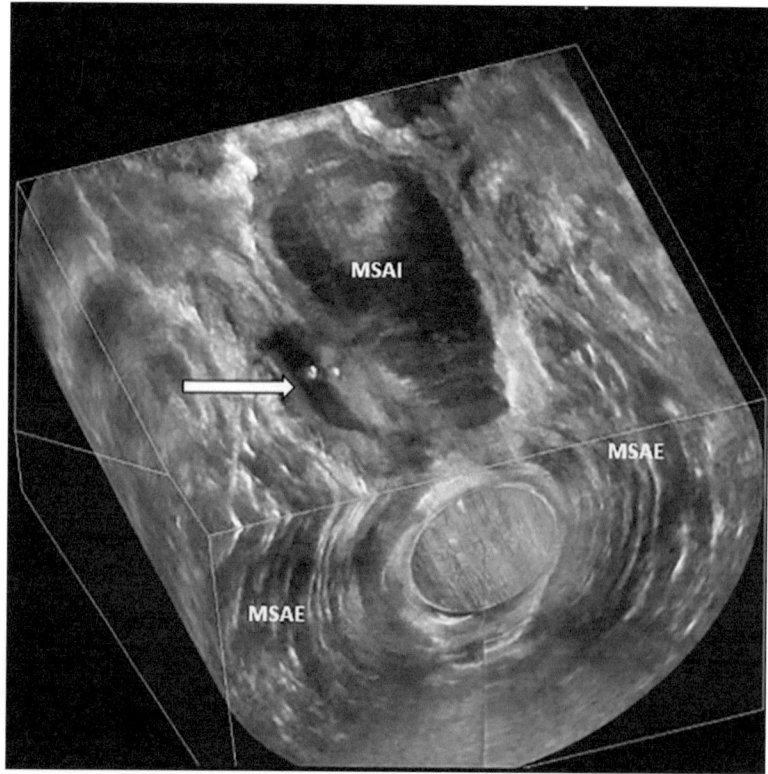

Abb. 6.11 Intersphinktäre Fistel bei 11h SSL (Pfeil), äußerer Schließmuskel (MSAE), innerer Schließmuskel (MSAI)

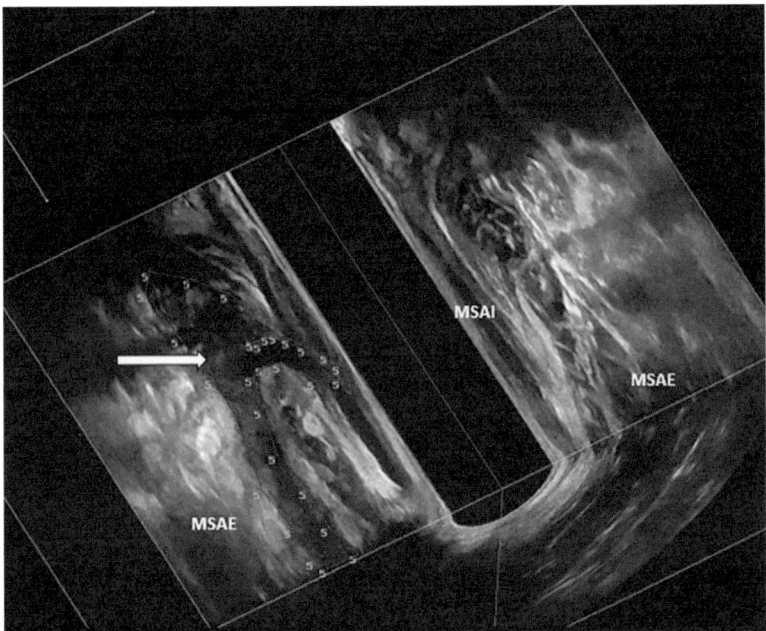

Abb. 6.12 Fistel mit Abszess-Resthöhle (rot umrandet) bei 9h SSL (Pfeil). äußerer Schließmuskel (MSAE), innerer Schließmuskel (MSAI)

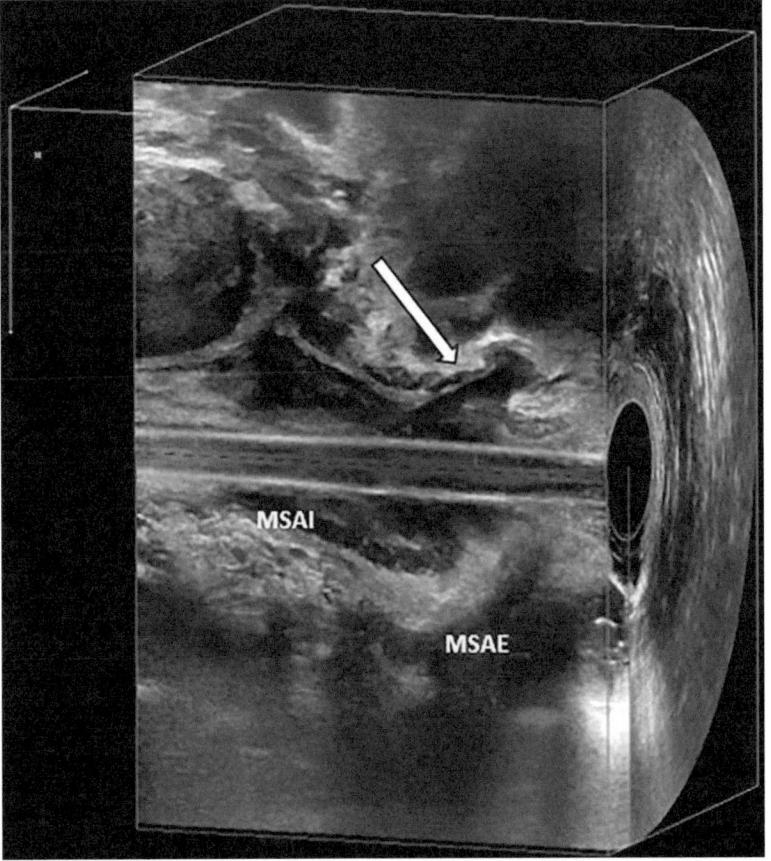

Abb. 6.13 Fistel bei 11h SSL: äußerer Schließmuskel (MSAE), innerer Schließmuskel (MSAI)

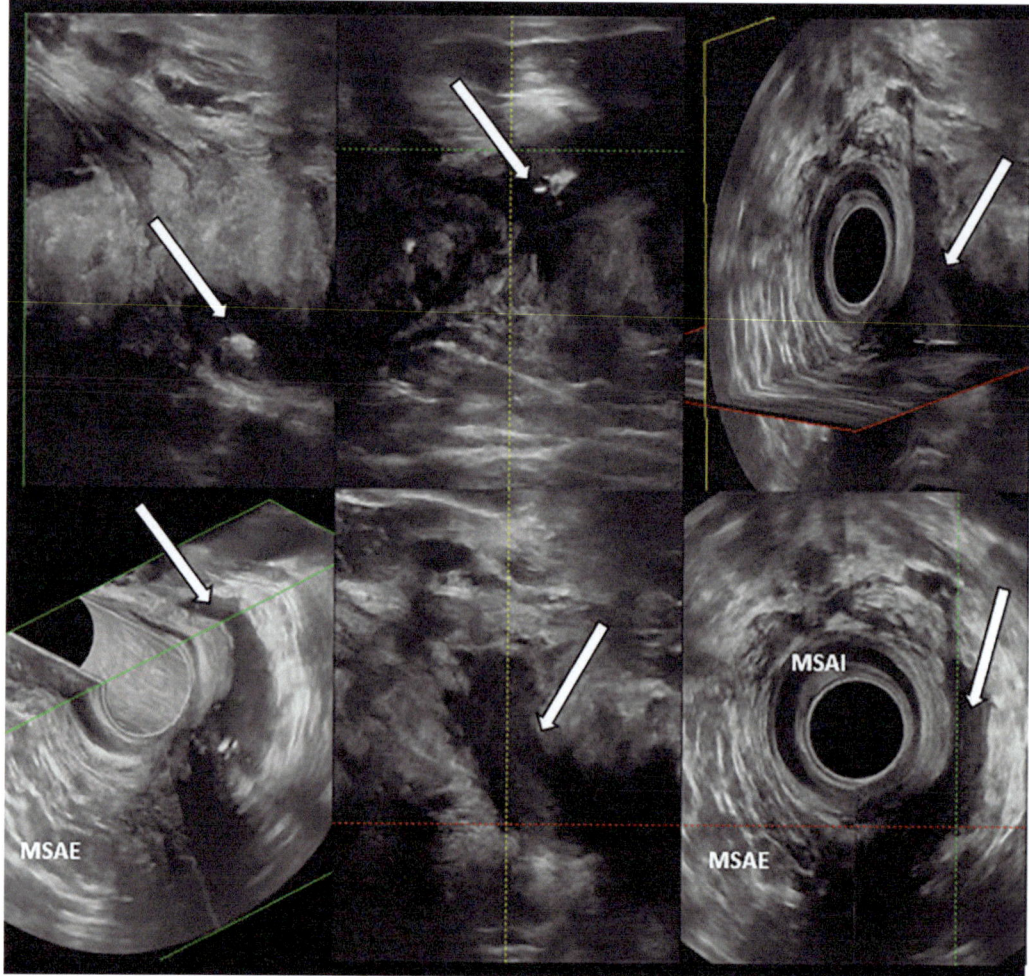

Abb. 6.14 Hufeisenfistel bei 3–6h SSL (Pfeile) in 6-UP Ansicht. äußerer Schließmuskel (MSAE), innerer Schließmuskel (MSAI)

genaue Aufklärung des Patienten, da dieses Verfahren in Deutschland nicht der Standard ist, im Gegensatz zu angloamerikanischen Zentren. In ausgewählten Fällen konnten (persönliche Erfahrung) so komplizierte Fistelverläufe und Rezidive erfolgreich zur Ausheilung gebracht werden.

Fistel-Spaltung (Parks und Stitz 1976)
Die häufigste Op-Methode. Es werden 2 Methoden favorisiert.

1. Die reine Spaltung des gesamten Fistelkanals mit eventuell erforderlicher

Schließmuskelrekonstruktion in gleicher Sitzung.
2. Die Exzision der Fistel nach Parks (Parks und Stitz 1976)

Fistel-Exzision (Reza et al. 2024)
Mit oder ohne plastischen Verschluss der inneren Öffnung:

1. Mucosa-Advancement Flap
2. Rectal-Advancement Flap
3. Anoderm Flap
4. LIFT-Op („ligation of the intersphincteric fistula tract")

Eine Übersicht über die verschiedenen Verfahren findet sich in Ommer et al. (2017), Reza et al. (2024), Williams et al. (2018).

6.4 Rektovaginale Fisteln

Diese Entität soll hier nur kurz gestreift werden, da rektovaginale Fisteln selten ihren Ausgangspunkt von kryptoglandulären Strukturen haben. Häufig hingegen entstehen rektovaginale Fisteln post partum, z. B. nach Episiotomien. Auch im Verlauf von M.Crohn kann es zur Ausbildung von rektovaginalen Fistel kommen, ebenso infolge von chirurgischen Eingriffen am Rektum, besonders bei tiefen Anastomosen. Auch nach Bestrahlungen im kleinen Becken kann es zu diesen Fisteln kommen. Die Diagnostik ist simpel und erschließt sich durch einfache digitale Untersuchung, häufig berichten die Patientinnen über Luft- und Stuhlabgang über die Scheide. Therapeutisch ist die Sanierung von rektovaginalen Fisteln eine Herausforderung. Neben der Fistelsanierung (analog zu hohen transphinktären Analfisteln kryptoglandulärer Genese) muss sehr häufig der Damm neu aufgebaut werden. Eine Übersicht über therapeutische Optionen findet sich bei Ommer et al. (2012).

6.5 Anorektale und perianale Fisteln bei Morbus Crohn

Fisteln beim Morbus Crohn stellen ebenfalls eine therapeutische Herausforderung dar. Die kumulative Häufigkeit von Fisteln liegt bei über 25 %. Sie sind extrem komplex und müssen häufig interdisziplinär therapiert werden, das heißt medikamentös und chirurgisch. Oft stellt die initiale Behandlung eine Fadendrainage dar, um das entzündliche Geschehen einzudämmen. Als primäre medikamentöse Therapie kommt der TNF-α-Antikörper Infliximab zum Einsatz. Weitere Ausführungen würden den Rahmen sprengen. Näheres bei Sturm et al. (2024).

6.6 Die Wertigkeit der Endosonografie in der Beurteilung von prä- und postoperativen Befunden bezüglich der Therapie von Analfisteln

Die Endosonografie wird oft als First-line-Diagnostik empfohlen (Buchanan et al. 2004; Tantiphlachiva et al. 2019). Eine deutliche Verbesserung gelang durch Einführung der 3D-Endosonografie (Murad-Regadas et al. 2024; Almeida et al. 2019; Murad-Regadas et al. 2018). Aber auch die MRT-Untersuchung hat ihren Stellenwert (Zhang et al. 2024; Halligan et al. 2020; Garg 2019). Der Nachteil ist darin zu sehen, dass eine fixierte Untersuchungsposition gegeben ist, während die anale Endosonografie dynamisch differenzierte Befunde ermöglichen kann. Auch die Detektion von postoperativen Sphinkterdefekten durch die Endosonografie ist hilfreich bei der Planung von eventuell erforderlichen Schließmuskelrekonstruktionen.

Einen Sonderfall stellt das sogenannte Analfissurrezidiv dar, hierbei handelt es sich um eine übersehene subanodermale Fistel als Ursache des Rezidivs. Eigentlich handelt es sich um einen Sinus. Im eigenen Krankengut (2014–2017) lag bei 15 von 70 Patienten ein „Analfissurrezidiv" vor, bei 12 Patienten eine verzögerte Wundheilung. Bei allen Patienten konnte eine Fistel, vom Grund der Fissur ausgehend, mittels 3D-Endosonografie nachgewiesen werden (Prohm 2017), die beim Ersteingriff übersehen worden war.

Bildmaterial
Die entsprechenden Darstellungen stellen jeweils nur eine Ausschnitt-Sequenz dar. Die entscheidenden Daten werden aus der dynamischen Untersuchung heraus erzielt. Hierbei können auch komplizierte Fistelverläufe dargestellt werden.

Literatur

Almeida IS, Jayarajah U, Wickramasinghe DP et al (2019) Value of three-dimensional endoanal ultrasound scan (3D-EAUS) in preoperative assessment of fistula-in-ano. BMC Res Notes 12:66. https://doi.org/10.1186/s13104-019-4098-2

Buchanan GN, Halligan S, Bartram CI et al (2004) Clinical examination, endosonography, and MR imaging in preoperative assessment of fistula in ano: comparison with outcome-based reference standard. Radiology 233:674–681. https://doi.org/10.1148/radiol.2333031724

Daodu OO, O'Keefe J, Heine JA (2018) Draining setons as definitive management of Fistula-in-Ano. Dis Colon Rectum 61:499–503. https://doi.org/10.1097/DCR.0000000000001045

Garg P (2019) Comparison of preoperative and postoperative MRI after Fistula-in-Ano Surgery: lessons learnt from an audit of 1323 MRI At a single centre. World J Surg 43:1612–1622. https://doi.org/10.1007/s00268-019-04926-y

Halligan S (2020) Magnetic resonance imaging of Fistula-In-Ano. Magn Reson Imaging Clin N Am 28:141–151. https://doi.org/10.1016/j.mric.2019.09.006

Halligan S, Tolan D, Amitai MM et al (2020) ESGAR consensus statement on the imaging of fistula-in-ano and other causes of anal sepsis. Eur Radiol 30:4734–4740. https://doi.org/10.1007/s00330-020-06826-5

Lee MJ, Heywood N, Adegbola S et al (2017) Systematic review of surgical interventions for Crohn's anal fistula. BJS Open 1:55–66. https://doi.org/10.1002/bjs5.13

Murad-Regadas SM, Regadas FSP, Regadas Filho FSP et al (2024) Use of 3D anorectal ultrasonography in the preoperative assessment of complex anal Fistulas and patterns of healing, failure, and recurrence after Ligation of the Intersphincteric Fistula Tract (LIFT). J Ultrasound Med. https://doi.org/10.1002/jum.16533.doi:10.1002/jum.16533

Murad-Regadas SM, Regadas Filho FSP, Holanda EC et al (2018) Can three-dimensional anorectal ultrasonography be included as a diagnostic tool for the assessment of anal Fistula before and after surgical treatment? Arq gastroenterol 55Suppl 1: 18–24. https://doi.org/10.1590/S0004-2803.201800000-42

Ommer A, Herold A, Berg E et al (2017) German S3 guidelines: anal abscess and fistula (second revised version). Langenbecks Arch Surg 402:191–201. https://doi.org/10.1007/s00423-017-1563

Ommer A, Herold A, Berg E et al (2012) German S3-Guideline: rectovaginal fistula. Ger Med Sci 10: Doc15. https://doi.org/10.3205/000166

Parks AG, Gordon PH, Hardcastle JD (1976) A classification of fistula-in-ano. Br J Surg 63:1–12. https://doi.org/10.1002/bjs.1800630102

Parks AG, Stitz RW (1976) The treatment of high fistula-in-ano. Dis Colon Rectum 19:487–499. https://doi.org/10.1007/BF02590941

Prohm P (2017) Das sogenannte Analfissurrezidiv (unpublished)

Prohm P (1993) Analysis of pre- and postoperative continence after internal sphincterotomy of chronic fissure in ano. Kontinenz 2:120–124

Reza L, Gottgens K, Kleijnen J et al (2024) European society of coloproctology: guidelines for diagnosis and treatment of cryptoglandular anal fistula. Colorectal Dis 26:145–196. https://doi.org/10.1111/codi.16741

Sturm A, Atreya R, Bettenworth D et al (2024) Aktualisierte S3- Leitlinie „Diagnostik und Therapie des Morbus Crohn". Z Gastroenterol 62:1229–1318

Tantiphlachiva K, Sahakitrungruang C, Pattanaarun J et al (2019) Effects of preoperative endoanal ultrasound on functional outcome after anal fistula surgery. BMJ Open Gastroenterol 6:e000279. https://doi.org/10.1136/bmjgast-2019-000279

Wang Q, He Y, Shen J (2017) The best surgical strategy for anal fistula based on a network meta-analysis. Oncotarget 8:99075–99084. https://doi.org/10.18632/oncotarget.21836

Williams G, Williams A, Tozer P et al. (2018) The treatment of anal fistula: second ACPGBI Position Statement – 2018. Colorectal Dis 20 Suppl 3: 5–31. https://doi.org/10.1111/codi.14054

Zhang L, Zhou N, Yang H et al (2024) Re-evaluating the value of preoperative magnetic resonance imaging for anal fistula with an analysis for misdiagnosis and missed diagnosis of in a large cohort. Minerva Med 115:400–403. https://doi.org/10.23736/S0026-4806.23.08716-5

Anale 3D Endosonografie: Sphinkter Defekte

7

Martin Kowallik

Inhaltsverzeichnis

Zusammenfassung

Die Ultraschalldiagnostik der Schließmuskulatur ist vergleichsweise einfach und schnell durchführbar. Entscheidend für gute Bildqualität sind sowohl die unterschiedlichen Parameter am Ultraschallgerät – wie Frequenz, Abstände, Tiefe etc. – als auch die gewissenhafte Durchführung der Untersuchung selbst. Die dreidimensionale Darstellung der Sphinkteren ist der zweidimensionalen deutlich überlegen. Sie bietet die Möglichkeit einer exakten Planung der therapeutischen und ggf. operativen Maßnahmen. Dies betrifft sowohl den inneren als auch den äußeren Schließmuskel. Ein weiterer Vorteil des Ultraschalls ist die einfache Möglichkeit der postoperativen Kontrolle des Therapieerfolges.

- Die Schließmuskulatur erfüllt in vielerlei Hinsicht eine Schlüsselrolle im menschlichen Körper
- Es ist wichtig, einen exakten Status der Schließmuskulatur zu erheben und damit eine Grundlage für eine moderne Behandlung zu etablieren
- Um eine aussagekräftige Diagnostik zu garantieren, muss der Untersucher in der Lage sein, die anatomischen normalen Gegebenheiten zu erkennen und die

M. Kowallik (✉)
Magen Darm Zentrum Wiener Platz, Köln,
Deutschland
E-Mail: kowallik@mdz-koeln.de

© Der/die Autor(en), exklusiv lizenziert an Springer-Verlag GmbH, DE, ein Teil von Springer Nature 2025
M. Kowallik (Hrsg.), *Anorektale 3D-Sonografie und Beckenbodensonografie*,
https://doi.org/10.1007/978-3-662-69765-8_7

Pathologien (Abweichungen von dieser Norm) zu definieren

- Es ist von Vorteil, wenn der Untersucher die physikalischen Vorgänge, die zur Bildentstehung führen, versteht
- Die Sphinkter-Untersuchung mit dem Ultraschall ist einfach und schnell durchführbar
- Es ist vorteilhaft, folgende Strukturen als „Landmarken" aufzusuchen: Prostata beim Mann, inneres Ostium der Urethra bei der Frau
- Der Untersucher kann diese Presets anwählen und muss sich nicht um die einzelnen Parameter kümmern
- Der innere Sphinkter steht sehr häufig im Fokus einer proktologischen Untersuchung
- Bei einer guten Einstellung der Ultraschallparameter werden sich die Sphinkter-Anteile sehr gut von dem echoreichen Gewebe des äußeren Schließmuskels abheben
- Der Ultraschall ist ein hervorragendes Tool zur Beurteilung von äußerem Sphinkter
- Die meisten Fehler bei der Ultraschalldiagnostik der Schließmuskel passieren auf dem Weg zur Bilderstellung, also bei den Geräteeinstellungen
- Werden manipulative Maßnahmen, operative Eingriffe etc. in dem untersuchten Bereich geplant, so muss der Zeitpunkt für die Ultraschall Untersuchung korrekt gewählt werden
- Die Befundung der Schließmuskulatur sollte so erfolgen, dass eine problemlose und nachvollziehbare Auffindung der Pathologie möglich wird
- Sind operative Maßnahmen geplant, bietet sich an die Endosonografie präoperativ zur Messung der Muskulatur zu nutzen
- Die dreidimensionale Schließmuskel-Darstellung ist, wie erwartet, der 2D-Technik deutlich überlegen

7.1 Ursachen und Auswirkungen der Sphinkter-Defekte

Die Schließmuskulatur erfüllt in vielerlei Hinsicht eine Schlüsselrolle im menschlichen Körper. Ihre Funktion wird normalerweise eher unbemerkt verrichtet und führt bei auftretender Beeinträchtigung zu erheblichen Einschränkungen im Leben eines Individuums. Diese Einschränkungen können sicherlich stark individuell ausgeprägt sein. In unseren Gesellschaften erfahren die Betroffenen jedoch nicht selten zusätzlich eine soziale Ausgrenzung und werden deshalb praktisch vom aktiven Leben ausgeschlossen. Es ist deswegen umso wichtiger, einen exakten Status der Schließmuskulatur zu erheben und damit eine Grundlage für eine moderne Behandlung zu etablieren (Thubert T. et al. 2018). Dazu eignet sich die endosonografische Darstellung besonders gut (Giroux et al. 2023). Sie liefert ein sehr detailliertes Bild der einzelnen beteiligten Muskeln und erlaubt dadurch eine sinnvolle Therapieplanung (Irwin et al. 2024).

Um eine aussagekräftige Diagnostik zu garantieren, muss der Untersucher in der Lage sein, die normalen anatomischen Gegebenheiten zu erkennen und die Pathologien (Abweichungen von dieser Norm) zu definieren. Dabei sind die Pathologien nicht selten eher diskret, was nicht bedeutet, dass sie für die Patienten unerheblich sind. Die Kenntnis der einzelnen Muskeln hat also eine erhebliche Relevanz für die Beurteilung der Gesamtheit. Zusätzlich muss der Untersucher die Fehlerquellen kennen, die bei der Ultraschall-Bildentstehung auftreten können. Das bedeutet: Er muss sich mit dem Ultraschallgerät und seinen Einstellungen auseinandersetzen, um Fehldiagnosen zu vermeiden. Die Automatismen (z. B. innerer Sphinkter echoarm/Defekt – echoreich usw.) sollten immer hinterfragt werden, da einige weitere Faktoren die Bildentstehung beeinflussen und verändern können. Es ist also von Vorteil, wenn der Untersucher die physikalischen Vorgänge, die zur Bildentstehung führen, versteht und die Anwendung und Deutung der Graustufen des Bildes zu nutzen vermag. Es ist wie

in vielen anderen Bereichen – eine oberflächliche Beschäftigung mit der Materie ist möglich,
führt jedoch zwangsläufig zu Unsicherheiten.

7.2 Vorgehen beim Ultraschall der Sphinkter-Muskel

Die Sphinkter-Untersuchung mit dem Ultraschall
ist einfach und schnell durchführbar. Sie bedarf
keiner besonderen Vorbereitung des Patienten, da
die Ultraschallsonde durch die Muskelkraft fest
umschlossen wird und (meistens) eine gute Koppelung erzielt werden kann. Die Schutzhülle wird
vor der Untersuchung mit etwas Ultraschallgel
gefüllt und dann auf die Sonde gezogen. Dann
wird der Patient auf einer Liege oder dem Untersuchungsstuhl platziert. Als Nächstes schiebt der
Untersucher die endokavitäre Sonde vorsichtig
in den Analkanal. Die Sonde wird zunächst per
Hand geführt und die einzelnen anatomischen
Strukturen werden aufgesucht. Es ist vorteilhaft, folgende Strukturen als „Landmarken" aufzusuchen: Prostata beim Mann, inneres Ostium
der Urethra bei der Frau. Die Wahl dieser Strukturen ist willkürlich, sie garantiert aber, dass die
Untersuchungsbedingungen gleich gehalten werden, d. h., alle Patienten werden gleich untersucht und die gesamte relevante Sphinkter-Muskulatur ist in der Darstellung immer abgebildet.
Ein weiterer Vorteil bei diesem Vorgehen ist die
gute Vergleichbarkeit der einzelnen Befunde auch
nach langer Zeit.

Sind die „Landmarken" eingestellt, kann
die eigentliche 3D-Darstellung der Schließmuskulatur erfolgen. Folgende Parameter sind
zu wählen: Frequenz 14–16 MHz, Abstände
(Slicing) 0,2 mm, Dyn. Range 70–80 dB, Kontrast 50–60 %, Tiefe 2–3 cm, Breite 100 %, TGC
Anpassung individuell, Edge individuell, Resolution so langsam wie möglich, Gain ca. 50 %,
Motion compound an, Compound an. Einige
dieser Parameter werden von den Herstellern der
Ultraschallgeräte bereits vereinfacht in einem
vorbereiteten Preset angeboten. Der Untersucher kann diese Presets anwählen und muss
sich nicht um die einzelnen Parameter küm-

mern. Diese sind für die meisten Fälle sehr gut
einsetzbar und für den Alltag ausreichend. Will
man die eigene Bildgebung verbessern, ist die
Auseinandersetzung mit der manuellen Nach-
justierung der Parameter unausweichlich.

Ist ein 3D-System verfügbar, so muss der
Untersucher nun den Bereich auswählen, der in
die 3D-Darstellung einfließen soll. Danach muss
nur noch die 3D-Aufnahme aktiviert werden, der
Bildaufbau erfolgt völlig automatisiert. Nach erfolgter Aufnahme wird ein entsprechender 3D-
Würfel dargestellt. Dieser ist immer gleich groß
und enthält die komplette Sphinkter-Muskulatur.
Diese muss nun von dem Untersucher beurteilt
und entsprechende Pathologien identifiziert werden. Um das erfolgreich tun zu können, sollte
der Untersucher Folgendes beachten:

1. Langsames Durchscrollen des 3D-Würfels –
   da oft atrophische Muskulatur vorliegt und
   ein schnelles Durchscrollen zum Übersehen
   der einzelnen Muskelanteile führen kann
2. Vollständiges Durchscrollen des gesamten
   3D-Würfels – nicht selten wird der 3D-Wür-
   fel nur teilweise untersucht, was dazu führen
   kann, dass eine weitere Pathologie übersehen
   werden kann
3. Untersuchung des 3D-Würfels in allen 3
   Ebenen – um die Schließmuskulatur gut beurteilen zu können, sollte der Würfel von
   oben, unten und von der Seite betrachtet werden. Dieses Vorgehen erhöht die Diagnosesicherheit erheblich
4. Optional können mehrere Würfel mit unterschiedlichen Einstellungsparametern angefertigt werden, um fragliche Bereiche besser zu beurteilen
5. Ausnutzung verschiedener Darstellungsmodi
   (Render, 4-Up, 6-Up) ist sinnvoll und erhöht
   das Verständnis für die Technik und die Abbildung
6. Standardisiertes Vorgehen bei der Beurteilung (z. B. von innen nach außen, oder
   von links nach rechts) – dadurch werden die
   Details automatisch auffallen und man lässt
   sich nicht von der ersten Pathologie „verein-
   nahmen"

Wird der 3D-Würfel unter der Beachtung dieser Vorgaben untersucht, so minimiert sich die Fehlerquote und die Aussagekraft steigt.

7.3   3D-Endosonografie des inneren Sphinkters

Der innere Sphinkter steht sehr häufig im Fokus einer proktologischen Untersuchung und kann mithilfe der Ultraschalluntersuchung ganz besonders gut beurteilt werden. Diese Methode ist einer manuellen Examination deutlich überlegen, da sie wesentlich genauere Aussagen zum Zustand des Muskels machen kann. Durch die hohe Genauigkeit der Darstellung kann man Aussagen zu jedem Teil der Muskelzirkumferenz machen. So können auch lokalisierte Defekte sichtbar gemacht werden. Im Ultraschall stellt sich der innere Sphinkter als echoarmer Ring dar (Abb. 7.1). Dieser liegt dem äußeren Sphinkter unmittelbar an und kann in der Regel sehr gut abgegrenzt werden. Bei der Beurteilung der Muskulatur des inneren Sphinkters sollten u. a. folgende Faktoren beachtet werden.

1. Echogenität – diese sollte möglichst gleich im gesamten Spinkter ausfallen – ist es nicht der Fall, so müssen Vernarbungen gesucht werden (Abb. 7.2)
2. Symmetrie – asymmetrische Areale deuten auf Pathologien hin und sollten Anlass zur näherer Untersuchung geben (Abb. 7.3)
3. Kalibersprünge – deuten in der Regel Pathologien (z. B. nach Sphinkter-Verletzungen) an. Hier sollte man ebenfalls hellhörig werden (Abb. 7.4)
4. Verziehungen/Richtungsänderungen – können durch andere Pathologien an Nachbarstrukturen verursacht werden (Abb. 7.5)

Bei einer guten Einstellung der Ultraschall-Parameter werden sich die Sphinkter-Anteile sehr gut von dem echoreichen Gewebe des äu-

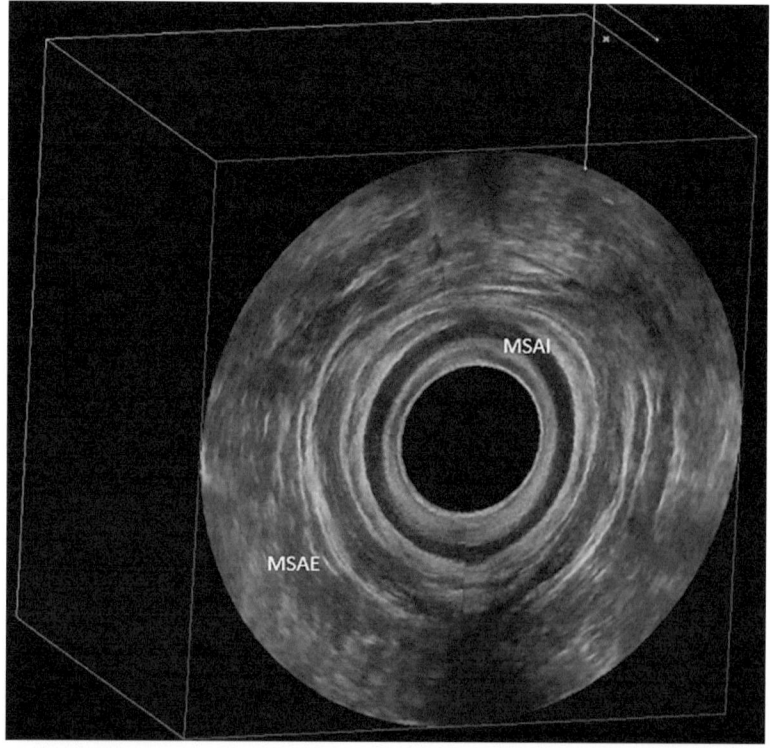

Abb. 7.1   Innerer Sphinkter – MSAI als ein echoarmer Ring

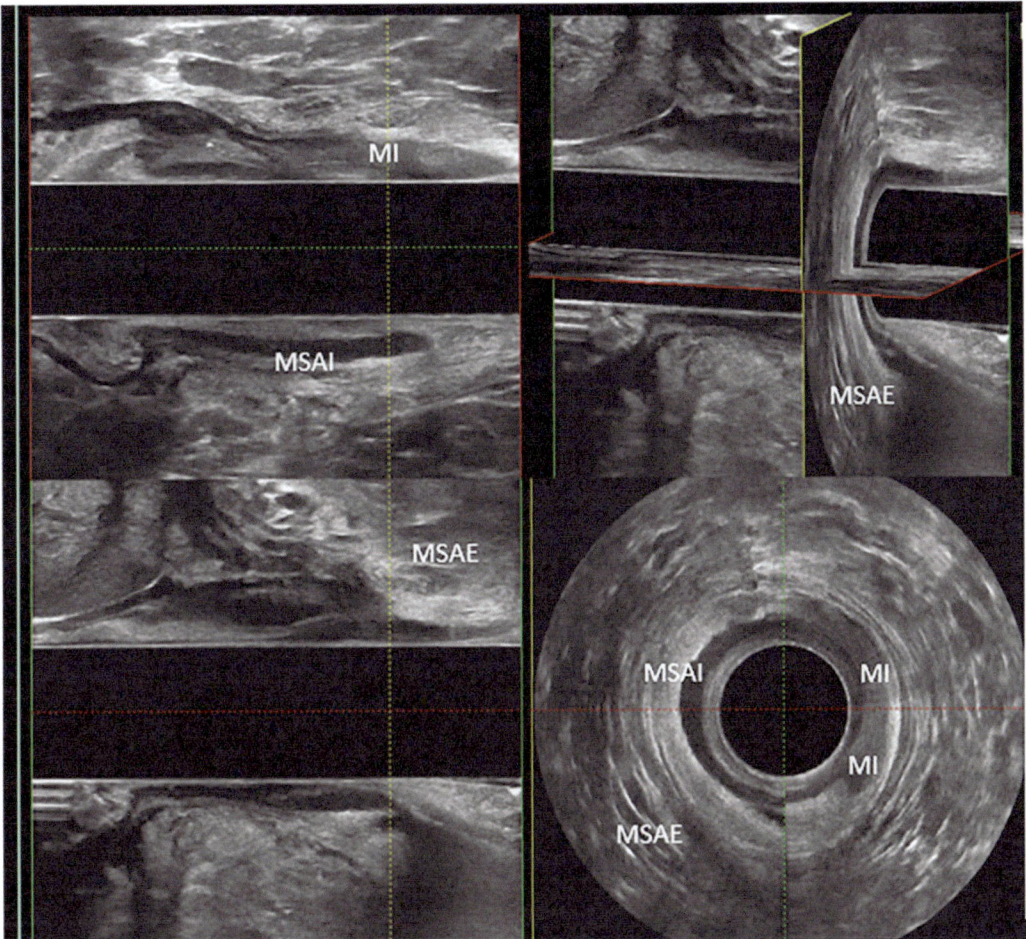

Abb. 7.2 Vernarbung (MI) im internen Sphinkter – MSAI, dargestellt im 4UP-Modus. Es zeigt sich eine veränderte Echogenität. Diese ist im Anschnitt besonders gut erkennbar

ßeren Schließmuskels abheben. Bei Vorliegen alter Narben zeigen sich die Muskelanteile echoreicher (heller) und verwischen mit den umgebenden Strukturen. Dies kann die Beurteilung durchaus erschweren. Deshalb ist Kenntnis der Parameter wie Dyn. Range oder Gain, TGC-Anpassung zur Bildkorrektur zielführend. Wichtig ist zudem die langsame und kontinuierliche Überprüfung aller Anteile des inneren Sphinkters in allen drei Ebenen. Dadurch können fragliche Bereiche tatsächlich abgebildet/untersucht werden. Dies gelingt mit der 2D-Technik kaum.

Die Standardmaße eines inneren Schließmuskels liegen bei ca. 30–40 mm Länge (Fen-

ner DE et al. 1998; Williams AB et al. 2001) und 1,7–5,5 mm Muskeldicke (Rociu E et al. 2000; Schäfer A. et al. 1994; Gantke B et al. 1993). Die Muskeldicke definiert nicht zwangsläufig die Funktion. Es gibt nicht selten Patienten mit sehr zart anmutenden inneren Schließmuskeln, die keinerlei Probleme bei der Kontinenzerhaltung haben. Dagegen beklagen manche Patienten mit morphologisch sehr gut ausgebildetem inneren Sphinkter nachvollziehbare Inkontinenzbeschwerden. Dies verdeutlicht einmal mehr, dass die Funktion der Schließmuskulatur von mehreren Faktoren (auf die hier nicht eingegangen wird) beeinflusst und

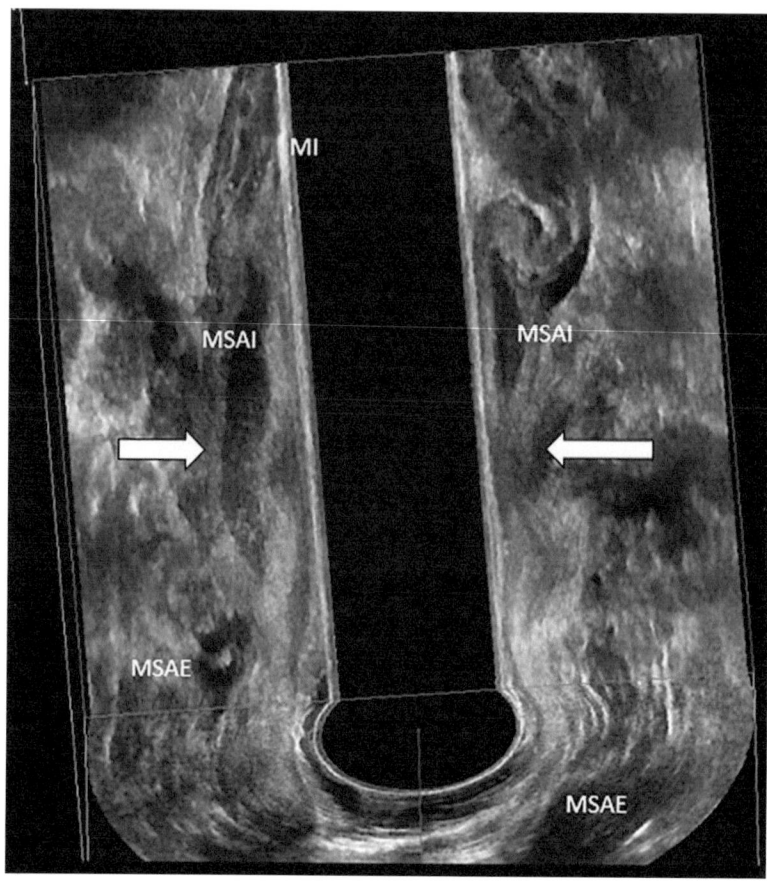

Abb. 7.3 Asymmetrische Areale im Muskelverlauf (Pfeile) weisen auf Pathologien hin. MSAE – Musculus sphincter ani externus, MSAI – Musculus sphincter ani internus

garantiert wird. Die Darstellung des inneren Sphinkters mit dem Ultraschall ist also ein Baustein in der gesamten proktologischen Diagnostik. Dieser ist heutzutage als unersetzlich anzusehen.

Betrachtet man den inneren Sphinkter beim Mann und bei der Frau, so zeigen sich die Unterschiede sehr deutlich. Bei der Frau ist die ventrale Zirkumferenz deutlich kürzer, was bei der Seitenansicht sehr gut nachvollziehbar ist. Dazu dreht man den 3D-Würfel so im Raum, dass alle 3 Ebenen gleichzeitig zu sehen sind. Danach kann man den Würfel aufschneiden und so die Muskulatur gut beurteilen. Beim Mann ist die Länge der ventralen und dorsalen Zirkumferenz gleich (Abb. 7.6).

Die Muskelverletzungen können in der Regel bis zu einem gewissen Grad kompensiert werden. Vielmehr ist für die proktologischen Fragestellungen relevant, wie viel Muskel intakt ist und wie viel von der Zirkumferenz vernarbt/verletzt ist. Diese Aussagen sind für eventuelle Therapieplanungen von Bedeutung und müssen vor Eingriffen etc. geklärt werden. Stellt der Untersucher bei einer Ultraschalluntersuchung eine Muskelverletzung fest, so sollte er diese dokumentieren und beschreiben. Diese Schritte sind wichtig, da sie eine nachvollziehbare Quantifizierung der Verletzungen etc. darstellen, mit der der Therapeut arbeiten kann. Es sollten die Ausdehnung der Verletzung in Grad der Zirkumferenz (z. B. 45°), die eindeutige Lokalisation (zwischen 3 und 6h SSL) und Längsaus-

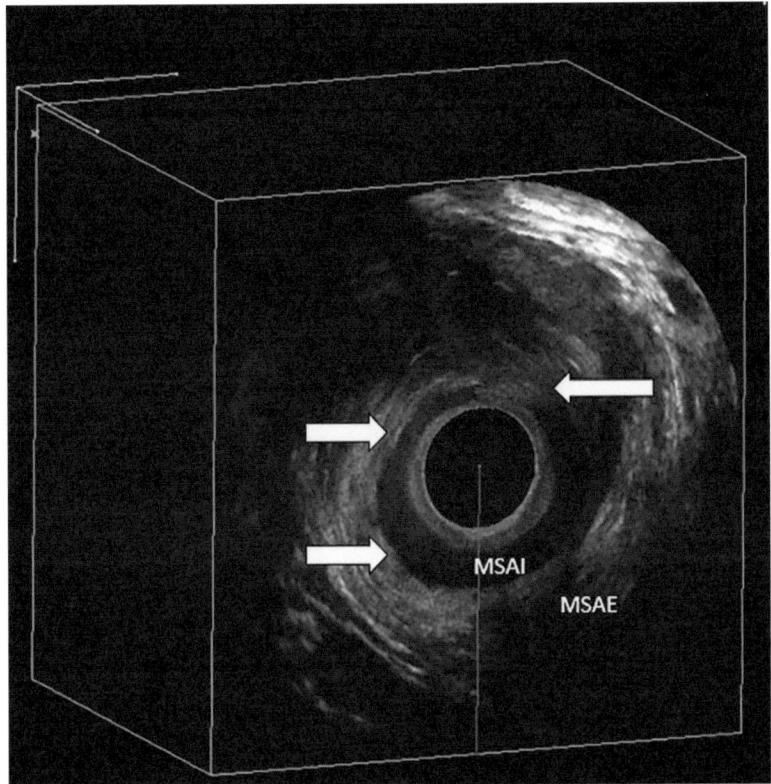

Abb. 7.4 Kallibersprünge im Muskelverlauf (Pfeile) – deuten in der Regel auf Pathologien. MSAE – Musculus sphincter ani externus, MSAI – Musculus sphincter ani internus

dehnung (z. B. 2 cm distal) angegeben werden. Durch die Möglichkeit der Ablage von einzelnen aussagekräftigen JPEG-Bildern können die relevanten Sphinkter-Verletzungen verdeutlicht werden (Abb. 7.7).

7.4 3D-Endosonografie des äußeren Sphinkters

Der äußere Sphinkter entgeht nicht selten der Beurteilung durch Ultraschall. Der Grund hierfür liegt nicht etwa in eingeschränkter Beurteilbarkeit (diese ist hervorragend), sondern in der Tatsache, dass man sich allzu oft auf den inneren Sphinkter konzentriert und den äußeren dann außer Acht lässt. Deshalb ist das standardisierte Abarbeiten des gesamten 3D-Würfels ein sinnvolles Vorgehen, um diese Fehler zu vermeiden. Die meisten Verletzungen des äußeren Sphinkters werden durch Geburtstraumata verursacht (Tejedor P. et al. 2019) und liegen ventral zwischen 9 und 3h SSL. Abhängig von dem Patientenkollektiv kann es jedoch auch anders sein (z. B. in Kliniken mit CEDE-Patienten). Deshalb sollte man als Untersucher jede Ultraschalluntersuchung unvoreingenommen durchführen und alle relevanten Strukturen abarbeiten. Die Ultraschalluntersuchung des äußeren Sphinkters kann bei stark atrophierter und ausgedünnter Muskulatur durchaus Schwierigkeiten bereiten. Die richtige Einstellung der Graustufen kann helfen, diese Probleme zu beheben.

Um eine komplette Abbildung aller Sphinkter-Anteile zu erhalten, muss die Eindrings- und Abbildungstiefe etwas erhöht werden (ca. 4–5 cm). Dadurch kann der gesamte äußere Sphinkter betrachtet werden, ohne die

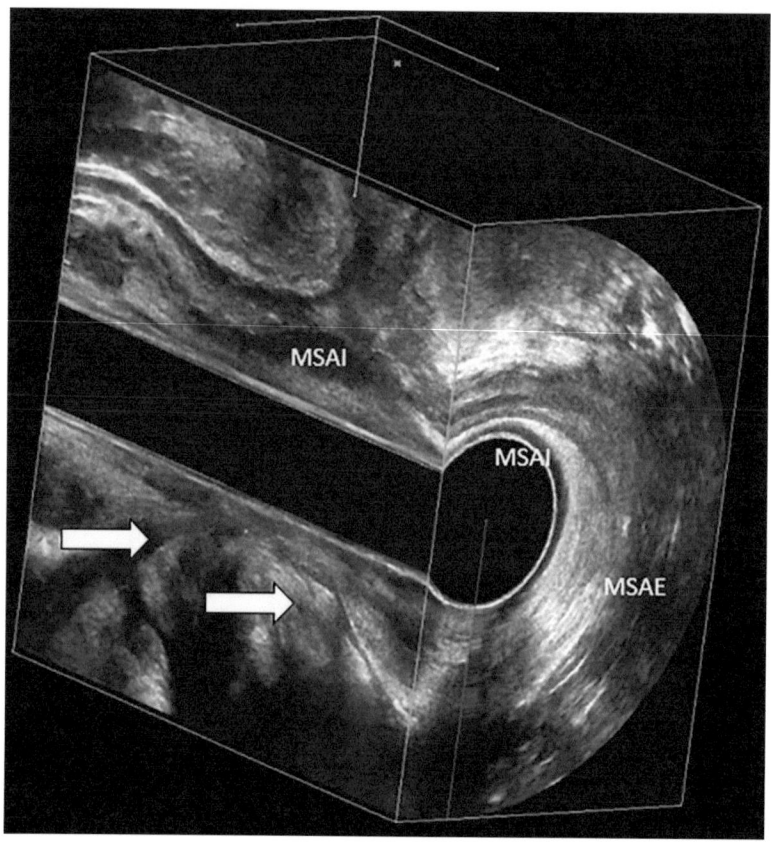

Abb. 7.5 Verziehungen/Richtungsänderungen im Muskelverlauf – können durch andere Pathologien an Nachbarstrukturen verursacht werden. MSAE – Musculus sphincter ani externus, MSAI – Musculus sphincter ani internus

Randbezirke abzuschneiden. In der Regel wird die gesamte 360°-Zirkumferenz dargestellt. Bei speziellen Fragestellungen kann man auch einen Teilbereich auswählen. Die Drehung des resultierenden 3D-Würfels in einer Position, bei der alle 3 Ebenen sichtbar sind, erleichtert die Beurteilung. Danach sollte der gesamte Würfel Schritt für Schritt durchgescrollt werden.

Um die häufigen Geburtsverletzungen zu veranschaulichen, kann der 3D-Würfel wie gewohnt (3 Ebenen) gedreht und die obere Ebene schrittweise durchgescrollt werden. Damit werden die ventralen Anteile des äußeren Sphinkters durchwandert und eventuelle Defekte detektiert. Dieses Vorgehen ist zur Detektion von Geburtsverletzungen besonders gut geeignet, da die Externus-Fasern besonders gut abgebildet werden können und ihre Unterbrechungen/Vernarbungen

klar zum Vorschein kommen (Abb. 7.8). Findet man eine Unterbrechung der Muskelfasern, so sollten alle anderen Ebenen ebenfalls examiniert werden. Das Vorhandensein von Unterbrechung in allen Ebenen untermauert den Befund dann schließlich.

7.5 Kombinierte Sphinkter-Schäden

Es ist klar, dass die Verletzungen der Muskulatur sich nicht unbedingt auf die einzelnen Muskelanteile beschränken müssen. Sie haben oft einen traumatischen (Geburtstrauma) (Guzmán Rojas RA et al. 2015; Sudoł-Szopińska I et al. 2001) und seltener iatrogenen (Operationen) (Pucciani F 2018) Charakter. Deshalb ist es nicht selten,

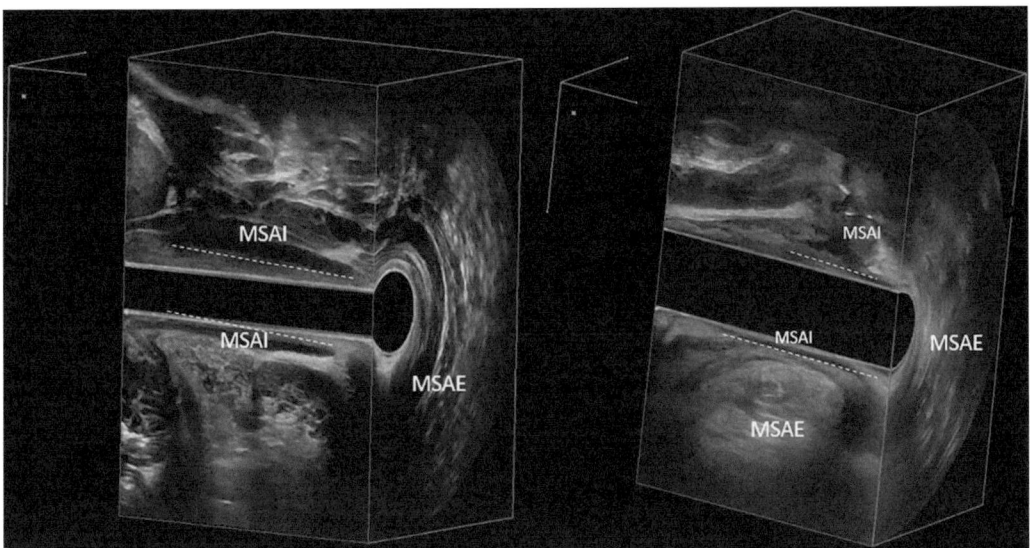

Abb. 7.6 Unterschied in der ventralen Muskellänge zwischen Mann (links) und Frau (rechts). Bei der Frau ist die ventrale Muskelmasse kürzer. Dieser Unterschied lässt sich am besten im Anschnitt von der Seite beobachten. MSAE – Musculus sphincter ani externus, MSAI – Musculus sphincter ani internus

dass beide Muskelanteile der Schließmuskulatur betroffen sind. Es klingt recht banal, man kann jedoch häufig die Beschreibung von Teilverletzungen beobachten. Dies entsteht durch ein beim Ultraschall recht häufiges Phänomen. Die Untersucher fokussieren ihre Aufmerksamkeit auf den ersten Befund (Defekt des inneren Sphinkters) und übersehen die weiteren Pathologien (Defekt des äußeren Sphinkters). Dies wird durch die menschliche Natur noch verstärkt und muss aktiv von jedem Untersucher durch standardisiertes Abarbeiten von allen abgebildeten Strukturen „bekämpft" werden. Die Anamnese des Patienten (Voroperationen, Abszesse, Fisteln etc.) helfen dabei, die möglichen Pathologien einzugrenzen. Die immer besser werdende Sonden-Technik und Software vereinfachen die Diagnostik erheblich. Die Kehrseite ist die Abbildung von sehr vielen anatomischen Strukturen (die bis dato unmöglich war), die der Untersucher nun korrekt einordnen und von Pathologien trennen muss. Dennoch ist der Ultraschall ein hervorragendes Tool zur Beurteilung von äußerem Sphinkter, welches bei der Therapieentscheidung und Begleitung hilft. Der Untersucher selbst muss dabei die Möglichkeit von kombinierten Sphinkter Schäden in Betracht ziehen.

Die Muskelfasern des äußeren Sphinkters zeigen sich im Ultraschall echoreich/hell. Die Defekte/Verletzungen zeigen sich dagegen dunkler. Dies ist meistens so, jedoch nicht ohne Einschränkungen. Durch die ungleichmäßige Geometrie der Muskel-Fasern wird der Schall nicht immer gleich reflektiert und die abgebildeten Bereiche unter Umständen heller/ oder dunkler abgebildet. Die zahlreichen anderen Effekte (Reflexion, Ablenkung etc.) tun ihr Übriges. Deshalb sind Automatismen (heller Muskel – dunkler Defekt etc.) nur eingeschränkt gültig und müssen dem Untersucher bekannt sein.

7.6 Mögliche Fehlerquellen bei der Sphinkter-Beurteilung

Es ist möglich, beim Ultraschall der Schließmuskulatur Fehler zu begehen, die eine Pathologie-Suche erschweren oder gar unmöglich machen. Die meisten dieser Fehler passie-

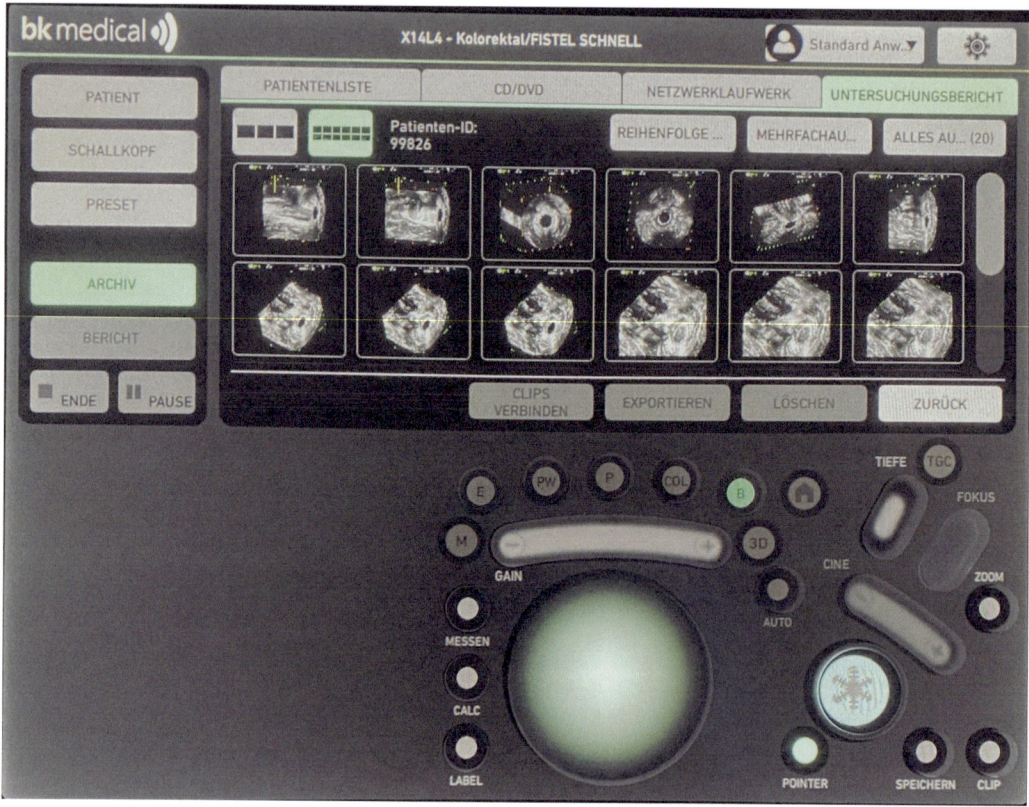

Abb. 7.7 Ablage von einzelnen aussagekräftigen JPEG-Bildern auf der Ultraschallgerät-Arbeitsfläche zur späteren Schnellansicht

ren auf dem Weg zur Bilderstellung, also bei den Geräteeinstellungen. Die Unkenntnis der Möglichkeiten führt die meisten Nutzer bestenfalls zu den Presets, die bereits viele richtige Parameter beinhalten. Eine recht hohe Zahl der Untersucher benutzt die Ultraschallsonde mit den Einstellungen, die gerade aktiviert sind (z. B. durch vorangehende Untersuchung), was jedoch eher einem Glücksspiel gleicht. Diese erste Fehlerquelle ist also unbedingt zu vermeiden, da es völlig unklar ist, wo der Fokus der vorangehenden Untersuchung lag.

Eine häufige Fehlerquelle ist die falsche Einstellung der Tiefe, sodass sehr viel umliegendes Gewebe im 3D Würfel abgebildet wird und im Nachhinein Zoom zum Einsatz kommt um die Strukturen betrachten zu können. Beabsichtigt man eine Übersichtsaufnahme des Bereiches anzufertigen ist dieses Vorgehen korrekt. Will man

jedoch die einzelnen Sphinkter Muskelanteile sehen, muss eine separate Detaildarstellung erfolgen. Das bedeutet automatisch, dass alle relevanten Parameter (Frequenz, Tiefe, Abstände etc.) angepasst werden müssen.

Ein weiterer Fehler ist die falsche Interpretation von Darstellungs-Modi wie z. B. Rendering. Hier ist nicht nur die Unkenntnis der Funktionsweise dieser Visualisierungshilfe gefährlich, sondern die Tatsache, dass es weitere Parameter gibt, die nach der Bilderstellung die Abbildung beeinflussen können. Dazu gehören z. B. Opazität, Transparenz etc. Durch die Veränderung dieser Parameter können Muskelteile (teilweise oder ganz) weggeblendet/unsichtbar gemacht werden. Dies ist im schlechtesten Fall die Ursache für eine komplette Fehldiagnose (Abb. 7.9 und 7.10).

Die Interpretation von 4UP und 6UP (falls vorhanden) erfordert die Übersetzung der Schnittbild-

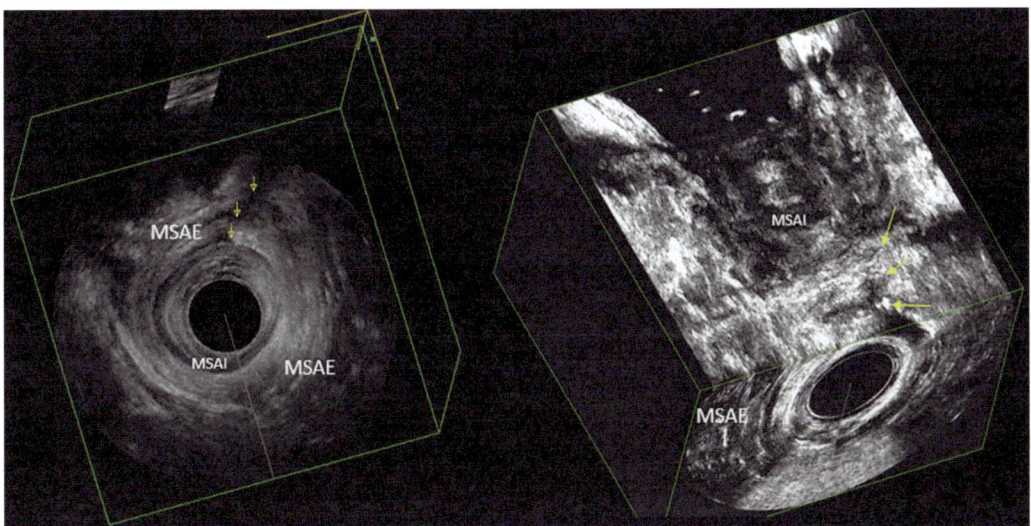

Abb. 7.8 Darstellung der unterbrochenen Fasern des äußeren Schließmuskels (Pfeile) durch schrittweises Anschneiden der Muskelfasern. Der Würfel wird dabei zum Untersucher gedreht, so dass drei Schnittflächen sichtbar sind. Dadurch kann die Muskelverletzung besser beurteilt werden. MSAE – Musculus sphincter ani externus, MSAI – Musculus sphincter ani internus

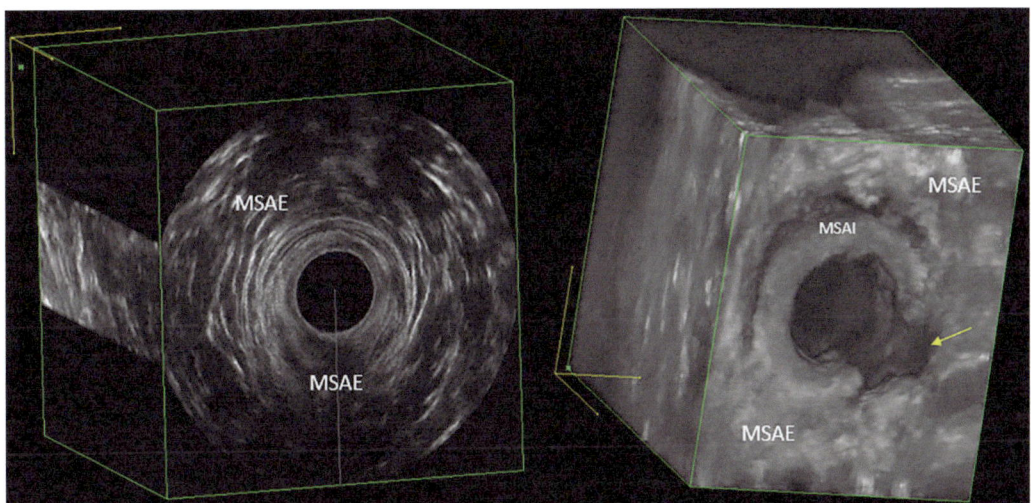

Abb. 7.9 Durch die Veränderung einiger Parameter können Muskelteile (teilweise oder ganz) weggeblendet/unsichtbar gemacht werden. Im Render Mode können geringe Abweichungen der Grauwerte (z. B. durch aufgelagertes Ultraschallgel) bereits zur Unterbrechung der Rekonstruktion führen. Dies ist im schlechtesten Fall die Ursache für eine komplette Fehldiagnose. In diesem Bild wird derselbe Patient mit und ohne Muskelunterbrechung dargestellt. Durch Änderung weiterer Parameter können weitere Strukturen ausgeblendet werden. MSAE – Musculus sphincter ani externus, MSAI – Musculus sphincter ani internus

Anatomie in die 3D-Anatomie. Dies beansprucht räumliches Denken der einzelnen Strukturen und muss geübt werden. Es kann eine Fehlerquelle, aber umgekehrt auch eine große Hilfe sein.

Werden manipulative Maßnahmen, operative Eingriffe etc. in dem untersuchten Bereich geplant, so muss der Zeitpunkt für die Ultraschalluntersuchung korrekt gewählt wer-

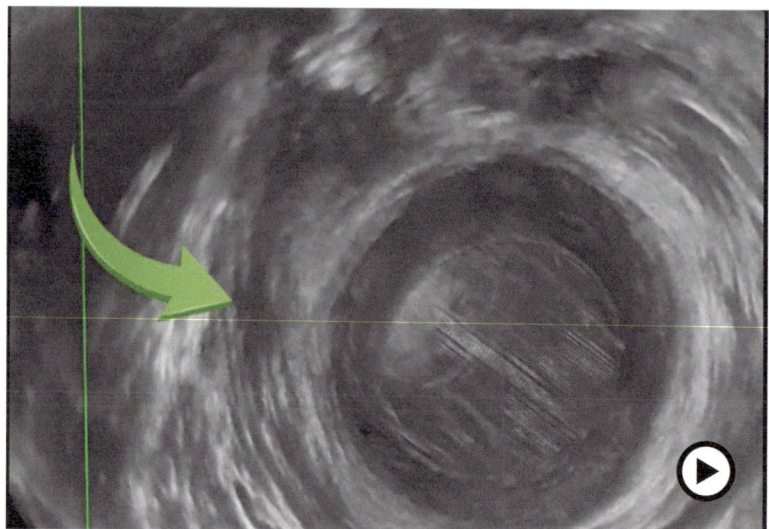

Abb. 7.10 Video 7.1 (▶ https://doi.org/10.1007/000-enf)

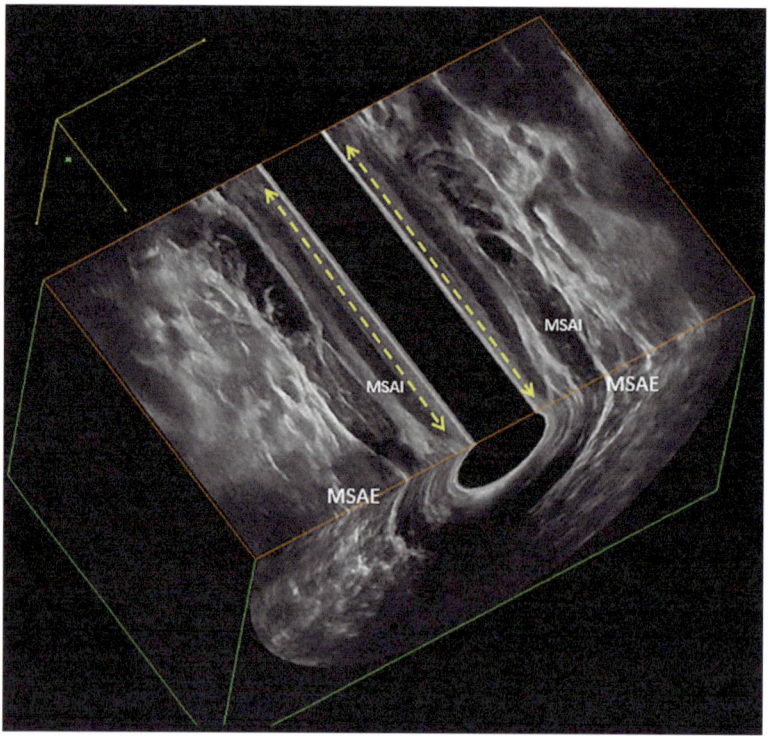

Abb. 7.11 Messung der Länge des inneren Sphinkters (MSAI), die mit der 3D-Technik sehr einfach durchgeführt werden kann. MSAE – Musculus sphincter ani externus

den. Eine Ultraschalluntersuchung der Schließmuskulatur direkt nach OP ist häufig wertlos, da
es zu Umbauprozessen kommt, die einen korrekten Bildaufbau verhindern.

7.7   Beschreibung und Messungen am Schließmuskel

Die Befundung der Schließmuskulatur sollte
so erfolgen, dass eine problemlose und nachvollziehbare Auffindung der Pathologie möglich wird (Murad-Regadas SM et al. 2017). Es
hat sich bewährt, die Lokalisation des Defektes
durch gängige Uhrzeit-Angaben zu beschreiben.
Die 3D-Technik erlaubt zudem die Messung der
Ausdehnung in die Tiefe (Abb. 7.11 und 7.12).
Da die Verletzungen/Vernarbungen in unterschiedlichen Bereichen liegen können, macht
es Sinn, auch diese Parameter anzugeben (z. B.
proximaler Anteil des inneren Sphinkters eine
1,2 cm lange Vernarbung, die sich zwischen 12
uns 2h SSL ausdehnt). Die zusätzlichen Abbildungen, die exakt diese Lokalisationen zei-

gen, vereinfachen die Befundung erheblich und
erlauben dann eine Therapiezuordnung. Es ist
von Vorteil, diese Beschreibung immer auf die
gleiche Art und Weise (z. B. durch einen Text-
baustein) durchzuführen. Dies standardisiert das
Vorgehen und minimiert die Fehlerquote erheblich.

Sind operative Maßnahmen geplant, bietet sich an, die Endosonografie präoperativ zur
Messung der Muskulatur zu nutzen. Dabei können die relevanten Muskel vermessen werden
und im Vorfeld bereits geprüft werden, ob die
geplante Maßnahme (z. B. Muskelnaht) sinnvoll ist oder eher durch ein andres Verfahren ersetzt werden sollte. Ist die Muskulatur zu dünn,
die Narbe zu breit etc., kann das Vorgehen angepasst werden.

Genauso bietet sich die Möglichkeit, postoperativ das Ergebnis zu beurteilen. Hier muss
der Zeitpunkt für die Ultraschalluntersuchung
entsprechend gewählt werden. Die postoperative Ultraschall-Befundkontrolle ist aktuell kein Standard-Vorgehen. Sie kann dennoch durchgeführt werden. Dabei zeigen sich

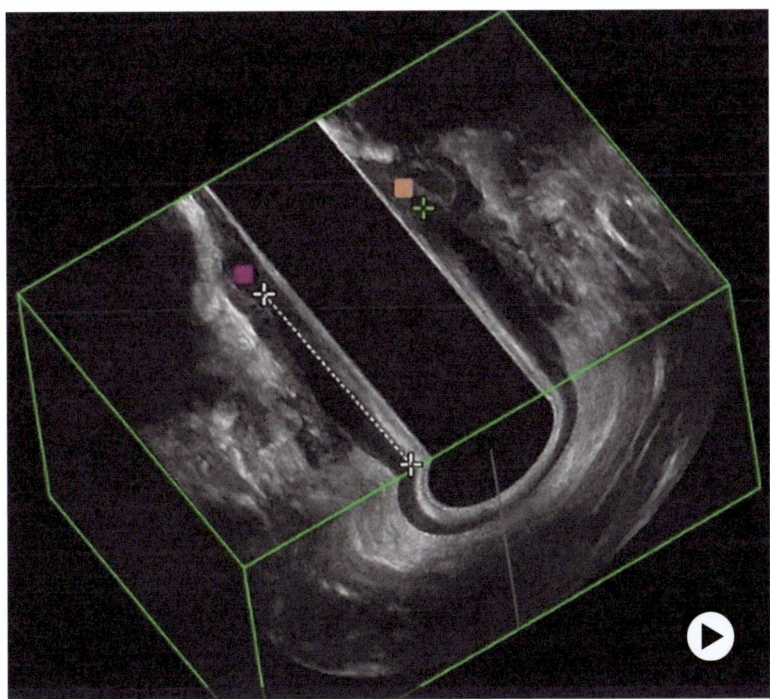

Abb. 7.12   Video 7.2 (▶ https://doi.org/10.1007/000-ene)

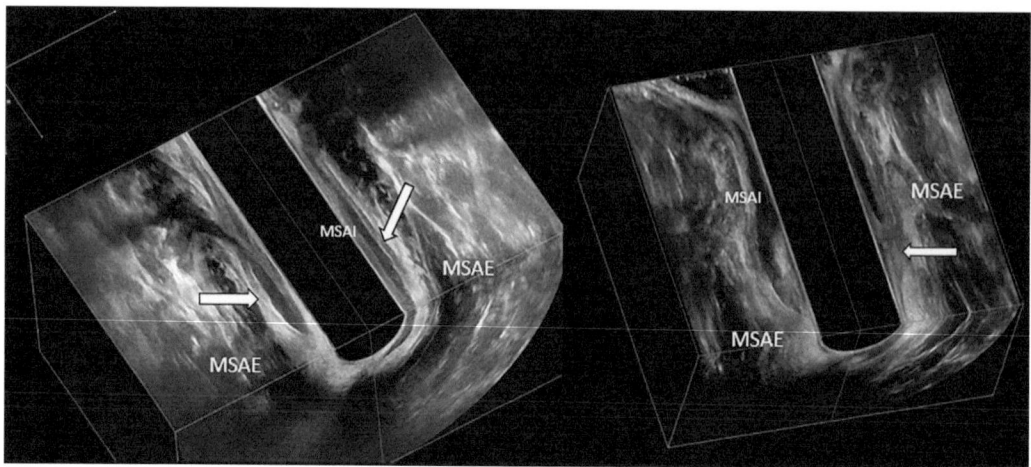

Abb. 7.13 Muskelveränderungen/Verletzungen (Pfeile), die durch operative Eingriffe entstanden sind, obwohl keine operativen Maßnahmen am Muskel selbst durchgeführt worden sind. (links) Z.n. Hämorrhoiden OP, (rechts) nach Fistel-OP. MSAE – Musculus sphincter ani externus, MSAI – Musculus sphincter ani internus

gelegentlich „Überraschungen", was die Muskulatur anbetrifft. Dies gilt nicht nur für Operationen an Muskeln, sondern ebenso für Hämorrhoiden, Fisteln und andere Eingriffe am Analkanal. Dabei kann man nicht selten sehen, dass es zu Muskeldestruktion/Vernarbung kommen kann, obwohl man nicht am Muskel selbst, sondern an muskelnahen Strukturen operiert hatte (Abb. 7.13). Anscheinend reicht gelegentlich die intraoperative Manipulation aus, um diese zarten Strukturen dauerhaft negativ zu beeinflussen. Dies sollte man sich stets vor Augen führen und bei der Durchführung von operativen Maßnahmen berücksichtigen. Für die Fistelchirurgie bedeutet das, dass eine mehrfache Rekonstruktion (mit der beabsichtigten Muskelerhaltung) trotzdem indirekt zur Destruktion der Muskelfasern in diesem Bereich führt.

Die dreidimensionale Schließmuskel-Darstellung ist, wie erwartet, der 2D-Technik deutlich überlegen. Sie zeigt die tatsächlichen Verhältnisse wesentlich genauer und bietet kontinuierliche Ansichtsmöglichkeiten der gesamten Muskulatur. Durch die sehr hohe Auflösung (0,2 mm Max.) ist praktisch jede einzelne Muskelfaser einsehbar. Zusätzlich können andere Prozesse (Tumor etc.) z. B. durch Erhöhung der Graustufenanzahl etc. besser dis-

kriminiert werden. Die unterschiedlichen 3D-Ansichtsmodi erlauben dann die Eingrenzung der Pathologie, die zweidimensional nur mühsam erarbeitet werden muss. Eine weitere Möglichkeit, die Muskelfunktion abzuschätzen, ist die Anwendung der Perfusion-Abbildung. Dies ist kein Standard-Verfahren, bietet aber eine zusätzliche Entscheidungshilfe.

Literatur

Fenner DE, Kriegshauser JS, Lee HH, Beart RW, Weaver A, Cornella JL (1998 Mar) Anatomic and physiologic measurements of the internal and external anal sphincters in normal females. Obstet Gynecol 91(3):369–374. https://doi.org/10.1016/s0029-7844(97)00678-9. PMID: 9491862

Gantke B, Schäfer A, Enck P, Lübke HJ (1993 Nov) Sonographic, manometric, and myographic evaluation of the anal sphincters morphology and function. Dis Colon Rectum 36(11):1037–1041. https://doi.org/10.1007/BF02047296. PMID: 8223056

Giroux M, Naqvi N, Alarab M (2023 Sep) Correlation of anorectal symptoms and endoanal ultrasound findings after obstetric anal sphincter injuries (OASIS). Int Urogynecol J 34(9):2241–2247. https://doi.org/10.1007/s00192-023-05491-8. Epub 2023 Apr 18 PMID: 37071137

Guzmán Rojas RA, Kamisan Atan I, Shek KL, Dietz HP (2015 Sep) Anal sphincter trauma and anal incontinence in urogynecological patients. Ultrasound Obstet Gynecol 46(3):363–366. https://doi.org/10.1002/uog.14845. Epub 2015 Aug 10 PMID: 25766889

Irwin MP, Ooi K, Mackowski A (2024 Jul 1) Endoanal Ultrasonography. Dis Colon Rectum 67(7):e1452–e1453. https://doi.org/10.1097/DCR.0000000000003232. Epub 2024 Mar 13 PMID: 38479015

Murad-Regadas SM, da S Fernandes GO, Regadas FS, Rodrigues LV, Filho FS, Dealcanfreitas ID, da Silva Vilarinho A, da Cruz MM (2017 Apr) Usefulness of anorectal and endovaginal 3D ultrasound in the evaluation of sphincter and pubovisceral muscle defects using a new scoring system in women with fecal incontinence after vaginal delivery. Int J Colorectal Dis 32(4):499–507. https://doi.org/10.1007/s00384-016-2750-z. Epub 2016 Dec 29. PMID: 28035460

Pucciani F (2018 Dec) Post-surgical fecal incontinence. Updates Surg. 70(4):477–484. https://doi.org/10.1007/s13304-017-0508-y. Epub 2017 Dec 30 PMID: 29290046

Rociu E, Stoker J, Eijkemans MJ, Laméris JS (2000 Nov) Normal anal sphincter anatomy and age- and sex-related variations at high-spatial-resolution endoanal MR imaging. Radiology 217(2):395–401. https://doi.org/10.1148/radiology.217.2.r00nv13395. PMID: 11058634

Schäfer A, Enck P, Fürst G, Kahn T, Frieling T, Lübke HJ (1994 Aug) Anatomy of the anal sphincters. Comparison of anal endosonography to magnetic resonance imaging. Dis Colon Rectum 37(8):777–81. https://doi.org/10.1007/BF02050142. PMID: 8055722

Sudoł-Szopińska I, Jakubowski W, Cendrowski K, Sarti D, Nita ZJ, Welz B (2001 Jul) Mozliwości ultrasonografii przezodbytniczej w diagnostyce uszkodzeń położniczych zwieraczy odbytu [Transanal ultrasonography for diagnosis of obstetric anal sphincter trauma]. Ginekol Pol 72(7):574–82. Polish. PMID: 11599241

Tejedor P, Plaza J, Bodega-Quiroga I, Ortega-López M, García-Olmo D, Pastor C (2019 Dec) The role of three-dimensional endoanal ultrasound on diagnosis and classification of sphincter defects after childbirth. J Surg Res 244:382–388. https://doi.org/10.1016/j.jss.2019.06.080. Epub 2019 Jul 17 PMID: 31325659

Thubert T, Cardaillac C, Fritel X, Winer N, Dochez V (2018 Dec) Définitions, épidémiologie et facteurs de risque des lésions périnéales du 3e et 4e degrés. RPC Prévention et protection périnéale en obstétrique CNGOF [Definition, epidemiology and risk factors of obstetric anal sphincter injuries: CNGOF Perineal Prevention and Protection in Obstetrics Guidelines]. Gynecol Obstet Fertil Senol 46(12):913–921. French. https://doi.org/10.1016/j.gofs.2018.10.028. Epub 2018 Oct 29. PMID: 30385355

Williams AB, Bartram CI, Halligan S, Marshall MM, Nicholls RJ, Kmiot WA (2001 May) Multiplanar anal endosonography–normal anal canal anatomy. Colorectal Dis 3(3):169–174. https://doi.org/10.1046/j.1463-1318.2001.00226.x. PMID: 12790984

Anale 3D-Endosonografie: Anale Tumoren

8

Thomas Kuruc

Inhaltsverzeichnis

Zusammenfassung

Bei der Untersuchung von analen Tumoren hat die Endosonografie ihre Wertigkeit. Insbesondere bei Beurteilung kleiner Raumforderungen ist der Ultraschall dem MR überlegen. Das Analkarzinom ist eine Entität, welche weltweit zunimmt. Es sollte zwischen Analrand- und Analkanalkarzinomen unterschieden werden, dabei ist auf die verschiedenen Lymphabflusswege zu achten. Während das Analrandkarzinom nach inguinal drainiert, können Analkanalkarzinome, je nach Penetration, ins Rektum perirektal drainieren. Die Klassifizierung des Analkarzinoms erfolgt nach Größe. Das Ausmaß der Schließmuskelinfiltration wird nicht berücksichtigt, sollte aber dokumentiert werden. Die Beurteilung des Lymphknotenstatus ist nur eingeschränkt möglich, hier sollte stets ergänzend ein MR erfolgen. Insbesondere bei ausgeprägtem Tumorwachstum erfährt die Endosonografie eine Limitation. Die Endosonografie kann auch zur Beurteilung des Therapieansprechens nach Radiochemotherapie verwendet werden, sollte aber mit einer klinischen palpablen Untersuchung und mit einer Anoskopie kombiniert werden.

- Zur Beurteilung des Analkanals und seiner Tumoren ist eine Ultraschallsonde von 5 bis 12 MHz, welche zuvor lubrifiziert wurde, ausreichend
- Einführen der Sonde unter Beachtung der Anatomie und Schonung des Patienten
- Die 3D-Endosonografie kann durch ihre gute Verfügbarkeit rasch einen Überblick über das Ausmaß einer Tumorerkrankung verschaffen und ist einer 2D-Endosonografie überlegen

T. Kuruc (✉)
Cellitinnen Krankenhaus St Peter, Wuppertal, Deutschland
E-Mail: koloproktologie.kh-petrus@cellitinnen.de

© Der/die Autor(en), exklusiv lizenziert an Springer-Verlag GmbH, DE, ein Teil von Springer Nature 2025
M. Kowallik (Hrsg.), *Anorektale 3D-Sonografie und Beckenbodensonografie*,
https://doi.org/10.1007/978-3-662-69765-8_8

- Das Analkarzinom ist mit einem Anteil von unter 5 % aller bösartigen Neubildungen im Gastrointestinaltrakt und einer Inzidenz von 1–2 pro 100.000 ein relativ seltener Tumor
- Darstellung der Sphinkteren im Bezug zum Tumor
- Beurteilung des Tumors. Besteht eine Infiltration oder wächst der Tumor verdrängend?
- Wie ist die Beziehung des Tumors zu Nachbarstrukturen? Sind weibliche oder männliche Organe oder Levator-/anale Sphinktermuskulatur mitinvolviert?
- Sind Lymphknoten sichtbar? Wie stellen sich diese dar?
- Falls vorhanden, die Hinzunahme von Hilfsmitteln; farbkodierte oder Power-, Dopplersonografie, Kontrastmittel, Elastografie

8.1   Einleitung

Die Bildgebung des Analkanals und ihrer Tumoren kann mit verschiedenen Verfahren wie Ultraschall, MRT, CT und PET-CT durchgeführt werden. Für den proktologisch tätigen Arzt ist der Ultraschall aber am naheliegendsten und am schnellsten verfügbar. Für den klinischen Einsatz hat die Endosonografie die mit Abstand höchste Auflösung, sowohl räumlich als auch zeitlich, mit Visualisierung von Submillimeter-Strukturen und Echtzeit-Scanning. Die Genauigkeit der Endosonografie ist im Analkanal vergleichbar mit der Magnetresonanztomografie (MRT) und ist z. B. bei der Beurteilung von äußeren analen Schließmuskelverletzungen der MRT überlegen (Malouf et al. 2000). Zu den Vorteilen der Endosonografie im Vergleich zur MRT gehören reduzierte Kosten, eine breite Verfügbarkeit, eine bessere Patientenverträglichkeit sowie die Möglichkeit, dies auch bei Patienten mit Kontraindikationen für das MRT wie Klaustrophobie, metallische Implantate oder Niereninsuffizienz (sofern Kontrastmittel er-

forderlich wäre) durchzuführen (Parikh et al. 2011).

Die Endosonografie wird mit speziellen elektronischen und mechanischen Endosonden von 5 bis 12 MHz für radiale, lineare oder gekrümmte Schallköpfe durchgeführt. In den Händen eines erfahrenen Anwenders stellt die Endosonografie ein unverzichtbares Instrument bei der Beurteilung sowohl gutartiger als auch bösartiger Analerkrankungen dar. Alle Ultraschalltechniken, einschließlich Farbdoppler, Kontrastverstärkung und Elastografie, können auf der Grundlage der aktuellen in den Ultraschallgeräten integrierten Software eingesetzt werden (Nuernberg et al. 2019).

Beim vorsichtigen Einführen der lubrifizierten Sonde in den Analkanal besteht bedingt durch die Enge des Analkanals fast immer eine gute Kopplung der Sonde mit der analen Wand, sodass im Gegensatz zum Rektum hier ein Wasservorlauf nicht notwendig ist.

Auch ist bei Patienten mit Analerkrankungen eine Darmvorbereitung nicht erforderlich.

Ein besonderer Vorteil ist die 3D-Endosonografie. Der 360-Grad-Schallkopf ist in der Lage, 3D-gerenderte Bilder zu erzeugen, um eine bessere Visualisierung des volumetrischen Erscheinungsbildes der normalen Anatomie und der auffälligen Befunde zu ermöglichen. So konnte bereits gezeigt werden, dass die 3D-Endosonografie das Staging von Analkarzinomen, einschließlich rezidivierendem Analkarzinom, im Vergleich zu 2D-Techniken verbessert (Christensen et al. 2004 und 2009).

8.2   Das Analkarzinom

Das Analkarzinom ist mit einem Anteil von unter 5 % aller bösartigen Neubildungen im Gastrointestinaltrakt und einer Inzidenz von 1–2 pro 100.000 ein relativ seltener Tumor (Robert Koch-Institut. *Zentrum für Krebsregisterdaten – Datenbankabfrage.* 2024). Die Inzidenz nimmt weltweit zu. Zwischen 2001 und 2015 hat sich in den USA die Inzidenz der lokoregionären Primärerkrankungen der Plattenepithelkarzinome des Anus fast verdoppelt, und die Inzidenz von Fernabsiedlungen verdreifacht (Deshmukh et al. 2020).

Wobei doppelt so viele Frauen mit Analkarzinom diagnostiziert werden und das Durchschnittsalter bei der Diagnose bei 60 Jahren liegt. Die meisten Analkarzinome sind mit einer Infektion mit dem humanen Papillomavirus (HPV) assoziiert, insbesondere mit HPV 16, das in etwa 70 % der Fälle nachgewiesen wird (Daling et al. 2004). So stellt Gebärmutterhals- oder Vulvakrebs in der Vorgeschichte der Frauen einen Risikofaktor dar (Assi et al. 2014). Ebenso besteht eine starke Assoziation von Analkrebs mit HIV-Infizierten, Männern mit rezeptivem Analverkehr sowie mit immunsupprimierten Transplantatempfängern und sonstigen erheblich immunkompromittierten Patienten.

Das Plattenepithelkarzinom ist mit einem Anteil von über 90 % die häufigste Entität bei analen Malignomen. Dennoch ist die histologische Bestätigung obligatorisch, da auch andere Histologien möglich sind, darunter Adenokarzinome, Melanome, gastrointestinale Stromatumoren, schlecht differenzierte neuroendokrineTumoren und Lymphome (Glynne-Jones et al. 2014).

Die Abgrenzung von Analkanal- und Analrandkarzinomen hat eine prognostische Bedeutung und bedingt darüber hinaus ein differenzielles diagnostisches und therapeutisches Management. Praktisch werden alle Analkarzinome, die bei äußerer Inspektion unter Spreizung der Nates nicht oder nicht vollständig gesehen werden können, als Analkanalkarzinome angesehen. Analrandkarzinome dagegen befinden sich im Bereich der perianalen Haut innerhalb eines Radius von bis zu 5 cm vom anokutanen Übergang (Linea anocutanea). Analrandkarzinome sind unter Spreizung der Nates vollständig sichtbar und ihr überwiegender Gewebeanteil befindet sich nicht außerhalb des Radius von 5 cm um die Linea anocutanea. Eine eindeutige Abgrenzung kann, besonders bei sehr ausgedehnten Karzinomen, schwierig sein (S3-Leitlinie Analkarzinom 2020).

Tumore des Analrandes sind im Allgemeinen gut differenziert und treten häufig bei Männern auf, im Gegensatz zu Analkanalkarzinomen, die normalerweise schlecht differenziert und häufiger bei Frauen auftreten. Bei tiefen Analkanalkarzinomen im Rektum erfolgt die Metastasierung über den proximalen Lymphabfluss zu den perirektalen Knoten entlang der Arteria mesenterica inferior. Unmittelbar über der Zahnlinie befindet sich der Lymphabfluss zu den inneren Pudendalknoten und zum inneren Beckensystem. Distal der Dentallinie drainiert die perianale Haut zu den Leisten-, Femur- und äußeren Beckenknoten.

Das histologische Grading unterliegt einer Untersucherabhängigkeit, und bei größeren Tumoren ist eine erhebliche Heterogenität zu beobachten. Es wurde angenommen, dass hochgradige eine schlechtere Prognose haben, aber dies wurde nach multivariater Analyse nicht bestätigt. Histologische Subklassifizierungen von Basaloid-, Transitionell-, Sphäroidal- und Kloakogenzellkarzinom haben keinen zusätzlichen bestätigten Einfluss auf das Management. Einige Autoren berichten, dass ein basaloider histologischer Subtyp ein höheres Risiko für die Entwicklung einer metastasierenden Erkrankung hat. Die Tumorbiologie und Prognose von keratinisierenden und nicht-keratinisierenden Tumoren des Analkanals scheinen ebenfalls ähnlich zu sein. Verruköse Karzinome sind eine Variante und werden manchmal als Riesenkondylome oder Buschke-Löwenstein-Tumore beschrieben, die eine bessere Prognose haben können als Plattenepithelkarzinome (Glynne-Jones et al. 2014).

8.3 TNM-Klassifizierung des Analkarzinoms

Die Stadieneinteilung des Analkarzinoms erfolgt nach dem 8. AJCC Staging Manual für die TNM-Klassifikation (Janczewski et al. 2023).

Während das Staging des Rektumkarzinoms von der Invasionstiefe des Tumors (T-Stadium) und der Anzahl der betroffenen regionalen Lymphknoten (N-Stadium) abhängt, hängt das Staging des Analkarzinoms von der Größe der Primärmasse und der Kombination der beteiligten regionalen Lymphknoten ab.

So werden Karzinome, welche größer oder gleich 2 cm in der größten Ausdehnung sind, als T1-Karzinome definiert. Tumoren, welche größer als 2 cm, aber kleiner oder gleich 5 cm, sind als T2-Karzinome zu klassifizieren. Hingegen werden Tumoren, welche größer als 5 cm in ihrer größten Ausdehnung sind, als T3-Karzinome eingeteilt. Eine Infiltration in Nachbarorgane wie Vagina, Harnröhre oder Blase werden als T4-Karzinome beurteilt. Die Invasion von Schließmuskel oder Rektum wird hierbei nicht berücksichtigt.

Der Untersucher sollte jedoch bei Beurteilung des Krebsleidens auch das Ausmaß der Schließmuskelinfiltration dokumentieren, da dies zu erheblichen Einschränkungen des Kontinenzorgans und somit zur Lebensqualität des Patienten führen kann (Vandecaveye et al. 2012).

Das Analkarzinom hat im Ultraschall ein eingegrenztes echoarmes Aussehen; nach Behandlung mittels Radiochemotherapie ist eher eine gemischte Echodichte mit einem matten grauen Erscheinungsbild typisch (Tarantino et al. 2002). Beteiligte perirektale Lymphknoten können in der Endosonografie als vergrößerte (≥1 cm), runde echoarme Strukturen identifiziert werden (Parikh et al. 2011).

Im 3D-Ultraschallbild ist der echoarme Ring des Internus vor allem distal eine wichtige echoanatomische Landmarke, welche den Beginn des Analkanals zeigt. Analkarzinome können somit topografisch auch Anhalt des Ultraschallbildes nach ihrer Lage eingeordnet werden. Hilfreich ist, wie bei der Beurteilung der analen Fisteln, die Betrachtung des Sphinkterapparates von der Seite. Die Länge des Internus definiert dabei die Länge des Analkanals. Das Ausmaß des Tumorwachstums kann so in Beziehung zur Länge des Analkanals gebracht werden und so bezüglich der Kontinenzfähigkeit betrachtet werden.

Der optimale Schallkopf für das endoanale Staging hängt von der Erfahrung des Untersuchers ab. Letztlich sind diesem keine Grenzen gesetzt und jeder Schallkopf kann erwählt werden. Während des endoanalen Karzinom-Stagings sollte jeder Tumor mit der größten Dimension in Bezug auf kraniokaudale Länge, Dicke und Ausdehnung im Uhrzeigersinn sowie die

Vorstellung der größten kaudalen Ausdehnung relativ zum anodermalen Übergang beschrieben werden (Nuernberg et al. 2019).

Aus eigener Erfahrung bieten zuweilen begleitende entzündliche Prozesse wie Fisteln oder Abszesse, die bei fortgeschrittenen analen Tumorbefunden auftreten können, deutliche Schwierigkeiten bei der Interpretation der Ultraschallbilder. Während Abzesse durch ihre meist deutliche echoarme Echogenität relativ sicher diagnostiziert werden können, ist die Beurteilung von Fisteln nicht immer sicher. Breite Fistelöffnungen, insbesondere zur Scheide, lassen sich durch Artefakte, welche die Tumormasse unterbrechen, vermuten. Feine Fisteln sind dann meist nur nach Kontrastierung mit verdünntem Wassersoffperoxyd sichtbar. Dabei bittet die 3D-Endosonografie den Vorteil, dass der Befundkubus in allen Achsen beurteilt werden kann.

Zusätzlich zur endoluminalen Beurteilung kann eine Ultraschalluntersuchung der inguinalen Lymphknoten mit einem hochauflösenden 6–10 MHz Linearschallkopf durchgeführt werden, um die lokoregionäre N-Stage-Bewertung zu ergänzen (Otto et al. 2009).

Wobei Lymphknoten in den Leistenregionen bei Verdacht biopsiert werden sollten oder alternativ einer PET-CT-Untersuchung unterzogen werden können.

Die Endosonografie und das MRT sind bei der Beurteilung der lokalen Tumorextension vergleichbar, vor allem wurde darauf verwiesen, dass die Endosonografie der MRT bei der Detektion kleiner oberflächlicher Tumoren mit einer Sensitivität von 100 % bzw. 88,9 % überlegen ist. Dennoch sollte für ein ergänzendes N-Staging eine MRT erforderlich sein, da regionale Lymphknoten außerhalb des Sichtfeldes der Endosonografie liegen (Otto et al. 2009).

8.4 Regressionsbeurteilung

Die Beurteilung des Ansprechens auf die Behandlung nach einer Strahlen-Chemotherapie ist eine Herausforderung.

Die Mehrheit der Rückfälle tritt innerhalb von zwei Jahren nach der Behandlung auf, und

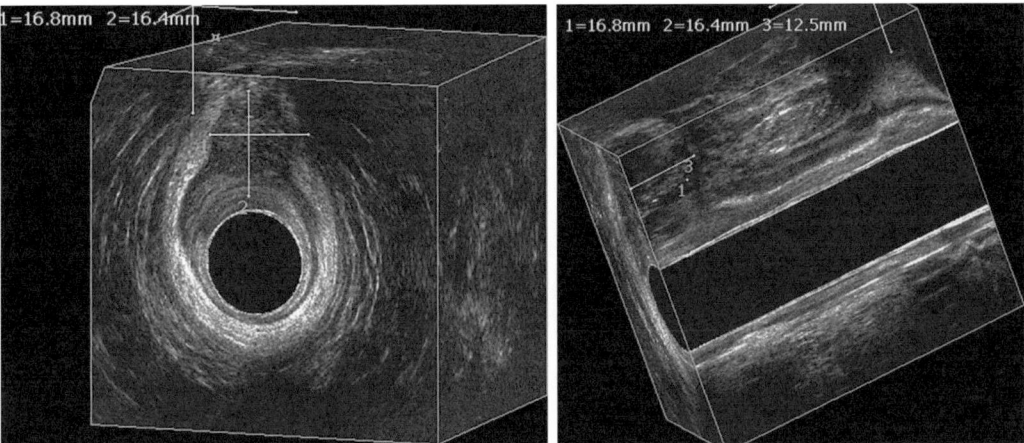

Abb. 8.1 Analkarzinom in 2 Ebenen. Es ist deutlich die Infiltration des Sphinkters zu erkennen

ein Drittel der Fälle kann durch kurative abdominoperineale Amputation behandelt werden, wenn die Diagnose frühzeitig gestellt wird. Die Häufigkeit des lokalen Rezidivs beträgt fast 20 % für Tumoren im Stadium T1, zwischen 10 % und 30 % für Stadium T2 und zwischen 20 % und 40 % für die Stadien T3–T4 (Peiffert et al. 2022).

Die Abb. 8.1 zeigt den Primärtumor und die Abb. 8.2 eine komplette Remission.

Nach den Erfahrungen von Martellucci scheint der transanale Ultraschall in der unmittelbaren Zeit nach der Behandlung keine wertvollen Informationen zu liefern, wenn das durch Tumorregression und die Therapie hinterlassene Narbengewebe nicht klar vom Tumorgewebe zu unterscheiden ist. Nützlichere Informationen lieferten wiederholte Ultraschalluntersuchungen, die während des Nachbeobachtungszeitraums durchgeführt werden, die es ermöglichen, die Entwicklung der gezeigten Anomalien zu vergleichen. Laut Martelucci ist es nach einer Strahlentherapie selten, im Ultraschall eine normale Anatomie zu aufzufinden. Daher ist es nach seiner Ansicht besser, wenn derselbe Untersucher oder dieselbe Arbeitsgruppe die Unterschiede zwischen den Untersuchungsreihen sowie die Entwicklung von Anomalien im Laufe der Zeit beurteilen (Martellucci 2011).

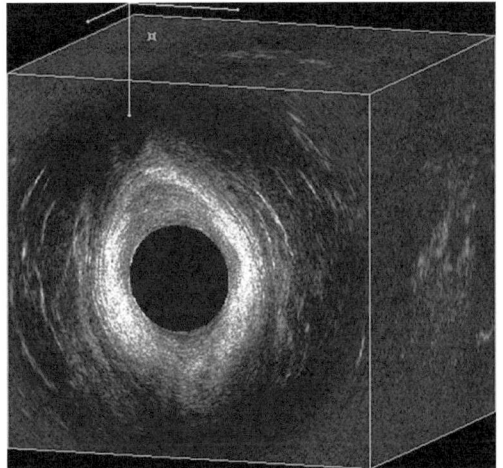

Abb. 8.2 Der Tumor ist nach Radiochemotherapie nicht mehr darstellbar – Komplette Remission. Man beachte die radiogenen Veränderungen – durch den fibrotischen Umbau ist das Bild weniger detailreich, diffuser und leicht echoreicher

Hingegen sehen Herzog et al. bei der Nachsorge von Patienten, die mit Strahlentherapie behandelt werden, die Befähigung der Endosonografie, eine objektive Dokumentation der Behandlungswirkung durchführen zu können (Herzog et al. 1994).

Allgayer et al. fanden häufiger submukosale Verdickungen und Hypervaskularisation bei bestrahlten Patienten (p < 0,01) (Allgayer et al. 2012).

Das radiogen veränderte Gewebe weist häufig eine höhere Echogenität auf. Die Ultraschallbilder sind dadurch weniger kontrastreich und erschweren die Beurteilung.

Eine deutliche Verbesserung in der Detektionsrate von Rezidiven wird durch die 3D-Endosonografie in Kombination mit der Anoskopie und der digitalen Untersuchung erreicht. In der Studie von Christensen betrug die Sensitivität 1,0 für die dreidimensionale Endosonografie in Kombination mit Palpation, 0,86 für die dreidimensionale Endosonografie allein und 0,57 für die zweidimensionale Endosonografie. Die Unterschiede zwischen der zweidimensionalen Endosonografie und der dreidimensionalen Endosonografie allein sowie der zweidimensionalen Endosonografie und der dreidimensionalen Endosonografie + Anoskopie und der digitalen rektalen Untersuchung erreichten beide eine Signifikanz mit P-Werten <0,05 (Christensen et al. 2006).

Bei der Suche nach einem Rezidiv sind diese nicht nur an der Hautoberfläche zu erwarten. Bedingt durch follikuläre Strukturen in der Haut können Rezidive des Plattenepithelkarzinoms auch in der Tiefe der Haut entstehen und können als zystische bis fistulöse Stukturen der Unterhaut darstellbar sein. Ein besonderes Augenmerk ist erforderlich.

8.5   Andere Tumoren des Analbereichs

Neben der Beurteilung der Analkarzinome wird der untersuchende Proktologe mittels der Endosonografie auch auf nicht-epitheliale Tumoren wie Leiomyome, GIST (gastrointestinale Stromatumoren) und Myofibrome treffen (Surabhi et al. 2016).

Dabei haben die meisten der gutartigen Tumoren eine runde oder ovale Form mit gut definierten Kanten, hingegen hatten 88,4 % der bösartigen Läsionen unregelmäßige Kanten (Zhu et al. 2018).

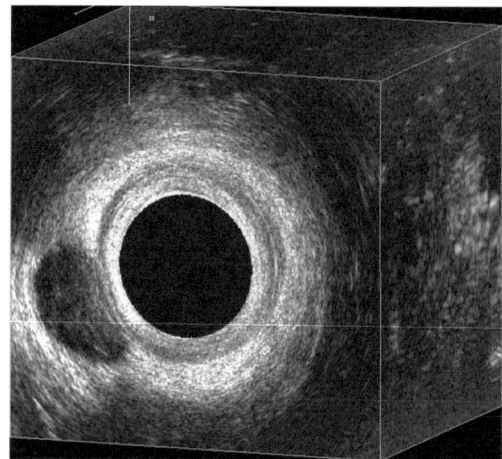

Abb. 8.3 Anales Leiomyom, vom internen Sphinkter ausgehend

Leiomyome im Analbereich sind hierbei sehr selten und können als echoarme, rundliche bis ovale kleine Raumforderungen nachgewiesen werden (Abb. 8.3). Weit häufiger müssen diese Strukturen von Abszessen oder thrombosierten Hämorrhoiden unterschieden werden.

Insbesondere Melanome können mit thrombosierten Hämorrhoiden verwechselt werden.

Bezüglich der Ursprungsschicht, siehe im Kapital Rektale Tumoren sonstige rektale Tumoren.

Auch bei den seltenen Tumorarten ist es zwingend erforderlich, dass der Untersucher die Tumorgrenzen, die Tiefe der Ausdehnung und die Beziehung zu den analen Schließmuskeln sowie zur Beckenmuskulatur gründlich untersucht und beschreibt, um eine optimale chirurgische Behandlung zu gewährleisten.

Literatur

Allgayer H, Ignee A, Zipse S, Crispin A, Dietrich CF (2012 Dec) Endorectal ultrasound and real-time elastography in patients with fecal incontinence following anorectal surgery: a prospective comparison evaluating short- and long-term outcomes in irradiated and non-irradiated patients. Z Gastroenterol 50(12):1281–1286

Assi R, Reddy V, Einarsdottir H, Longo WE (2014) Anorectal human papillomavirus: current concepts. Yale J Biol Med 87(4):537–547

Christensen AF, Nielsen MB, Engelholm SA, Roed H, Svendsen LB, Christensen H (2004) Three-dimensional anal endosonography may improve staging of anal cancer compared with two-dimensional endosonography. Dis Colon Rectum 47:341–345

Christensen AF, Nielsen MB, Svendsen LB, Engelholm SA (2006 Oct) Three-dimensional anal endosonography may improve detection of recurrent anal cancer. Dis Colon Rectum 49(10):1527–1532

Christensen AF, Nyhuus B, Nielsen MB (2009) Interobserver and intraobserver variation of two-dimensional and three-dimensional anal endosonography in the evaluation ofrecurrent anal cancer. Dis Colon Rectum 52:484–488

Daling JR, Madeleine MM, Johnson LG et al (2004) Human papillomavirus, smoking, and sexual practices in the etiology of anal cancer. Cancer 101:270–280

Deshmukh AA, Suk R, Shiels MS, Sonawane K, Nyitray AG, Liu Y, Gaisa MM, Palefsky JM, Sigel K (2020 Aug 1) Recent trends in squamous cell carcinoma of the anus incidence and mortality in the united states, 2001–2015, 2001–2015. J Natl Cancer Inst 112(8):829–838

Glynne-Jones R, Nilsson PJ, Aschele C, Goh V, Peiffert D, Cervantes A, Arnold D; ESMO; ESSO; ESTRO (2014 Jun) Anal cancer: ESMO-ESSO-ESTRO clinical practice guidelines for diagnosis, treatment and follow-up. Radiother Oncol 111(3):330–9

Herzog U, Boss M, Spichtin HP (1994Oct) Endoanal ultrasonography in the follow-up of anal carcinoma. Surg Endosc 8(10):1186–1189

Janczewski LM, Faski J, Nelson H, Gollub MJ, Eng C, Brierley JD, Palefsky JM, Goldberg RM, Washington MK, Asare EA, Goodman KA (2023 Sep-Oct) American Joint Committee on Cancer Expert Panel on Cancers of the Lower Gastrointestinal, Anus Disease Site. Survival outcomes used to generate version 9 American Joint Committee on Cancer stagingsystem for anal cancer. CA Cancer J Clin 73(5):516–523

Leitlinienprogramm Onkologie | S3-Leitlinie Analkarzinom | Version 1.2 | Dezember 2020

Malouf AJ, Williams AB, Halligan S, Bartram CI, Dhillon S, Kamm MA (2000) Prospective assessment of accuracy of endoanal MR imaging and endosonography in patients with fecal incontinence. Am J Roentgenol 175(3):741–745

Martellucci J (2011Mar) Endoanal ultrasound for anal cancer staging. Int J Colorectal Dis 26(3):385–386

Nuernberg D, Saftoiu A, Barreiros AP, Burmester E, Ivan ET, Clevert DA, Dietrich CF, Gilja OH, Lorentzen T, Maconi G, Mihmanli I, Nolsoe CP, Pfeffer F, Rafaelsen SR, Sparchez Z, Vilmann P, Waage JER (2019 Jan) EFSUMB recommendations for gastrointestinal ultrasound part 3: endorectal, endoanal and perineal ultrasound. Ultrasound Int Open. 5(1):E34–E51

Otto SD, Lee L, Buhr HJ, Frericks B, Höcht S, Kroesen AJ (2009 Jul) Staging anal cancer: prospective comparison of transanal endoscopic ultrasound and magnetic resonance imaging. J Gastrointest Surg 13(7):1292–1298

Parikh J, Shaw A, Grant LA, Schizas AM, Datta V, Williams AB, Griffin N (2011 Apr) Anal carcinomas: the role of endoanal ultrasound and magnetic resonance imaging in staging, response evaluation and follow-up. Eur Radiol 21(4):776–785

Peiffert D, Huguet F, Vendrely V, Moureau-Zabotto L, Rivin Del Campo E, Créhange G, Dietmann AS, Moignier A (2022 Feb-Apr) Radiotherapy of anal canal cancer. Cancer Radiother 26(1–2):279–285

Robert Koch Institut (2024) Zentrum für Krebsregisterdaten - Datenbankabfrage. 15.09.2024]; https://www.krebsdaten.de/Krebs/SiteGlobals/Forms/Datenbankabfrage/datenbankabfrage_stufe2_form.html

Surabhi VR, Menias CO, Amer AM, Elshikh M, Katabathina VS, Hara AK, Baughman WC, Kielar A, Elsayes KM, Siegel CL (2016 Sep-Oct) Tumors and tumorlike conditions of the anal canal and perianal region: MR imaging findings. Radiographics 36(5):1339–53

Tarantino, Debra M.D.; Bernstein, Mitchell A. M.D. Endoanal ultrasound in the staging and management of squamous-cell carcinoma of the anal canal: potential implications of a new ultrasound staging system. Diseases of the Colon & Rectum 45(1):S. 16–22, January 2002

Vandecaveye V et al (2012) Imaging of rectal and anal cancer. Journal of the Belgian Society of Radiology 95(6):369–378

Zhu Y, Deng S, Zhang Y, Jiang Q (2018 Mar) Comparative study of ultrasonic elastography and conventional ultrasound in diagnosis of malignant anus neoplasm. Exp Ther Med 15(3):2343–2346

Rektale 3D-Endosonografie: Qualitätskriterien von Ultraschallbildern

9

L. Steffgen

Inhaltsverzeichnis

Zusammenfassung

Sonogramme zu beschreiben und zu werten ist eine vornehmliche Aufgabe auf dem Weg zu einer tragfähigen Diagnose. Hierzu ist erst einmal wichtig, dass der Schallkopf an die Stelle geführt wird, wo die gewünschten Strukturen abzubilden sind. Das ist ein Prozess, der Erfahrung und Fingerspitzengefühl für langsame Bewegungen erfordert. Dann gibt es einige Parameter, die die Qualität der Sonogramme bestimmen. Diese sind über alle Hersteller hinaus gleich. Räumliche Auflösung, Kontrastauflösung, zeitliche Auflösung sowie die Reichweite des Schallimpulses und ein gleichförmiges Bild sind die Parameter die die Qualität eines Sonogrammes bestimmen.

- Minimale Positionsänderungen können zu Fehldiagnosen führen
- Sonogramme werden aus dreidimensionalen akustischen Ereignissen, nämlich Senden von hochfrequenten Schallimpulsen und dem Empfangen von deren Echos errechnet
- Da die Schallimpulse dreidimensional sind, gibt es auch eine Schichtdicke
- Die Zuordnung von Echostärken zu Bildpunkthelligkeiten nennt man Maps oder Postprocessing Maps
- Sonografie ist ein Echtzeitverfahren, im englischen „Real Time Imaging" genannt

L. Steffgen (✉)
Trainings-Zentrum Ultraschall-Diagnostik LS GmbH, Mainleus, Deutschland
E-Mail: kontakt@ultraschall-training.eu

9.1 Bildausschnitt

Für die Diagnostik ist es von essenzieller Bedeutung, dass der Bildausschnitt stimmt. Eine Struktur, die nicht im Schallfeld ist, kann nicht abgebildet werden.

Hierbei gilt es, den Schallkopf präzise zu führen. Schon minimale Positionsänderungen können zu Fehldiagnosen führen. Hier gilt das.

Sonografisches Paradox:

Wer *langsam* schallt, kommt schneller ans Ziel!

Die Nutzung der gesamten Apertur:
Die Gesamtheit der Piezoelektrokristalle bildet die Apertur. Diese ist vergleichbar mit der Linse an einem Fotoapparat. Es ist von Bedeutung, dass die ganze Apertur gut angekoppelt ist, da die Ultraschallsysteme immer alle Piezoelektrokristalle, die in Summe die Apertur bilden, für die Bilderstellung nutzen (Abb. 9.1).

Reichweite und Abbildungstiefe:
Die Abbildungstiefe ist vom Untersucher über eine Taste, im Rahmen des vom Schallkopf vorgegebenen Bereiches, einstellbar. Dieser bestimmt den Abstand zwischen Schallkopf und den am weitesten vom Schallkopf entfernt dargestellten Echos.

Das ist nicht zu verwechseln mit der Reichweite. Diese ist der Bereich bis wohin das Ultraschallsystem noch sinnvoll klinische Information abbilden kann.

Zoom
Da der wesentliche Teil der Sonografie die Erstellung von Bildern ist, bedient man sich hier auch der Möglichkeit des Zooms. Es sind zwei Arten von Zoom verfügbar.

Schreib-Lese-Zoom
Dieses Zoom vergrößert ein schon erstelltes Bild. Damit wird ein Teil des Bildes vergrößert, aber die Auflösung bleibt davon unberührt.

Akustisches Zoom
Hierbei wird ein Teil des Bildausschittes ausgewählt und neu eingelesen. Das zeitigt folgende Effekte:
- Vergrößerung eines Bildausschnittes.
- Höhere Räumliche Auflösung
- Höhere Kontrastauflösung
- Höhere Zeitliche Auflösung

Der Gewinn der zeitlichen Auflösung ist besonders dann von Vorteil, wenn weitere Methoden wie Color-Doppler oder Spektral-Doppler hinzugefügt werden.

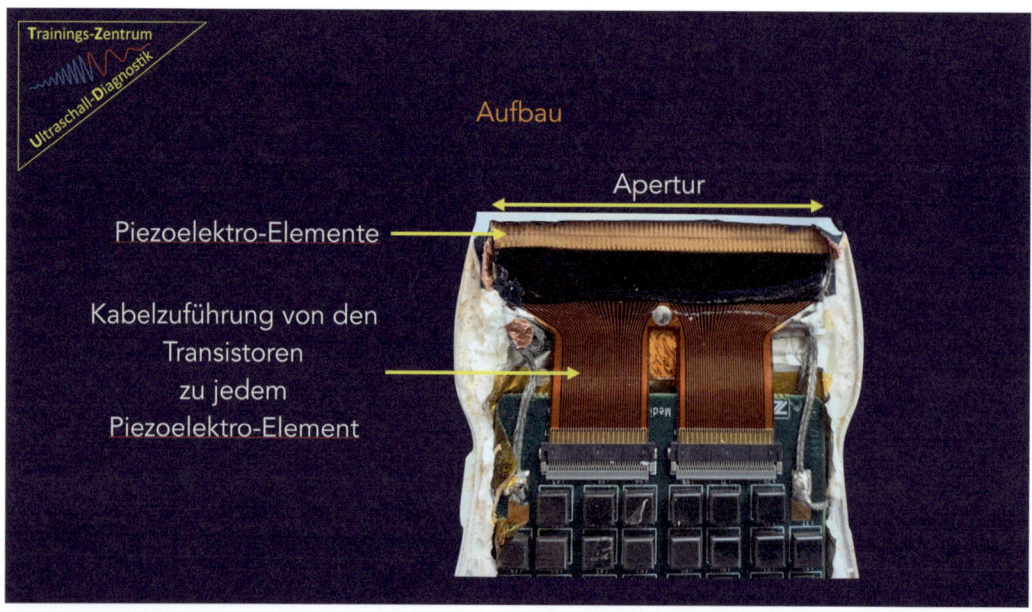

Abb. 9.1 Aufbau, hier eines Linearschallkopfes

9.2   Räumliche Auflösung

Sonogramme werden aus dreidimensionalen Akustischen Ereignissen, nämlich senden von hochfrequenten Schallimpulsen und dem Empfangen deren Echos errechnet.

Hierbei hängt es im wesentlichen von den verwendeten Frequenzen der Schallimpulse ab, welche räumliche Auflösung erzielt werden kann. Der Zusammenhang ist wie in Abb. 9.2.

Mit der Auswahl des Schallkopfes und der Anwahl der entsprechenden Frequenz kann der Anwender im Rahmen der technischen Vorgaben die räumliche Auflösung für die jeweilige klinische Situation anpassen.

Die räumliche Auflösung hat drei Kenngrößen:

- Axiale Auflösung.

Diese ist definiert als:
Wie nahe dürfen zwei Reflektoren in Schallausbreitungsrichtung übereinander liegen um noch als einzelne Bildpunkte dargestellt zu werden.

- Laterale Auflösung

Diese ist definiert als:
Wie nahe dürfen zwei Reflektoren quer zur Schallausbreitungsrichtung nebeneinander liegen um noch als einzelne Bildpunkte dargestellt zu werden.

- Schichtdicken Auflösung

Da die Schallimpulse dreidimensional sind, gibt es auch eine Schichtdicke. Diese ist nur indirekt im Bild erkennbar. Die Dicke der Schicht ist beeinflußbar durch:
- die Qualität des Ultraschallsystems
- die Position des Fokus (so ein manueller Fokus zur Verfügung steht)
- Harmonic Imaging (Reduziert Schichtdicke)

9.3   Kontrastauflösung

Bei der Kontrastauflösung spielen folgend Faktoren eine Rolle:

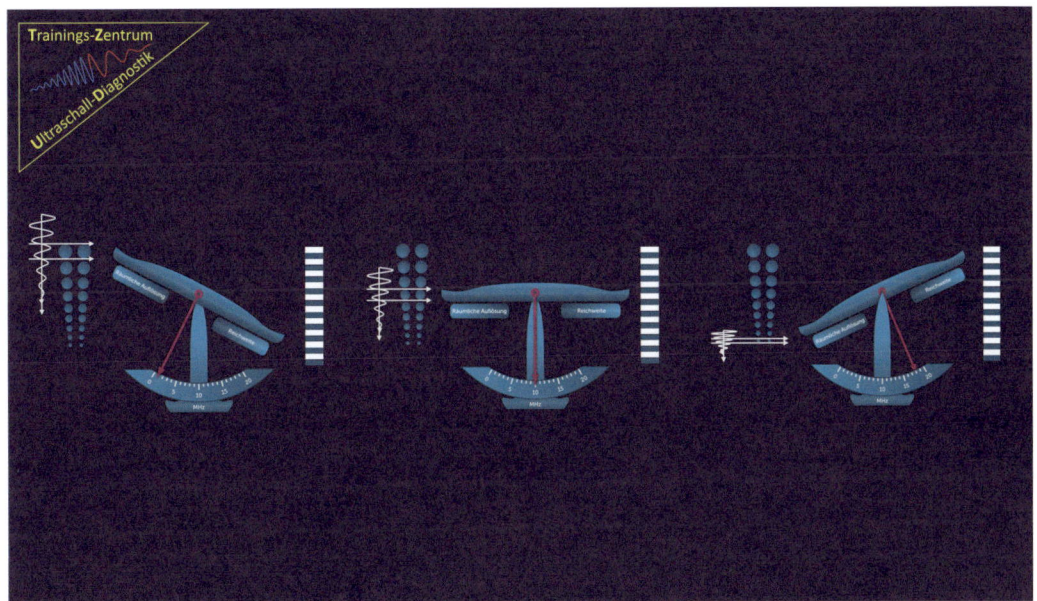

Abb. 9.2   Verhältnis: Nennfrequenz – Wellenlänge – Raumliche Auflösung – Reichweite

- Sehpyhsiologie
- Bildhelligkeit
- Zuordnung der Echosignalstärken zu Bildpunkthelligkeiten
- Dynamikbereich
- Sehphysiologie

Eine komplette Dunkeladaption unserer Augen braucht 20–30 min, je nach Mensch. Sollen also kleine Helligkeitsunterschiede erfasst werden, so soll der Untersuchungsraum abgedunkelt sein.

- Bildhelligkeit

Gesamtverstärkung oder Gain.
Das ist der erste Parametern der Einfluß auf die Bildhelligkeit nimmt.
Die Gain ist eine Empfangsverstärkung. Das heißt das Signal ist schon im Ultraschallsystem angekommen und wird hier verstärkt. Meist ist das ein Drehregler.
TGC oder DGC
TGC steht für Time Gain Compensation
DGC steht für Depth Gain Compensation.
Beide Begriffe sind korrekt und werden synomym verwendet.
Sie sind als tiefenabhängige Verstärkung an den Ultraschallsystemen verfügbar. Diese erlaubt es die Verstärkung in unterschiedlichen Abständen vom Schallkopf selektiv vorzunehmen. Hiermit kann Schallverstärkung oder Schallabschwächung ausgeglichen werden, je nach durchschalltem Gewebe.

- Zuordnung der Echosignalstärken zu Bildpunkthelligkeiten.

Ein B-Bild Sonogramm besteht aus unterschiedlich hellen Bildpunkten. Daher die Bezeichnung. B steht für Brightness. Diese kommen zustande durch unterschiedliche Echostärken. Dort wo kein Echo reflektiert wird, wird ein schwarzer Punkt abgebildet. Das wird als echofrei definiert und ist eine Referenz. Von hier aus können bis zu 256 unterschiedliche Helligkeitsstufen abgebildet werden.

- Maps oder Postprocessing Maps.

Die Zuordnung von Echostärken zu Bildpunkthelligkeiten nennt man Maps oder Postprocessing Maps. Diese können je nach Präferenz vom Anwender angewählt werden.

- Dynamikbereich

Der Dynamikbereich bestimmt wie unterschiedlich starke benachbarte Echos zur Abbildung kommen. Mit einem hohen Dynamikbereich können starke Echos direkt neben schwachen Echos abgebildet werden. Umgangssprachlich werden solche Bilder als „weiche Zeichnung" beschieben. Bei niedrigem Dynamikbereich überlagern starke Echos die benachbarten schwachen Echos, da die starken Echos relativ groß abgebildet werden. Es ist also anzustreben hohe Dynamikbereiche zu nutzen.

9.4 Reichweite

Die Reichweite ist definiert als Maß, wie weit entfernt vom Schallkopf sinnvolle klinische Informationen angeboten werden können. Hierbei ist es sinnvoll, die Abbildungstiefe der Reichweite anzupassen. Diese hängt von folgenden Parametern ab:
- Qualität des verwendeten Ultraschallsystems
- Verwendeter Schallkopf
- Verwendete Nennfrequenz des Schallimpulses, im Rahmen des im Schallkopf verfügbaren Frequenzbereiches
- Abbildungstiefe

9.5 Zeitliche Auflösung

Sonografie ist ein Echtzeitverfahren, im englischen „Real Time Imaging" genannt. Das heißt, dass von der Abgabe der Schallimpulse bis zur Erstellung eines sonografischen Bildes nur 8–12 ms vergehen. Weiterhin können viele Bilder pro Sekunde erstellt werden. Durch den sehr winzigen Zeitversatz hat der Untersucher den Eindruck, dass die Bilder direkt erstellt werden, womit der Eindruck eines laufenden Films entsteht.

Die zeitliche Auflösung hängt von mehreren Parametern ab.

Bildaufbaurate in Bildern/Sekunde, im Englischen: „Frame rate" in Frames per Secon (FPS), ist ein Teil der zeitlichen Auflösung.

Diese wiederum hängt davon ab, welches Schallkopfformat genutzt wird, wie groß die Abbildungstiefe gewählt wurde, entsprechend der Laufzeit des Schallimpulses im Gewebe. Verschiedene Presets berücksichtigen die zeitliche Auflösung z. B. durch die Anzahl der Foki, die benutzt werden, und wenn ein akustisches Zoom zur Verfügung steht. Mit Persist oder Bildkorrelation hat der Untersucher Einfluss auf Bewegungsartefakte. Eine hohe Persist-Einstellung lässt die Bilder länger stehen. Presets sind Voreinstellungen, welche den Ablauf von Untersuchungen beschleunigen, indem voreingestellte Parameter aufgerufen werden. Diese sind von den Entwicklern der Ultraschallsysteme schon für bestimmte Untersuchungsgänge vorein-

gestellt, können aber vom Anwender selbst programmiert und der eigenen Untersuchungssituation angepasst werden.

Ein weiterer Faktor, der die zeitliche Auflösung bestimmt, ist die Zeit, die das Ultraschallsystem braucht, um die Daten für die Bilder zu sammeln. Das hängt davon ab, welche Systemarchitektur zugrunde liegt.

9.6 Gleichförmiger Bildaufbau

Um alle Informationen in einem Sonogramm gut beurteilen zu können, ist es sinnvoll, dass das ganze Bild gleichförmig aufgebaut ist. Will heißen: Die anatomischen Strukturen sollen in allen Bereichen des Bildes gut erkennbar sein. Hierzu stehen an den Systemen folgende Parameter zur Verfügung:

- Gute Monitor-Grundeinstellung
- Bildhelligkeit über das gesamte Bild, welche von der Gesamtverstärkung (Gain) eingestellt wird
- Tiefenverstärkung (TGC oder DGC), welche ermöglicht, in unterschiedlichen Bildtiefen die Verstärkung selektiv anzupassen

Rektale 3D-Endosonografie: Vor- und Nachbereitung von Endosonografiesonden

Johannes Paede

Inhaltsverzeichnis

Zusammenfassung

Die Handhabung der Endosonografiesonden in der täglichen Praxis erfordert zahlreiche Maßnahmen die u. a. Reinigung, Desinfektion und Sterilisation von Material, aber auch Verhaltensregeln für die Untersucher beinhalten. Diese Maßnahmen sind ein fester Bestandteil der modernen Ultraschalldiagnostik und garantieren letztlich die Patientensicherheit. Sie sind in der entsprechenden Medizinprodukte-Betreiberverordnung zusammengefasst und dienen als Leitfaden für die Umsetzung der Maßnahmen. Die richtige Durchführung aller Schritte, einschließlich Sichtprüfung, Reinigung, Desinfektion, Trocknung und Dokumentation, sowie die Beachtung der geltenden Normen und Empfehlungen vom RKI und BfArM sind entscheidend, um Infektionsrisiken zu minimieren und die Funktionsfähigkeit der Produkte zu erhalten.

J. Paede (✉)
BK-Medical Medizinische Systeme GmbH,
Quickborn, Deutschland
E-Mail: Johannes.Paede@ge.com

- Vor und nach der Handhabung der Sonde sollten die Hände gründlich gewaschen und desinfiziert werden
- Das Tragen von Einweghandschuhen ist zwingend erforderlich
- Der Transducer sollte mit einer Schutzhülle versehen werden
- Je nach Einsatzgebiet, endoanale oder endorektale Untersuchung, kommen unterschiedliche Schutzhüllen zum Einsatz. Nach § 8, Abs. 1 der Medizinprodukte-Betreiberverordnung sind Reinigung, Desinfektion und Sterilisation von Medizinprodukten unter Berücksichtigung der Herstellerangaben mit einem geeigneten validierten Verfahren durchzuführen
- Medizinprodukte werden nach ihrem Risiko für den Patienten klassifiziert
- Unmittelbar nach der Anwendung müssen die Schutzhüllen und das eventuell vorhandene Ballonsystem demontiert werden
- Die Aufbereitung semikritischer Medizinprodukte ist ein unverzichtbarer Bestandteil der modernen Medizin, um die Patientensicherheit zu gewährleisten
- Um die Untersuchung erfolgreich und möglichst angenehm für den Patienten zu gestalten, ist eine sorgfältige Vorbereitung essenziell

10.1 Hygienische Voraussetzungen und Schutzmaßnahmen

Handhygiene
Vor und nach der Handhabung der Sonde sollten die Hände gründlich gewaschen und desinfiziert werden.

Schutzkleidung
Das Tragen von Einweghandschuhen ist zwingend erforderlich. Je nach klinischem Protokoll kann auch das Tragen eines Schutzkittels oder einer Maske nötig sein.

10.2 Desinfektion der Sonden

Die Ultraschallsonde muss vor und nach jedem Gebrauch mit einem zugelassenen Desinfektionsmittel gereinigt werden, um das Risiko einer Kreuzkontamination zu minimieren. Es sollten Mittel verwendet werden, die vom Hersteller freigegeben sind, um die Kompatibilität der Sondenmaterialien zu gewährleisten

Vorbereitung der Sonde
Die Sonde sollte vor jedem Einsatz visuell auf Risse oder andere Anzeichen von Beschädigungen überprüft werden.

Funktionsprüfung
Die Sonde muss mit der Ultraschallkonsole verbunden werden und die Funktion der Bildqualität überprüft werden. Bei mechanischen Systemen werden nach dem Start der Sonde ringförmige Wiederholungsechos sichtbar und der Antriebsmotor wird spürbar.

Elektronische Systeme zeigen ebenso Wiederholungsechos. Hierbei sollte auf einzelne Kristallausfälle geachtet werden, welche durch kleine Lücken entlang der Wiederholungsechos erkennbar werden.

10.3 Schutzhüllen/Vorlaufsysteme

Um die Sonde zu schützen, die Infektionsgefahr zu minimieren und eine leichtere Reinigung zu gewährleisten, sollte der Transducer mit einer geeigneten Schutzhülle versehen werden.

Wichtig: Die Schutzhüllen sollten möglichst steril, aber immer einzeln verpackt sein, um Kreuzkontaminationen zu vermeiden. Je nach Einsatzgebiet, endoanale oder endorektale Untersuchung, kommen unterschiedliche Schutzhüllen zum Einsatz.

Voraussetzung für eine gute Bildqualität ist in jedem Fall, dass alle Kontaktflächen, innen und außen, ausreichend mit Gel, Wasser oder vergleichbaren Flüssigkeiten angefeuchtet und möglichst frei von Luftblasen sind.

Schutzhüllen welche stark bepudert sind, z. B. mit Talkum, am besten vor der Verwendung mit klarem Wasser ausspülen. Das verwendete Wasser muss mindestens Trinkwasserqualität ausweisen.

10.4   Endoanale Untersuchung

Die Vorbereitung ist hier relativ simpel. Zur Anwendung können Standardschutzhüllen verwendet werden, welche in verschiedenen Durchmessern und Längen im medizinischen Fachhandel relativ günstig zu erwerben sind. Die Abmessungen sollten so gewählt werden, dass sie den Sondenschaft vollständig schützen. Die Durchmesser sollten so sein, dass sie der Bauart der Sonde angepasst sind. Am besten liegen sie an der Kristallfläche leicht an.

10.5   Endorektale Untersuchung

Für die Anwendung im Rektum wird ein Wasservorlaufsystem benötigt, um eine Ankopplung an der Rektumwand zu ermöglichen. Je nach Hersteller sind hier individuell zum jeweiligen Endosondentyp spezielle Vorlaufsysteme anzuwenden. Die entsprechenden Wasservorlaufstrecken unterscheiden sich in Anwendung und Handhabung von Hersteller zu Hersteller stark. Informieren Sie sich hierüber jeweils in den Bedienungsanleitungen und/oder bei dem für Ihr Gerät zuständigen Außendienst. Die Applikationsfachkräfte teilen sicherlich gerne Tipps und Tricks mit Ihnen.

Bitte beachten: Die erforderlichen Ballonsysteme sind in jedem Fall immer Einwegmaterialien und bei jedem Patienten neu zu bestücken!

Die Mehrfachverwendung von Vorlaufsystemen ist nicht regelkonform, auch dann nicht, wenn über dem Vorlaufsystem eine zusätzliche Schutzhülle zur Anwendung kommt.

10.6   Aufbereitung endosonografischer Ultraschallsonden

Die Aufbereitung der Endosonden stellt eine besondere Herausforderung dar.

Es gilt, die besonderen Anforderungen an die Hygiene zu erfüllen, geschultes und sachkundiges, qualifiziertes Personal zur Verfügung zu stellen und die spezifischen Anforderungen der Ultraschall-Herstellerangaben bezüglich Materialverträglichkeit zu erfüllen. Eventuell sind sogar bauliche Voraussetzungen zu erfüllen.

Die Aufbereitung hat stets nach den aktuellen Normen und Empfehlungen zu erfolgen.

In Deutschland sind die Vorgaben des Robert Koch-Instituts (RKI) und des Bundesinstituts für Arzneimittel und Medizinprodukte (BfArM) maßgeblich. Diese Leitlinien geben detaillierte Empfehlungen zur Reinigung, Desinfektion und Sterilisation von Medizinprodukten und definieren die Anforderungen an die jeweiligen Prozesse.

Nach § 8, Abs. 1 der Medizinprodukte-Betreiberverordnung sind Reinigung, Desinfektion und Sterilisation von Medizinprodukten unter Berücksichtigung der Herstellerangaben mit einem geeigneten validierten Verfahren durchzuführen.

Die zum Einsatz kommenden Desinfektionsmittel müssen bakterizid, mykobakterizid, fungizid und viruzid wirksam sein. Jede Aufbereitung ist zu dokumentieren.

Zitat RKI, Anlage 8: *Die DIN 58341 legt die Anforderungen an die Qualität der Vorreinigung, Durchführung und Dokumentation der Validierungen von manuellen chemischen Tauchdesinfektionsverfahren und maschinell gestützten Reinigungs- und maschinell gestützten chemischen und thermischen Desinfektionsverfahren fest.*

Betriebsintern müssen über den gesamten Aufbereitungsprozess Standardanweisungen erstellt sein.

10.7   Klassifikation von Medizinprodukten

Medizinprodukte werden nach ihrem Risiko für den Patienten klassifiziert.

Ultraschallsonden, welche mit Schleimhaut oder nicht intakter Haut in Berührung kommen, sind als semikritisches Medizinprodukt zu betrachten, einschließlich den verwendeten Schutzbezügen und dem Ultraschallgel. Entsprechend der Veröffentlichung des RKI, Anlage 8, vom 01.10.2024 gilt dies auch für Standard-Sonden, die bei der Introitus- oder Perinealsonografieeingesetzt werden. In Abhängigkeit von der Sondenbauart ist zusätzlich eine Einordnung in die Gruppen „Semikritisch A" oder „Semikritisch B" erforderlich.

Risikoklassen
Unkritisch: Nur Berührung mit intakter Haut.

Semikritisch: Berührung mit Schleimhaut oder krankhaft veränderter Haut.

Semikritisch A: Medizinprodukte ohne besondere Anforderungen.
Semikritisch B: Medizinprodukte mit erhöhten Anforderungen.

Kritisch: Haut oder Schleimhaut durchdringend.
Einen guten Überblick bietet hier das Flussdiagramm der DGSV.

Anforderungen an die Aufbereitung semikritischer Medizinprodukte
Die DIN EN ISO 17664 regelt die Aufbereitung von Medizinprodukten.
Entsprechend dieser Norm hat jeder Hersteller mindestens ein validiertes Aufbereitungsverfahren zu benennen.
Die Verwendung entsprechender Transport- und Lagerungsprodukte ist empfohlen, da auch bei primär korrekt aufbereiteten Sonden eine Rekontamination möglich ist.
Die Einteilung, ob ein Medizinprodukt in „Semikritisch A" oder „Semikritisch B" zuzuordnen ist, hängt von den konstruktiven Merkmalen der Sonde ab.
Das Flussdiagramm der DGSV, zur Einstufung von Medizinprodukten, gibt eine gute Orientierung.
Die Gruppe A bezeichnet Sonden mit einer einfach zu reinigenden Oberfläche, ohne besondere Anforderung.
Zur Gruppe B, mit besonderen Anforderungen, gehören Ultraschallsonden mit Hohlräumen, internen Kanälen oder schwer zugänglichen Teilen wie z. B. Ballon-Fixierungspunkte.
Bei Ultraschallsonden der Gruppe „Semikritisch B" wird im Untersuchungsraum oder in einem separaten Raum ein ausgewiesener Bereich für die Aufbereitung mit einer Zonentrennung in unrein, rein und Lagerung gefordert.
Nadelführungen sind kritische Medizinprodukt. Hier sollten vorzugsweise sterile Einwegprodukte verwendet werden.

10.8 Nachbereitung der Sonde unmittelbar nach Gebrauch

Unmittelbar nach der Anwendung müssen die Schutzhüllen sowie eventuell vorhandene Ballonsystem demontiert werden. Gel und andere Anhaftungen sollten mit einem fusselfreien Einmaltuch, am besten mit einer nicht fixierenden Reinigungslösung, entfernt werden. Eine Vorreinigung ist essenziell, um ein Antrocknen von Gel und Verkrustungen zu vermeiden!
Die Sonde wird nun vom Ultraschallsystem getrennt und in entsprechenden Transportbehältern der Aufbereitung zugeführt.
Bei der Aufbereitung der Endosonografiesonden ergeben sich viele Ähnlichkeiten zur Endoskopie. Die folgenden Schritte setzen eine Vorreinigung wie beschrieben voraus.

Dichtigkeitstest
Führen Sie entsprechend der Angaben des Ultraschall-Herstellerangaben einen Dichtigkeitstest durch.

10.9 Maschinelle Aufbereitung

Die DGSV-Empfehlung zur Aufbereitung semikritischer Medizinprodukte lautet:
„Bevorzugtmaschinelle Aufbereitung". Idealerweise ist die Ultraschallsonde in einem RDG, RDG-E, nach DIN EN ISO 15883, mit einer vollautomatischen validierten Reinigung und einem chemothermischen Desinfektionsverfahren durchzuführen. Die einzel-

nen Prozessparameter sind in diesem Fall Charge für Charge nachvollziehbar dokumentiert.

Diese ist jedoch im Jahr 2024 für den Bereich der Endosonografie in den wenigsten Fällen Stand der Technik. Die Umsetzung dieser Forderung bedeutet einen erheblichen finanziellen Aufwand. Die Ultraschallhersteller müssen konstruktiv ihre Sonden für eine so geartete maschinelle Aufbereitung ausrichten und die Betreiber haben die logistischen und technischen Mittel zur Verfügung zu stellen.

Zitat aus der aktuellen Veröffentlichung des RKI vom Oktober 2024:

„Letztlich ist der Betreiber vollumfänglich verantwortlich für die Durchführung und das Ergebnis des in seiner Institution eingesetzten Aufbereitungsverfahren."

10.10 Teilmaschinelle Aufbereitung

Um den Anforderungen nach einem validierten Aufbereitungsprozess mit entsprechender Dokumentation Folge leisten zu können, kommen immer mehr Systeme auf den Markt, welche einen maschinellen Desinfektionsprozess erlauben. Voraussetzung für den Erfolg ist jedoch eine einwandfreie Reinigung im Vorwege. Die manuelle Reinigung ist reproduzierbar zu dokumentieren.

Bitte achten Sie darauf, dass das eingesetzte Verfahren des Ultraschallherstellers als materialkompatibel freigegeben ist.

10.11 Aufbereitung manuell

Die hier beschriebenen Schritte folgen der Bekanntmachung des Robert Koch-Instituts/ Amtliche Mitteilung, Anlage 8, veröffentlicht am 01. Oktober 2024.

Reinigung
Spülen Sie die Sonde mit lauwarmem Wasser ab, um grobe Verschmutzungen zu entfernen. Verwenden Sie ein vom Hersteller empfohlenes Reinigungsmittel.

Tauchen Sie die Sonde (sofern erlaubt) in die Lösung und reinigen Sie sie mit einem weichen Schwamm oder einer weichen Bürste. Achten Sie darauf, keine Beschädigungen zu verursachen. Entsprechend der europäischen und nationalen Richtlinien sollten ausschließlich Einwegbürsten Verwendung finden. Diese gewährleisten eine standardisierte Qualität, verhindern Kreuzkontaminationen und Schäden am Instrument durch schadhafte Bürsten.

Protokollieren Sie die durchgeführten Reinigungsschritte und die verwendeten Mittel.

Zwischenspülen
Entfernen Sie die Reinigungsmittellösung mit sauberem Wasser. Spülen Sie gründlich ab, um Rückstände zu vermeiden. Die Sonde sollte in ein zweites Becken mit frischem Wasser (mindestens Trinkwasserqualität) vollständig untergetaucht sein. Das Instrument mit einem fusselfreien Einmaltuch abwischen. Beim Entnehmen die Sonde gut abtropfen lassen, um eine Verdünnung der Desinfektionsmittel zu vermeiden.

Kontrolle
Überprüfen Sie die Sonde visuell auf Sauberkeit und Unversehrtheit.

Desinfektion
Verwenden Sie ein Desinfektionsmittel mit nachgewiesener Wirksamkeit gegen relevante Mikroorganismen, welches mit dem Material der Sonde kompatibel ist. Achten Sie auf die richtige Konzentration entsprechend der Validierung und die Einhaltung der Einwirkzeiten.

Tauchen Sie die Sonde in einem dritten Becken vollständig in die Desinfektionslösung. Die Sonde muss während der gesamten Einwirkzeit vollständig eingetaucht sein.

Der gesamte Vorgang ist zu dokumentieren!

Schlussspülung
Entfernen Sie Desinfektionsmittelreste durch Einlegen in einem vierten Becken.

Die Schlussspülung erfolgt mit mikrobiologisch einwandfreiem, sterilfiltriertem Wasser. Die Verwendung von Trinkwasser ist nicht ausreichend!

Trocknung
Zur Trocknung verwenden Sie am einfachsten sterile Tücher.

10.12 Manuelle Reinigung und Desinfektion mittels Wischverfahren

Derzeit steht dieses sehr weit verbreitete Verfahren besonders im Fokus!

Aus diesem Grund hier nur das Zitat aus der Anlage 8, Anhang 2, des RKI vom 01. Oktober 2024

„Bezüglich der manuellen Reinigung und Desinfektion durch Wischverfahren liegen zum Zeitpunkt der Erarbeitung dieses Anhangs solche detaillierten und allgemein anwendbaren Vorgaben in Form von Normen bzw. Leitlinien noch nicht vor. Dort bedarf es noch Einzelfalllösungen. Wenn Herstellerangaben die maschinelle Aufbereitung oder das Eintauchen ermöglichen, sind diese Modalitäten zu bevorzugen.“

Lagern
Wird die Sonde nicht unmittelbar wieder am Patienten eingesetzt, bewahren Sie die Sonde in einem sauberen, desinfizierten Behälter oder einem speziellen Aufbewahrungssystem auf, um Rekontaminationen zu vermeiden.

10.13 Zusammenfassung

Die Aufbereitung semikritischer Medizinprodukte ist ein unverzichtbarer Bestandteil der modernen Medizin, um die Patientensicherheit zu gewährleisten. Sie erfordert eine Kombination aus Reinigung und Desinfektion, die je nach Produkt und Material variieren kann. Die richtige Durchführung aller Schritte, einschließlich Sichtprüfung, Reinigung, Desinfektion, Trocknung und Dokumentation, ist entscheidend, um Infektionsrisiken zu minimieren und die Funktionsfähigkeit der Produkte zu erhalten.

Die Beachtung der geltenden Normen und Empfehlungen, wie sie vom RKI und BfArM vorgegeben werden, sowie die Validierung der Aufbereitungsprozesse für besonders kritische Produkte, stellen sicher, dass semikritische Medizinprodukte sicher und zuverlässig wiederverwendet werden können.

10.14 Vorbereitung des Patienten auf eine endorektale Ultraschalluntersuchung

Um die Untersuchung erfolgreich und möglichst angenehm für den Patienten zu gestalten, ist eine sorgfältige Vorbereitung essenziell. Dieser Abschnitt beschreibt die notwendigen Schritte, die Patienten vor einer endorektalen Ultraschalluntersuchung beachten sollten.

Aufklärung und Information des Patienten
Vor der Untersuchung erfolgt eine ausführliche ärztliche Aufklärung, bei der der Patient über den Ablauf, die Gründe und die potenziellen Risiken der endorektalen Ultraschalluntersuchung unterrichtet wird.

Ernährung und Darmvorbereitung
Für eine optimale Bildqualität muss der Darm möglichst leer sein. Daher wird häufig eine spezielle Darmvorbereitung empfohlen:

- **Nahrungsaufnahme:** Je nach Arztanweisung sollte der Patient am Tag vor der Untersuchung leichte, ballaststoffarme Nahrung zu sich nehmen. Auf blähende Speisen sowie fettreiche oder schwer verdauliche Nahrungsmittel sollte verzichtet werden. Am Untersuchungstag ist oft Nüchternheit empfohlen.
- **Darmreinigung:** Eine leichte Darmreinigung ist oft notwendig. Dies kann durch die Einnahme von Abführmitteln oder durch einen kleinen Einlauf (Klistier) erfolgen, der etwa zwei Stunden vor der Untersuchung durchgeführt wird. Dies sorgt dafür, dass der Enddarm gereinigt ist und die Bildgebung bei der Ultraschalluntersuchung nicht durch Stuhlreste beeinträchtigt wird.

Medikamenteneinnahme
Patienten, die regelmäßig Medikamente einnehmen, sollten diese in der Regel wie gewohnt einnehmen. Allerdings gibt es Ausnahmen:

- **Blutverdünner:** Falls der Patient blutverdünnende Medikamente (z. B. Marcumar, Aspirin) einnimmt, sollte dies dem behandelnden Arzt im Vorfeld mitgeteilt werden. Gegebenenfalls ist eine Anpassung oder zeitweilige Unterbrechung der Medikation notwendig.
- **Andere Medikamente:** Auch andere regelmäßig eingenommene Medikamente sollten dem Arzt mitgeteilt werden, um Wechselwirkungen oder besondere Vorsichtsmaßnahmen zu berücksichtigen.

Hygienemaßnahmen

Am Untersuchungstag ist es wichtig, auf gute Analhygiene zu achten. Eine gründliche Reinigung des Analbereichs mit Wasser ist ausreichend. Die Verwendung aggressiver Seifen oder chemischer Produkte sollte vermieden werden, um Reizungen zu verhindern.

Kleidung und persönliche Gegenstände

Für den Tag der Untersuchung wird empfohlen, bequeme und leicht zu öffnende Kleidung zu tragen.

Patienten-Lagerung

Ideal ist die Lagerung in Steinschnittlage. Die Untersuchung gelingt aber auch auf der Untersuchungsliege in Seitenlage, mit leicht angezogenen Beinen.

Spezielle Untersuchungsstühle, welche automatisch in programmierbare Positionen fahren, erhöhen den Komfort für Untersucher und Patient erheblich.

Literatur

Bekanntmachung des Robert Koch Instituts Anlage 8 vom 01.10.2024; https://www.rki.de/DE/Content/Infekt/Krankenhaushygiene/Kommission/Downloads/Anlage8_Thermolabile_Endokope.html DGSV

Rektale 3D-Endosonografie: Durchführung der Untersuchung

Martin Kowallik

Inhaltsverzeichnis

Zusammenfassung

Der Ultraschall des Rektums zielt meistens auf die Beurteilung der für die Tumordiagnostik relevanten Schichten ab. Durch die anatomischen Gegebenheiten ist die Koppelung im Rektum erschwert, weshalb Wasservorlauf-Systeme eingesetzt werden. Die sorgfältige Patienten- und Untersuchungsvorbereitung garantiert die optimale Ausgangslage, um eine aussagekräftige Abbildung dieser anatomischen Strukturen zu erreichen. Dies ist sehr wichtig, da der Schwierigkeitsgrad der Beurteilung mit der Bildqualität unmittelbar korreliert. Für den Untersucher selbst bedeutet das, dass einige wichtige Schritte im Vorfeld der Untersuchung eingeleitet werden müssen. Diese Schritte beinhalten u. a. die korrekte Wahl der Patientenposition, der Einstellungen am Ultraschallgerät und die Darstellungsperspektive.

- Durch die proximal des Analkanals auftretende Umfangzunahme des Enddarmes entsteht eine physikalische Barriere für den Ultraschall
- Um diese Barriere zu überbrücken, werden Wasserverlauf-Systeme eingesetzt
- Die Durchführung von Rektum-Ultraschall ist nicht ganz einfach und erfordert sorgfältige Vorbereitung
- Für eine korrekte Durchführung der rektalen Endosonografie sollten die Pa-

M. Kowallik (✉)
Magen Darm Zentrum Wiener Platz, Köln,
Deutschland
E-Mail: kowallik@mdz-koeln.de

M. Kowallik (Hrsg.), *Anorektale 3D-Sonografie und Beckenbodensonografie*,
https://doi.org/10.1007/978-3-662-69765-8_11

tienten den Enddarm mit einem Klysma vorreinigen

- Vorheriges zusätzliches Verabreichen vonUltraschallgel in den Enddarm kann hilfreich sein
- Die Wahl der korrekten Untersuchungs-position verbessert das Ergebnis oft
- Luftblasen im Wasservorlauf sollten unbedingt vermieden werden
- Es ist unbedingt erforderlich, alle relevanten Rektum-Anteile in dem 3D-Block abzubilden
- Neben der Übersichtsaufnahme sollte eine separate Detailaufnahme angefertigt werden
- Die Auswertung der Befunde bei der rektalen Endosonografie ist oft schwierig und stark von der Bildqualität abhängig
- Durch geschicktes Spielen mit den Einstellungen können bestimmte Details jedoch besser sichtbar gemacht werden

11.1 Rektaler Ultraschall – besondere anatomische Gegebenheiten im Rektum

Die rektale Ultraschalluntersuchung stellt eine Besonderheit dar. Durch die proximal des Analkanals auftretende Umfangzunahme des Enddarmes entsteht eine physikalische Barriere, die einen ungehinderten Übertritt der Schallwellen in das umliegende Gewebe verhindert (Abb. 11.1).

Der zwischen der Ultraschallsonde und dem pararektalen Gewebe entstehende Raum ist durch Gas, Fäzes und Flüssigkeit gefüllt, was nicht selten zu erheblicher Artefakt-Bildung führt. Um diese Distanz überbrücken zu können und ein auswertbares Bild zu bekommen, wurden von den Ultraschallgeräte-Herstellern Ballonsysteme (Wasservorlauf) entwickelt, die mit Wasser (als ein sehr gut Ultraschallwellen-gängiges Medium) gefüllt werden können (Hyeon-Min Cho et al. 2024). Diese haben die Aufgabe, sich an die Rektumwand anzuschmiegen und mögliche Unebenheiten auszufüllen, wodurch dann der Schall ungehindert ins Gewebe geleitet werden kann. Dies gelingt jedoch nicht immer, was die Untersuchung manchmal auch erschwert oder gar unmöglich macht. Die Ursachen hierfür sind verschieden, z. B. kann sich der Ballon auf einer Schleimhautfalte im Rektum abstützen, sodass die weiteren Ballonanteile nicht an die Rektumwand herangeführt werden können. Des Weiteren sind oft die im Rektum geschallten Tumore fester als die umliegende Rektumwand, was schon per se zu einer erschwerten Ankoppelung führen kann. Trotzdem sollte die Ultraschalluntersuchung des Rektums immer versucht werden, um aussagekräftige Diagnostik dem Patienten zu ermöglichen.

11.2 Patientenvorbereitung

Für eine korrekte Durchführung der rektalen Endosonografie sollten die Patienten den Enddarm mit einem Klysma vorreinigen (Hyeon-Min Cho et al. 2024). Dadurch wird eine oft vorhandene Fehlerquelle – Artefakt-Bildung durch vorhandenen Darminhalt – von vornherein vermieden. Danach sollten ca. 70–100 ml Ultraschallgel mit einer Blasenspritze in den Enddarm verabreicht werden. Dies dient einer zusätzlichen Ankoppelung der Sonde. Da das Rektum in seinem Verlauf nicht immer regelmäßig ist, kommt es vor, dass kleine Räume übrigbleiben und die genutzten Ballonsysteme nicht einwandfrei an die Darmwand ankoppeln können. Durch vorheriges Verabreichen von Ultraschallgel in den Enddarm können diese Räume oft ausgefüllt werden, was dann die Artefakt-Bildung miniert (Abb. 11.2/Video 11.1). Die Untersuchung als solche erfolgt dann in Rückenlage oder, wenn möglich, besser in Rechtsseiten-Lage, da dadurch das Gel nach distal fließt und dort verbleibt. Bei Linksseiten-Lagerung rutscht das verabreichte Gel oft weiter in den Darm hinein und steht dadurch für seine koppelnde Wirkung nicht zur Verfügung (Abb. 11.3). Alternativ kann diese

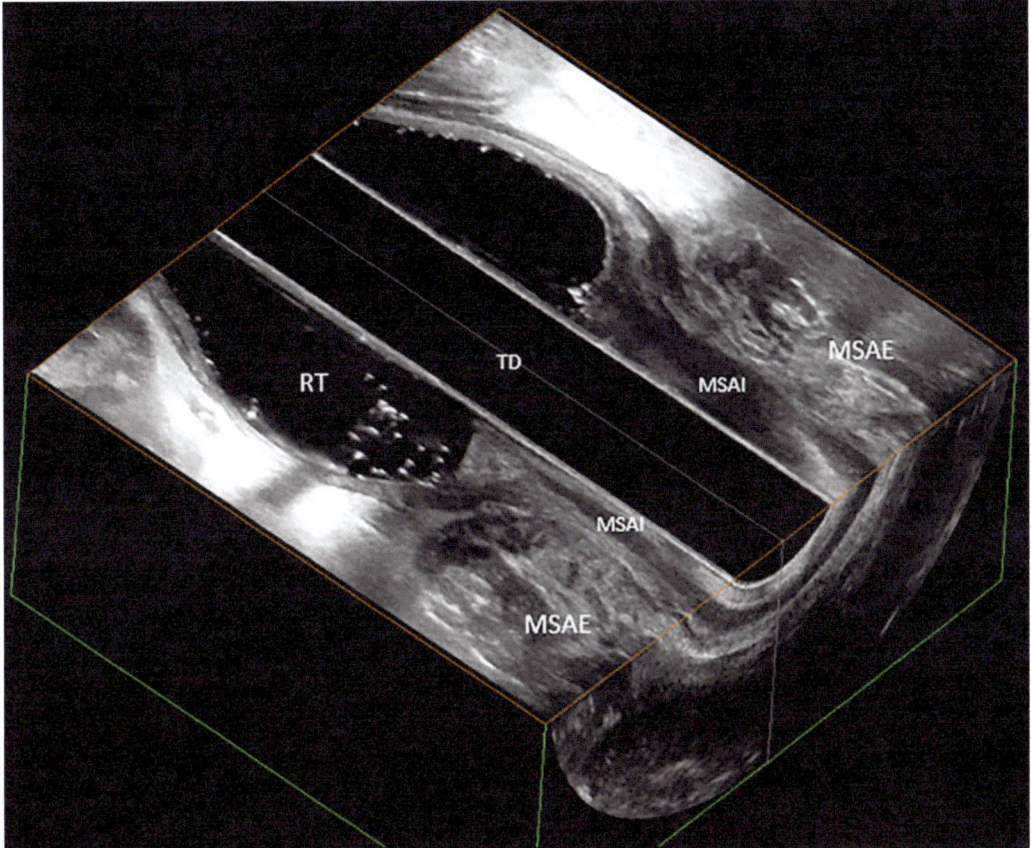

Abb. 11.1 Umfangzunahme am Übergang vom Analkanal zum Rektum (RT) führt zur Verschlechterung der Kopplung und muss durch ein geeignetes Medium (hier Ultraschallgel) überbrückt werden. Standard für diese Überbrückung ist das Wasservorlauf-System des Herstellers. Die Gelapplikation in das Rektum kann zusätzlich erfolgen. MSAI – Musculus sphincter ani internus, MSAE – Musculus sphincter ani externus, TD – Transducer

Untersuchung in sitzender Position durchgeführt werden. Dabei muss sich der Untersucher hinter dem Patienten befinden, was durch den anorektalen Winkel verursacht wird. Diese Untersuchungsanordnung wäre zwar vorteilhaft, ist jedoch nicht immer möglich (Abb. 11.4).

11.3   Sondenvorbereitung

Die Ultraschallsonden werden für die rektale Untersuchung mit einem Wasservorlauf-System ausgestattet. Es gibt verschiedene Ausführungen, die zum Einsatz kommen. Wichtig ist jedoch bei allen Systemen, dass keine Luftblasen im Wasserballon verbleiben sollten, die dann zu Artefakt/Schallschatten-Bildung führen können. Durch Hin- und Herbewegen der Sonde kann oft eine bessere Ankoppelung erreicht werden. Zusätzlich kann durch Kneifen oder Pressen des Patienten eine verbesserte Lage des Wasserballons erzeugt werden. Bei Vorhandensein von ausgedehnten Bildartefakten sollten alle diese Möglichkeiten ausgeschöpft werden, bevor man sich entscheidet, die Untersuchung abzubrechen.

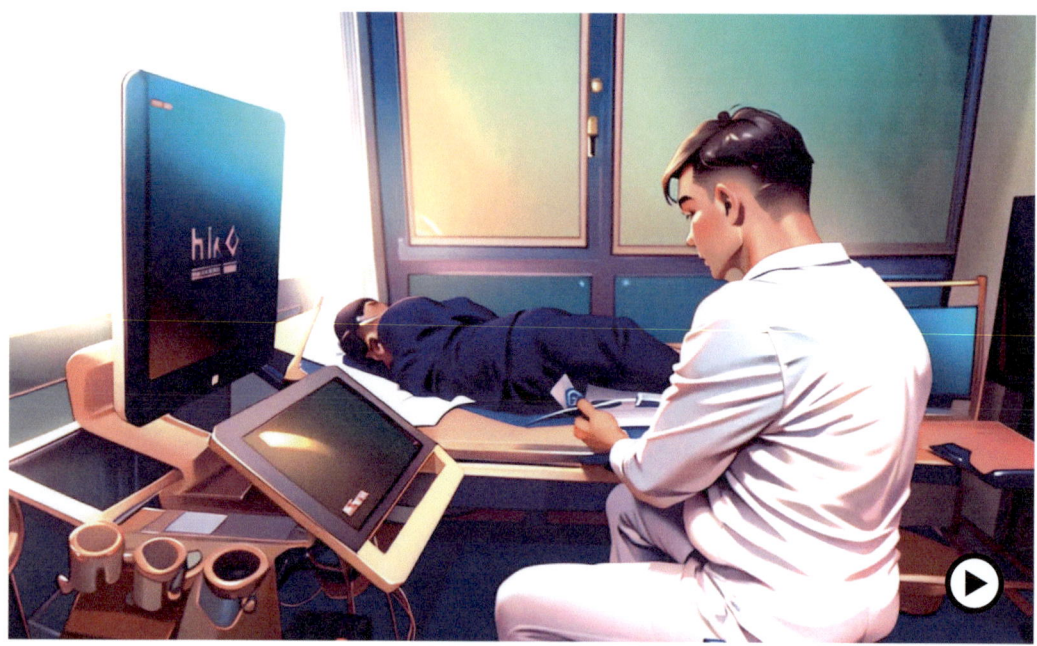

Abb. 11.2   Video 11.1 (▶ https://doi.org/10.1007/000-eng)

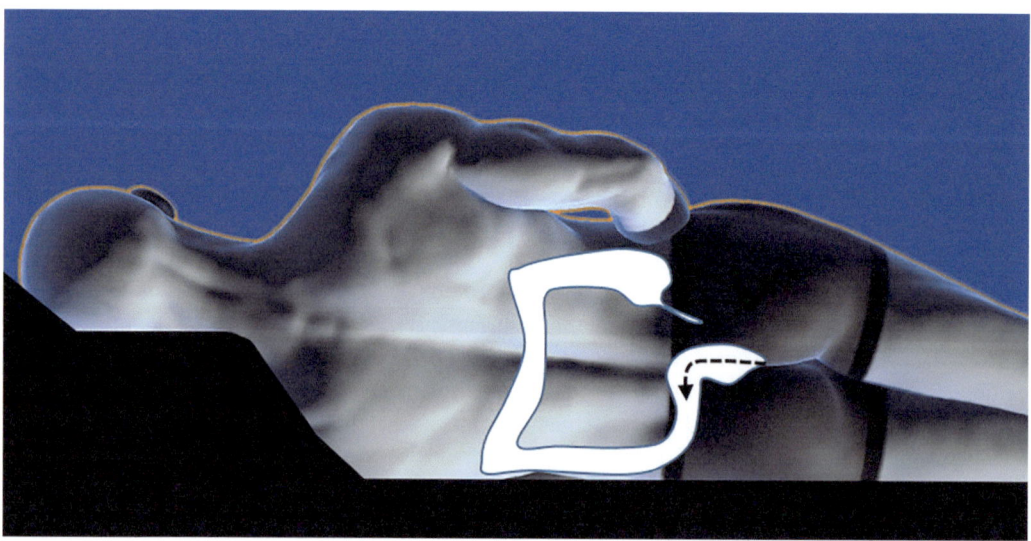

Abb. 11.3   Bei Linksseiten-Lagerung rutscht das verabreichte Gel oft weiter in den Darm hinein (Pfeil) und steht da-durch für seine koppelnde Wirkung beim Ultraschall nicht zur Verfügung

11.4   Starten der Untersuchung

Nachdem die Sonde im Rektum platziert und der Bereich für die 3D-Aufnahme ausgewählt wurde, erfolgt die Aufnahme. Hier ist es unbedingt erforderlich, alle relevanten Rektum-Anteile in dem 3D-Block abzubilden. Dies sind meistens die Rektumwand-Schichten, die zur

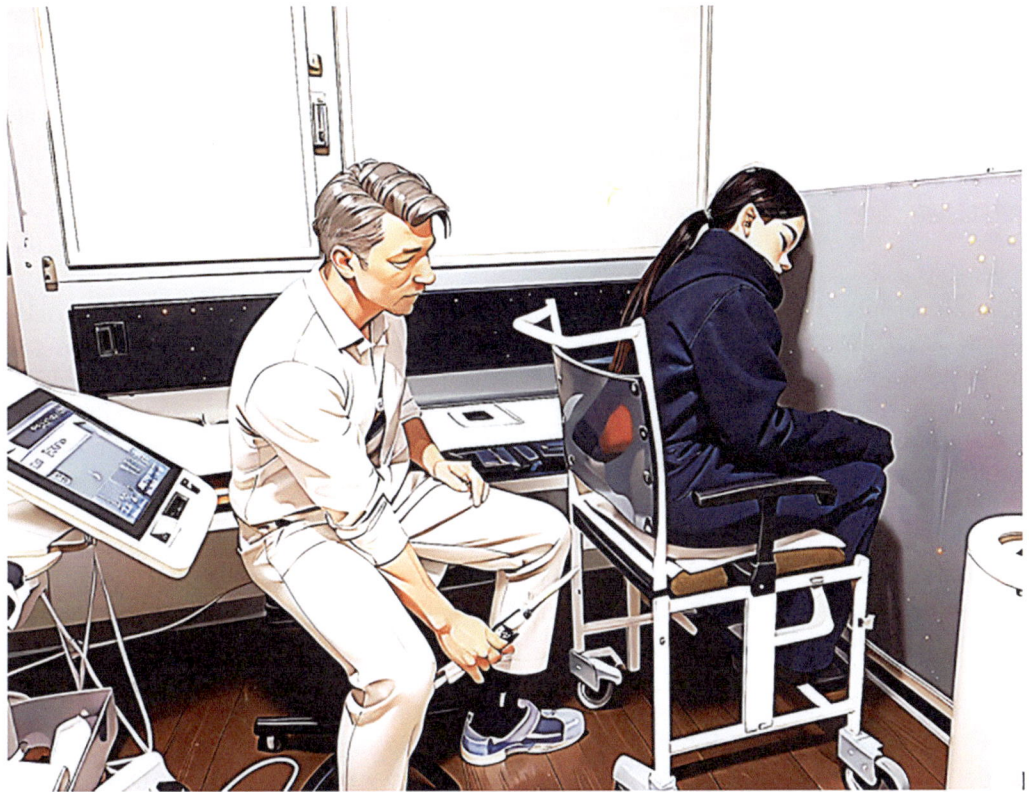

Abb. 11.4   Alternative Untersuchungsanordnung für die rektale Endosonografie (sitzend, damit das Gel im Rektum verbleibt). Die Untersucherposition hinter dem Patienten wird durch den anorektalen Winkel notwendig. Diese Konstellation ist oft nicht möglich und für die Patienten eher unangenehm

Beurteilung von Tumoren unerlässlich sind. Dabei sollte die natürliche individuelle Krümmung der Rektumwand (z. B. in Rückenlage nach dorsal) bedacht werden. Um den gesamten Bereich abzudecken, kann die Sonde bei der Untersuchung angehoben werden, was dazu führt, dass die dorsalen Rektum-Anteile (in Rückenlage) besser abgebildet werden können.

11.5   Wichtige Parameter – Einstellungen – Presets

Für die Rektum-Diagnostik können folgende Parameter gewählt werden: Frequenz: 10–14 MHz, Gain: 50–60 %, Resolution: high/Standard, Eindringtiefe: 3–5 cm/Übersicht: bis zu 9 cm, Abstand: 0,2 mm, Kontrast: 50–60 %, Helligkeit: 50–60 %, Zeit ca. 60–70 s, dyn. Range: 80–90 dB (Tumor).

Die Frequenz von 10–14 MHz ist für die nahen Anteile der Rektumwand am Übergang zum Analkanal ideal. Sie ermöglicht eine gute Abbildung in diesem Nahbereich, zeigt aber die dorsalen „durchhängenden" Rektum-Anteile ebenfalls in einer guten Qualität. Sobald man von der Übersichtsaufnahme in die Detailaufnahme wechselt, kann die Frequenz nach oben angepasst werden.

Die Resolution – also sozusagen Geschwindigkeit, mit der eine Rotation in der Sonde vollführt wird – kann bei der rektalen Endosonografie verlangsamt werden. Dies verbessert die Bildqualität.

Die Eindringtiefe muss bei der Detailaufnahme so gewählt werden, dass die dorsalen (Steinschnitt-Lagerung) Rektum-Anteile (die durch die Schwerkraft nach dorsal ausweichen) komplett abgebildet werden. Bei der Übersicht muss zusätzlich weiteres pararektales Gewebe abgebildet sein, um z.B. Lymphknoten finden zu können. Das bedeutet, dass dieser Bereich ausgeweitet werden muss (bis z. B. 9 cm).

Die Abstände (0,2 mm oder 0,25 mm) bedeuten eine sehr engmaschige Schnitt-Bildgebung und somit hohe Bildqualität. Je nach Größe der Darstellung reguliert der Ultraschallscanner diesen Wert nach unten. Tendenziell sollte man bei Rektum-Endosonografie die 0,2 mm anstreben, auch wenn dies die Untersuchungszeit verlängert.

Die Dyn. Range bezeichnet die Graustufenskala. Diese ist für die Tumordiagnostik sehr wichtig. Um die Tumormasse von den angrenzenden (oft sehr filigranen) Strukturen unterscheiden zu können, sollte der Untersucher die Dyn. Range hoch wählen. Dies vereinfacht die Diskriminierung der oft sehr nahen Graustufen (z. B. des Schließmuskels).

11.6   Zweizeitiges Vorgehen Übersicht/Detail

Da im Rektum meist Tumoren und ihre Absiedlungen, z. B. in Lymphknoten, beurteilt werden, muss der Untersucher zweizeitig arbeiten. Es erfolgt eine Übersichtsaufnahme, die eventuell vorhandene pathologische Lymphknoten, weitere Läsionen etc. aufdecken soll. Danach muss zusätzlich immer eine Detailaufnahme der Rektumwand samt der relevanten Schichten erfolgen. Die Beurteilung des Tumors, der Schichten in der Übersichtsaufnahme sollte unterbleiben. Die Klärung des Lymphknotenstatus in der Detailaufnahme ist ebenfalls nicht sinnvoll. Das verdeutlicht die Unterschiede zum CT oder MRT. Hier muss der Untersucher selbst „aktiv werden", d. h., er muss diese Feinheiten kennen und mit seinem Gerät eine tatsächliche Abklärung der fraglichen Bereiche durchführen. Dies ist also wesentlich mehr, als das Gerät einzuschalten und „drauf los" zu sonografieren. Die bereits von den Herstellern angebotenen Hilfen (Presets etc.) bieten eine sehr gute Basis. Diese reicht bei komplizierteren Befunden nicht immer aus. Sowohl der Zeitdruck als auch die

Unsicherheit im Umgang mit der Technik sind unangenehme Faktoren, die aktiv von jedem Untersucher angegangen werden müssen. Die Beachtung einiger wichtiger Vorgaben ist also der erste Schritt in Richtung Diagnosesicherheit.

11.7   Auswertung

Die Auswertung der Befunde bei der rektalen Endosonografie ist oft schwierig und stark von der Bildqualität abhängig. Die Wahl der inadäquaten Parameter (z. B. zu niedrige Einstellung für Dyn. Range von 50dB) vor dem Start der Untersuchung macht sich hier am meisten bemerkbar (Kruskal et al. 1997). Durch die sehr filigranen Rektum-Schichten können kleinere Bereiche mit fraglichen Läsionen nur schwer oder gar nicht abgegrenzt werden. Die Bereiche erscheinen oft genauso echoarm oder echoreich wie die Tumormasse. Durch geschicktes Spielen mit den Einstellungen können bestimmte Details jedoch besser sichtbar gemacht werden, was dann die Diagnostik erleichtert (Palacios Fanlo et al. 2000). Die mögliche Artefakt-Bildung mit ggf. Abdeckung von relevanten Bereichen bleibt davon unberührt. Deshalb ist anzuraten, mehrere 3D-Blöcke von demselben Bereich anzufertigen und diese dann im Nachhinein einzeln abzusuchen. Dies stellt eine gewisse Redundanz dar, die jedoch die diagnostische Sicherheit erhöht. Da die Befundung/ Auswertung dieser Strukturen zeitaufwendig ist, kann sie allzu oft nicht direkt am Patienten erfolgen. Dies ist sicherlich unangenehm für die Betroffenen, da sie auf die Aussage des Untersuchers warten müssen (was in dieser Situation oft schwer zu ertragen ist). Letztlich kann der Untersucher in einer ruhigen Atmosphäre und v. a. ohne Zeitdruck eine wesentlich genauere Analyse der 3D-Blöcke garantieren, als es z. B. zwischen zwei wichtigen Eingriffen der Fall sein mag. Deshalb gehört dieses sorgfältige Absuchen des 3D-Würfels zum diagnostischen Prozess und ist mindestens genauso wichtig wie die richtige Wahl der Einstellungsparameter am Gerät. Unterstützend bieten manche Ultraschallgeräte-Herstellersoftware, an mit der man die

Datensätze am PC analysieren und auswerten kann. Diese Software ist ein weiterer Baustein, der es erlaubt, dieselben Daten mit etwas „Distanz" (zeitlich und räumlich) in Ruhe zu analysieren und immer weiter dazuzulernen. Dies minimiert letztlich die individuelle Fehlerquote und sollte möglichst häufig wahrgenommen werden.

11.8   Dokumentation

Die Dokumentation der Befunde kann auf verschiedene Weise erfolgen. Die Möglichkeit, einfache JPEG-Abbildungen der entscheidenden Sequenzen aufnehmen zu können, dient dabei der Unterstützung des Untersuchers. So muss bei Besprechungen etc. nicht immer wieder der 3D-Würfel abgesucht und neu positioniert werden. Man speichert einfach die relevanten Perspektiven als einzelne Bilder (oder ggf. Filmsequenzen) ab. Diese Darstellungen kann man dann benutzen, um Informationen (z. B. im Rahmen einer Tumorkonferenz) auszutauschen oder Befunde zu untermauern. Die kontinuierliche Auseinandersetzung mit diesen Bildern bedeutet für den Untersucher eine Art „Training", bei dem er seine Aufmerksamkeit für Details

und Sicherheit bei der Diagnosestellung stetig verbessern kann. Deshalb ist es ratsam, eigene Bilder/Befunde in einem größeren zeitlichen Abstand erneut zu analysieren. Dies garantiert nicht nur Selbstreflexion, sondern eine Evaluation der eigenen Behandlungspfade. Die reine Bilddokumentation erfolgt dann automatisch auf der Festplatte des Ultraschallgerätes. Diese Datensätze können selbstverständlich auf andere Datenträger ausgelagert werden.

Literatur

Hyeon-Min Cho, Bong-Hyeon Kye, Yoon-Suk Lee, Nina Yoo (2024) Standardizing the 3D-endoluminal ultrasound Procedure: optimal delineation of anorectal anatomy. J Surg Ultrasound 11:7–17

Kruskal JB, Kane RA, Sentovich SM, Longmaid HE (1997 May-Jun) Pitfalls and sources of error in staging rectal cancer with endorectal us. Radiographics 17(3):609–26. https://doi.org/10.1148/radiographics.17.3.9153700. PMID: 9153700

Palacios Fanlo M, Ramírez Rodríguez J, Aguilella Diago V, Arribas Del Amo D, Martínez Díez M, Lozano Mantecón R (2000 Apr) Endoluminal ultrasography for rectal tumors: efficacy, sources of error and limitations. Rev Esp Enferm Dig 92(4):222–31. English, Spanish. PMID: 10867411

Published online May 31, 2024; https://doi.org/10.46268/jsu.2024.11.1.7

Rektale 3D-Endosonografie: Relevante Schichten des Rektums und ihre Darstellung

Thomas Kuruc

Inhaltsverzeichnis

Zusammenfassung

Die Endosonografie ist fester Bestandteil in der Diagnostik rektaler Tumoren. Insbesondere in der Diagnostik des Rektumkarzinoms ist die Endosonografie unverzichtbar. Eine sorgfältige Vorbereitung und eine gute Ankopplung der Sonde mit Wasservorlauf ist Voraussetzung für die notwendige Darstellung der 5 Schichten der Rektumwand, um jegliche Tumoren optimal beurteilen zu können.

- Es besteht die Notwendigkeit, einen Wasservorlauf zu benutzen, welcher um die Sonde oder an der Sonde platziert werden muss
- Das Rektum muss vor der Untersuchung, soweit möglich, von Blut und Stuhlanteilen gereinigt werden
- Wahl einer geeigneten Lagerung des Patienten
- Vorherige Rektoskopie und Sicherung der Tumorlokalisation
- Einführen der Sonde unter Beachtung der Anatomie und Schonung des Patienten
- Darstellung der 5 Schichten der Rektumwand – vor allem im Bereich, in dem sich der Tumor befindet
- Beurteilung des Tumors. Besteht eine Infiltration oder wächst der Tumor verdrängend? Welche Schichten werden durch den Tumor penetriert?
- Wie ist die Beziehung des Tumors zu Nachbarstrukturen? Sind weibliche oder männliche Organe oder Levator-/anale Sphinktermuskulatur involviert?
- Sind Lymphknoten sichtbar? Wie stellen sie sich diese dar?
- Falls vorhanden, die Hinzunahme von Hilfsmitteln; farbkodierte oder Power-Dopplersonografie, Kontrastmittel, Elastografie

T. Kuruc (✉)
Cellitinnen Krankenhaus St Peter, Wuppertal, Deutschland
E-Mail: koloproktologie.kh-petrus@cellitinnen.de

© Der/die Autor(en), exklusiv lizenziert an Springer-Verlag GmbH, DE, ein Teil von Springer Nature 2025
M. Kowallik (Hrsg.), *Anorektale 3D-Sonografie und Beckenbodensonografie*,
https://doi.org/10.1007/978-3-662-69765-8_12

12.1 Vorbereitung und Untersuchung

Eine gute Vorbereitung ebnet den Weg für eine gute Bildgebung und für eine exakte Beurteilung des Tumorleidens. Wegen des weiteren Lumens der Ampulle im Gegensatz zum Analkanal besteht die Notwendigkeit, einen Wasservorlauf zu benutzen, welcher um die Sonde oder an der Sonde platziert werden muss. Dieser Wasservorlauf dient der besseren Ankopplung an die Rektumwand. Dabei ist es essenziell wichtig, dass sich keine Luftblasen in dem Wasservorlauf befinden, um Artefakte auszuschließen (Abb. 12.1). Dies benötigt eine präzise Handhabung beim Auffüllen des Ballons. Ziel ist es, in der 3D-Endosonografie, sofern möglich, eine 360°-Darstellung der Rektumwand zu antizipieren. Zu diesem Zweck muss auch das Rektum vorbereitet werden. Hierbei sollte das Rektum, soweit möglich, von Blut und Stuhlanteilen gereinigt werden, um Verwechslungen zu vermeiden. Dienlich ist hierbei der Einsatz von Klysmata unmittelbar vor der Untersuchung. Persönlich präferiere ich die Lagerung des Patienten in Steinschnittlage, aber entsprechend der Erfahrung des Untersuchers kann auch eine Seitenlagerung gewählt werden. Verwendung findet die 12-MHz-Sonde, um eine

nahe, gute Auflösung zu erzielen. Die Rotation sollte auf High gestellt sein. Um die Sonde gut positionieren zu können, kann zuvor eine Rektoskopie erfolgen, um vorab einen Überblick zu gewinnen, aber auch um die Höhenlokalisation festzulegen, wie Sie in den Leitlinien gefordert ist (Jansen-Winkeln 2024). Schließlich kann die Sonde über das Rektoskop bis an den Tumor herangeführt werden. Ist die Tumorlokalisation bekannt, kann selbstverständlich die Sonde auch ohne vorherige Rektoskopie eingeführt werden. Hierbei gilt es, nicht zu vergessen, dass das Rektum neben dem anorektalen Winkel der Flexura sakralis folgt, also kein gerades Rohr ist, sondern eher einer halbmondförmigen Form entspricht. Entsprechend muss ähnlich wie bei der Rektoskopie die Sonde eher nach dorsal geführt werden, um dann dem Winkel folgend wieder nach vorne abgekippt werden. Neben dem Wasservorlauf sollte auf der Sonde genügend Gel platziert werden, um eine gute Ankoppelung zu garantieren. Alternativ kann in das Rektum Gel gefüllt werden, dies lässt sich jedoch meist nicht gleichmäßig verteilen. Selbstverständlich soll das Einsetzen der Sonde in das Rektum ohne Kraftaufwand erfolgen, um Schmerzen beim Patienten, aber auch Verletzungen und Blutungen zu vermeiden. Soweit möglich, sollte die Sonde in der Mitte des Lumens ge-

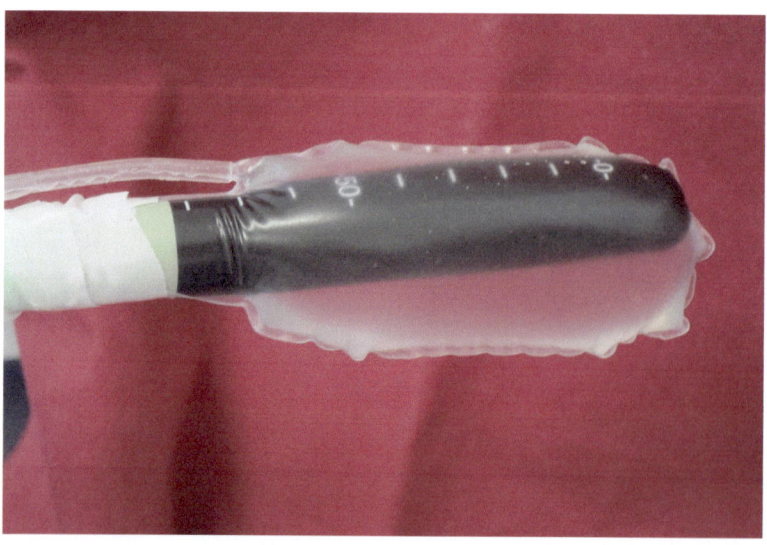

Abb 12.1 Beispiel eines Wasservorlaufs ohne Bläschen

halten werden. Gelingt kein 360°-Bild, so kann die Sonde entsprechend der Areale, welche man einsehen möchte, so gekippt werden, dass hier der Transducer andockt. Das Einführen erfolgt mit fast leerem Ballon, wobei auch die zum Auffüllen des Ballons verwendete Spritze, meist Blasenspritze mit Luer-Lock-Ansatz, bereits ohne Luftbläschen ist. Daraufhin wird der Wasservorlauf bzw. der Ballon so aufgefüllt, bis das gesamte Lumen angekoppelt ist. Bei einer guten Ankopplung sind die fünf Schichten der Rektumwand sichtbar.

Eine Sedierung des Patienten ist in der Regel nicht notwendig. Beruhigende Kommunikation und erklärende Worte, welche die Stuhldrangsymptomatik, die häufig mit Einsetzen der Sonde auftritt, deutet, führt den Patienten meist schmerzlos durch die Untersuchung.

Probleme entstehen durch eine schlechte Vorbereitung, dadurch entstehen Artefakte, die die Beurteilung des Bildes einschränken. Doch nicht alle Probleme sind hausgemacht. Insbesondere Luft bei Tumorulzerationen oder früheren Biopsiedefekten können die Sicht einschränken. Ebenso Schorf von vorherigen Elektrokauterisationen und insbesondere stenotische Tumoren können nicht eingesehen werden. Dennoch sollte auch bei diesen der Ultraschall erfolgen, um, soweit vorhanden, Lymphknoten darstellen zu können.

12.2 Fünf-Schichtung der Rektumwand

Zur Beurteilung der Rektumwand sind Kenntnisse der Anatomie erforderlich. Die Rektumwand erscheint in einer Fünf-Schichtung, bestehend aus zwei echoarmen und drei echoreichen Ringen (Abb. 12.2). Im Zentrum des

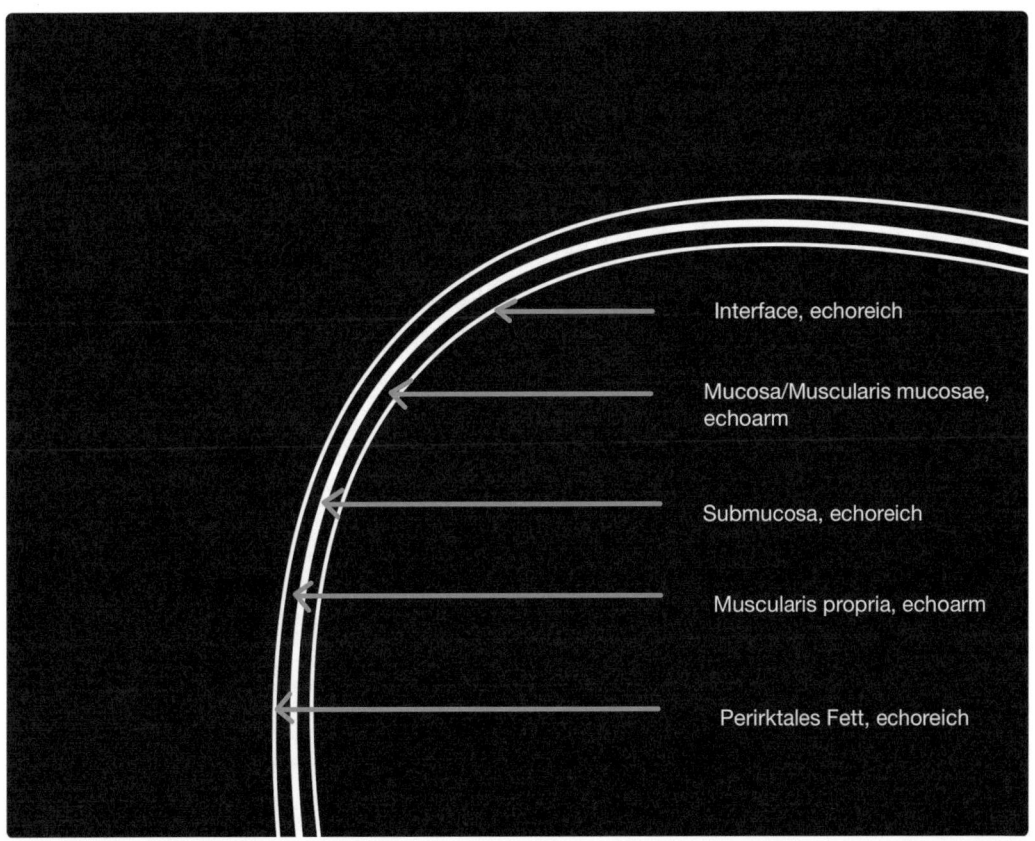

Abb. 12.2 Schematische Darstellung der 5 Schichten des Rektums, wie sie sich in der Endosonografie darstellen

Bildes findet sich um die Sonde herum ein schwarzer Kern, welcher dem Wasserballon entspricht. Der erste, innerste weiße Ring ist eine kombinierte Darstellung, die dem Gummi des Ballons, Wasser und der Schleimhautschicht entspricht. Der mittlere weiße Ring stellt die Zwischenschicht zwischen Mukosa, Submukosa und der Muscularis propria dar. Der äußerste helle Ring entspricht der Schicht zwischen Muscularis propria und dem Fett des Retroperitoneum. Der innere dunkle Ring stellt die Mucosa und die Muscularis mucosae da. Der äußere dunkle Ring stellt die Muscularis propria dar.(Hildebrandt und Feifel 1985, 1986).

In manchen Fällen, in denen eine Verdickung oder ein Ödem der Colonwand besteht, kann der Musculus propria als zwei echoarme Schichten getrennt durch ein enges, helles Band dargestellt werden. Yamashita et al. interpretierte diese zwei Schichten als longitudinale und zirkuläre Muskelschicht. Gelegentlich können diese Schichten auch bei einer starken Auflösung mit einer 16-Megahertz-Sonde dargestellt werden (Yamashita et al. 1988). Außerhalb der Muscularis propria besteht eine breite echoreiche heterogene Schicht mit gemischtem Echo, welche dem umliegenden perirektalen Fettgewebe, teils Gefäßen, teils Lymphknoten, entsprechen. In der Regel gelingt es nicht, zwischen intra- und extraperitoneal gelegenem Rektum zu unterscheiden, außer wenn auch der Dünndarm zu sehen ist. Die Kohlrausche Falte wird durch den Wasservorlauf abgedrückt und ist entsprechend nicht sichtbar.

Vor der Beurteilung eines Frühkarzinoms des Rektums sollte idealerweise keine Biopsie des Tumors erfolgt sein, leider ist dies meist nicht der Fall, da sich der Untersucher häufig im Rahmen einer koloskopischen Untersuchung gezwungen fühlt, eine Biopsie zu entnehmen. Formell sollte nach einer Biopsie 6 Wochen gewartet werden, weil durch die nachfolgenden Vernarbungs- und Entzündungsprozesse die Schichtung, vor allem bei frühen Tumoren, nicht mehr zu beurteilen ist (Gondal 2005).

Literatur

Gondal G et al (2005) Biopsy of colorectal polyps is not adequate for grading of neoplasia. Endoscopy 37(12):1193–1197

Hildebrandt U, Feifel G (1985) Pre-operative staging of rectal cancer by intrarectal ultrasound. Dis Col Rectum 28:42–46

Hildebrandt U, Feifel G (1986) Endosonografie Bestimmung der Infiltrationstiefe und Beurteilung von Lymphknoten beim Rektumkarzinom. Ultraschall Klin Prax 1:89–94

Jansen-Winkeln, B, Bley, T (2024) Die starre Rektoskopie in der Diagnostik anorektaler Tumoren. *coloproctology* **46**, 120–126

Yamashita Y, Machi J, ShirouzuI K, Morotomi T, Isomoto H, Kakegawa T (1988) Evaluation auf endorectal ultrasound for the assessment of wall invasion of rectal cancer. Dis Col Rectum 31:617–623

Rektale 3D-Endosonografie: Rektumtumoren

13

Thomas Kuruc

Inhaltsverzeichnis

Zusammenfassung

Der sonografische Befund beim Staging eines Rektumkarzinoms sollte folgende Kriterien enthalten. Die Tiefe des Tumors ab ano; bei Männern mit Bezug zur Prostata und zu Samenblasen. Die Größe des Tumors und die Tiefe der rektalen Infiltration. Den Umfang in der Zirkumferenz, aber auch die Lokalisation des Tumors (vorne, hinten oder seitlich). Geschlechtsunabhängig die Beziehung des Tumors zum Sphinkter und das Vorhandensein von rektalen Lymphknoten oder tumor deposits.

- Beurteilung des Tumors. Besteht eine Infiltration oder wächst der Tumor verdrängend? Welche Schichten werden durch den Tumor penetriert?
- Wie ist die Beziehung des Tumors zu Nachbarstrukturen? Sind weibliche oder männliche Organe oder Levator-/anale Sphinktermuskulatur involviert?
- Sind Lymphknoten sichtbar? Wie stellen sie sich diese dar?
- Falls vorhanden, die Hinzunahme von Hilfsmitteln; farbkodierte oder Power-Dopplersonografie, Kontrastmittel, Elastografie

13.1 Die Klassifikation des Rektumkarzinoms

Die Klassifikation des Rektumkarzinoms erfolgt weiterhin entsprechend der TNM-Klassifikation über die Penetrationstiefe des Tumors. In der Regel stellt sich das Rektumkarzinom als eher echoarme, manchmal echogleiche solide Formation im Ultraschall dar. Über die

T. Kuruc (✉)
Cellitinnen Krankenhaus St Peter, Wuppertal, Deutschland
E-Mail: koloproktologie.kh-petrus@cellitinnen.de

© Der/die Autor(en), exklusiv lizenziert an Springer-Verlag GmbH, DE, ein Teil von Springer Nature 2025
M. Kowallik (Hrsg.), *Anorektale 3D-Sonografie und Beckenbodensonografie*,
https://doi.org/10.1007/978-3-662-69765-8_13

Standardisierung der Beurteilung der Invasionstiefe kann das Ultraschallbild letztlich mit dem histopathologischen Bild verglichen werden. Der Untersucher sollte stets die Fünf-Schichtung der Rektumwand im Auge haben.

Ist der Tumor auf die Mukosa und Submukosa begrenzt, überschreitet er somit nicht den ersten hellen Ring, ist die Tumorformation entweder auf eine benigne Manifestation oder auf ein Frühkarzinom einzuschränken und entspricht einem T1-Tumor (Abb. 13.1). Wobei allein durch das Ultraschallbild eine Unterscheidung zwischen einem gutartigen Polypen und einem Frühkarzinom nicht zu stellen ist. Vor allem sehr große villöse Adenome können eine Herausforderung für den Untersucher darstellen.

Bei einem T2-Karzinom hat der Tumor bereits den ersten dunklen Ring überschritten, respektiert aber den zweiten dunklen Ring, welcher der Muscularis propria entspricht. Solange der letzte dunkle Ring nicht durchbrochen ist, ist vom sonografischen Bild aus von einem T2-Karzinom auszugehen (Abb. 13.2).

Bei Penetration des Tumors durch die Rektumwand ins perirektale Fettgewebe besteht eine T3-Situation. Hier zeigt der Ultraschall eine eindeutige Unterbrechung des letzten dunklen, echoarmen Ringes mit Strukturen, die bis in den Rand der letzten Schicht reichen (Abb. 13.3). Bei Durchführung des 3D-Scans sollte der gesamte Tumor dargestellt werden, wenn notwendig in mehreren Blöcken. Ist bei der folgen-

den sorgfältigen Untersuchung der Tumorränder nur bereits an einer kleinen Stelle ein Durchbruch der Muscularis propria zu verzeichnen, ist entsprechend der Tumor, als T3 zu klassifizieren.

Sollte bereits eine Infiltration in die Scheide, in den Uterus oder die Blase oder in die Prostata dargestellt sein, so wäre dies der TNM-Klassifikation entsprechend als T4 einzustufen. Nach der derzeitigen TNM-Klassifikation ist eine Penetration der mesorektalen Faszie ebenso als T4 zu werten.

Die Beziehung des Rektumkarzinoms zum Sphinkter ani und des Beckenbodens ist anhand der TNM-Klassifikation der American Joint Committee on Cancer (AJCC) und der Union for International Cancer Control (UICC) nicht sicher definiert. Ausschlaggebend war bislang die Publikation von Washington et al. aus dem Jahr 2009, die als Pathologen die Klassifikation wie folgt empfahlen. Nachfolgend haben sich sämtliche Publikationen in diesem Feld an diese Definition gehalten, obwohl diese bislang von keinen Leitlinien validiert wurde.

Washington et al. empfehlen, den Musculus internus ani, da er dessen Verlängerung darstellt, als Musculus propria zu behandeln, entsprechend ist eine reine Infiltration des Internus deswegen als T2 zu klassifizieren. Überschreitet der Tumor den Sphinkter ani internus in den Externus, soll dies als T3 bewertet werden. Eine Infiltration des Levator ani ist jedoch als T4 zu

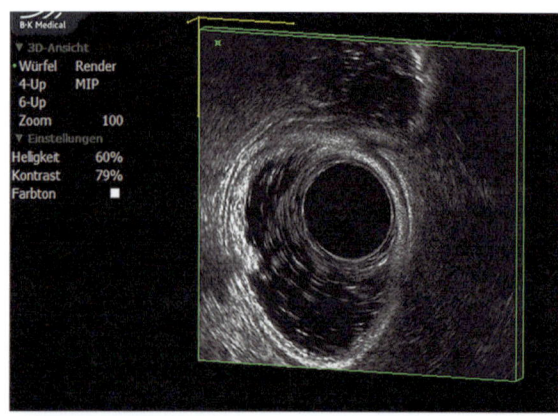
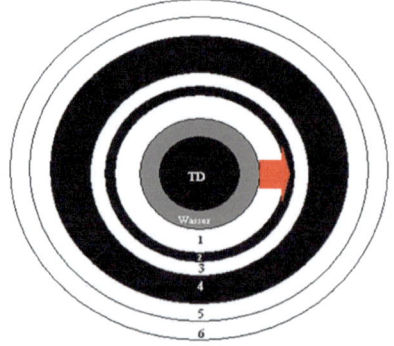

Abb. 13.1   T1-Karzinom

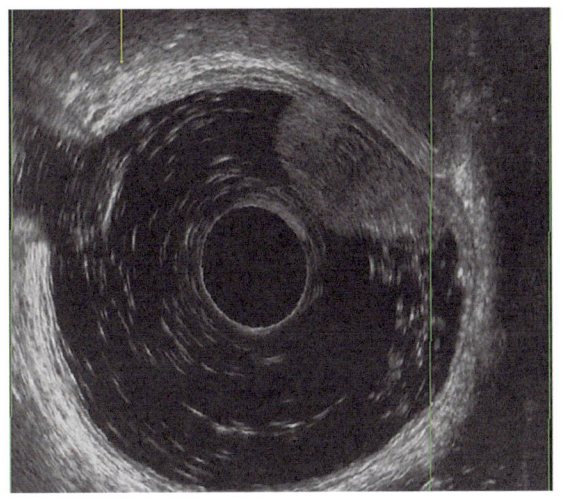

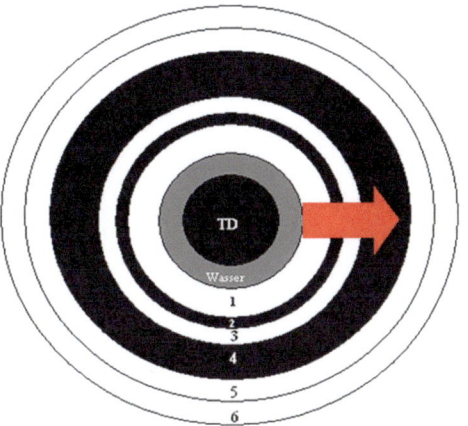

Abb 13.2 T2-Karzinom. Die Muscularis propria bleibt erhalten

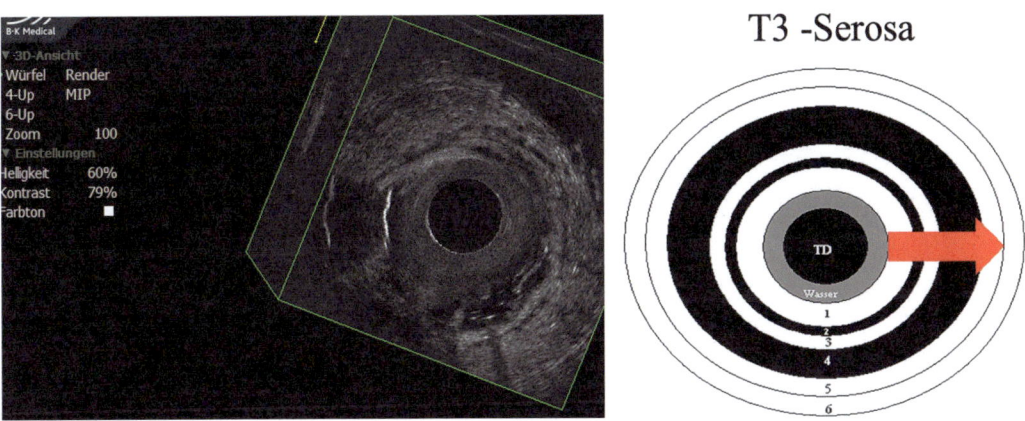

Abb 13.3 T3-Karzinom – Wandschichtung nicht mehr erkennbar. Penetration in das Fettgewebe

klassifizieren (Abb. 13.4) (Washington et al. 2009).

Neuerdings diskutierte ein multidisziplinäres Expertengremium aus Radiologen, Chirurgen, Radioonkologen und Pathologen dieses Thema im Jahr 2021. Sie schlugen vor, dass das klinische T-Stadium (cT-Stadium) in der MRT – wie das pT-Stadium in der Pathologie – in erster Linie vom Ausmaß der Tumorinvasion auf der Ebene des Rektums abhängen sollte. Eine Beteiligung des äußeren Schließmuskels, des Puborectalis- und/oder des Levator-ani-Muskels, sollte als cT4b-Krankheit eingestuft werden, da dies eine Invasion der Skelettmuskulatur mit sich bringt. Die Invasion des inneren Schließmuskels und der intersphinkterischen Ebene an sich sollte die Kategorisierung des cT-Stadiums nicht beeinflussen, aber ihre Invasion sollte immer zusätzlich beschrieben werden (Lambregts et al. 2022).

Die Beurteilung von Frühkarzinomen mit Ultraschall und die Festlegung, ob diese lokal reseziert werden können, ist weiterhin eine Herausforderung. Die diagnostische Leistungsfähigkeit bei der Unterscheidung, insbesondere bei T1- und T2-Tumoren, ist eine bekannte

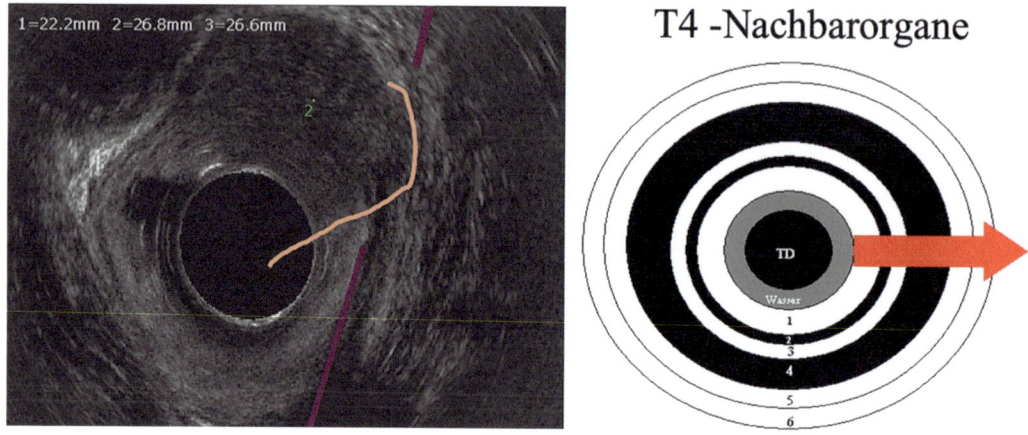

Abb 13.4 T4-Karzinom – siehe die Infiltration des Tumors in den Levatorschenkel links

Schwäche sowohl für ERUS als auch für MRT, wobei die berichtete Sensitivität für ERUS für T1 von 17 % in monozentrischen Studien bis zu gepoolten Sensitivitäten in der Metaanalyse von 50 % bis 88 % reicht (Puli et al. 2009; Oien 2019). Daher ist die Beurteilung von Frühkarzinomen eine Domäne der Endosonografie und sollte auch nach den aktuellen Leitlinien (S3-Leitlinie 2019) durchgeführt werden.

Viktil et al. überprüften die Histopathologie aller T1-Krebsarten in ihrer Studie und stellten fest, dass die meisten Fehler auf ein Understaging der mikroskopischen Invasion (<0,4 mm) in die Submukosa oder auf ein Overstaging von T1sm3-Tumoren zurückzuführen waren, die sich in der Nähe der Muscularis propria erstreckten, diese aber nicht infiltrierten (Viktil et al. 2024). Pinto et al. bestätigten in ihrer Arbeit diese Daten unter Berücksichtigung der 3D-Endosonografie. Darüber hinaus war die invasive Front des Tumors oft von Fibrose- und Entzündungszellen umgeben, die auf dieser mikroskopischen Ebene im MRT nicht vom Tumor unterschieden werden konnten (Pinto et al. 2024).

Aufgrund der besseren Auflösung ist der endorektale Ultraschall vorzugsweise in der Differenzierung von T2- und T3-Karzinom erforderlich, die Endosonografie weist eine höhere Sensitivität im Vergleich zu MRT und CT auf, bei vergleichbarer Spezifität (Bipat et al.

2004). Zu den Limitationen der Endosonografie gehört, dass sich die Faszien insbesondere dorsal nicht ausreichend darstellen lassen. Ergänzend sollte daher stets auch ein MRT des Rektums erfolgen.

Bei fortgeschrittenem Tumorleiden ist die Endosonografie nicht ausreichend akkurat. Vor allem bei umfangreichen, großen Tumoren sind auch die dahinter liegenden Regionen des Primärtumors, insbesondere Tumorabsiedlungen oder eine Gefäßinvasion, nicht ausreichend darstellbar. Auch ist die Untersucherabhängigkeit ein Nachteil. In den Fällen, in denen jedoch eine Kernspintomografie kontraindiziert ist, zum Beispiel bei Herzschrittmacherträgern, stellt die Endosonografie weiterhin ein wichtiges Werkzeug für die Diagnostik dar.

13.2 Lymphknoten

Die Beurteilung des Lymphknotenstatus gehört zum Staging beim Rektumkarzinom. Normale Lymphknoten, die kleiner als 3 Millimeter im Durchmesser sind, sind meist echogleich zum mesorektalen Gewebe und können daher in der Regel nicht gesehen werden (Bejnon 1989). Seit den Arbeiten von Hildebrandt und Feifel werden Knoten, welche größer als 3 Millimeter sind, als suspekt bewertet (Abb. 13.5) (Hildebrandt und Feifel 1986). Ein vergrößerter Lymphknoten

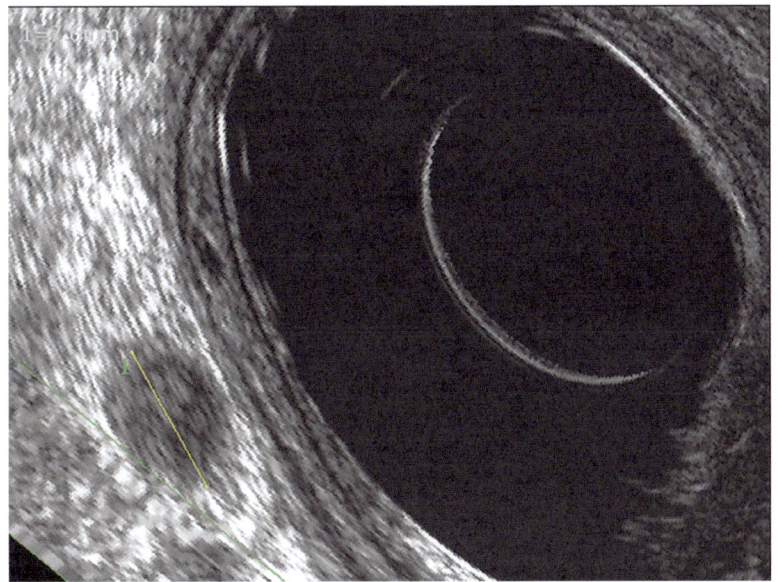

Abb. 13.5   Entrundeter Lymphknoten mit einem Durchmesser von 7 mm, somit metastasensuspekt

kann von einer unspezifischen Entzündung oder auch von einer Metastase herrühren. Dabei beschreiben die Autoren, dass entzündlich vergrößerte Lymphknoten einen Durchmesser von 4 Millimetern und mehr aufweisen und sich meist echoreicher zeigen und sich vom umgebenden Fettgewebe durch einen feinen echoarmen Ring begrenzen. Ihre Ränder sind meist undeutlich und ihre Echomuster homogen.

Hingegen erscheinen metastatische Lymphknoten eher echoarm, zeigen irreguläre echoarme Muster mit scharfer Begrenzung und sind häufig echoärmer als der Primärtumor.

Dennoch sind die Kriterien Größe, Echomuster und Entrundung als unsicher zu werten.

Zum Beispiel waren bei Langman et al. 94 perirektale Lymphknoten von 334 positiven Lymphknoten (28 %) kleiner als 3 mm (Langman et al. 2015).

Dies beachtend und dem internationalen Konsens folgend, sollten bei der Beurteilung der mesorektalen Lymphknoten die ESGAR-Kriterien (European Society of Gastrointestinal and Abdominal Radiology = ESGAR) übernommen werden; zu diesen Kriterien gehören die Dimension der kurzen Achse und morphologische Merkmale wie unregelmäßige Ränder, heterogene Signalintensität und runde Form. Wenn ein lokoregionärer Lymphknoten in der *kurzen Achse* größer als *9 mm ist*, wird er unabhängig von seiner Morphologie als verdächtig angesehen; wenn er 5–9 mm *in der kurzen Achse* ist, dann sind zwei morphologische Kriterien erforderlich; und wenn < 5 mm *in der kurzen Achse,* dann sind 3 Kriterien erforderlich (Tab. 13.1) (Lee et al. 2023).

Dennoch weist die Endosonografie in der Beurteilung von regionalen Lymphknoten eine ähnliche Sensibilität und Spezifität wie MR auf (Endosonografie, 67 % und 78 %; MRT 66 % und 76 %) (Benson et al. 2021).

Insbesondere in der 3D-Technik können kreuzende Blutgefäße gut von Lymphknoten unterschieden werden, indem man im Untersuchungskubus das Gefäß in den unterschiedlichen Ebenen nachverfolgt.

Als technische Zusatzkriterien zur Beurteilung der Malignität von Lymphknoten können herangezogen werden: FKDS- die farbkodierte Dopplersonografie, der RI- Resistive Index (Widerstandsindex nach Porcelot), der kontrastmittelverstärkte (contrast-enhanced) endoskopische Ultraschall und die Elastografie (Jenssen et al. 2018).

Tab. 13.1 Praktische Richtlinien für das Knotenstadium (Beets-Tan et al. 2018)

Primäres Staging
Kriterien für einen bösartigen Knoten:
1. Kurzer Achsendurchmesser ≥ 9 mm
2. Kurzer Achsendurchmesser 5–8 mm UND ≥ 2 morphologisch verdächtige Merkmale*
3. Kurzer Achsendurchmesser < 5 mm UND 3 morphologisch verdächtige Merkmale*
4. Alle muzinösen Lymphknoten (beliebiger Größe)
* Morphologisch verdächtige Kriterien:
Runde Form
Unregelmäßiger Rand
Heterogenes Signal
Restaging (nach langer neoadjuvanter Behandlung + Downstaging-Intervall)
Alle Knoten mit einem kurzen Achsendurchmesser < 5 mm sollten als gutartig angesehen werden
Für Knoten mit einem kurzen Achsendurchmesser ≥ 5 mm gibt es keine verlässlichen Kriterien
Als praktische Richtlinie sollten diese Knoten als bösartig angesehen werden

NB. Diese Kriterien sollten nur bei hochauflösenden Querbildern (≤ 3 mm Schichtdicke) angewendet werden.
NB2. Diese Kriterien gelten speziell für Knoten innerhalb des mesorektalen Kompartiments, können aber auch für andere regionale extramesorektale (d. h. Obturator- und Beckenknoten) übernommen werden
NB3. Die oben beschriebenen Kriterien sind als praktischer Leitfaden gedacht. Das Gremium räumt bekannte Ungenauigkeiten der MRT für das Knotenstadium ein

In der B-Mode ist der Nachweis einer Koagulationsnekrose, die sich innerhalb eines echoarmen LK als rundes, echoreiches, unscharf begrenztes Areal abgrenzen lässt, als ein positiver Prädiktor für Malignität zu werten. In Studien wurden Koagulationsnekrosen endosonografisch in 31–48 % der malignen Lymphknoten beschrieben (Catalano et al. 1994; Monig et al. 1999; Gleeson et al. 2009).

Behilflich kann hierbei die farbcodierte Dopplersonografie sein. Während ein entzündlich-reaktiver Lymphknoten noch eine Hilusgefäßzeichnung, eventuell mit baumartigen Verzweigungen, zeigt, so weist v. a. ein entzündlicher Lymphknoten auch eine höhere Gefäßdichte auf. Im Gegensatz dazu zeigt ein maligner Lymphknoten nur eine inhomogene Gefäßdichte mit noch einem peripheren oder gemischten Gefäßmuster, ggf. mit Nachweis von verdrängenden Gefäßen sowie Gefäßbüscheln (Meng 2015).

Heneghan et al. fanden heraus, dass ein hoher PSV (die maximale systolische Geschwindigkeit) sowohl in gutartigen als auch in malignen Knoten auftritt, während ein niedriger PSV (d. h. <20 cm/sec) nur in benignen Knoten auftritt. War ein PSV auf der Grundlage einer ROC-Analyse höher oder gleich 20 cm/sec, stufte

dies den Knoten als bösartig mit einer 100 % Sensitivität und einer 63 % Spezifität und einer 76 % Genauigkeit ein (Heneghan et al. 1997).

Ergänzend kann eine Power-Doppler-Analyse dazugeschaltet werden. In der Literatur sind immer wieder Hinweise auf die Wichtigkeit der Analyse der Flusskurven intranodaler Arterien zu finden (Huang et al. 2023). Die relevanten Schwellenwerte für den Resistance Index (RI) oder Pulsatilitätsindex (PI) schwanken in der Literatur stark. Prinzipiell sei bei pathologischen Lymphknoten mit einem eher hohen peripheren Widerstand mit entsprechenden RI und PI zu rechnen. Dabei gilt ein RI >0,8 als hoch, der untersuchte Knoten als malignitätsverdächtig und ein RI<0,7 als niedrig und somit der untersuchte Knoten eher als benigne, entzündlich verändert (Jenssen 2018).

Unter Zuhilfenahme eines Ultraschallkontrastmittels ist noch eine bessere Visualisierung der intranodalen Gefäße als mit dem Doppler möglich. Das Ultraschallkontrastmittel wird unmittelbar vor der Untersuchung zubereitet und besteht in aufbereiteter Form aus Mikrobläschen in nahezu Erythrozytengröße mit z. B. einer Phospholipidhülle und einem Gas im Inneren. Diese Bläschen werden durch den Ultraschall zum Schwingen angeregt. Letzteres wird dann vom Gerät als eigenes Signal empfangen. Diese Mikrobläschen halten sich ausschließlich innerhalb des Gefäßsystems auf und gehen nicht in das Organparenchym über (Meng 2015). Das Ultraschallbild zeigt bei einem malignen Knoten ein zentripetales inhomogenes (Hyper-)Enhancement mit einem irregulären Vaskularisationsmuster und Areale fokaler Minderperfusion/Avaskularität, hingegen weisen benigne Knoten eher ein zentrifugales homogenes (Hyper-)Enhancement mit hilärem regulären Perfusionsmuster auf (Cui et al. 2013).

Die Elastografie ist eine nicht-invasive Methode, bei der die Steifigkeit des Gewebes als Farbkarte oder Scherwellengeschwindigkeit abgebildet werden kann. Für die Beurteilung von Lymphknoten stehen zwei Hauptformen der Elastografie zur Verfügung. Eine Form ist die Dehnungselastografie-Strain Elastography (SE). Mit der Ultraschallsonde wird das Gewebe in der Regel transkutan, wahlweise aber auch intraoperativ oder über ein Endoskop abgetastet. Die erzeugte Gewebeverformung (d. h. die Dehnung) wird bewertet, indem die Art und Weise verfolgt wird, wie sich der Fleck im Bild bewegt, in der Regel mit einem Tracking-Algorithmus, der mit den Hochfrequenzdaten arbeitet. Die Daten können dann verwendet werden, um ein Bild zu erstellen, das in Farbe oder Graustufen codiert ist, um das Dehnungsmuster zu zeigen, das in umgekehrtem Verhältnis zur Gewebesteifigkeit steht. Daher ermöglicht SE die Bewertung und Visualisierung von relativen Elastizitätsunterschieden. Neue technische Entwicklungen ermöglichen es, den Mittelwert über mehrere Frames zu mitteln, um den mittleren Histogrammwert zu berechnen, der der Gesamtelastizität innerhalb eines ausgewählten Bereichs entspricht. Der Vergleich von zwei verschiedenen Bereichen ermöglicht die Berechnung des Dehnungsverhältnisses. Die SE ist die am häufigsten verwendete Methode zur Beurteilung von Lymphknoten. Die andere Form der Elastografie ist die Scherwellen-Elastografie-Technik (SWE). Bei der Scherwellen-Elastografie verursacht der „drückende" Ultraschallstrahl winzige Verschiebungen im Weichteilgewebe, die von der Höhe der Gewebesteifigkeit abhängen. Mithilfe von Tracking-Algorithmen können die entstehenden Scherwellen sonografisch detektiert werden. In elastografischen Bildern normaler Lymphknoten ist die Knotenrinde deutlich härter als die Medulla und das Hilum (Cui et al. 2022).

Die präoperative Beurteilung der Lymphknoten bei Patienten mit bekanntem Primärkarzinom kann mit SWE durchgeführt werden. Eine Metaanalyse mit 481 Patienten mit 647 Lymphknoten untersuchte den Wert der SWE bei der Unterscheidung zwischen bösartigen und gutartigen oberflächlichen Lymphknoten und ergab eine Sensitivität von 81 % und eine Spezifität von 85 % (Suh et al. 2017). Es wurde berichtet, dass ein optimaler Cut-off von 40 kPa die Metastasierung mit einer Sensitivität von 80 % und einer Spezifität von 93,1 % vorhersagt (Chen et al. 2017). Eine weitere Metaanalyse von 18 Artikeln bestätigte ebenfalls die Wirksamkeit der Differenzialdiagnose mit Scherwellen-basierten Techniken (Li et al. 2020). Maligne Knoten zeigen eine homogene Gewebehärte (blau codiert), eine fokale harte Infiltration hingegen stellt benigne Knoten heterogen dar, oft weiche (rote) Demarkierungen des Hilus (Jenssen 2018).

Insgesamt sind diese Techniken im Rektum noch nicht ausreichend in Studien belegt.

13.3   Responsebeurteilung

Eine besondere Herausforderung stellt momentan das Restaging eines Karzinoms nach erfolgter neoadjuvanter Radiochemotherapie dar. Insbesondere durch die positiven Effekte der totalen neoadjuvanten Therapie-TNT besteht ein besonderes Augenmerk auf die Fähigkeiten der Endosonografie.

Dennoch ist die konventionelle Endosonografie derzeit im Re-Staging nach neoadjuvanter Radiochemotherapie nicht sinnvoll (Nuernberg et al. 2019). Selbst für erfahrene Endosonografeure sind die durch die Strahlentherapie induzierten Entzündungen und Fibrosen nur schwer von bösartigem Gewebe zu unterscheiden, was zu einer geringen diagnostischen Genauigkeit führt. Bei Patienten, die sich einer neoadjuvanten Radiochemotherapie unterziehen, können eine sonografische Definition und ein Vergleich mit früheren Ultraschallbefunden für die Läsion empfohlen werden. Für eine komplette Response muss die Fünf-Schichtung der Rektumwand wiederhergestellt sein.

Hoffnungsschimmer für eine bessere Beurteilbarkeit von Narben-DD-Tumoren in der vorbehandelten Rektumwand liegen auch hier in der neuen Technologie der Scherwellen-Elastografie. Mislati et al. wies im Maus-Modell nach, dass Tumore, die auf Strahlung ansprachen, andere Scherwellen-Charakteristiken aufwiesen als nicht auf Strahlung ansprechende Tumoren (Mislati et al. 2023).

Liu et al. konnten unter Verwendung von Scherwellen die diagnostische Genauigkeit des ERUS zur Vorhersage der ypT- und ypT0-Stadien des Rektumkarzinoms nach nCRT verbessern. Sie betrug 58,1 % (18/31) bzw. 64,3 % (9/14).

Weitere Studien müssen folgen, um die Methode empfehlen zu können (Liu et al. 2024).

Zusammenfassend sollte der sonografische Befund beim Staging eines Rektumkarzinoms folgende Kriterien enthalten. Die Tiefe des Tumors ab ano; bei Männern mit Bezug zur Prostata und zu Samenblasen. Die Größe des Tumors und die Tiefe der rektalen Infiltration. Den Umfang in der Zirkumferenz, aber auch die Lokalisation des Tumors (vorne, hinten oder seitlich). Geschlechtsunabhängig die Beziehung des Tumors zum Sphinkter und das Vorhandensein von rektalen Lymphknoten oder Tumor deposit oder Lymphangiosis carcinomatosa (Abb. 13.6).

13.4 Andere rektale Tumoren

Die Beurteilung anderer, seltener rektaler Tumoren erfolgt nach den gleichen Prinzipien, indem man ihre Ursprungsschicht, ihre Echogenität und ihr internes Echomuster bewertet (Tab. 13.2 und 13.3). Viele dieser Tumorentitäten sind im

Tab 13.2 Bildgebende Diagnostik der submukösen Tumoren anhand der Ursprungsschicht (Modifiziert nach Kida et al. 2017)

Mucosa	Submucosa	Muskel
Leiomyome		
Granularzelltumor		
Karzinoide (NET)		
	Lymphangiom	
	Lipom	
	Fibrom	
	Zysten	
	Glomustumor	
		GIST
		Leiomyome
		Schwannome

Tab. 13.3 Bildgebende Diagnostik der submukösen Tumoren anhand der Echogenität (Modifiziert nach Kida et al. 2017)

Echofrei (flüssig)	Echoarm	Echogleich	Echoreich
Zysten			
Lymphangiom			
	Karzinoide (NET)		
	GIST		
	Leiomyom		
	Leiomyomsarkom		
	Schwannom		
	Glomustumor		
	Fibrom		
	Ektopes Gewebe		
			Lipom

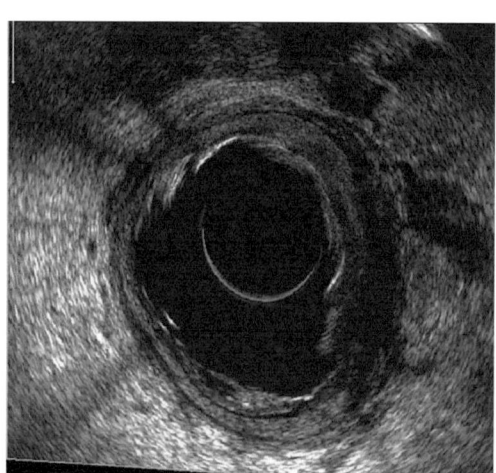

Abb 13.6 Extrarektaler Tumor links bei 2°°SSL, im Sinne eines Tumor deposit

Rektum so selten, dass sie in der Literatur nur als Fallbeispiele erscheinen, meist mit fehlenden Endosonografie-Befunden. Angelehnt an die Publikationen bezüglich der Endosonografie im Magen können aber folgende Charakteristiken angenommen werden.

Lipome, Lymphangiome, Fibrome stammen aus der dritten Schicht (zweiter heller Ring/ Submucosa), gastrointestinale Stromatumoren (GIST),Leiomyome und Schwannome aus der vierten Schicht (Zweiter schwarzer Ring/Muscularis) (Kida et al.2017).

Lipome sind gutartige Tumoren, die aus reifen Lipozyten bestehen. Lipome des GIT bilden etwa 3 % der gastrointestinalen Tumoren. Die häufigsten Lokalisationen für gastrointestinale Lipome sind der Dickdarm und der Dünndarm mit einer Prävalenz von 60–75 % bzw. 30 % (Kloub et al. 2024; Perisetti et al. 2017). Genauer gesagt stellen rektale Lipome den geringsten Prozentsatz der gastrointestinalen Lipome dar, etwa 3,40 % aller kolorektalen Lipome, was sie zur seltensten Stelle für gastrointestinale Lipome macht.

In der Endoskopie zeigen sich Lipome in der Regel als weiche, solitäre, nicht so hohe subepitheliale Geschwülste mit gelblicher Farbe und Polsterzeichen, wenn sie mit einer Biopsiezange gedrückt werden (Kücük 2009). Bei der Verwendung von EUS stammen die Lipome aus der dritten Schicht und zeigen sich charakteristischerweise echoreich (Liu et al. 2024).

Lymphangiome sind seltene gutartige Tumoren. Diese Tumoren sind Entwicklungsstörungen des Lymphsystems, die am häufigsten bei Kindern auftreten und den Hals und die Achseln betreffen (Dessai et al. 2023). Bei Erwachsenen sind sie deutlich seltener und betreffen sehr selten die Bauchorgane. In der Endoskopie präsentieren sich Lymphangiome in der Regel als weich, solitär mit „Kissenzeichen" (= cushion sign), wenn sie mit einer Biopsiezange gedrückt werden (Bhutani et al. 2016). Das Lymphangiom ist ein zystischer Tumor, der aus der dritten Schicht stammt und sich sonografisch

echofrei und echoarm mit Septen darstellt. Das Lymphangiom hat jedoch keine soliden Komponenten, im Gegensatz zum Hamartom (Liu et al. 2024).

Gastrointestinale Stromatumoren (GIST) sind mesenchymale Tumoren des Magen-Darm-Systems, die in den meisten Fällen KIT (CD117) positiv sind (Dawara et al. 2023). Heute ist bekannt, dass sie aus den interstitiellen Cajal-Zellen entstehen. Während gastrointestinale Stromatumoren (GISTs) die höchste Inzidenz unter den mesenchymalen Tumoren aufweisen, ist ihr Vorkommen im Rektum selten und macht nur 5 % aller GISTs aus (Khan et al. 2022).

Bei der endosonografischen Untersuchung erscheinen GISTs echoarm und als Ursprungsschicht kann die Muscularis propria (4. Schicht) bestimmt werden (Abb. 13.7). Meist besitzen sie eine regelmäßige Wandbeschaffenheit und sind eher oval oder elliptisch. Falls zystische Areale vorliegen, die durch zelluläre Nekrose verursacht wurden, echoreiche Foci durch Fibrose oder unregelmäßige Wandbeschaffenheit durch invasives Wachstum, sind diese Parameter zusammen mit der endosonografisch gemessenen Größe Hinweise auf eine eventuelle Malignität des Tumors. Bezüglich der Tumorgröße werden als Grenzwerte 3–4 cm angegeben, darüber hinaus wird zunehmend malignes Wachstum wahrscheinlich. So entspricht beispielsweise ein GIST, der weniger als 3 cm misst, einen regelmäßigen, glatten Rand sowie homogenes Echomuster besitzt, eher einem benignen Tumor. Die

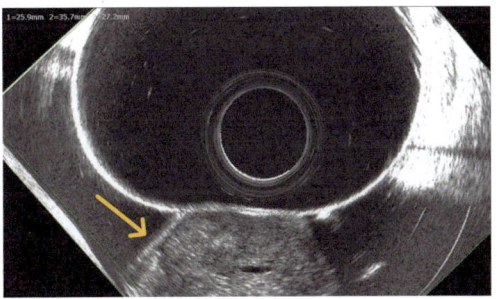

Abb 13.7 GIST des Rektums. Der Pfeil weist auf die Submukosa, die intakt ist. Die Ursprungsschicht ist die Muscularis propria

Dignität eines Tumors allerdings, der 3–4 cm misst und ein oder zwei der oben erwähnten endosonografischen Kriterien aufweist, ist schwierig vorherzusagen (Kapfer 2006).

Verkalkungen werden beim GIST selten beobachtet (0–3,5 %). Es ist jedoch schwierig, GIST von Leiomyomen und Schwannomen durch bildgebende Diagnostik zu unterscheiden, obwohl einige Berichte zu dem Schluss kamen, dass GIST im Vergleich zu Leiomyomen und Schwannomen ein hypervaskuläres Muster in der Kontrastmittelsonografie aufweisen (Sakamoto et al. 2011).

Leiomyome sind gutartige Tumoren, die entweder aus den Muscularis mucosae oder der Muscularis propria entstehen. Das Leiomyom des Rektums ist eine seltene Entität (0,1–0,3 %) (die Inzidenz von Tumoren der glatten Muskulatur beträgt ca. 7 % im Verdauungstrakt) (Zerilli et al. 1997). Wie bereits erwähnt, sieht das Leiomyom in der Endosonografie wie GIST aus. Daher ist es schwierig, das Leiomyom von GIST und Schwannom bildgebend zu unterscheiden. Leiomyome weisen manchmal (6,5–18 %) eine Verkalkung auf, während Verkalkungen bei GIST und Schwannomen (0–3,5 % bzw. 0–3,7 %) selten sind (Yoon et al. 2016). Um ein Leiomyom zu diagnostizieren, ist es notwendig, diese histologisch zu sichern. Vornehmlich sollten Befunde mit einer Größe von >1–2 cm biopsiert werden, während kleinere Tumoren belassen und regelmäßig auf Größenzunahme kontrolliert werden sollten, es sei denn, es bestehen Hinweise für eine maligne Entartung wie knotige, heterogene, reflexionsarme Bereiche und Ulzeration (Kida et al. 2017).

Schwannome sind sehr niedrig maligne potenzielle Tumoren der Schwann-Zellen, welche die Myelinscheiden der Nerven bilden und von dem Plexus Auerbach oder seltener von dem Plexus Meissners ausgehen. Schwannome des Gastrointestinaltrakts treten in abnehmender Häufigkeit im Magen (83 %), im Dünndarm (12 %) und schließlich im Dickdarm und Enddarm auf (Bohlok et al. 2018). Endosonografisch sehen Schwannome wie GIST aus; daher ist es auch schwierig, Schwannome bildgebend von GIST und Leiomyomen zu unterscheiden. Verkalkungen treten bei Schwannomen selten auf (0–3,7 %) (Yoon et al. 2016).

NET (Neuroendokrine Neoplasien) des Blinddarms, des Dickdarms und des Rektums werden nach der neuesten WHO-Klassifikation als neuroendokrine Tumoren (NET), neuroendokrine Karzinome (NEC) und gemischte neuroendokrine-nicht-neuroendokrine Neoplasien (MiNENs) klassifiziert. NECs und MiNENs sind aggressive Neoplasien, die multimodale Behandlungsstrategien erfordern. Im Gegensatz dazu handelt es sich bei NETs in den meisten Fällen um indolente Läsionen, die als Zufallsbefund im Blinddarm oder als Polypen im Enddarm auftreten. Während die meisten appendizialen und rektalen NETs als relativ nicht-aggressive Neoplasien gelten, können einige Fälle einen aggressiveren klinischen Verlauf aufweisen (Volante et al. 2021).

Rektale NETs sind selten, machen in Europa und den USA zwischen 5 und 27 % aller gastrointestinalen NETs aus, während in Korea und Japan die Inzidenz von rektalen NETs bis zu 60 % aller gastrointestinalen NETs beträgt.

NET stellen sich bei der Endosonografie in der Regel als gut abgegrenzte echogleiche oder echoarme Massen dar, die nach Fokussierung auf die Submukosa, die echoreiche dritte Schicht des Enddarms, als Tumore bis zu einer Größe von 2 mm erkannt werden können (Mandair et al. 2012). Ein kleiner Prozentsatz der rektalen NET (10–20 %) kann jedoch in regionale Lymphknoten und darüber hinaus metastasieren. Der wichtigste Faktor in der Therapiestrategie (ob die Behandlung auf eine endoskopische Resektion beschränkt oder eine radikale Operation durchgeführt werden soll) ist das Risiko von Lymphknotenmetastasen, welches von verschiedenen Faktoren abhängt: Tumorgröße (< 10 mm – Risiko für Knotenmetastasen beträgt < 2 %; 1–2 cm Grauzone – Risiko für Knotenmetastasen beträgt 10–15 %; > 2 cm – Risiko für Knotenmetastasen beträgt 60–80 % und erfordert eine Operation).

Glomustumor Glomustumoren sind nicht-chromafine Paraganglione. Gastrointestinale (GI) Glomustumoren sind selten. Die meisten Berichte stammen aus dem Magen, mit seltenen Fallberichten im Dünn- und Dickdarm (Saleeb et al. 2017). Bei der Verwendung von Endosonografie stammt der Glomustumor im Wesentlichen aus der vierten Schicht (äußerer dunkler Ring – Muscularis) und verbindet sich manchmal mit der dritten Schicht, mit unterschiedlicher Echogenität. Masson klassifizierte den Glomustumor in vier Typen: (i) angiomatöse Form; ii) epithelioide Form; iii) neurofibromatöse Form; und (iv) degenerative Form. Daher stellt er sich im Allgemeinen echogleich bis echoarm (leicht echoreicher als die eigentliche Muskelschicht) und homogen, manchmal aber echoarm und heterogen dar (Kida et al. 2017).

Hamartome stammen aus der dritten Schicht (mittlerer weißer Ring; Submukosa) und bestehen aus festen und zystischen Bestandteilen. Daher ist es manchmal schwierig, ein Hamartom z. B. von anderen aberranten ektopischen Geweben mit zystischen Komponenten zu unterscheiden (Kida et al. 2017).

Der **Granularzelltumor** ist ein seltener mesenchymaler Zelltumor. Der Tumor tritt häufig im Kopf- und Halsbereich auf, einschließlich der Mundhöhle, der Haut und des Weichgewebes, ist aber selten im Magen-Darm-Trakt (GIT) zu finden. Obwohl es überall im GIT zu finden ist, ist die Speiseröhre die häufigste Stelle, gefolgt vom Zwölffingerdarm, dem Anus und dem Magen, aber sein Vorkommen im Dickdarm und Rektum ist sehr selten (Yang et al. 2017). Endoskopisch gesehen sind Granularzelltumor im Allgemeinen klein (<20 mm im Durchmesser), submukös aufsitzende Befunde mit einer gelblich-weißen Farbe und einem „Backenzahn-Aussehen", insbesondere im Ösophagus. In der Endosonografie werden sie als echoarme, homogene Befunde mit gut abgegrenzten Rändern nachgewiesen, die hauptsächlich aus der zweiten, manchmal auch aus der zweiten und dritten Schicht stammen, insbesondere im Magen und Dickdarm (Kida et al. 2017).

Literatur

Bejnon J, Mortenson NJ, Foy DM, Channer JL, Rigby H, Virjee J, (1989) Preoperative Assessment of mesorectal lymph node involvement in rectal cancer. Br J Surg 76:276–279

Benson AB, Venook AP, Al-Hawary MM, Arain MA, Chen YJ, Ciombor KK, Cohen S, Cooper HS, Deming D, Farkas L, Garrido-Laguna I, Grem JL, Gunn A, Hecht JR, Hoffe S, Hubbard J, Hunt S, Johung KL, Kirilcuk N, Krishnamurthi S, Messersmith WA, Meyerhardt J, Miller ED, Mulcahy MF, Nurkin S, Overman MJ, Parikh A, Patel H, Pedersen K, Saltz L, Schneider C, Shibata D, Skibber JM, Sofocleous CT, Stoffel EM, Stotsky-Himelfarb E, Willett CG, Gregory KM, Gurski LA (2021) Colon cancer, version 2.2021, NCCN Clinical Practice Guidelines in Oncology 24

Bhutani MS, Annangi S, Koduru P, Aggarwal A, Suzuki R (2016) Diagnosis of cystic lymphangioma of the colon by endoscopic ultrasound: Biopsy is not needed! Endosc Ultrasound 5:335–338

Bipat S et al (2004) Rectal cancer: local staging and assessment of lymph node involvement with endoluminal US, CT, and MR imaging–a meta-analysis. Radiology 232(3):773–783

Bohlok A, El Khoury M, Bormans A, Galdon MG, Vouche M, El Nakadi I, Donckier V, Liberale G (2018Jul 3) Schwannoma of the colon and rectum: a systematic literature review. World J Surg Oncol. 16(1):125

Catalano MF, Sivak MV Jr, Rice T et al (1994) Endosonographic features predictive of lymph node metastasis. Gastrointest Endosc 40:442–446

Chen LD, Wang W, Xu JB et al (2017) Assessment of rectal tumors with shear-wave elastography before surgery: comparison with endorectal US. Radiology 285:279–292

Cui XW, Jenssen C, Saftoiu A, Ignee A, Dietrich CF (2013Aug 14) New ultrasound techniques for lymph node evaluation. World J Gastroenterol 19(30):4850–4860

Cui XW, Li KN, Yi AJ, Wang B, Wei Q, Wu GG, Dietrich CF (2022 Jul-Aug) Ultrasound elastography. Endosc Ultrasound 11(4):252–274

Dawara SA, Naureen S, Keloth TR (2023 Mar 19) Rectal Gastrointestinal Stromal Tumors. Cureus 15(3)

Dessai GS, Soni NK, Pujari S, Prabhu R, Kantharia CV (2023Aug 25) Cystic lymphangioma of rectum-a case report and review of literature. Korean J Gastroenterol 82(2):91–95

Gleeson FC, Clain JE, Papachristou GI et al (2009) Prospective assessment of EUS criteria for lymphadenopathy associated with rectal cancer. Gastrointest Endosc 69:896–903

Heneghan JP (1997) R R Salem, R C Lange, K J Taylor, and L W Hammers, Transrectal sonography in staging rectal carcinoma: the role of gray-scale, color-flow, and Doppler imaging analysis. AJR Am J Roentgenol 169(5):1217–1467

Hildebrandt U, Feifel G (1986) Endosonografie Bestimmung der Infiltrationstiefe und Beurteilung von Lymphknoten beim Rektumkarzinom. Ultraschall Klin Prax 1:89–94

Huang W, Lin R, Ke X, Ni S, Zhang Z, Tang L (2023 Nov) Utility of machine learning algorithms in predicting preoperative lymph node metastasis in patients with rectal cancer based on three-dimensional endorectal ultrasound and clinical and laboratory data. J Ultrasound Med 42(11):2615–2627

Jenssen C, Gottschalk U, Schachschal G, Dietrich CF. Kursbuch Endosonografie, 2. Aufl. 2018

Kapfer B (2006) Die Wertigkeit der Endosonografie bei submukösen Tumoren des oberen Gastrointestinaltraktes, Dissertation-Doktorarbeit, Technische Universität München

Khan SI, O'Sullivan NJ, Temperley HC, Rausa E, Mehigan BJ, McCormick P, Larkin JO, Kavanagh DO, Kelly ME (2022 Dec 28) Gastrointestinal Stromal Tumours (GIST) of the rectum: a systematic review and meta-analysis. Curr Oncol 30(1):416–429

Kida M, Kawaguchi Y, Miyata E, Hasegawa R, Kaneko T, Yamauchi H, Koizumi S, Okuwaki K, Miyazawa S, Iwai T, Kikuchi H, Watanabe M, Imaizumi H, Koizumi W (2017) Endoscopic ultrasonography diagnosis of subepithelial lesions. Dig Endosc 29:431–443

Kloub M, Calvis E, Abdelmesih B, Milia R, Atiyat R, Dacosta TJ (2024 Mar 20) Submucosal lipoma in the rectum found incidentally during colonoscopy screening: a case report. Cureus 16(3)

Kücük Ü (2009) Submucosal lipoma of the rectum: a case report. Turkish Journal of Pathology 25(2):47–49

Lambregts DMJ, Bogveradze N, Blomqvist LK, Fokas E, Garcia-Aguilar J, Glimelius B et al (2022) Current controversies in TNM for the radiological staging of rectal cancer and how to deal with them: results of a global online survey and multidisciplinary expert consensus. Eur Radiol 32(7):4991–5003

Langman G, Patel A, Bowley D (April 2015) Size and distribution of lymph nodes in rectal cancer resection specimens. Dis Colon Rectum 58(4):406–414

Lee S, Kassam Z, Baheti AD, Hope TA, Chang KJ, Korngold EK, Taggart MW, Horvat N (2023 Sep) Rectal cancer lexicon 2023 revised and updated consensus statement from the Society of Abdominal Radiology Colorectal and Anal Cancer Disease-Focused Panel. Abdom Radiol (NY). 48(9):2792–2806

Li J, Chen M, Cao CL et al (2020) Diagnostic performance of acoustic radiation force impulse elastography for the differentiation of benign and malignant superficial lymph nodes: A meta-analysis. J Ultrasound Med 39:213–222

Liu M, Cui N, Sun C, Gong X, Wang B, Yang D, Wang Y (2024 Apr) A prospective study on using shear wave elastography to predict the ypT0 stage of rectal cancer after neoadjuvant therapy: a new support for the watch-and-wait approach? Front Mol Biosci 26:11

Mandair D, Caplin ME (2012 Dec) Colonic and rectal NET's. Best Pract Res Clin Gastroenterol 26(6):775–789

Meng S (2015) Der Schilddrüsenfall: Lymphknoten – Teil 2, Journal für Klinische Endokrinologie und Stoffwechsel - Austrian. J Clin Endocrinol Metab 8(3):80–81

Mislati R, Uccello TP, Lin Z, Iliza KT, Toussaint KC, Gerber SA, Doyley MM (2023 Sep 26) Shear wave elastography can stratify rectal cancer response to short-course radiation therapy. Sci Rep 13(1):16149

Monig SP, Baldus SE, Zirbes TK et al (1999) Lymph node size and metastatic infiltration in colon cancer. Ann Surg Oncol 6:579–581

Nuernberg D, Saftoiu A, Barreiros AP, Burmester E, Ivan ET, Clevert DA, Dietrich CF, Gilja OH, Lorentzen T, Maconi G, Mihmanli I, Nolsoe CP, Pfeffer F, Rafaelsen SR, Sparchez Z, Vilmann P, Waage JER (2019 Jan) EFSUMB recommendations for gastrointestinal ultrasound part 3: endorectal, endoanal and perineal ultrasound. Ultrasound Int Open. 5(1):E34–E51

Oien K, Forsmo HM, Rosler C et al (2019) Endorectal ultrasound and magnetic resonance imaging for staging of early rectal cancers: how well does it work in practice? Acta Oncol 58:S49–S54

Perisetti A, George N, Raghavapuram S, Sheikh AB, Girotra M, Tharian B (2017 Jul 31) Endoscopic dissolution of gastric lipoma with argon plasma Coagulation. Cureus 9(7)

Pinto RA, Kawaguti FS, Kimura CMS, Corrêa Neto IJF, Nahas CSR, Marques CFS, Bustamante-Lopez LA, Ribeiro-Jr U, Maluf-Filho F, Nahas SC (2024 Feb) Comparing three-dimensional endorectal ultrasound and magnification chromoendoscopy for early rectal neoplasia invasion depth assessment. J Gastroenterol Hepatol 39(2):346–352

Puli SR, Bechtold ML, Reddy JB et al (2009) How good is endoscopic ultrasound in differentiating various T stages of rectal cancer? Meta-analysis and systematic review. Ann Surg Oncol 16:254–265

S3-Leitlinie Kolorektales Karzinom Langversion 2.1. – Januar 2019 AWMF-Registernummer: 021/007OL

Sakamoto H, Kitano M, Matsui S et al (2011) Estimation of malignant potential of GI stromal tumors by contrast-enhanced harmonic echo. Gastrointest Endosc 73:227–237

Saleeb R, Streutker C (March 2017) Glomus tumor of the rectum. Human Pathology Case Reports 7:41–42

Suh CH, Choi YJ, Baek JH et al (2017) The diagnostic performance of shear wave elastography for malignant cervical lymph nodes: a systematic review and meta-analysis. Eur Radiol 27:222–230

Viktil E, Hanekamp BA, Nesbakken A, Løberg EM, Sjo OH, Negård A, Dormagen JB, Schulz A (2024 Apr 18) Early rectal cancer: the diagnostic performance of MRI supplemented with a rectal micro-enema and a modified staging system to identify tumors eligible for local excision. Acta Radiol Open 13(5)

Volante M, Grillo F, Massa F, Maletta F, Mastracci L, Campora M, Ferro J, Vanoli A, Papotti M (2021 Feb) Neuroendocrine neoplasms of the appendix, colon and rectum. Pathologica 113(1):19–27

Washington MK, Berlin J, Branton PA, Burgart LJ, Carter DK, Fitzgibbons PL, Halling K, Frankel W, Jes-
sup J, Kakar S, Minsky B, Nakhleh R, Compton CC
(October 2009) Protocol for the examination of specimens from patients with primary carcinoma of the
colon and rectum arch pathol Lab Med—Vol 133
:1539–1551.
Yang SY, Min BS, Kim WR (2017Dec) A granular cell
tumor of the rectum: a case report and review of the
literature. Ann Coloproctol. 33(6):245–248

Yoon JM, Kim GH, Park DY et al (2016) Endosonographic features of gastric schwannoma: a single center
experience. Clin. Endosc. 49:548–554
Zerilli M, Lotito S, Scarpini M, Mingazzini PL, Meli C,
Lombardi A, Picchio M, Di Giorgio A, Flammia M
(1997 Aug–Sep) Leiomioma recidivo del retto trattato
mediante microchirurgia endoscopica transanale [Re-
current leiomyoma of the rectum treated by endoscopic transanal microsurgery]. G Chir 18(8–9):433–6

Transperineale und 3D-Beckenbodensonografie: Pathogenese-Modelle, postulierte Ursachen und daraus resultierende Veränderungen

Martin Kowallik

Inhaltsverzeichnis

Zusammenfassung

Die in unseren Gesellschaften immer häufiger anzutreffenden Beckenboden-beschwerden scheinen auf den ersten Blick komplex und schwer nachvollziehbar. Die aktuellen Pathogenese-Modelle weisen zahlreiche Unstimmigkeiten auf, die durch eine Ultraschalluntersuchung offenbart werden können. Sie werden trotzdem als Grundlage zur Therapieerarbeitung herangezogen. Die vermeintliche Heterogenität der Beschwerden und fehlende Korrelation dieser zu den Pathologien basieren auf fehlerhafter Anwendung von diagnostischen Instrumenten, nicht auf fehlender „Logik" der Pathophysiologie. Die fachspezifische Sichtweise der Problematik behindert aktuell die globale Betrachtung und den fachübergreifenden Austausch. Ein gemeinsames Untersuchungstool könnte hier Abhilfe schaffen.

- Das Patientenkollektiv, welches Beckenboden-assoziierte Pathologien präsentiert, scheint auf den ersten Blick sehr heterogen
- Die Patientinnen beklagen jedoch immer wieder die gleichen Symptome:

M. Kowallik (✉)
Magen Darm Zentrum Wiener Platz, Köln,
Deutschland
E-Mail: kowallik@mdz-koeln.de

Entleerungsschwierigkeiten, Druckgefühl und mehrfache Entleerungsversuche

- Die Korrelation der geäußerten Beckenbodenbeschwerden und pathologischen Veränderungen ist sehr hoch
- Die männliche Anatomie macht das Auftreten der klassischen ODS-Symptomatik durch Senkung der einzelnen Organe weitgehend unmöglich
- Die Pathogenese der Beckenbodenbeschwerden scheint nicht endgültig geklärt
- Die Anzahl der Patienten mit Beckenbodenstörungen ist in unseren Industrienationen erheblich
- Hormonelle Einflüsse auf den Beckenboden könnten großen Anteil an den präsentierten Veränderungen haben
- Die Puborektalis Schlinge scheint eine bedeutende Funktion am Beckenboden zu erfüllen
- Die Schwangerschaft an sich ist eine deutliche Belastung für den gesamten Beckenboden
- In der Beckenboden Sonografie reicht es nicht eine Aufnahme anzufertigen und diese dann beliebig zu deuten

14.1 Heterogenität der geäußerten Beschwerden

Das Patientenkollektiv, welches Beckenboden-assoziierte Pathologien präsentiert, scheint auf den ersten Blick sehr heterogen. Die geäußerten Beschwerdebilder werden in der Literatur häufig als sehr heterogen und schwer nachvollziehbar beschrieben (Prichard und Bharucha 2018).

Betrachtet man die Beschwerden genauer, die immer wieder vorgetragen werden, zeichnet sich ein ganz anderes Bild. Die vermeintliche Heterogenität reduziert sich zu einigen wenigen, sich stets wiederholenden Symptomen. Dazu gehören praktisch immer:

- Das Gefühl der unvollständigen Entleerung Darm/Blase
- Mehrfache (oft wirkungslose) Entleerungsversuche am Tag
- Rezidivierendes Druckgefühl/Fremdkörpergefühl am Damm/Enddarm
- Starkes Pressen bei Defäkation mit Gefühl einer Sperre im Enddarm

Dazu kommen etwas weniger häufig rezidivierende Harnblaseninfekte, manuelle Assistenz bei der Darmentleerung, ggf. Schmerzen u. Ä.

Die Patientinnen beklagen also immer wieder diese Symptome, und dies weitgehend unabhängig von Nebenerkrankungen, ihrem Gewicht, Alter etc. Dazu kommen häufig weitere Symptome wie Hämorrhoidalbeschwerden, perianale Blutungen, Schleimabgänge etc. Analysiert man die zugrundeliegende Biomechanik, sind diese sehr gut erklärbar und als Resultat der Veränderungen am Beckenboden anzusehen. Bei einem zu weichen Beckenboden kann die Levatormuskulatur dem bei einer Defäkation intraabdominel aufgebautem Druck nicht standhalten und wird dadurch nach dorsal und kaudal gedehnt. Dadurch bietet sie den aufgelagerten Organen (Blase, Rektum, Uterus) nicht genügend Halt, wodurch es zu einer Verformung/zur Absenkung dieser Organe kommt. Die Ursache für die Senkungsbeschwerden liegt also offensichtlich nicht in der „geschwächten/ausgeleierten" Organstruktur (Blase, Darm etc.), sondern in dem fehlenden muskulären Widerstand. Die Absenkung/Verformung der (weichen) Organe folgt dem geringsten Widerstand, das heißt, die Organe können nicht in ihrer natürlichen Lage gehalten werden. Die operative Korrektur der einzelnen Organe kann somit nicht zielführend sein. Oft werden hier Rupturen, Verletzungen etc. postuliert, denen wir uns später erneut widmen werden. Unerklärt bleibt die Pathogenese jedoch bei zahlreichen Patienten, die erhebliche Beckenbodenveränderungen haben, die jedoch keinerlei Traumata, Geburten etc. vorweisen können. Hier lassen sich die Pathologien wie z. B. Zystocelen, Rektocelen nicht durch z. B. Levatorverletzungen oder andere Traumata erklären.

Nicht selten werden bei fehlender Erklärung für die vorliegenden Pathologien diese einfach als „Normvarianten" mit Verweis auf unklare Pathogenese und eben die vermeintliche Heterogenität der Beschwerden deklariert. Dies ändert jedoch nichts an der Tatsache, dass diese Veränderungen reale Beschwerden verursachen, in Wirklichkeit keine „Normvarianten" sind. Aufgrund von fehlenden wirksamen Konzepten zur Korrektur werden diese dann zur „Normalität" erklärt. Dies geschieht letztendlich auch durch die Häufung dieser Befunde. Untersucht man den Beckenboden von einigen Patienten, stellt man schnell fest, welche Organbewegungen/Verschiebungen bei Belastung (Valsalva) physiologisch und welche Lageveränderungen eindeutig pathologischer Natur sind. Eine im Ultraschall pathologisch erscheinende Beckenbodensenkung ist praktisch nie asymptomatisch oder eine „physiologische Variante".

Nach Betrachtung von zahlreichen Beckenbodenpatientinnen wird deutlich, dass es eine außerordentliche Korrelation zwischen den geäußerten Beschwerden und der aufgedeckten Pathologie gibt. Das bedeutet, dass im klinischen Alltag durch Anwendung von Ultraschall eine exakte Zuordnung der anamnestisch geäußerten Beschwerden und den tatsächlichen anatomischen Veränderungen erfolgt, wenn man die Untersuchungstechniken sauber anwendet. Bei fehlender Korrelation sollte sowohl das Beschwerdebild als auch die Untersuchungstechnik hinterfragt und überprüft werden. In zahlreichen anderen Bereichen der Schulmedizin werden keine groben Ungenauigkeiten in der Symptomatik-Diagnose-Achse toleriert (die als Ausgang der weiteren therapeutischen Bemühungen gilt). Beim Beckenboden wird dies jedoch oft weiterhin als eine Art „Black box" praktiziert und die oft insuffizienten Erklärungen der zugrundeliegenden Pathologien als gegeben hingenommen. Dies lässt sich mit Zuhilfenahme von Ultraschall zumindest deutlich reduzieren, was enorme Vorteile bieten kann.

14.2 Anzahl der betroffenen Patienten

Die Anzahl der Patienten mit Beckenbodenstörungen ist in unseren Industrienationen erheblich und nimmt weltweit ebenfalls zu (Milsom und Gyhagen 2019). In einigen wissenschaftlichen Arbeiten wird postuliert, dass mehr als 40 % der weiblichen US-Bevölkerung nach dem 80. Lebensjahr symptomatische pathologische Veränderung am Beckenboden aufweisen (Nygaard et al. 2008). Die Beschwerden sind oft erheblich, jedoch nicht lebensbedrohlicher Natur, was dazu führt, dass dieser komplizierte Bereich für die Behandler eher „unattraktiv" erscheint (therapeutische Erfolge sind nur schwer erzielbar) und gerne gemieden wird. Das Patientenkollektiv lässt sich in zwei grundlegende Gruppen aufteilen. Die größte Gruppe bilden hier die Frauen, die dem Symptomkomplex des „Obstruktiven Defäkation-Syndroms" (ODS) zuzuordnen sind. Die zweite, weitaus kleinere Gruppe bilden die Männer mit Koordinationsstörungen, Anismus und Intussuszeptionen. Diese Aufteilung lässt sich bei Betrachtung der anatomischen Unterschiede leicht erklären.

Bereits bei einer nur mäßig ausgeprägten Beckenbodensenkung ist das Gefüge der Beckenbodenorgane – Blase, Uterus, Rektum – nicht mehr intakt. Durch eine mechanische Verlängerung des M. puborectalis (ganz gleich, welcher Ursache) ändern sich die Platzverhältnisse am Beckenboden dramatisch. Diese Organe müssen nicht mehr in einem eingeengten Raum in einer Linie aneinander liegen/agieren (Abb. 14.1 und 14.2) Sie bekommen viel mehr Platz und können sich nun durch ihre weiche Konsistenz in die Regionen verlagern, wo der (physiologische) Widerstand fehlt. So kommt es beispielsweise bei der Frau zur Entstehung einer Rektocele – also einer Verlagerung der ventralen Rektumwand nach ventral in den Introitus vaginae. Diese Verlagerung/Protrusion findet niemals unterhalb des äußeren Sphinkters statt, sondern immer nur darüber. Es besteht hier also eine anatomische Barriere, die eine Vorwölbung

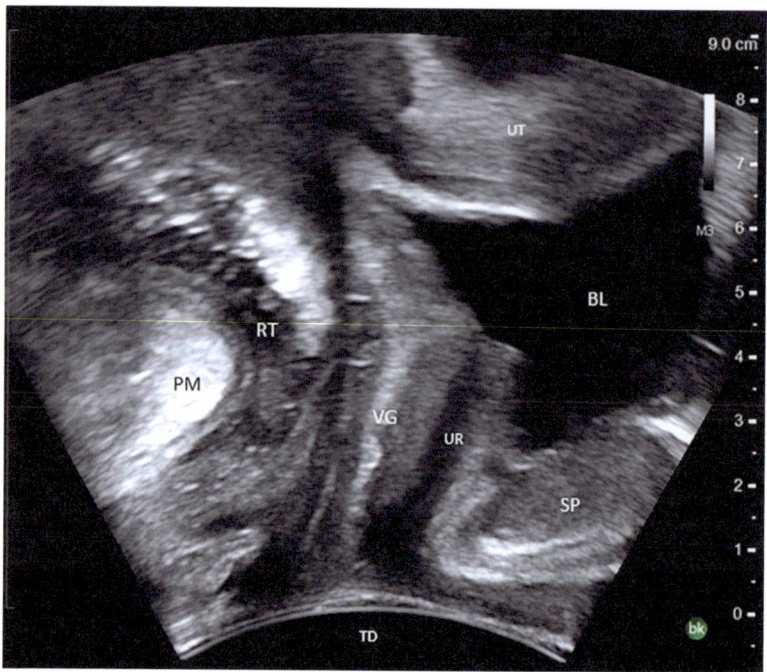

Abb. 14.1 Die Beckenbodenorgane bei einer gesunden Patientin liegen in einem durch den M. puborectalis eingeengten Raum. Die Platzverhältnisse sind adäquat und ein Sinken der Organe wird durch den Muskelzug verhindert. Harnblase (BL) liegt der Symphyse auf, Urethra (UT) verläuft schräg nach dorsal, Vagina (VG) wird durch die Rektumvorderwand „stabilisiert", das Rektum (RT) selbst wird ebenfalls durch den Puborectalis-Muskel (PM) an Ort und Stelle gehalten

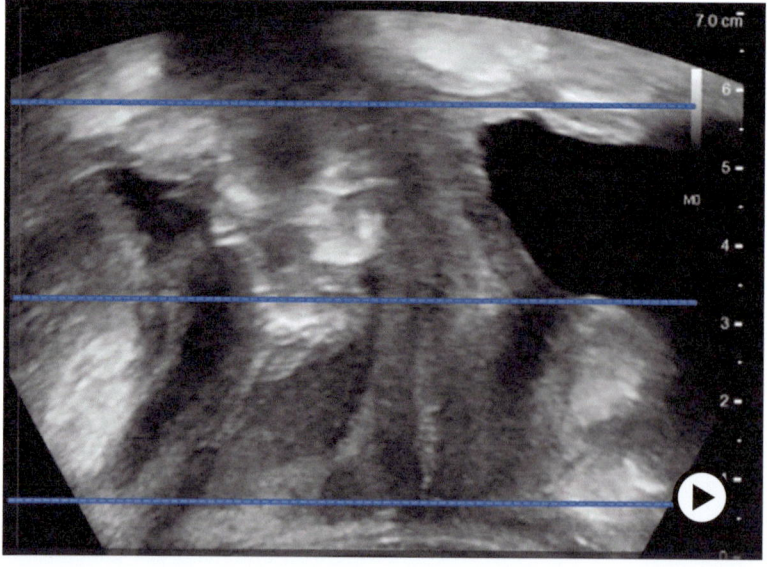

Abb. 14.2 Video 14.1 (▶ https://doi.org/10.1007/000-enm)

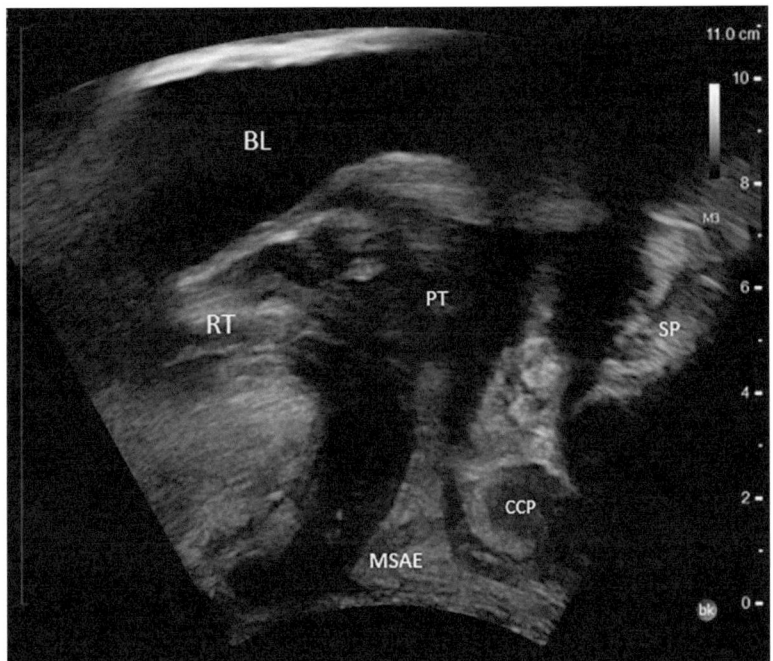

Abb. 14.3 Männliches Becken. Die natürliche „Barriere" – die Prostata (PT) und der darunter liegende Sphinkter (MSAE) – blockiert die Protrusion erfolgreich. Das Rektum (RT) selbst wird durch den Puborectalis-Muskel (PM) nach ventral gezogen und ein Absinken wird unterbunden. Corpus-Cavernosum Penis (CCP), Harnblase (BL), Symphysis pubis (SP)

der Rektumwand unmöglich macht. Dies erklärt gleichzeitig, warum es beim Mann zu keiner regelmäßigen Rektocelen-Ausbildung kommt. Hier blockiert die natürliche Barriere – die Prostata und der darunter liegende Sphinkter – die Protrusion erfolgreich (Abb. 14.3).

Die Ursache für eine Rektocele etc. ist also nicht das Rektum oder die Rektumwand an sich, sondern die zu weiche/zu lange Puborektalis-Muskulatur (die dorsal dem Rektum anliegt), die jedoch dieses weiche Organ nicht in der richtigen Position halten kann. Dies erklärt, warum es bei Nullipara trotzdem zu erheblichen (und symptomatischen) Rekocelen- und Zystocelen-Bildungen sowie Beckenbodensenkungen kommen kann (Video 14.2 und Abb. 14.7).

Da die Platzverhältnisse im weiblichen Becken bereits physiologisch deutlich größer sind, kann das empfindliche Gleichgewicht zwischen ausreichend Platz = korrekte Lage der Organe und zu viel Platz = Absenkung der Organe leichter gestört werden. Dies wird durch zahlreiche „negative" Einflüsse (Sphinktertraumata durch Geburt, Lebensstil etc.) im Laufe des Lebens zusätzlich beeinflusst.

Die männliche Anatomie macht das Auftreten der klassischen ODS-Symptomatik durch Senkung der einzelnen Organe weitgehend unmöglich. Durch das Fehlen des Geburtskanals ist das Muskelgefüge am Beckenboden wesentlich enger, was biomechanisch deutlich günstiger ist. Die beim Mann auftretenden Intussuszeptionen sind meist durch über längeren Zeitraum auftretenden Entleerungs-/Koordinationsstörungen mit meist starkem Pressen gekennzeichnet. Die Problematik liegt hier nicht in der Organverlagerung nach kaudal, die durch zu weiche Muskulatur entsteht. Vielmehr entsteht ein pathologisches Entleerungsmuster bei völlig intakter (nicht veränderter), sogar sehr starker Muskulatur, die nicht richtig gebraucht wird. Durch exzessives Pressen (oft über Jahre) werden gesunde Anteile des Darmes in die darunterliegenden hineingepresst. Die

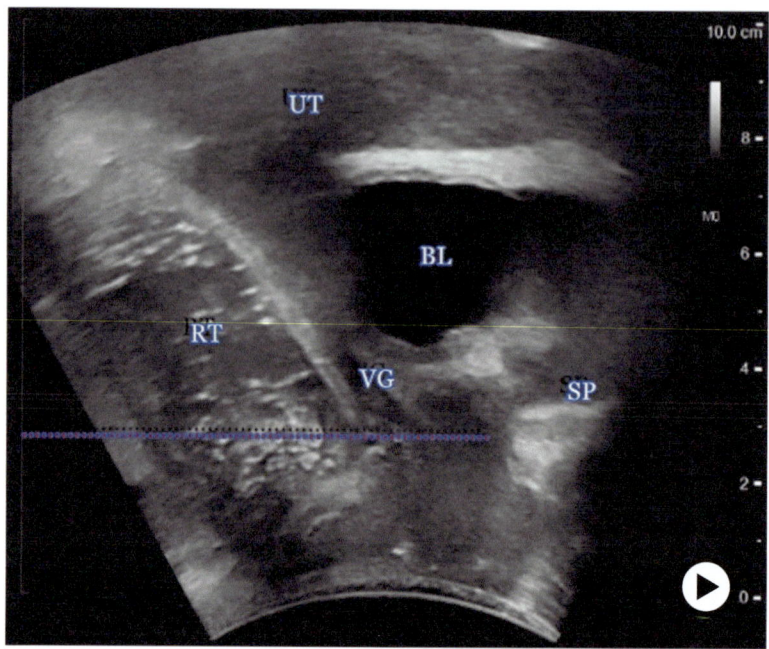

Abb. 14.4 Video 14.2 (▶ https://doi.org/10.1007/000-enj)

Therapie dieser Störungen muss auf die Änderung/Unterbrechung des Kreislaufs starkes Pressen–Verstärkung der Intussuszeption–erneutes starkes Pressen zur Entleerung abzielen. Beide Untergruppen der Beckenbodenstörungen lassen sich mit dem Ultraschall hervorragend untersuchen.

14.3 Postulierte Ursachen der Beckenbodenveränderungen

Die Pathogenese der Beckenbodenbeschwerden scheint nicht endgültig geklärt. In der Literatur werden meist Geburtstraumata, Übergewicht, hohes Alter, Muskelverletzungen o. Ä. angegeben (Grosman und Kalichman 2024). Im Vordergrund stehen jedoch eindeutig die Geburtsverletzungen, die auch oft mit Ultraschall diagnostiziert werden. Hier kann es technisch bedingt zu Fehldiagnosen kommen (Render Modus), die unbedingt vermieden werden sollten. Betrachtet man das Patientenkollektiv mit symptomatischen Beckenbodenerkrankungen näher, drängen sich zahlreiche Fragen auf. Beim

Thema Übergewicht ist dies besonders deutlich. Vergleicht man die Ausmaße der pathologischen Veränderungen zwischen übergewichtigen und normalgewichtigen gleichaltrigen Patientinnen zeigen sich nur unwesentliche Unterschiede. Ebenso interessant sind junge Patientinnen um die 20, die keine Kinder zur Welt gebracht haben, nicht übergewichtig sind und trotzdem über ausgeprägte Beckenbodenprobleme klagen. Diese sind bei den Betroffenen gut per Ultraschall nachweisbar und keineswegs psychischer Natur. Hier kommt es also gleich zur Abweichung von mehreren postulierten Ursachen für Beckenbodenstörung – das Alter, Übergewicht, Geburtstrauma … In der Literatur finden sich keine plausiblen Erklärungen.

Ähnlich stellt sich die Situation bei Uterusveränderungen dar. Oft wird der zu schwere Uterus aus Ursache für die Beckenbodensenkung verantwortlich gemacht. In der jungen Vergangenheit (70er- und 80er-Jahre) wurde deshalb die Hysterektomie als rettende Maßnahme empfohlen und oft durchgeführt. Die Patientinnen nach der Hysterektomie entwickeln jedoch nicht selten weitere zusätzliche Becken-

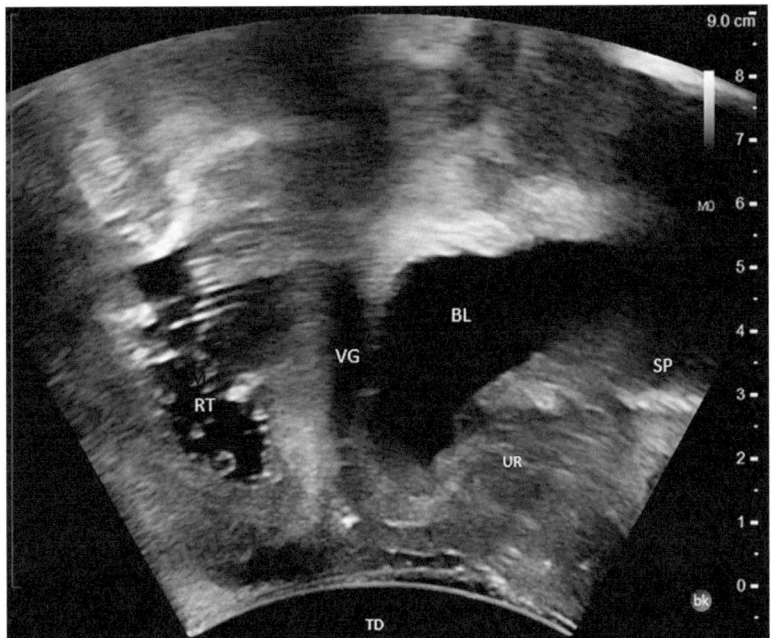

Abb. 14.5   Beckenboden nach Hysterektomie. Die Harnblase (BL) und das Rektum (RT) fallen beide ungehindert nach kaudal, was durch die fehlenden supportiven Strukturen verursacht wird. Eine effektive Kontraktion der Muskulatur und ein aktives Anheben der Organe sind meist nicht mehr möglich. Es kommt zur Verdrehung der Urethra (UR). Vagina (VG)

bodensymptome (z. B. Enterozele). Eine Besserung der Erkrankung ließ sich mit der Hysterektomie, die den Beckenboden entlasten sollte, nicht erzielen (Abb. 14.5). (Zudem fallen bei den Kontrollen der Histologien Befunde auf, die Präparate mit ca. 130 g beschreiben.) Dies kann man mit dem Ultraschall ganz besonders gut beobachten. Es gibt praktisch keine Patientin, die nach der erfolgten Hysterektomie eine Besserung der ODS-Symptomatik berichtet. Somit scheint die Ursache des zu schweren Uterus ebenfalls fraglich.

14.4   Alter des Auftretens

Interessant ist in diesem Zusammenhang das Alter des Auftretens der ersten Symptome. Dieses wird meist als hoch in der 6.–7. Dekade oder sogar später angenommen. In der Realität kommt es aber wesentlich früher zu gravierenden Veränderungen am Beckenboden, was die zahlreichen Patientinnen in der 2. und 3. Lebensdekade beweisen (Nygaard und Shaw 2016). Dies ist nicht ungewöhnlich und keine Ausnahme. Sehr häufig wird diese Patientengruppe nicht ganz ernst genommen, man kann sich nicht vorstellen, dass es ein tatsächliches Korrelat für die geschilderten Beschwerden in diesem frühen Alter geben kann. Hier sind die Beschwerden gleich und ebenfalls einfach und zuverlässig nachweisbar (Abb. 14.6/Video 14.3). Eine anatomische „Abweichung innerhalb der Norm" als eine „Hypermobilität" des Beckenbodens ist eine Fehlannahme. Die geschilderten Beschwerden entsprechen der Realität. Ein noch früheres Auftreten der Veränderungen am Beckenboden ist noch schwierig nachzuweisen, da kein Patientenkollektiv vorhanden ist bzw. nicht vorstellig wird (trotz möglicher Beschwerden). Hier wären ggf. weitere Untersuchungen sinnvoll.

Gemein ist diesen jungen Patientinnen, dass sie eine Verschlechterung der Symptome mit dem Auftreten der Regelblutung beschreiben. Die Symptome werden wenige Tage danach als milder beschrieben oder sistieren komplett. Bei

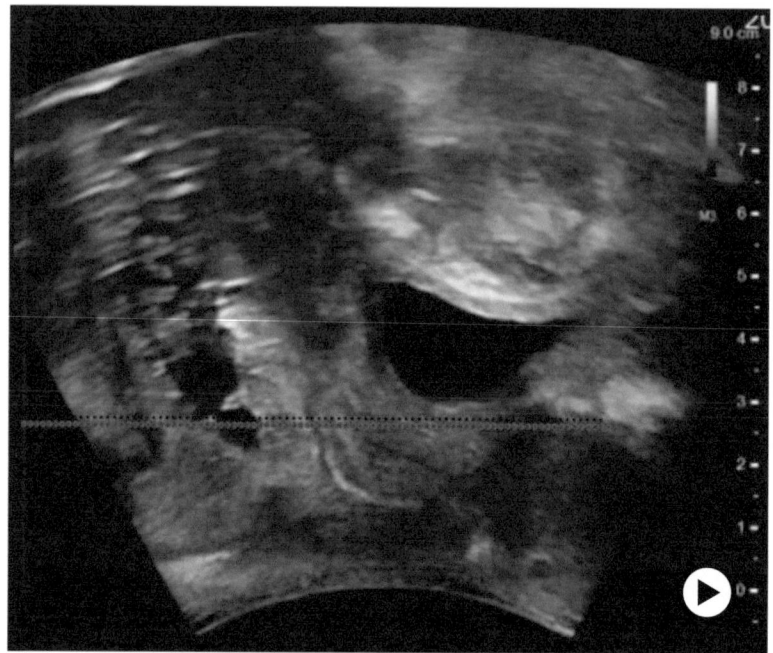

Abb. 14.6 Video 14.3 (▶ https://doi.org/10.1007/000-enk)

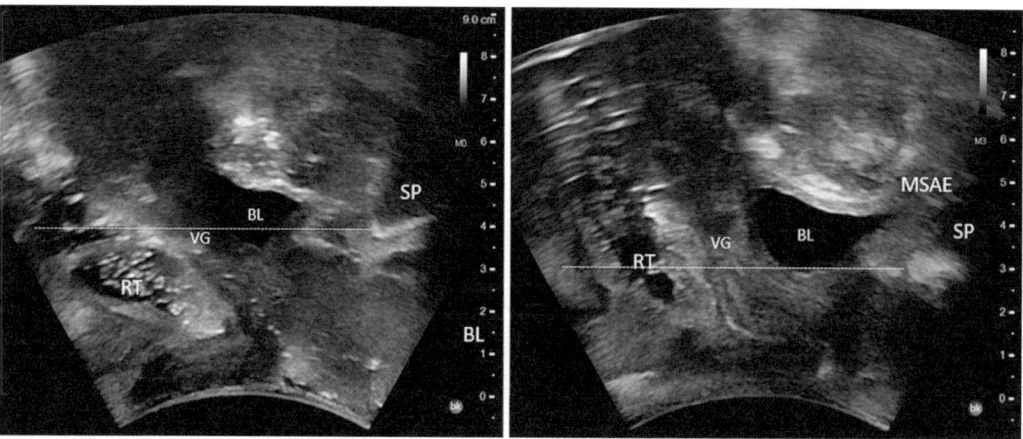

Abb. 14.7 Transperineale Ansicht des Beckenbodens bei jungen Patientinnen (2.–3. Lebensdekade) beim Valsalva. Man beachte die ausgeprägte Senkung des gesamten Beckenbodens, die aufgrund der zu weichen Puborectalis-Muskulatur zu entstehen scheint. Das Rektum (RT) wird durch die nach dorsal abkippende Vagina (VG) und die Harnblase (BL) eingequetscht. Die Organe senken sich dabei weit unterhalb der Symphyse (SP)

erneutem Zyklus wiederholt sich das Ganze dann wieder. Nach dem Auftreten der Menopause verschlechtert sich die Symptomatik häufig zunehmend (Abb 14.7).

Der Zeitpunkt für das Symptomatisch-Werden ist anscheinend von der hormonellen Situation der Frauen abhängig. Im Verlauf des normalen Zyklus wird der gesamte Beckenboden auf eine „mögliche" Schwangerschaft vorbereitet – das Gewebe samt der Muskulatur wird weicher, wodurch die Beschwerden in dieser Zeit zunehmen. Nach der Regelblutung (also bei Ausbleiben der Empfängnis) wird die Muskulatur des Beckenbodens durch hormonelle Umstellung fester und die Beschwerden werden weniger oder sistieren. Nach der Menopause wird u. a. durch Abnahme der Östrogenkonzentration die Muskulatur zunehmend atrophisch, was ebenfalls zur Verschlechterung der Situation führt.

Für den Zusammenhang der Beckenbodenveränderungen durch hormonelle Einflüsse spricht zusätzlich die Tatsache, dass bereits therapeutische Erfolge durch Applikation von Östrogensalben erzielbar sind. Hier ist der lokale Einsatz sinnvoll und bessert einige Symptome. Ein breiterer Ansatz bei dem hormonelle Therapie des gesamten Beckenbodens zur Verbesserung der ODS-Symptomatik o. Ä. wird aktuell kaum verfolgt (Cardenas-Trowers et al. 2018).

14.5 Normalbefunde und ihre Variationsbreite

Die Normalbefunde am Beckenboden sind durch eine eher moderate oder fehlende Organverlagerung beim Pressen, Husten etc. anzusehen. Die Variationsbreite ist relativ eng und nicht, wie oft vermutet, sehr breit. Bei der transperinealen Darstellung des Beckenbodens bedeutet dies, dass die Hohlorgane des Beckens in einer Reihe aneinanderliegen und sich dadurch praktisch gegenseitig stützen (Abb. 14.8). Diese Position garantiert anscheinend die korrekte Funktion dieser Hohlorgane. So kommt es beim natürlichen Defäkations- oder Blasenentleerungsvorgang zu keiner nennenswerten Lageveränderung nach kaudal. Sehr wohl können diese Organe jedoch durch ein willkürliches Kneifen der Beckenbodenmuskulatur etwas nach kranial gezogen werden. Diese „stabile" Lage der Beckenorgane führt dazu, dass die notwendige Entleerung ungehindert ablaufen

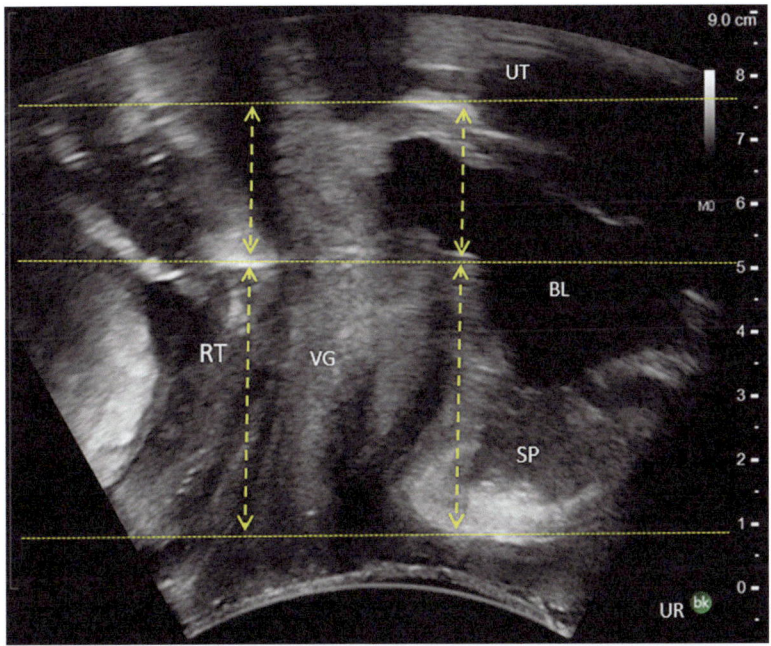

Abb. 14.8 Transperineale Abbildung eines gesunden Beckenbodens, bei dem sich die Hohlorgane in einer Reihe aneinander positionieren und sich dadurch praktisch gegenseitig stützen. Der M. puborectalis zieht und stabilisiert diese Organe nach ventral und kranial. Rektum (RT), Vagina (VG), Harnblase (BL) können nicht ausweichen, der Uterus (UT) liegt der Blase kranial auf, Symphyse (SP) bildet ein Widerlager von vorne

kann. Die Puborektalis-Schlinge scheint hier eine bedeutende Funktion zu erfüllen. Sie engt den Raum bei täglichen Abläufen so weit ein, dass der anorektale Winkel entstehen kann. Dieser bildet neben der restlichen Sphinkter-Muskulatur ein Hindernis für die ungewollte Darmentleerung und unterstützt diese. Sobald der Defäkationsvorgang eingeleitet wird, kommt es zu einer Relaxation des M. puborectalis und einer Vereinfachung der Entleerung. Bei ODS kann der zu lange oder zu weiche M. puborectalis alle diese Funktionen nicht richtig erfüllen. Durch seinen fehlenden Widerstand kommt es bei Druck (z. B. Valsalva) zum Tiefertreten eines Hohlorgans, z. B. der Harnblase. Dies lässt sich im Ultraschall hervorragend beobachten. Welches Organ zuerst nach kaudal sinkt, ist jedoch nicht immer gleich zu definieren. Hier könnten weitere biomechanische Faktoren eine Rolle spielen. Nicht selten jedoch kann der gesamte Levator ani so weit nach dorso-kaudal gedehnt werden, dass die Beckenorgane sich von ventral nach dorsal gegenseitig (Blase-Uterus-Rektum) komprimieren. In solchen Fällen beklagen die Betroffenen ein Druckgefühl am Enddarm,

obwohl in Wirklichkeit die gefüllte Harnblase die Rektumvorderwand komprimiert. Dadurch werden die Druckrezeptoren des Rektums komprimiert/gereizt und dieser Druck wird als Defäkationsdrang auslösender Reiz empfunden (Abb. 14.9/Video 14.4).

In einem gesunden Becken ist durch die regelrechte Lage der Harnblase, die eher auf der Symphyse aufgelagert ist (transperineale Ultraschalldarstellung) (Abb. 14.10), dieser Druck beim Valsalva eher nach kaudal abgeleitet. Die Rektumwand wird dabei nicht komprimiert. Dasselbe gilt für die Urethra, die am gesunden Beckenboden in einem ca. 45°-Winkel nach dorsal zeigt. Dies kann man in der transperinealen Perspektive besonders gut beobachten. Bei einem gesenkten Beckenboden weicht die Urethra der sinkenden Harnblase aus und dreht sich deshalb zunehmend um die Symphyse nach ventral (Abb. 14.11/Video 14.5). Im Extremfall ändert sich die Lage der Urthra dabei um mehr als 180°. Dies erklärt die von den betroffenen Frauen geschilderten Symptome (plötzliche „Sperre" bei der Blasenentleerung, die dann beim nachlassenden Druck wieder etwas bes-

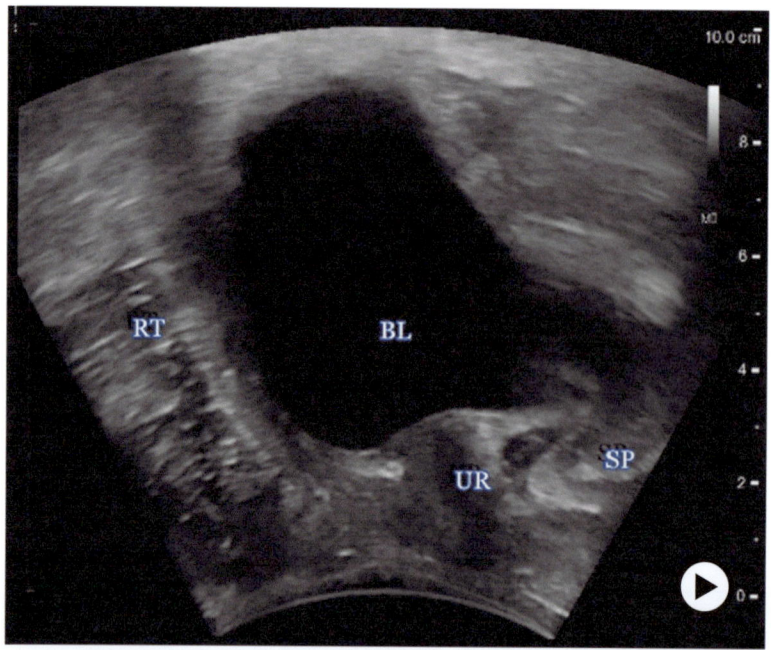

Abb. 14.9 Video 14.4 (▶ https://doi.org/10.1007/000-enh)

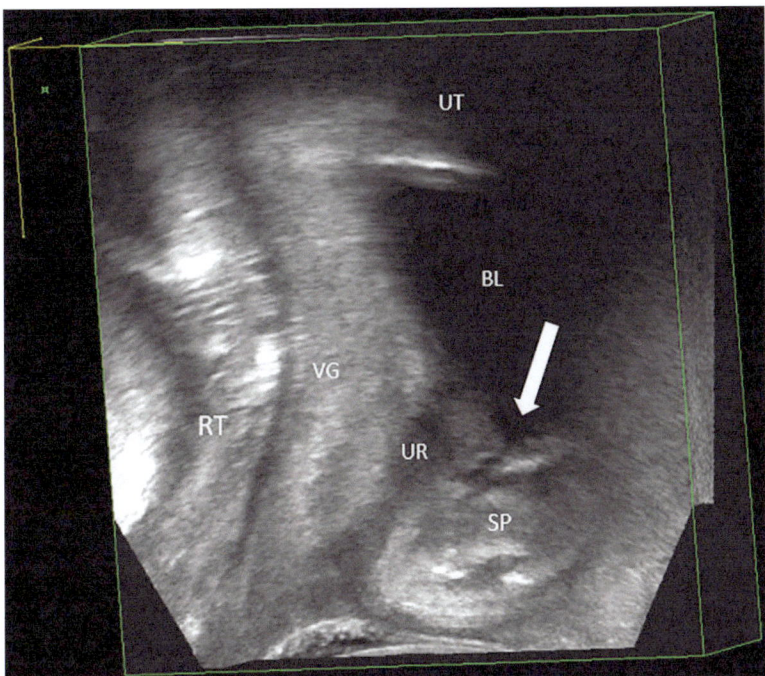

Abb. 14.10 Transperineale Darstellung. In einem gesunden Becken ist die Harnblase auf der Symphyse aufgelagert. Urethra (UR) kann durch ihre korrekte Lage und Widerlager duch Symphyse (SP) den Druckveränderungen in der Blase (BL) besser standhalten (Pfeil), da die „Angriffsfläche" deutlich geringer ist als bei einer durch Senkung verdrehten Harnröhre. Rektum (RT), Vagina (VG), Uterus (UT).

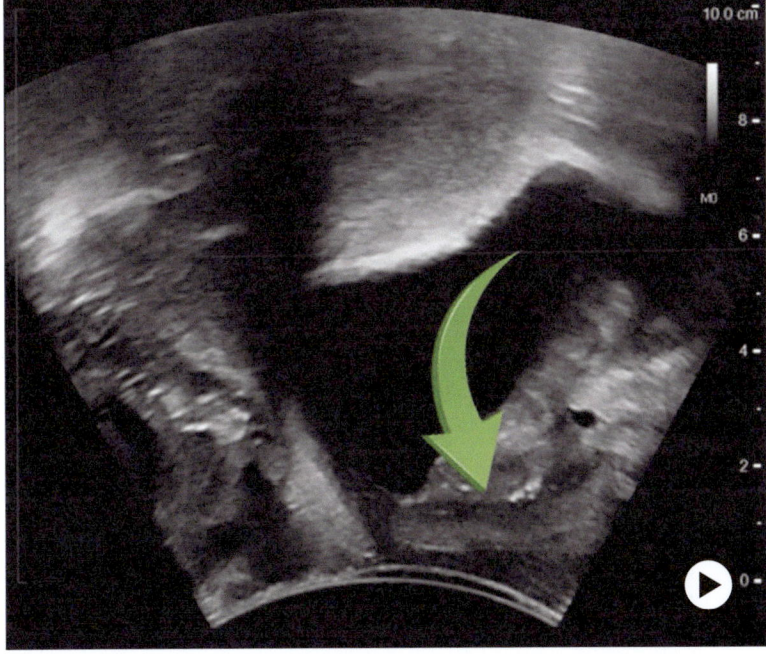

Abb. 14.11 Video 14.5 (▶ https://doi.org/10.1007/000-enn)

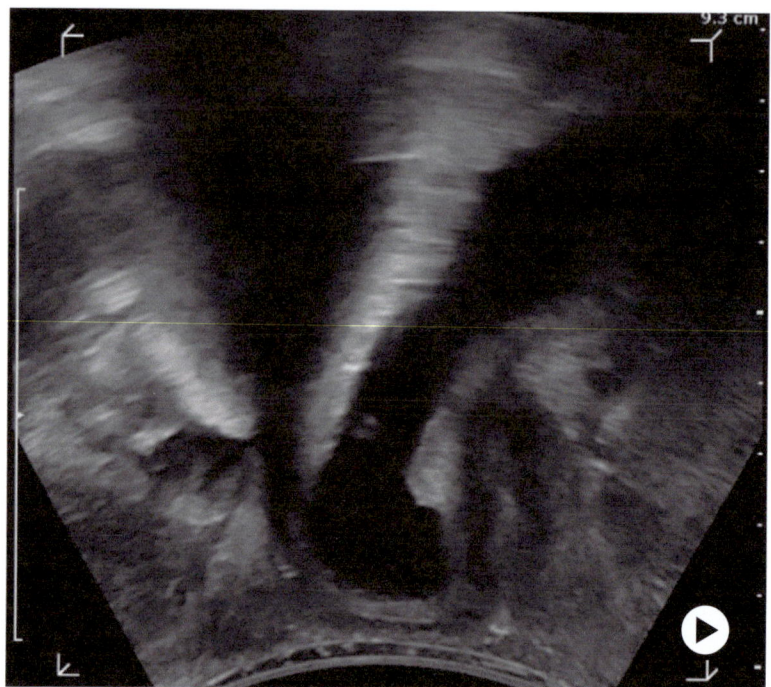

Abb. 14.12 Video 14.6 (▶ https://doi.org/10.1007/000-enp)

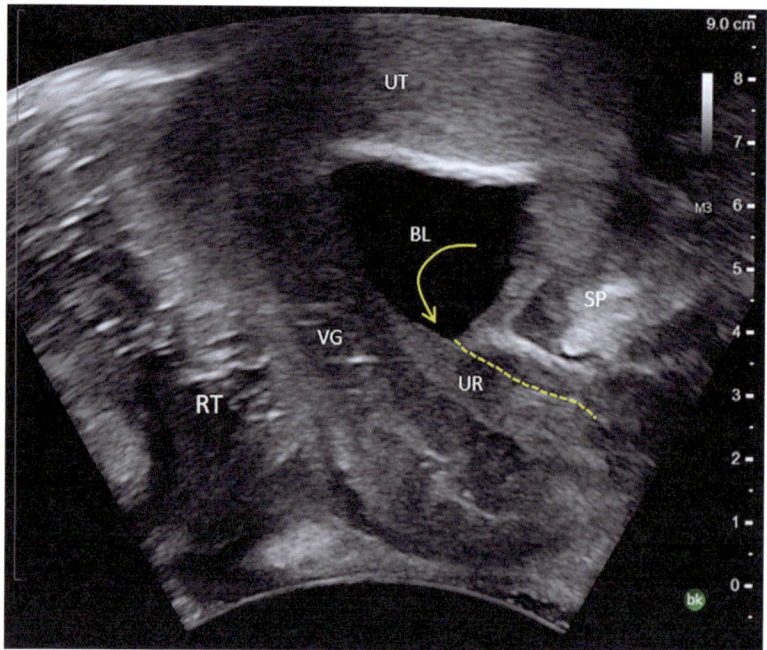

Abb. 14.13 Urethra bei Beckenbodensenkung. Die „ausgehebelte" Funktion der Urethra, die nicht mehr in ihrer korrekten Position agiert, führt schneller zur Inkontinenz oder Infektbildung durch Keimaszension. Der Verschluss-mechanismus kann nicht mehr aufrechterhalten werden. Rektum (RT), Vagina (VG), Uterus (UT) kippen nach dor-sal und sinken unter die Symphysen(SP)-Linie.

ser einsetzt) (Abb. 14.12/Video 14.6). Zusätzlich berichten die Patientinnen über häufig auftretende Harnblaseninfekte, die dann manchmal über mehrere Monate erfolglos mit Antibiotika behandelt werden. Diese Infekte entstehen durch die praktisch ausgehebelte Funktion der Urethra, die nicht mehr in ihrer korrekten Position (der Symphyse aufgelagert/transperineal) biomechanisch deutlich besser auf sich ändernde Druckverhältnisse reagieren kann (Abb. 14.13). Dadurch kommt es klassischerweise zur erleichterten Keimaszension und Infekten.

Anhand von diesen einfachen Beispielen kann man die Bedeutung der korrekten Organlage erahnen. Zusätzlich hilft dies, die vermeintlichen „Normvarianten" als einfache Pathologien zu entlarven. Bei einer intakten Anatomie folgt die Physiologie ihrer Bestimmung und die normalen funktionellen Vorgänge, wie z. B. Entleerung, laufen ungehindert ab. Bei einer Änderung dieser Anatomie kommt es zwangsläufig zu einer Veränderung der Physiologie. Dies folgt lediglich einer „einfachen" Mechanik und kann und (sollte, allerdings in seiner Gesamtheit) beobachtet und beurteilt werden. Dabei sollten die gängigen Grundgedanken/Modelle, wie z. B. Übergewicht als Ursache, stetiges Auftreten im hohen Alter etc., kritisch überprüft werden.

14.6 Schwangerschaft

Die Schwangerschaft an sich ist eine deutliche Belastung für den gesamten Beckenboden, auch wenn sie ein normaler und physiologischer Vorgang ist. Die Auswirkungen auf den Beckenboden können unter Umständen beachtlich sein (Peinado-Molina 2023). Umso wichtiger ist es, die Rückbildungsgymnastik den Patientinnen ans Herz zu legen. Dies wird allzu oft nicht genutzt, was im späteren Leben meist zu stärkeren Symptomen führt. Eine Abklärung des Beckenbodenstatus nach einer abgelaufenen Schwangerschaft ist sinnvoll und erlaubt eine Bestandsaufnahme und frühzeitiges Eingreifen (konservativ) in die oft vernachlässigte Beckenbodenregion. Nach der Entbindung treten die Beckenbodenbeschwerden vermehrt auf. In vielen Fällen wird dementsprechend Diagnostik durchgeführt und es werden Levator-Rupturen diagnostiziert (Pessoa et al 2024). Diese werden nicht selten in transperinealer Technik im Render Modus angefertigt. Dies ist kritisch zu beurteilen, da die Aufnahmen eine niedrige Auflösung (bis zu 1 cm) aufweisen. Zusätzlich werden im Render Modus (rein Computer-gestützte, auf Grauskalen basierte Rekonstruktion) Graupunkte der Strukturen die dicht aneinander liegen, als nicht zueinander gehörend dargestellt. Es wird dann ein Defekt der Struktur als Resultat abgebildet, was jedoch nicht der Wahrheit entsprechen muss. Dies wissen manche Untersucher nicht und diagnostizieren dann eine Muskelverletzung. Diese lässt sich mit dem B-Bild-Modus jedoch nicht nachweisen. Hier ist also Vorsicht geboten, und eine fundierte Auseinandersetzung mit der Technik notwendig. In manchen Arbeiten ist eine Levator-Ruptur bei ca. 30–40 % der Frauen nach der Entbindung die Rede. Dies ist mit dem entsprechenden Hintergrundwissen eher als fraglich anzusehen (Siafarikas et al 2024; van Gruting IMA et al. 2021). Amin Z et al. sahen die Pävalenz für LAA (Levator ani avulsion) in einem systematischen Review bei 24 % (Amin et al 2024). Die Arbeitsgruppe um Rusavy fand die Inzidenzraten nach Kaiserschnitt-, Spontan-, Vakuum- und Zangengeburten bei 1, 15, 21 bzw. 52 %. Ultraschall und Magnetresonanztomografie waren vergleichbare Werkzeuge für die LA-Diagnose (Rusavy et al. 2022). Dabei scheint die Modalität der Entbindung (z. B. Forceps) eine große Rolle zu spielen (Volløyhaug I et al. 2015; DeLancey JOL et al 2024).

14.7 Mögliche Fehlerquellen

Die Fehlerquellen bei der Endosonografie und Beckenbodensonografie sind mannigfaltig. Es reicht nicht, eine Aufnahme anzufertigen und diese dann beliebig zu deuten. Man muss sich zuvor mit der Anatomie und Technik auseinandersetzen, um zu verstehen, welche Fehlermöglichkeiten es gibt. So ist es unbedingt erforderlich zu verstehen, welche Fre-

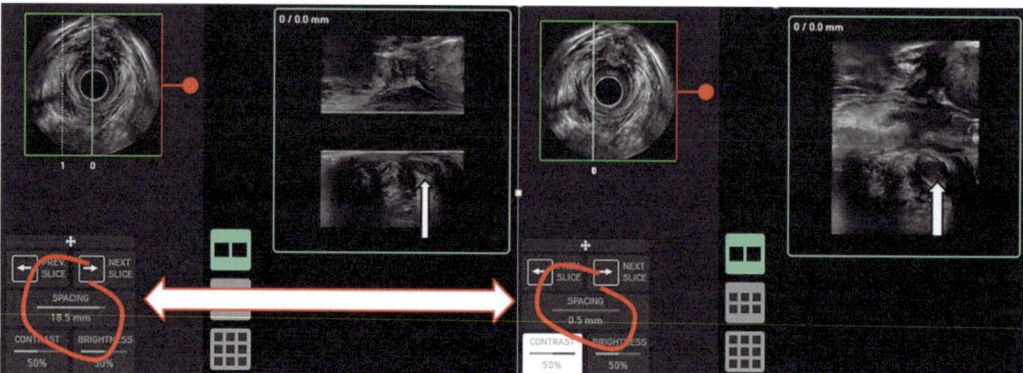

Abb. 14.14 Bei falscher Wahl der Abstände kann es sein, dass kleinere Strukturen (Muskeln, Drüsen etc.) nicht gesehen werden können. Links 18,5 mm, rechts 0,5 mm. Die gesuchte Struktur (Pfeile) kann schlechter dargestellt werden oder komplett unentdeckt bleiben. Bei Beurteilung von filigranen Strukturen kann dies zu Fehlurteilen führen.

quenz für welche Eindringtiefe zu wählen ist. Die bei der 3D-Endosonografie erreichbare Auflösung von aktuell 0,2 mm kann selbstverständlich angepasst werden. Dies führt gelegentlich dazu, dass kleinere Strukturen (Muskeln, Drüsen etc.) nicht gesehen werden können, wenn man diese zu hoch wählt, z. B. 0,8 cm (Abb. 14.14). Ähnlich stellt sich der Sachver-

halt bei der Benutzung des Render Modus dar. Diese Visualisierungshilfe zeigt die geschallten Strukturen viel plastischer und natürlicher. Es ist aber eine Computer-gestützte Rekonstruktion, die Bildpixel mit derselben Graustufe zu einer Fläche zusammenführt. Dies kann, muss aber nicht der Wirklichkeit entsprechen. Diese erkennt der Computer nicht. Wenn also Struktu-

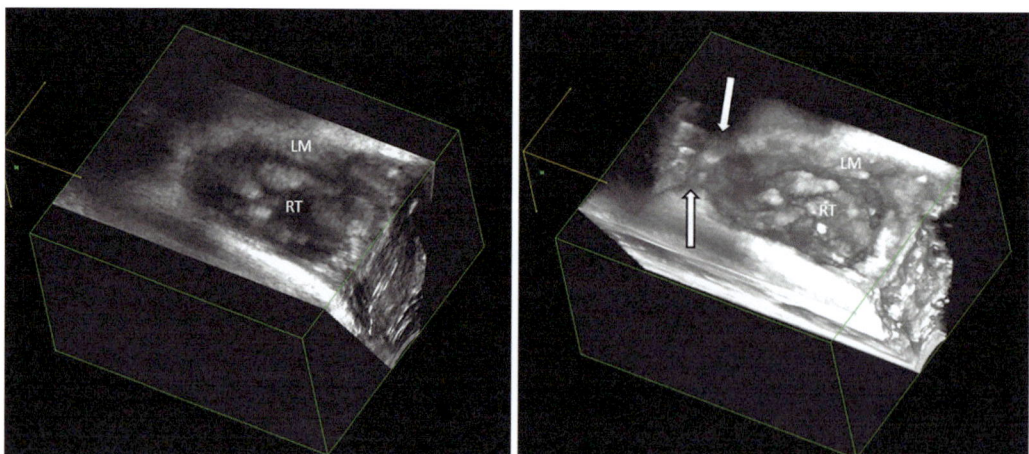

Abb. 14.15 Geringe Abweichungen der Graustufen in den dargestellten Strukturen reichen aus, um diese zu trennen und z. B. als Muskeldefekte erscheinen zu lassen, am Beispiel von einer transperinealen Abbildung von M. puborectalis (LM). Im rechten Bild zeigen sich Bereiche (Pfeile), die allein durch die Computer-Berechnung als unterbrochen gesehen werden können. Eine weitere Anpassung, z. B. der Opazität, kann das Bild zusätzlich verändern. Im linken Bild erscheinen diese Bereiche als vollständig

ren geschallt werden, die zwar dicht aneinander liegen oder sich kreuzen, reichen schon geringe Abweichungen der Graustufen, um diese zu trennen (Abb. 14.15). Weitere Fehlerquellen sind beispielsweise zu geringe Dyn. Range. Hier wird die Anzahl der Graustufen zu niedrig gewählt, sodass bei kleinen Strukturen ein Auseinanderhalten von diesen nicht mehr möglich ist. Wenn man jedoch mehr Graustufen hinzunimmt, erscheinen diese Strukturen dann doch im unterschiedlichen Grau. Bei Benutzung des Color Dopplers kann die Geschwindigkeit zu niedrig oder zu hoch für den Fluss gewählt werden, sodass dieser gar nicht oder unzureichend dargestellt wird. Ähnliches gilt für die Kontrastierung. Um optimale Parametereinstellung zu erreichen, sollte sich der Nutzer zuvor mit seinem Ultraschallgerät beschäftigen (siehe Kap. 3 und 12).

14.8 Untersuchungsmethoden und Fehlerquellen

Die Ultraschalluntersuchung an sich gilt heutzutage immer noch als stark untersucherabhängig und deshalb nicht immer verwertbar. Dieser Makel lastet dieser Technik bis heute an. Deswegen ist es wichtig, alle subjektiven und durch Untersucher (im negativen Sinne) beeinflussbaren Variablen aus diesem Bereich herauszufiltern und zu eliminieren. Dies gelingt ausschließlich durch Standardisierung der Untersuchungsabläufe und durch Zusammenführen der Geräteeinstellungen auf einen möglichst kleinen gemeinsamen Nenner. Dies wird von den Geräteherstellern bereits praktiziert, das heißt, es werden Standard-Einstellungen für bestimmte Untersuchungsgebiete erstellt (Abb. 14.16). Dies erlaubt es zunehmend auch

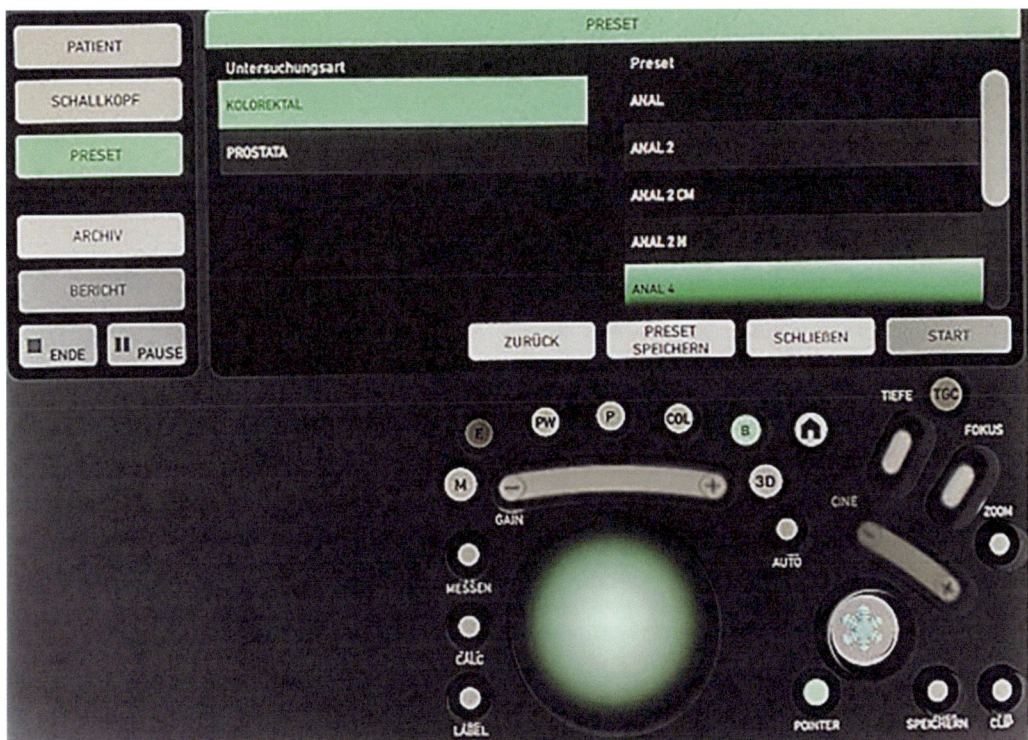

Abb. 14.16 Presets im Ultraschallgerät mit standardisierten Einstellungen für bestimmte Untersuchungen. Diese ermöglichen eine schnelle Diagnostik

unerfahrenen Untersuchern, sich der richtigen Diagnose zu nähern. Diverse Regeln müssen jedoch trotzdem eingehalten werden, damit es nicht zu Fehleinschätzungen kommt.

Weitere einfachere Fehlerquellen sind z. B. zu schwaches/starkes Aufdrücken der Sonde, zu schnelle/langsame Bewegung der Sonde (bei dynamischen Aufnahmen), zu wenig Koppelung (z. B. bei Rektum-Endosonografie) oder eine falsch eingestellte 3D-Klammer, zu große Abstände sowie zu kurze Aufnahmezeit o. Ä.

14.9 Geografische Verteilung der Beckenbodenpatienten

Bei globaler Betrachtung der ODS-Symptomatik zeigt sich ein interessantes Bild. Hier ist anzumerken, dass es nicht viele Untersuchungen zu diesem Thema gibt und einige Bereiche nicht lückenlos abgebildet werden können. Es zeigt sich eine Tendenz, die ein gehäuftes Auftreten dieser Pathologien auf die Weltanteile und Bevölkerungsanteile zeigt, in denen der uns bekannte Lebensstil vorherrscht (Mou et al. 2021; Whitcomb et al 2009; Dunivan et al. 2014). Somit scheint die Bevölkerung der modernen Industrienationen einen deutlich höheren Anteil an diesen Beckenbodenstörungen aufzuweisen. Ganz besonders deutlich zeigt sich, dass in einigen „unterentwickelten" geografischen Lagen diese Problematik beinahe unbekannt oder zumindest deutlich weniger repräsentiert ist. Dazu gehören der globale Süden (Rortveit et al. 2007). Hier sind möglicherweise durch einen anderen Lebensstil die Tagesabläufe anders, und die meisten Menschen nicht den ganzen Tag über in der ungünstigen sitzenden Position. Dies bietet also anscheinend einen gewissen Schutz vor den ODS-Beschwerden. Andersherum ist die Behandlung und Detektion dieser Erkrankungen in diesen geografischen und ethnischen Gruppen ebenfalls niedriger (Brandon et al. 2021). Diese Unterschiede zeigen sich selbst in „kleineren" geografischen Räumen wie z. B. östliche und westlicher Mittelmeerraum (Elbiss et al. 2023). Andere mögliche beeinflussende Faktoren sind sozialer Status (Islam et al. 2019) oder Zugang zu medizinischer Versorgung (Islam et al. 2017).

Hier wären weitere Untersuchungen sicherlich sinnvoll und wünschenswert. Wichtig ist die Anmerkung, dass solche Untersuchungen nicht durchgeführt werden und deshalb Ergebnisse aktuell nicht zu erwarten sind.

14.10 Lebensstil als mögliche Ursachen für die Veränderungen – sitzender Mensch

Die in den modernen Industriegesellschaften weit verbreiteten Beckenbodenerkrankungen scheinen etwas mit unseren Gewohnheiten, Lebensumständen, kurz gesagt: mit unserem Lebensstil zu tun zu haben (Nygaard et al. 2012). Bei näherer Betrachtung handelt es sich um ein Versagen der Funktionen der Teile des Halteapparates an sich, wodurch bestimmte Organe nicht mehr in der Lage sind, ihre natürliche Funktion einwandfrei zu erfüllen. Dieses Versagen des Halteapparates ist aus anderen Fachgebieten der Medizin wie z. B. Orthopädie ausreichend bekannt. Letztendlich scheinen also die Erkrankungen des Halteapparates (ganz gleich, welche Anteile betroffen sind) mit einer Lebensweise zusammenzuhängen, die nicht im Einklang mit unserer natürlichen (sozusagen vorgesehenen) Lebensweise ist. Bei einer Analyse unseres Lebensstils fallen einige negative Faktoren auf, die erhebliche Auswirkungen auf zahlreiche physiologische Funktionen unseres Körpers haben. Dazu gehören z. B. die Inaktivität von einigen Muskelgruppen, die z. B. zu Haltungsschäden, degenerativen Veränderungen am Skelett usw. führen. Diese Inaktivität ist es auch, die zahlreiche negative Auswirkungen auf unseren Beckenboden hat, mit allen weiteren dazugehörigen Erscheinungen wie Hämorrhoidalproblemen, Obstipation, Schmerzsyndromen etc. Dies ist nicht weiter verwunderlich, da es hinreichend bekannt ist, dass körperliche Inaktivität u. a. zu Muskelatrophie und somit zur Einschränkung der Muskelfunktion führt. Doch wie wird diese körperliche Inaktivität verstärkt (obwohl wir uns durch sportliche Aktivitäten u. Ä. zu schützen versuchen) und was hat dies alles mit unserem Lebensstil zu tun? Bei der Analyse des durchschnittlichen Tagesablaufs einer Person in unseren Breitengraden fällt auf, dass wir überdurchschnittlich viel Zeit am Tag in sitzender Position verbringen. Dies bedeutet, dass recht viele Muskelgruppen über mehrere Stunden pro Tag nur wenig oder gar nicht beansprucht werden und dadurch atropisch und zu schwach werden (Abb. 14.17). Dies scheint also einer der Hauptgründe für die zunehmende Muskelatrophie des Beckenbodens (und weiterer Muskelgruppen) zu sein. Es gibt Untersuchungen, die eine sitzende Position bis zu 14 h/Tag postulieren. Dies kann nicht durch eine gelegentliche sportliche Aktivität, meist kürzer als 30 min/Woche, kompensiert werden. Dies macht auch deutlich, warum es so schwierig ist, mit Beckenbodengymnastik die Beckenbodenmuskulatur so weit zu stärken, dass die Beschwerden sistieren. Wahrscheinlich ist die Muskelarbeit durch die hormonelle Situation deutlich weniger effektiv. Trotzdem ist der konservative Therapieansatz so lange, solange die Muskelarbeit überhaupt wirksam/effektiv ist (was mit Ultraschall einfach überprüft

werden kann), die beste, weil natürlichste, aber auch die schwierigste Option. Hier reicht es nicht aus, ein paar Minuten am Tag zu investieren. Dies wird zwar häufig propagiert und ist dann allerdings nur eine Beschäftigungsaufgabe, die nicht zum Erfolg führen wird. Für die betroffenen Frauen ist es in der heutigen Zeit deshalb besonders schwierig, einen sinnvollen Weg aus der Erkrankung zu finden. Es gibt vermeintlich sehr viele Angebote, um die Beschwerden schnell und einfach (notfalls auch operativ) zu beseitigen. In unseren Gesellschaften hat sich der Glaube eingeschlichen, dass wir jedes Problem direkt und ohne größeren Aufwand aus dem Weg räumen können. Das trifft jedoch auf die komplexe Beckenbodensymptomatik ganz sicher nicht zu, was durch die erheblichen und steigenden Patientenzahlen untermauert wird. Eine weitere Bestätigung hierzu lässt sich anhand der operativ versorgten Patienten ableiten. Hier geht man von recht hohen Erfolgsraten aus. Dabei erfolgt in den meisten Fällen keinerlei objektive (bildgebende) Kontrolle der Ergebnisse, geschweige denn Vergleich der Messwerte vor und nach dem Eingriff (wenn überhaupt präoperativ angefertigt). Eine objektive Ergebniskontrolle wird in den meisten Gesundheitssystemen nicht abgebildet und ist somit nicht erwünscht. Ausnahme bilden hier die Tumorerkrankungen, die sowohl präoperativ als auch für einen längeren postoperativen/posttherapeutischen Zeitraum überwacht und objektiv dokumentiert werden. Im Bereich des Beckenbodens kann die prä- und postoperative Kontrolle aber besonders einfach und schnell durchgeführt werden (siehe Kap. 23). Dies würde, auf Dauer gesehen, eine deutliche Qualitätssteigerung der Ergebnisse bedeuten und letztendlich Kosteneffizienz im Gesundheitssystem erhöhen.

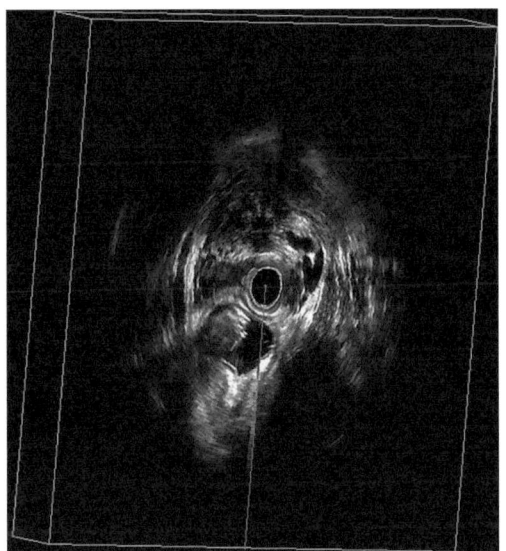

Abb. 14.17 Schwache und atrophische Muskulatur am Beckenboden (transvaginale 3D-Ansicht beim Valsalva). Durch die schwache Muskulatur kommt es zu einem Abdrängen der Levator-Schenkel zur Seite und Organprolaps

14.11 Klassifikation der Veränderungen – Nomenklatur fachspezifisch …

Die benutzte Nomenklatur sowie die Perspektive bei der Ultraschalluntersuchung des Beckenbodens variiert von Fachgebiet zu Fachgebiet.

Dasselbe gilt für die Deutung der Beschwerden, was zusätzlich die gemeinsamen therapeutischen Bemühungen erschwert. Die heutzutage gültige künstliche Aufteilung des Beckenbodens in die drei Kompartimente richtet sich nach den drei beteiligten Hauptfakultäten – Urologie/Gynäkologie/Kolorektale Chirurgie. Dies ist ebenfalls ein Hindernis für die notwendige globale Betrachtung der komplexen Pathologien des Gebietes. Es führt immer wieder dazu, dass die Sichtweise und dann dementsprechend die Therapie auf ein einzelnes bestimmtes Fach bezogen wird. Dadurch werden die anderen genauso dazugehörigen Anteile des Beckenbodens völlig missachtet und bleiben unversorgt. Die Ergebnisse der durchgeführten therapeutischen Bemühungen werden ebenso nur unter dem fachspezifischen Blickwinkel betrachtet. Dadurch wird die durchgeführte Therapie nicht selten unzureichend, was zu einer stetigen Wanderung der Patienten von Klinik zur Klinik führt. Dies wird hoffentlich in der nahen Zukunft einem eher fachübergreifenden Vorgehen weichen.

14.12 Mögliche Auswege

Um die häufige und oft erhebliche Problematik auf dem Gebiet des Beckenbodens mit dazugehörigen ODS-Symptomen, Inkontinenz, Koordinationsstörungen etc. adäquat behandeln zu können, reicht die Spezialisierung auf einem einzelnen Gebiet anscheinend nicht aus. Ganz im Gegenteil behindert die fachspezifische Sichtweise oft die globale Betrachtung der Probleme. Diese Spezialisierung limitiert zusätzlich die Therapieoptionen erheblich (d. h., meistens kennen die Ärzte einer bestimmten Fachrichtung nicht die möglichen therapeutischen Optionen, die in der anderen Disziplin verfügbar wären). Schon aus diesem Grund werden manche dieser Optionen den Betroffenen gar nicht angeboten. Deshalb ist eine globale Betrachtungsweise dieses komplizierten Gebietes dringend anzustreben und eine Vereinheitlichung der Sichtweise auf die Problematik grundlegend. Dies würde ein gemeinsames Vorgehen mit entsprechender effektiverer Klassifizierung und Zu-

ordnung der Pathologien zu Therapieverfahren (am besten fachübergreifend) nach sich ziehen. Durch eine objektive Auswertung und Überprüfung der Erfolgsraten, ähnlich den bereits etablierten Tumorkonferenzen, könnte man über die kommenden Jahre das Outcome der Patienten erheblich steigern können.

Literatur

Amin Z, El-Naggar AK, Offiah I, Dua A, Freeman R (2024 May) Systematic review and meta-analysis of the prevalence of levator ani avulsion with obstetric anal sphincter injury and its effects on Pelvic Floor Dysfunction. Int Urogynecol J 35(5):955–965. https://doi.org/10.1007/s00192-024-05756-w. Epub 2024 Mar 25. PMID: 38523161

Brandon CA, Barlow LJ, Oh C, Sackrison A, Brucker BM (2021 Nov) Racial and ethnic representation in primary research contributing to pelvic organ prolapse treatment guidelines. Int Urogynecol J 32(11):2959–2967. https://doi.org/10.1007/s00192-021-04983-9. Epub 2021 Sep 27. PMID: 34570246

Cardenas-Trowers O, Meyer I, Markland AD, Richter HE, Addis I (2018 May/Jun) A review of phytoestrogens and their association with pelvic floor conditions. Female Pelvic Med Reconstr Surg 24(3):193–202. https://doi.org/10.1097/SPV.0000000000000559. PMID: 29432329; PMCID: PMC5920717

DeLancey JOL, Masteling M, Pipitone F, LaCross J, Mastrovito S, Ashton-Miller JA (2024 Mar) Pelvic floor injury during vaginal birth is life-altering and preventable: what can we do about it? Am J Obstet Gynecol 230(3):279–294.e2. https://doi.org/10.1016/j.ajog.2023.11.1253. Epub 2024 Jan 2. PMID: 38168908; PMCID: PMC11177602

Dunivan GC, Cichowski SB, Komesu YM, Fairchild PS, Anger JT, Rogers RG. Ethnicity and variations of pelvic organ prolapse bother. Int Urogynecol J. 2014 Jan;25(1):53–9. https://doi.org/10.1007/s00192-013-2145-4. Epub 2013 Jun 27. PMID: 23807143; PMCID: PMC3922120

Islam RM, Oldroyd J, Karim MN, Hossain SM, Md Emdadul Hoque D, Romero L, Fisher J (2017 Jun) Systematic review and meta-analysis of prevalence of, and risk factors for, pelvic floor disorders in community-dwelling women in low and middle-income countries: a protocol study. BMJ Open 8;7(6):e015626. https://doi.org/10.1136/bmjopen-2016-015626. PMID: 28600374; PMCID: PMC5734409

Nygaard I, Barber MD, Burgio KL, Kenton K, Meikle S, Schaffer J, Spino C, Whitehead WE, Wu J, Brody DJ (2008 Sep 17) Pelvic floor disorders network. prevalence of symptomatic pelvic floor disorders in US women. JAMA 300(11):1311–6. https://doi.org/10.1001/jama.300.11.1311. PMID: 18799443; PMCID: PMC2918416

Nygaard I, Shaw J, Egger MJ (2012 Apr 12) Exploring the association between lifetime physical activity and pelvic floor disorders: study and design challenges. Contemp Clin Trials. 2012 Jul;33(4):819–27. https://doi.org/10.1016/j.cct.2012.04.001. Epub PMID: 22521947; PMCID: PMC3361559

Nygaard IE, Shaw JM (2016 Feb) Physical activity and the pelvic floor. Am J Obstet Gynecol 214(2):164–171. https://doi.org/10.1016/j.ajog.2015.08.067. Epub 2015 Sep 6. PMID: 26348380; PMCID: PMC4744534

Prichard DO, Bharucha AE (2018 Oct 15) Recent advances in understanding and managing chronic constipation. F1000Res 7:F1000 Faculty Rev-1640. https://doi.org/10.12688/f1000research.15900.1. PMID: 30364088; PMCID: PMC6192438

Rortveit G, Brown JS, Thom DH, Van Den Eeden SK, Creasman JM, Subak LL (2007 Jun) Symptomatic pelvic organ prolapse: prevalence and risk factors in a population-based, racially diverse cohort. Obstet Gynecol 109(6):1396–1403. https://doi.org/10.1097/01.AOG.0000263469.68106.90. PMID: 17540813

Transperineale und 3D-Beckenbodensonografie: Parameter für die dynamische Ultraschalldarstellung

15

Ludwig Steffgen

Inhaltsverzeichnis

Zusammenfassung

Echos von hochfrequenten Schallimpulsen enthalten eine Fülle von Informationen. Über den Doppler-Effekt, der die Frequenzverschiebung von gesendetem und empfangenem Schallimpuls analysiert, lassen sich so Informationen über Blutströme erfassen. Eine Möglichkeit der Darstellung besteht darin, die Blutströmungen farblich zu kodieren und der anatomischen Struktur zu überlagern. Diese Methode nennt man Color-Doppler. Mittels des Spektral-Dopplers lassen sich dann punktuell die Blutströmungen quantifizieren. Eine dramatische Erweiterung der diagnostischen Möglichkeiten der Sonografie besteht durch die Verwendung von CEUS. Winzige, intravenös verabreichte Gasbläschen erlauben es, den zeitlichen Verlauf von anströmenden und abströmenden Blutverhältnissen zu visualisieren. Hierbei sind Darstellungen bis auf die kapillare Ebene möglich.

- Der Doppler-Effekt ist die scheinbare Änderung der Frequenz einer Welle
- Den Doppler-Effekt erleben wir im Alltag im akustischen Bereich
- Der Schallkopf ist Schallquelle und Empfänger gleichzeitig
- Der Schallkopf sendet in bestimmten Zeitintervallen Pakete von Ultraschallwellen, sogenannte Pulse
- Um ein B-Bild zu erstellen, werden idealerweise Pulse von ca. 5 Wellenlängen gesendet
- Die Abbildungskonventionen geben an, was die Farben in der Color-Doppler-Velocity-Darstellung anzeigen
- Der Spektral-Doppler ist eine Methode, um Blutströmungen zu quantifizieren

L. Steffgen (✉)
Magen Darm Zentrum Wiener Platz, Köln,
Deutschland
E-Mail: kontakt@ultraschall-training.eu

© Der/die Autor(en), exklusiv lizenziert an Springer-Verlag GmbH, DE, ein Teil von Springer Nature 2025
M. Kowallik (Hrsg.), *Anorektale 3D-Sonografie und Beckenbodensonografie*,
https://doi.org/10.1007/978-3-662-69765-8_15

15.1 Doppler-Sonografie

(Abb. 15.1)

„Die lohnendsten Forschungen sind die-jenigen, welche, indem sie den Denker erfreuen, zugleich der Menschheit nützen." (Christian Doppler)

15.2 Doppler-Effekt

Der nach seinem Entdecker Christian Doppler genannte Effekt wurde 1842 entdeckt. Im selben Jahr noch erfolgte die Publikation „Ueber das farbige Licht der Doppelsterne und einiger anderer Gestirne des Himmels. Versuch einer das Bradley'sche Aberrations-Theorem als integrierenden Theil in sich schließenden allgemeineren Theorie", erschienen im Verlag der königlich böhmischen Gesellschaft der Wissenschaften (V Folge, Bd. 2), Prag 1842.

Definition

Der Doppler- Effekt ist die scheinbare Änderung der Frequenz einer Welle, verursacht durch die relative Bewegung zwischen dem Ursprung der Welle und einem Beobachter.

Dieser lässt sich diagnostisch nutzen, um Informationen über das Strömungsverhalten des Blutes und über Gewebebewegungen zu erhalten.

Den Doppler-Effekt erleben wir im Alltag im akustischen Bereich. Bewegt sich eine Schallquelle, die einen konstanten Ton erzeugt, z. B. ein Auto, auf einen Beobachter zu, so kann der Beobachter Folgendes registrieren: Bei der Bewegung der Schallquelle auf den Beobachter zu hört dieser einen hohen Ton, der mit geringer werdendem Abstand lauter wird. Bei der Bewegung der Schallquelle vom Beobachter weg wird der Ton tiefer, und je weiter sich die Schallquelle entfernt, auch leiser (Abb. 15.2).

Bei Autorennen oder an der Autobahn lassen sich so durchaus Tonhöhendifferenzen (= Frequenzdifferenzen oder Frequenzverschiebungen) von einer Oktave oder mehr registrieren. Die Frequenzverschiebungen können also herangezogen werden, um das Verhältnis von zwei sich relativ zueinander bewegenden Objekten zu beschreiben. Die Entdeckung des Effektes gelang Doppler, wie dem Titel seiner Publikation zu entnehmen ist, bei der Beobachtung von Doppelsternen. Diese zeigten bei der Bewegung weg vom Beobachter eine Farbverschiebung in

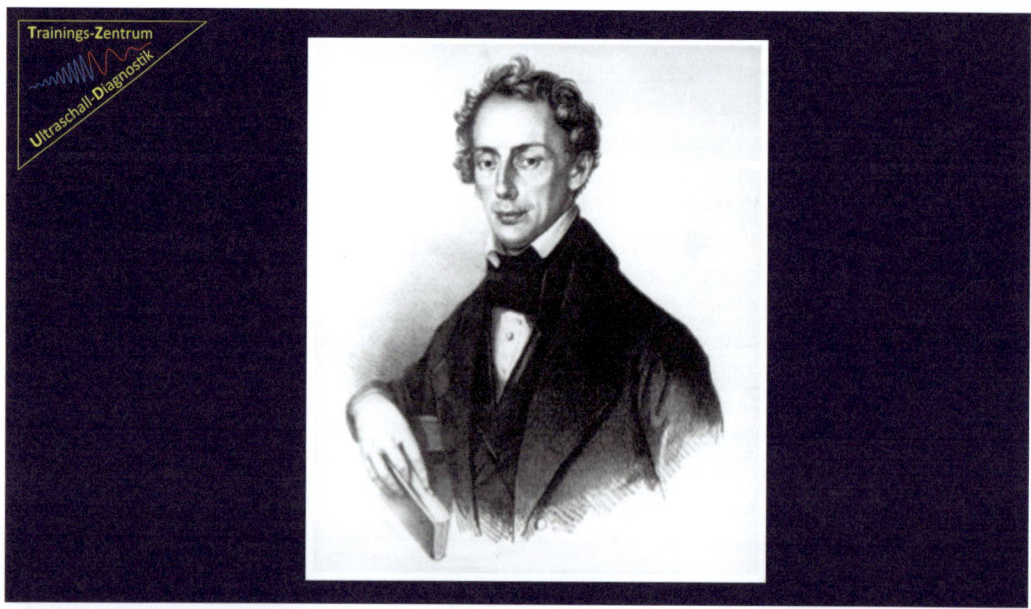

Abb. 15.1 Christian Doppler 1803–1853

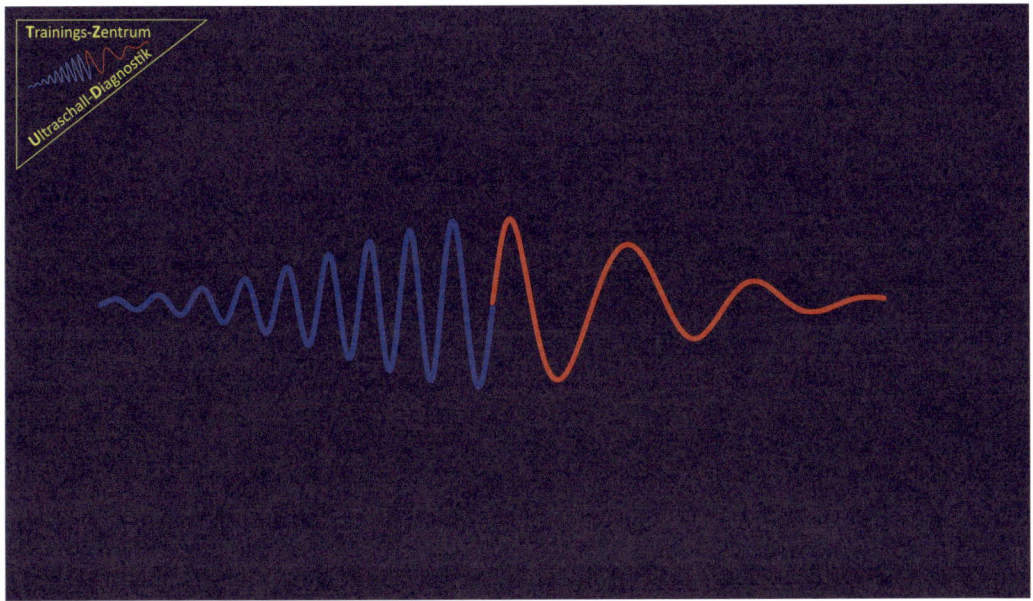

Abb. 15.2 Doppler-Effekt. Grafische Darstellung des Doppler-Effektes. (Mit freundlicher Genehmigung von Dr. H.-J. Sell)

den Rotbereich und bei der Bewegung zum Beobachter hin eine Farbverschiebung in den Blaubereich des Lichtes.

Um den Doppler-Effekt für den diagnostischen Ultraschall zu nutzen, müssen die besonderen Bedingungen berücksichtigt werden: Der Schallkopf ist Schallquelle und Empfänger gleichzeitig. Dieser wird als statisch angenommen. Der Schallkopf sendet in bestimmten Zeitintervallen Pakete von Ultraschallwellen, sogenannte Pulse. Die Echos verändern ihre Frequenz je nach der Bewegung der Reflektoren.

Grundsätzlich gibt es zwei Doppler -Methoden in der Sonografie:

- Bildgebende, qualitative Color-Doppler Modalitäten
- Quantitative Spektral-Doppler Modalitäten

Um eine Frequenzverschiebung zu erzeugen, müssen Strömungsrichtung und Schallausbreitung von 90° abweichen. Je weiter in Richtung 0°, desto größer die Frequenzverschiebung (Abb. 15.3, 15.4, 15.5, 15.6, 15.7, 15.8 und 15.9

15.3 Color-Doppler

Der Color-Doppler hat viele Synonyme in der Literatur: Color-Doppler (CD), Farbkodierte Duplex-Sonografie (FKDS), Dynamik Flow Analysis, Angiodynografie, farbkodierte Doppler-Sonografie, Flächen-Doppler, Multigated-Pulsed-Wave-Doppler, Power-Doppler etc.

Der Color-Doppler ist ein bildgebendes Verfahren. Er überlagert dem anatomischen B-Bild die bildhafte Information über Blutströmung in Echtzeit (Real-Time-Imaging) (Abb. 15.10).

Color-Doppler-Velocity
Color-Doppler-Velocity zeigt:

- mittlere Geschwindigkeiten
- Richtung relativ zum Schallkopf
- Varianz (= Standardabweichung von der mittleren Geschwindigkeit)

Um ein B-Bild zu erstellen, werden idealerweise Pulse von ca. 5 Wellenlängen gesendet. Um ein Color-Doppler-Bild zu erstellen, sind die Pulse wesentlich länger, bis zu 50 Wellenlängen. Das

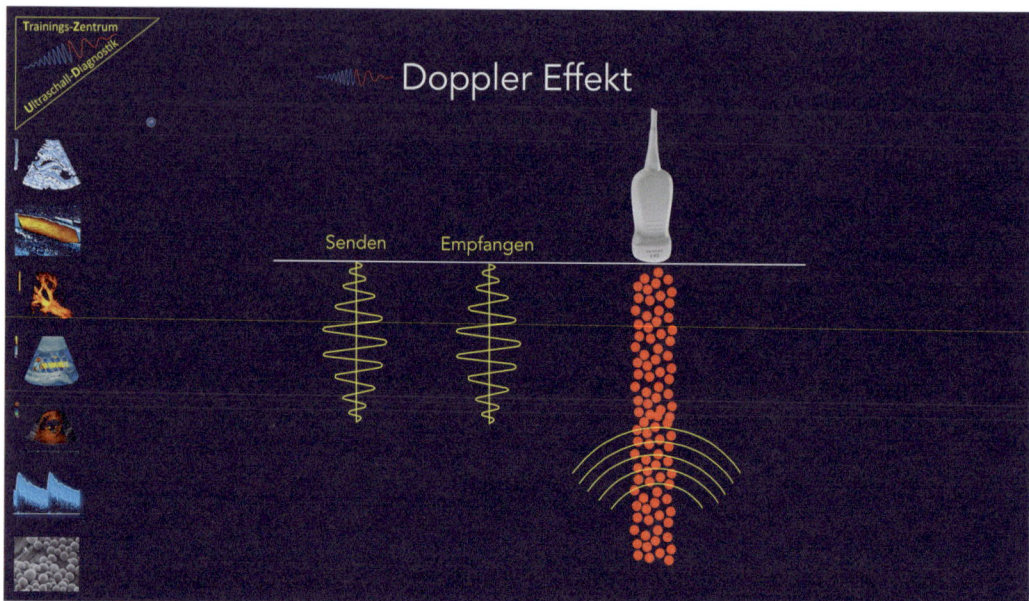

Abb. 15.3 Ist die reflektierende Struktur statisch, so sind gesendete und empfangene Frequenz identisch

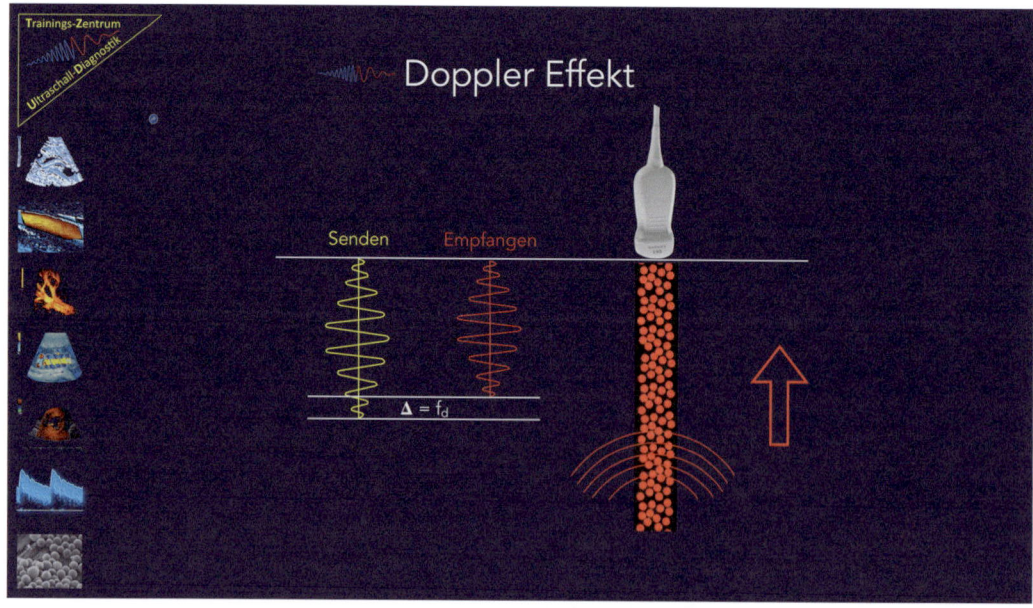

Abb. 15.4 Fließt das Blut langsam entgegen der Richtung der Schallimpulse, so ist das Echo etwas höher als der gesendete Impuls. Der Unterschied der Frequenzen zwischen gesendetem Schallimpuls und Echo nennt man Doppler-Shift oder Frequenzverschiebung oder Frequenz delta. Sie wird mit f_d bezeichnet

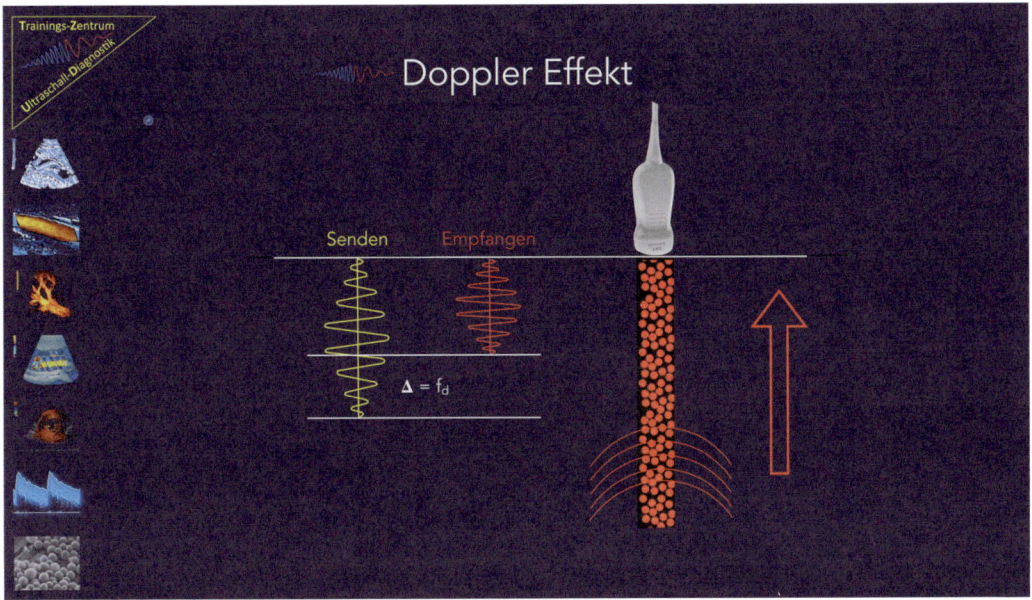

Abb. 15.5 Fließt das Blut schnell entgegen der Richtung der Schallimpulse, so ist das Echo deutlich höher als der gesendete Impuls

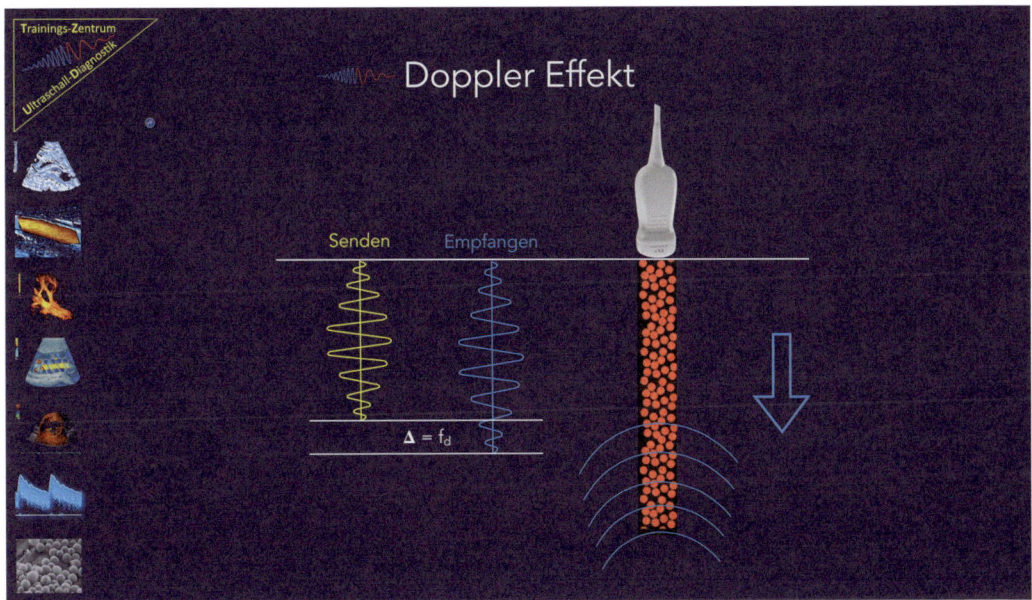

Abb. 15.6 Ist das Echo etwas tiefer als der gesendete Schallimpuls, so fließt das Blut in Richtung der Schallimpulse

erklärt, dass bei gleicher Sendefrequenz die Color-Doppler-Pulse schneller absorbiert werden als B-Bild-Pulse. Das heißt, dass bei gleicher Frequenz das B-Bild eine tiefere Abbildung erlaubt als der Color-Doppler. Deshalb ist es günstig, wenn ein Ultraschallsystem die Möglichkeit bietet, mit dem gleichen Schallkopf B-Bild-Frequenz und Color-Doppler-Frequenz

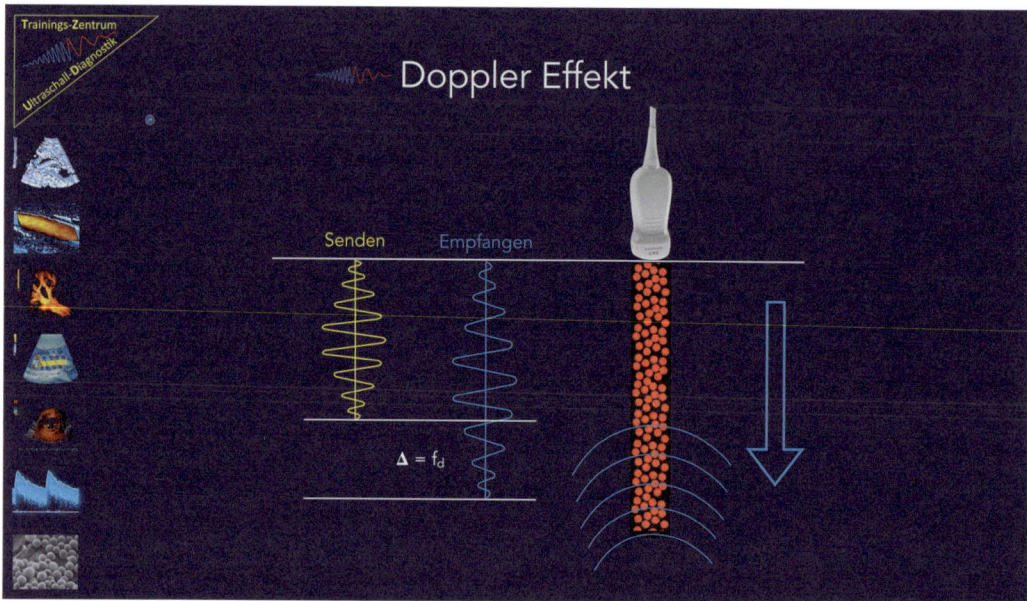

Abb. 15.7 Ist das Echo noch tiefer als der gesendete Schallimpuls, wie bei Abb. 15.6, so fließt das Blut noch schneller in Richtung der Schallimpulse

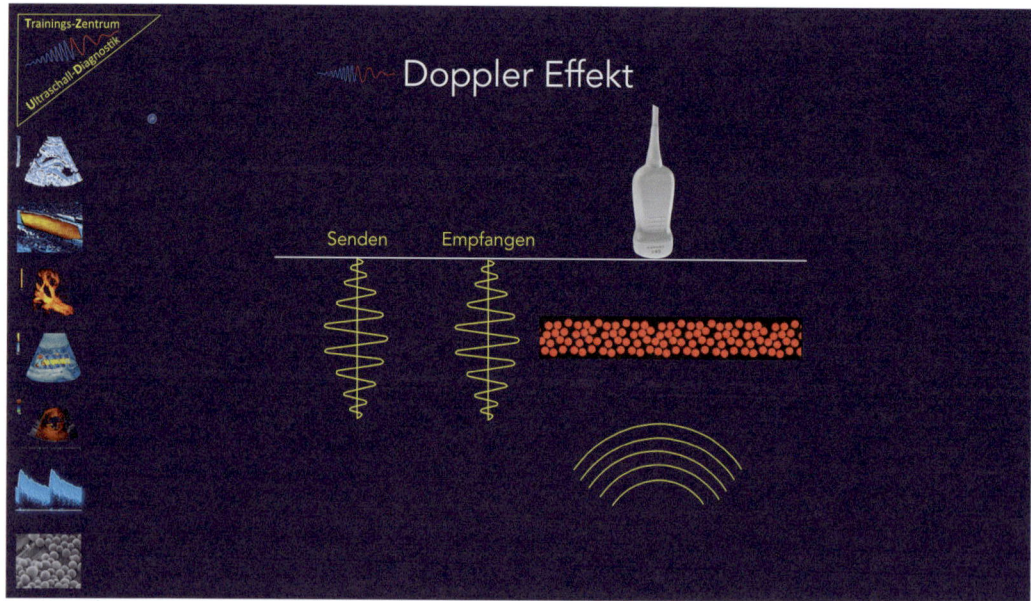

Abb. 15.8 Bei einem Winkel von 90° zwischen Schallimpuls und Strömungsrichtung gibt es keine Frequenzverschiebung, unabhängig von der Geschwindigkeit des Blutes

unabhängig voneinander einstellen zu können, um so vergleichbare Abbildungstiefen mit beiden Modalitäten zu erreichen.

Beim Color-Doppler-Velocity gelten folgende Abbildungsabsprachen:

Die Abbildungskonventionen geben an, was die Farben in der Color-Doppler-Velocity-Dar-

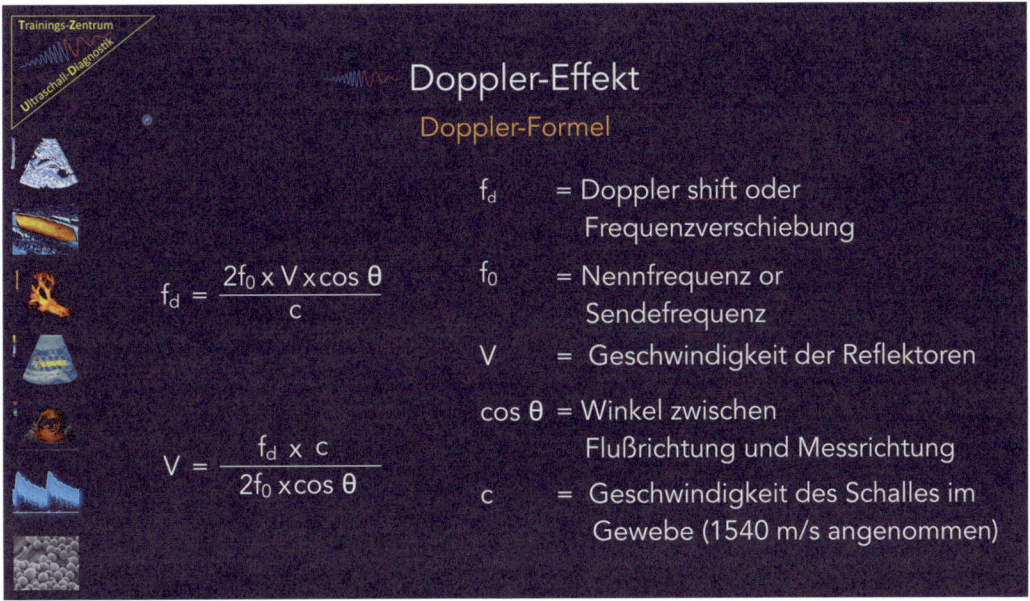

Abb. 15.9 Aus diesem Wissen lässt sich folgende spezifische Doppler-Formel entwickeln, welche nach V, also der Geschwindigkeit aufgelöst werden kann

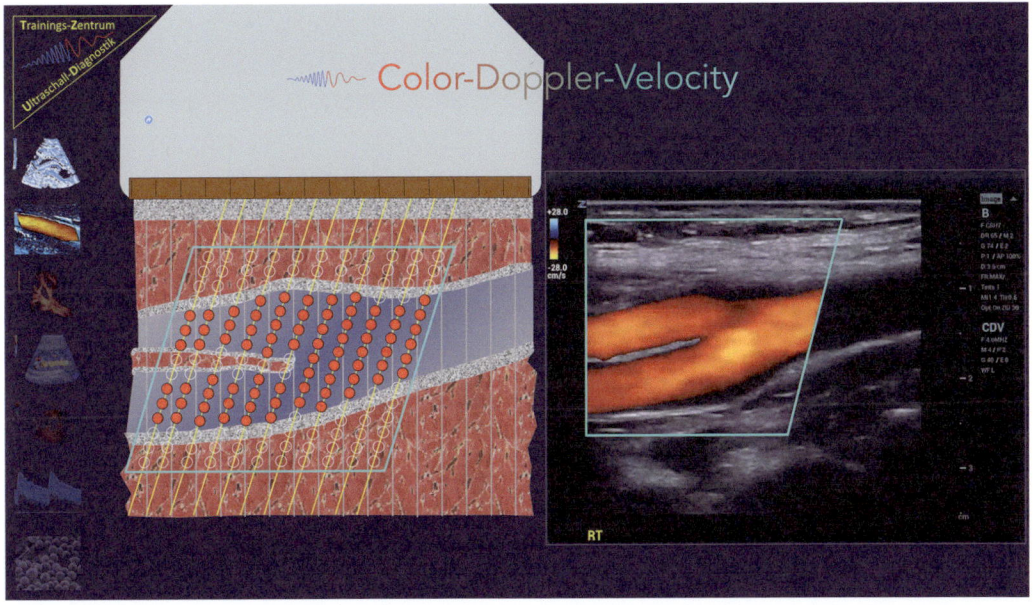

Abb. 15.10 Mathematisch liegt ein Autokorrelationsverfahren zugrunde. Die Informationen sind qualitativ

stellung anzeigen. Hierzu gibt es am Rand des Monitors, außerhalb des eigentlichen Ultraschallbildes, eine Skala. Diese zeigt an, welche Farbe in Relation zur Richtung des Schallimpulses kodiert ist. Ohne Angabe gilt die Konvention:

- Eine Bewegung entgegen der Richtung des Schallimpulses wird mit roten Farben dargestellt.

- Eine Bewegung in Richtung des Schallimpulses wird mit blauen Farben dargestellt.
- Je höher die Geschwindigkeit, um so heller
  die Farbgebung (Abb. 15.11)

Die Richtungskodierung ist sichtbar an dem
Farbbalken, der erscheint, sobald die Color-
Doppler-Modalität aktiviert wird. Diese kann in-
vertiert werden. Damit ist die Strömungsrichtung
immer genau definiert. Mit dem Wissen der anatomischen Orientierung kann also genau bestimmt
werden, in welche Richtung das Blut fließt.

Vorteile der Color-Doppler-Velocity-Darstellung:
- bildgebendes Verfahren
- visuelle Zuordnung zur Anatomie anhand des
  unterlegten B-Bildes
- schnelle Orientierung über das Strömungsverhalten
- Real-Time-Verfahren
- Richtungsinformation
- mittlere Geschwindigkeit

Limitationen der Color-Doppler-Velocity-Darstellung:

- mittlere Geschwindigkeit (keine Maximal-
  geschwindigkeit)
- Alias-Phänomen
- keine Signalstärke
- Abhängigkeit vom Doppler-Winkel
- Alias-Phänomen

Das Alias-Phänomen entsteht beim Überschreiten der Geschwindigkeit über die Abbildungsgrenze hinaus. Hierbei wird die Information erhalten, erscheint aber auf der
gegenüberliegenden Seite der Überschreitungs-
grenze. In der Abbildung entsteht ein Übergang von einer hellen Farbe zu der gegenüberliegenden hellen Farbe. Das Alias-Phänomen ist
ein Werkzeug zum Erkennen von Strömungs-
beschleunigungen (Abb. 15.12).

Zur Vermeidung des Alias-Phänomens gibt es
drei Möglichkeiten:
- Skala erhöhen (korrespondiert zur Puls
  Repetitionsfrequenz PRF)
- Verschieben der Nulllinie
- Nennfrequenz verringern

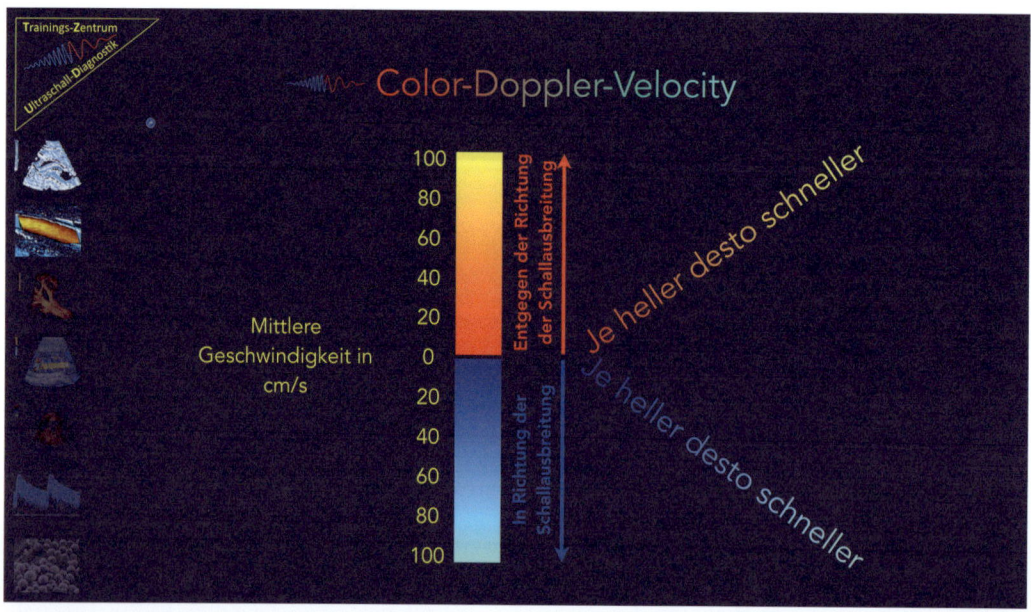

Abb. 15.11 Abbildungskonventionen

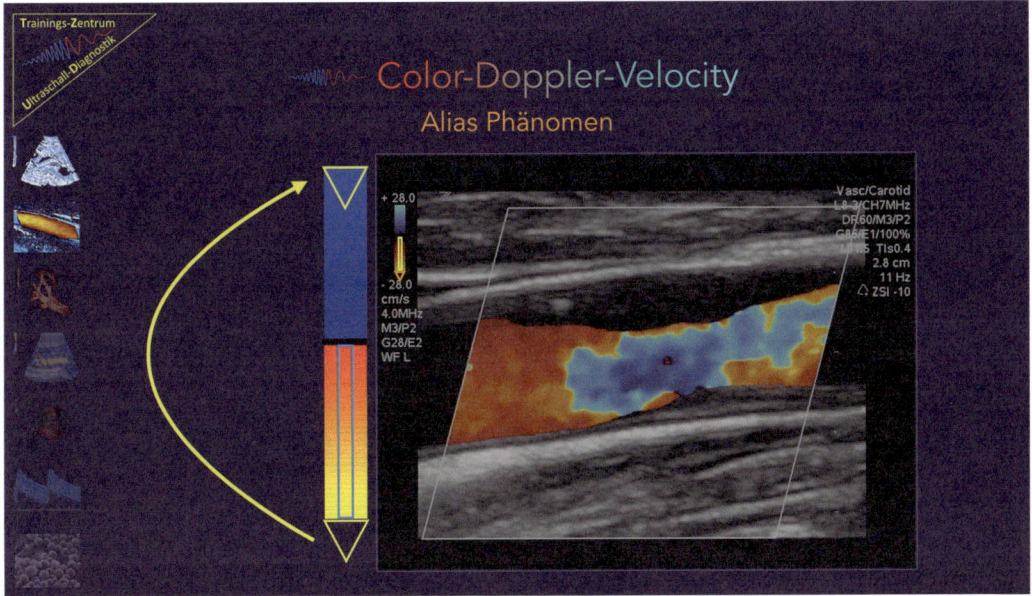

Abb. 15.12 Alias-Phänomen an einer Einengung der A. carotis communis. Die Alias-Grenze ist im Bild erkennbar am Übergang von Gelb nach Hellblau

15.4 Color-Doppler-Energy (Synonym: Power-Doppler)

Bei dieser Methode gelten folgende Abbildungsabsprachen:
- Signalintensitäten werden farblich kodiert
- Schwache Signale werden in dunklen Farben dargestellt
- Starke Signale werden in hellen Farben dargestellt (15.13)

Vorteile der Color-Doppler-Energy-Darstellung:
- bildgebendes Verfahren
- visuelle Zuordnung zur Anatomie anhand des unterlegten B-Bildes
- schnelle Orientierung über das Strömungsverhalten
- Real-Time-Verfahren
- Signalstärke
- unabhängig vom Doppler-Winkel

Limitationen der Color-Doppler-Velocity Darstellung
- keine Geschwindigkeitsinformation
- kein Alias-Phänomen
- keine Richtungsinformation (Abb. 15.14)

15.5 Spektral-Doppler

Der Spektral-Doppler ist eine Methode, um Blutströmungen zu quantifizieren.

Dem Untersucher stehen folgende Methoden zur Verfügung:
- Continuous-Wave-Doppler (CW-Doppler)
- Pulsed-Wave-Doppler (PW-Doppler)

Der Spektral-Doppler erlaubt die Darstellung folgender Größen:
- Zeitlicher Verlauf
- Geschwindigkeit (m/s) oder Frequenzverschiebung (kHz)
- Richtung relativ zum Schallimpuls
- Signalstärke oder Amplitude (dB)
- Neben der optischen Anzeige werden alle Informationen akustisch in Stereo wiedergegeben

Um die Information richtig beurteilen zu können, gelten für beide Methoden, PW-Doppler und CW-Doppler, folgende Abbildungskonventionen:
- Nulllinie ist die Bezeichnung für die richtungstrennende Linie

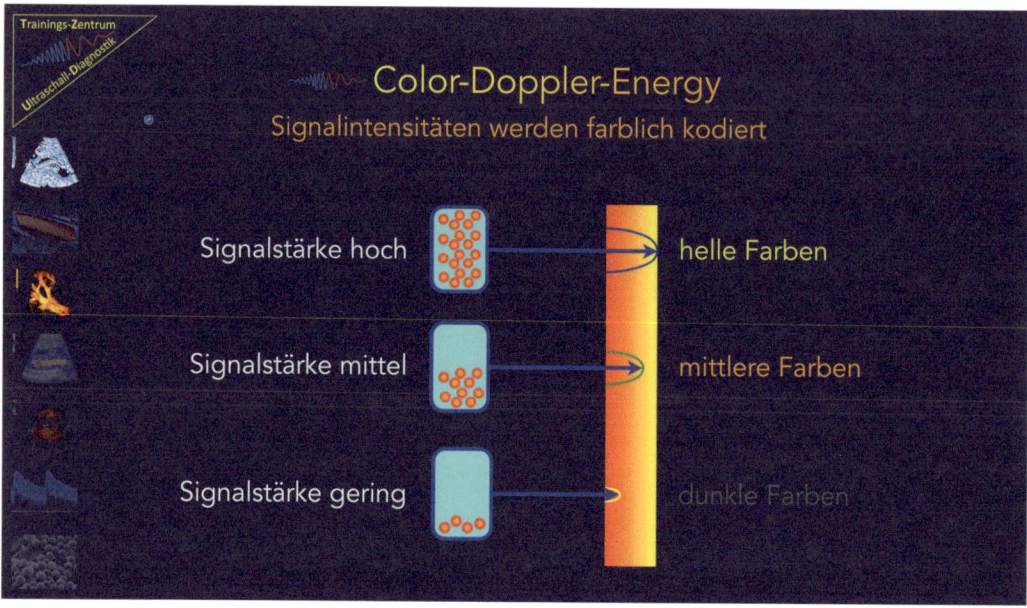

Abb. 15.13 Abbildungskonventionen Color-Doppler-Energy

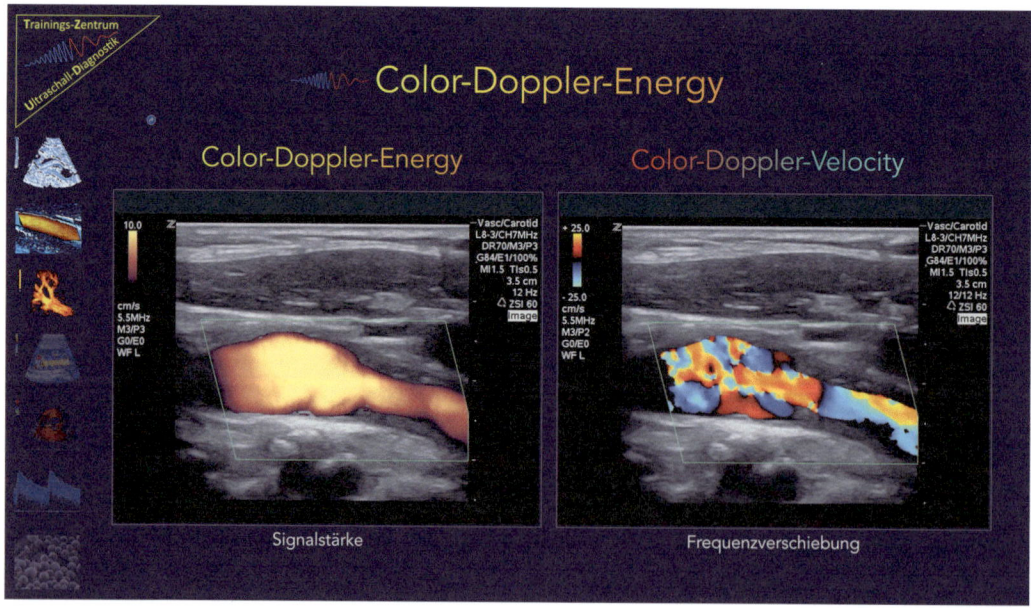

Abb. 15.14 Gegenüberstellung Color-Doppler-Energy und Color-Doppler-Velocity

- Eine Bewegung in Richtung des Schallimpulses wird oberhalb einer Nulllinie abgebildet
- Bewegungen entgegen der Richtung des Schallimpulses werden oberhalb der Nulllinie abgebildet
- Bewegungen mit Richtung des Schallimpulses werden unterhalb der Nulllinie abgebildet
- Je größer der Abstand von der Nulllinie, desto höher die Geschwindigkeit (Abb. 15.15 und 15.16)

Der Untersucher hat Einfluss auf folgende Parameter:
- Einstellung des abbildbaren Geschwindigkeitsbereiches (Skala, PRF)
- Position der Nulllinie
- Verstärkung
- Definition der Richtungsangabe (Invertierung)
- Abbildungsgeschwindigkeit auf der Zeitachse
- Dynamikbereich der Signalstärken
- Post-Processing

Die Beschreibung des Spektral-Doppler-Signals erfolgt aufgrund der abgebildeten Größen.

Nomenklatur für Spektral-Doppler-Informationen:

Geschwindigkeit oder Frequenzverschiebung in cm/s oder m/s
- niedrig
- nittel
- hoch

Zeitachse in s oder ms
- Dauer
- Verlauf

Amplitude als Ausdruck der Signalstärke in dB
- niedrig
- nittel
- hoch

Alias-Phänomen im Spektral-Doppler

Auch im Spektral-Doppler kann bei beiden Methoden das Alias-Phänomen auftreten.

Im Gegensatz zum Color-Doppler-Velocity, wo das Alias-Phänomen die Strömungsbeschleunigung anzeigt und damit in der Darstellung erhalten bleiben soll, ist beim Spektral-Doppler das Alias-Phänomen unbedingt zu vermeiden. Denn hier soll quantifiziert werden.

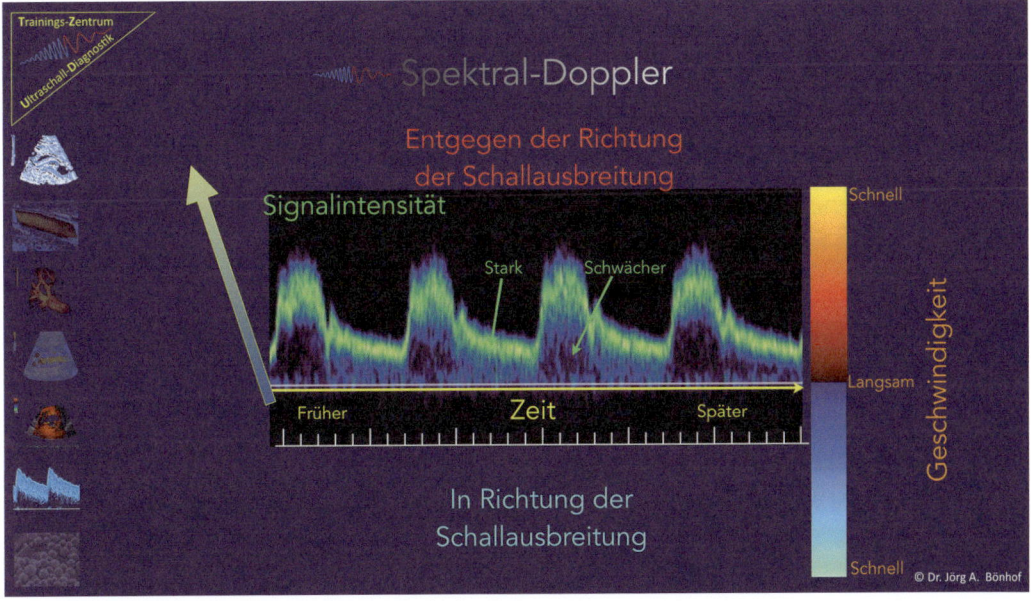

Abb. 15.15 Abbildungskonventionen des Spektral-Dopplers

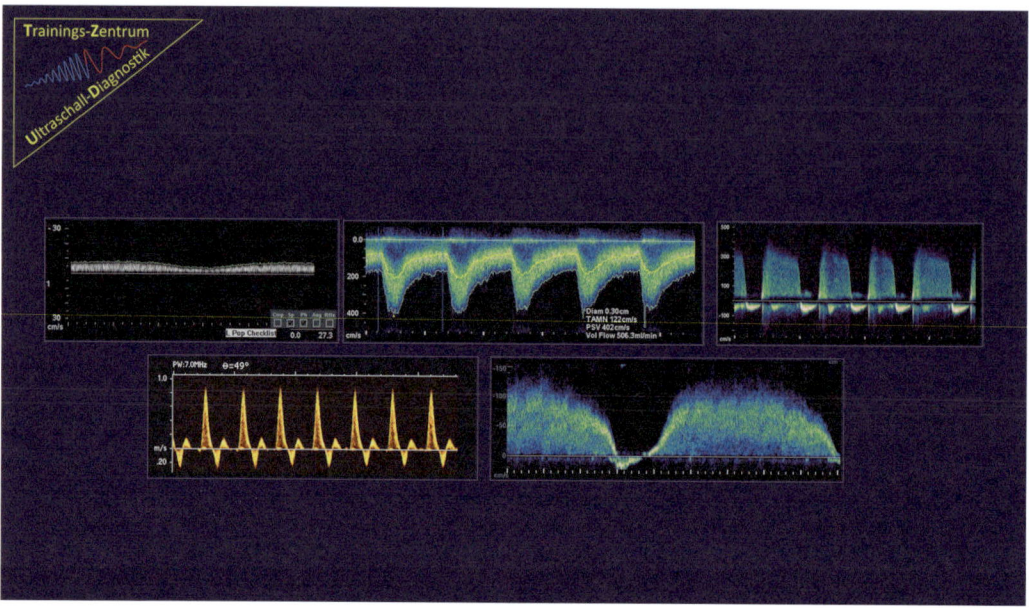

Abb. 15.16 Unterschiedliche Strömungsprofile im Spektral-Doppler

Ebenso wie beim Color-Doppler tritt das Alias-Phänomen beim Überschreiten der Abbildungsgrenze auf. Auch hier gelten die gleichen Mittel zur Vermeidung:

- Skala erhöhen (korrespondiert zur Puls Repetitionsfrequenz PRF)
- Verschieben der Nulllinie
- Nennfrequenz verringern (Abb. 15.17)

15.6 CEUS (Contrast Enhanced UltraSound)

CEUS hat einige Synonyme: Kontrast-Ultraschall, Echo Enhancing Agents (EEA), Bläschenultraschall, Ultraschall mit Signalverstärkern.

2008 hat sich die Guideline-Kommission auf folgende Begrifflichkeit verständigt:

Contrast Enanced UltraSound (CEUS)

Prinzip der Signalverstärkung:

Winzige Gasbläschen oder Microbubbles, werden intravenös verabreicht. Die Bläschen bleiben strikt im Gefäßsystem. Geraten die Gas-

bläschen in ein Schallfeld, so werden diese von den Ultraschallimpulsen in Schwingungen versetzt. Diese Schwingungen sind nicht-lineare Oszillationen und können von den linearen Reflexionen des Gewebes differenziert werden.

Um das gesamte Kreislaufsystem zu erreichen, müssen Signalverstärker folgende Anforderungen erfüllen:

- Die Gasbläschen müssen so klein sein, dass eine Lungenpassage möglich ist
- Die Gasbläschen müssen stabil sein, damit sie lange im Kreislauf erhalten bleiben
- Die Gasbläschen dürfen nicht toxisch wirken

Die gewünschten klinischen Effekte sind:

Stärkere Spektral-Doppler-Signale
Bessere Darstellung von Gefäßen
Bessere Abgrenzung von Ventrikeln
Bessere Wandbewegungs-Analyse
Visualisierung spezifischer Strukturen
Diagnostik von Durchblutungsstörungen
Differenzierung von Tumoren
Traumata

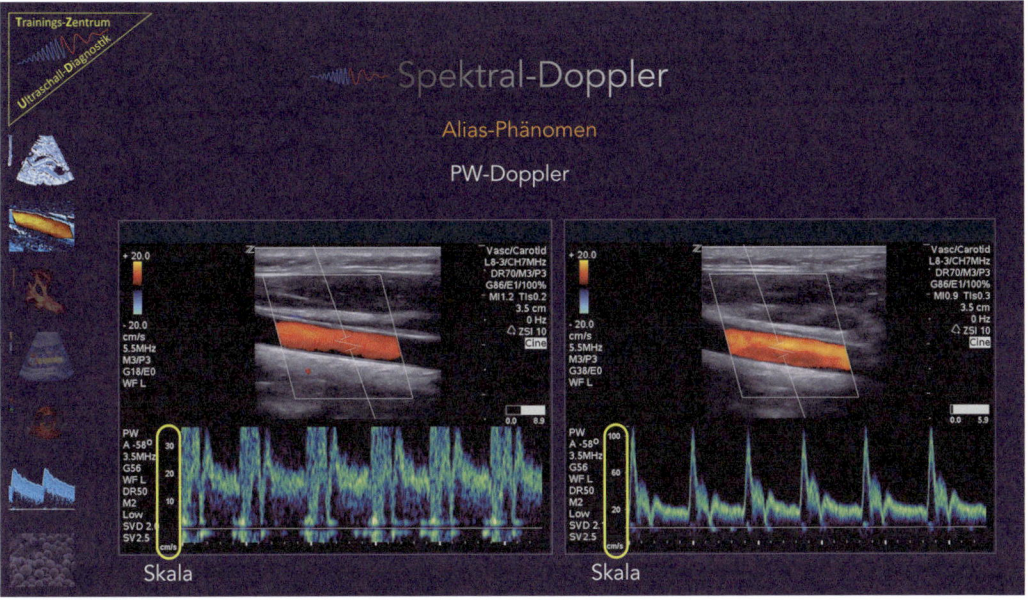

Abb. 15.17   Alias-Phänomen. Überschreiten der Geschwindigkeit über die Abbdildungsgrenze. Die abgeschnittene Geschwindigkeit erscheint am anderen Ende der Skala. Im rechten Sonogramm sind alle Parameter so eingestellt, dass kein Alias-Phänomen mehr auftritt: Die Skala ist korrekt und die Nulllinie ganz nach unten verschoben, sodass die Geschwindigkeit korrekt ermittelt werden kann

Endoleaks
Darstellung von Kavitäten
Intravesical: MiktionsUro Sonografie MUS

Probleme in der Diagnostik ergeben sich aus:
- Probleme in der Diagnostik ergeben sich aus:
- Ausfallerscheinungen durch Dämpfung (Attenuation)

- ungenügende Persistenz
- Inhomogenität der Kontrastmittelverteilung
- fehlende Systemoptimierung
- speziell erforderliche Ultraschalltechnologien
- fehlende Ausbildung der Anwender (Abb. 15.18)

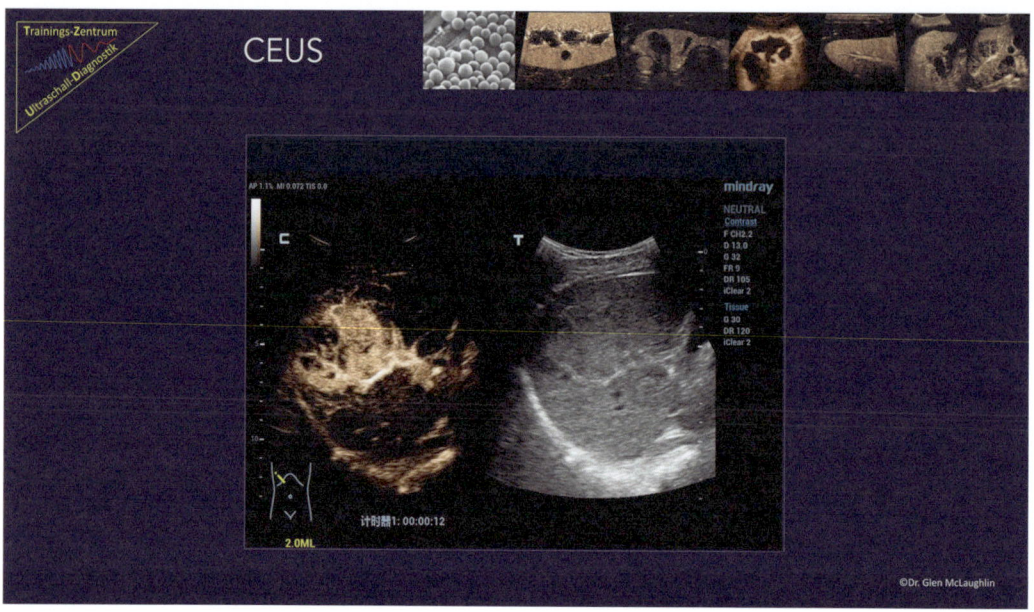

Abb. 15.18 Hier ein Standbild einer dynamischen Untersuchung. Die Anflutung eines HCCs, in welchem sich eine FNH befindet. Mit CEUS ist eine solch komplexe Diagnostik möglich

Transperineale und 3D-Beckenbodensonografie: Vorbereitung der Untersuchung

Martin Kowallik

Inhaltsverzeichnis

Zusammenfassung

Die Durchführung einer Ultraschall-Beckenbodenuntersuchung erfordert einige Vorbereitungen. Diese betreffen sowohl die Räumlichkeiten, die Vorbereitung der Patientin als auch die Geräteeinstellungen und Abläufe. Um dies zu erreichen, bietet sich eine Standardisierung dieser Prozesse an. Dadurch kann diese Untersuchung immer gleich durchgeführt werden und für die betroffen Patienten entsteht so keine unnötige Belastung. Die Untersuchungen beinhalten immer zwei Teile, in unterschiedlichen Positionen nacheinander ausgeführt. Dieser Ablauf simuliert letztendlich den Defäkationsvorgang und ist für den Messvorgang notwendig. Die technischen Gegebenheiten für eine vollständige Beckenboden-Ultraschalluntersuchung sind bereits heute weit verbreitet.

- Um eine Beckenbodenuntersuchung mit dem Ultraschall durchführen zu können, sind einige wenige Voraussetzungen notwendig
- Die Untersuchung wird in verschiedenen Positionen durchgeführt
- Die Anzahl der anwesenden Personen und der Zugang zum Raum sollten unbedingt auf ein Minimum begrenzt werden
- Unmittelbar vor dem Beginn erfolgt das Einbringen von ca. 70 ml Ultraschallgel in den Enddarm
- Der zweite Teil der Untersuchung erfolgt unmittelbar nach dem ersten jedoch in sitzender Position
- Wenn notwendig, kann eine transvaginale dreidimensionale oder transperineale HR-lineare Untersuchung durchgeführt werden

M. Kowallik (✉)
Magen Darm Zentrum Wiener Platz, Köln,
Deutschland
E-Mail: kowallik@mdz-koeln.de

- Die technischen Voraussetzungen für die Durchführung von Ultraschall-Beckenbodendiagnostik sind bereits sehr verbreitet
- Entscheidend ist, dass überhaupt gemessen und dokumentiert wird

16.1 Räumliche Voraussetzungen

Um eine Beckenbodenuntersuchung mit dem Ultraschall durchführen zu können, sind einige wenige Voraussetzungen einzuhalten. Abhängig von den baulichen Gegebenheiten etc. müs-

sen manchmal die Untersuchungsabläufe entsprechend modifiziert werden.

Da die Untersuchung in verschiedenen Positionen (siehe Kap. 18) durchgeführt wird, benötigt man eine Liege und einen entsprechenden Untersuchungsstuhl (Dusch-Stuhl). Die Anordnung dieser beiden Hilfsmittel in unmittelbarer Nähe zueinander ist sinnvoll, da die Abläufe direkt nacheinander stattfinden und unnötige Umwege vermieden werden sollten. Um die für diese Patienten durchaus sensible Untersuchung möglich angenehm zu gestalten, sollte der Raum von restlichen (frei zugänglichen) Räumen getrennt sein. Fenster sollten verdeckt oder verdunkelt sein (was für Ultraschallbeurteilung ohnehin sinnvoll ist). Der unmittelbare Unter-

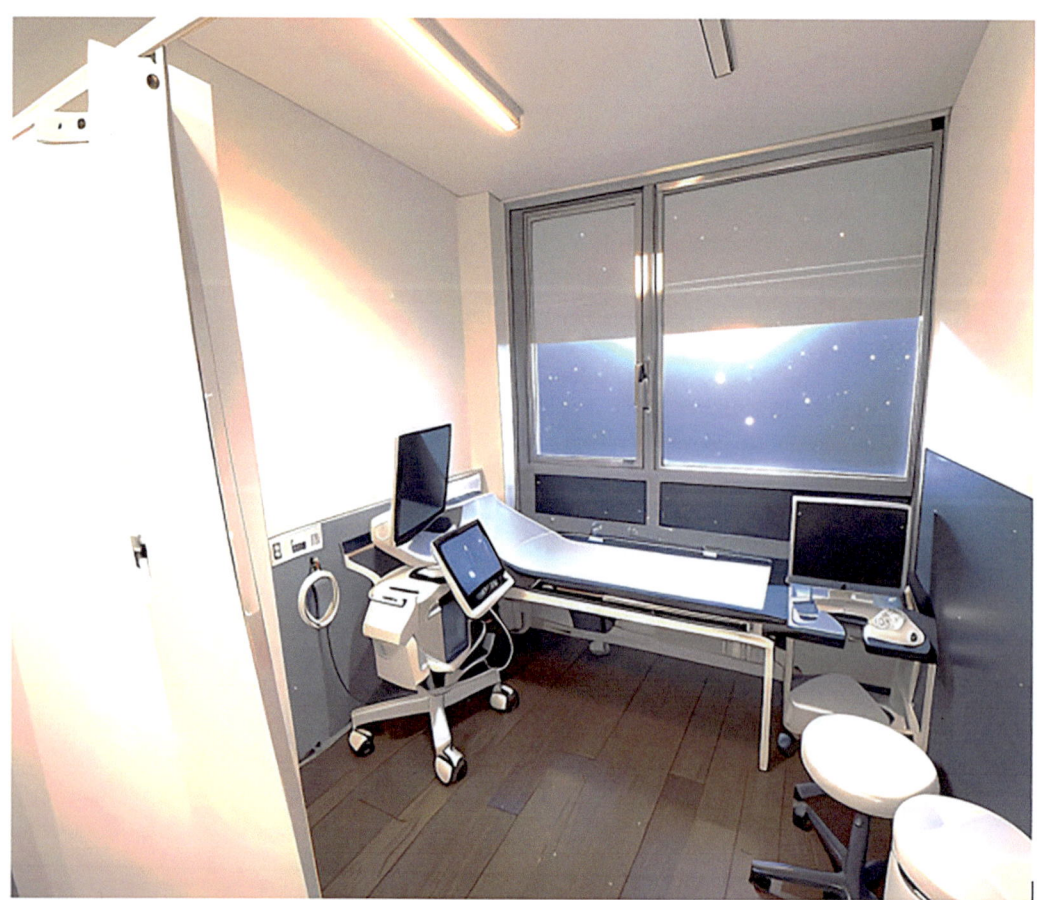

Abb. 16.1 Untersuchungsraum für Beckenbodenultraschall. Der abgedunkelte Raum verfügt über eine Liege und einen Untersuchungsstuhl. Der unmittelbare Untersuchungsbereich kann durch einen Vorhang o.ä. zusätzlich geschützt werden

suchungsbereich kann durch einen Vorhang o.Ä. zusätzlich geschützt werden (Abb. 16.1).

Ein Mindestmaß an Bewegungsfreiheit sollte gewährleistet sein, damit die Patientin und der Untersucher sich nicht gegenseitig behindern, wenn Positionswechsel von liegend zum sitzend erfolgt. Ein zusätzlicher Bildschirm, auf dem die Patientin die Abläufe verfolgen kann, ist sinnvoll, jedoch nicht zwingend notwendig. Für den Untersucher sollte eine Schreibunterlage für Notizen, Festhalten von Messwerten etc. verfügbar sein. Alternativ können die Messwerte dem Hilfspersonal diktiert werden. Für die Auswertung und Dokumentation und ggf. Befundbesprechung sollte ein Rechner oder ein mobiles Gerät zur Verfügung stehen. Alternativ können die pathologischen Veränderungen direkt am Bildschirm des Ultraschallgerätes besprochen werden.

Die Anzahl der anwesenden Personen und der Zugang zum Raum sollten unbedingt auf ein Minimum (Patientin, Untersucher, Arzthelferin) begrenzt werden. Dies schafft eine angenehmere und ruhigere Atmosphäre, in der keine zusätzlichen, für Patienten unangenehmen Ablenkungen entstehen können. Nach erfolgter Untersuchung ziehen sich die Arzthelferin und der Untersucher zurück, um der Patientin Raum zu geben, um sich zu bekleiden. Danach erfolgen eine kurze Besprechung des Befundes und die Entlassung. Der zeitliche Aufwand für eine komplette Beckenbodenuntersuchung ist bei ca. 15 bis 30 min anzusiedeln. Dies beinhaltet eine kurze Erklärung, Untersuchung, Auswertung und Befunderstellung. Hiernach kann direkt das weitere Vorgehen geplant werden.

16.2 Vorbereitung der Patientin

Im Vorfeld der Beckenbodenuntersuchung mit dem Ultraschall erhalten die Patienten schriftliche Informationen über den Ablauf und die notwendigen Vorbereitungsschritte. Dabei sollten die täglichen Abläufe durch die Untersuchung so wenig wie nur möglich verändert werden. Deshalb sollten keine speziellen Vorbereitungen, wie Darm- oder Blasenentleerung, im Vorfeld statt-

finden. Ein Einhalten bei z. B. gefüllter Harnblase ist jedoch ebenfalls hinderlich, da dadurch ein Pressen, Husten nicht problemlos möglich ist. Unmittelbar vor dem Beginn erfolgt das Einbringen von ca. 70 mlUltraschallgel in den Enddarm. Dazu legen sich die Patienten in Linksseitenlage auf eine Liege und das Gel wird über einer Blasenspritze verabreicht. Dadurch dass es sich von der Rektumwand sehr gut abhebt, fungiert es beim Ultraschall als Kontrastmittel. Die Gelapplikation in die Vagina, kann bei speziellen Fragestellungen (z. B. RV-Fistel) erfolgen, ist bei Standard-Beckenbodenuntersuchung schwieriger (Ultraschallgel fließt in sitzender Position heraus) und erhöht die Gefahr einer Blaseninfektion zusätzlich. In solchen Fällen kann Gel in einen Sonden-Überzieher gepresst werden, der dann verschlossen/verknotet in die Vagina geschoben wird.

Der erste Teil der Untersuchung erfolgt in Rückenlage (Hainsworth et al. 2015, 2023). Der Untersucher sitzt dabei neben der Patientin, die beide Beine etwas angewinkelt (ca. 45°) bequem auf der Unterlage abgelegt hat (Abb. 16.2). Zunächst wird der Patientin der Ablauf der Untersuchung erklärt. Dabei ist eine kurze Erklärung der auf dem Bildschirm sichtbaren Anatomie sehr sinnvoll und hilft gleichzeitig, die Problematik zu verstehen. Danach erfolgt die Darstellung des Beckenbodens in transperinealer Perspektive in Ruhe (d. h. ohne Valsalva o.Ä.). Hier ist es wichtig, die Verhältnisse am Beckenboden objektiv zu dokumentieren (siehe Kap. 25). Deshalb werden Messungen durchgeführt und direkt (ggf. digital) dokumentiert.

Der zweite Teil der Untersuchung erfolgt unmittelbar nach dem ersten, jedoch in sitzender Position (Simulation der Defäkation) (Abb. 16.3). Die Untersuchung in dieser Position kann selbstverständlich in einem proktologischen Untersuchungsstuhl durchgeführt werden, der dann in die Ausgangsposition (dabei sitzt die Patientin wie auf einem Toilettensitz) gestellt wird (Abb. 16.4/ Video 16.1). Hier werden ebenfalls Messungen durchgeführt und dokumentiert. Dieser „standardisierte" Ablauf ermöglicht eine Objektivierung der Pathologien durch Messwerte. Darüber hinaus hat er den

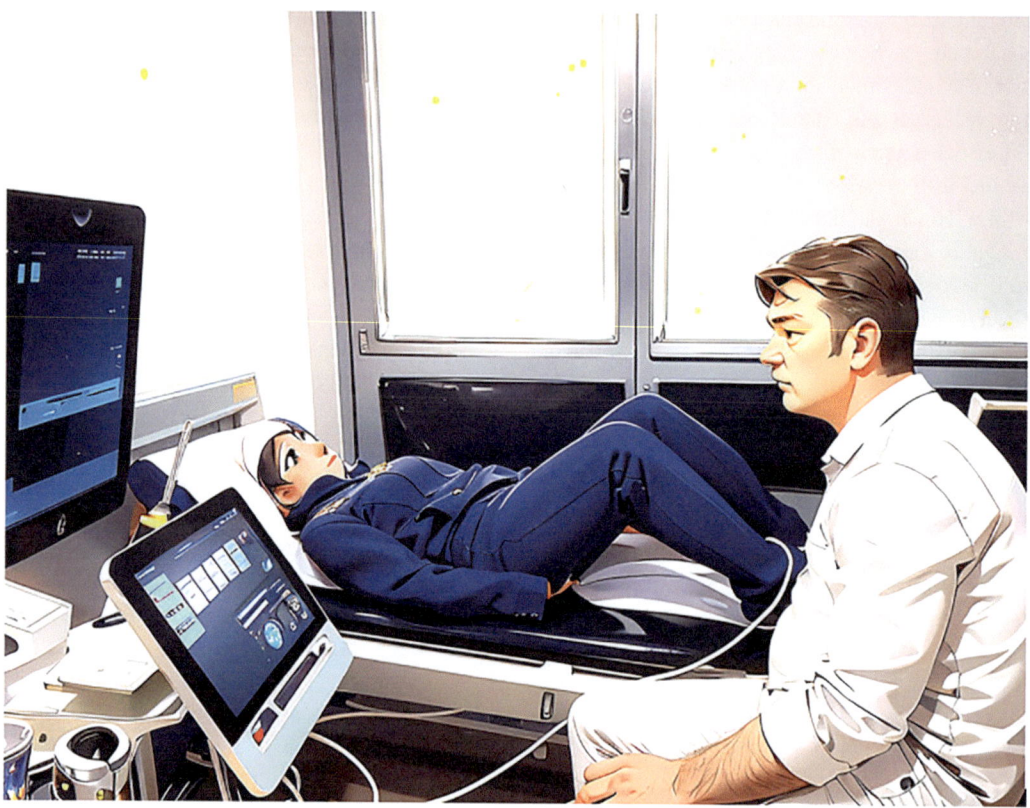

Abb. 16.2 Beckenboden Ultraschall-Untersuchung. Teil 1 – Untersuchung in liegender Position. Der Untersucher sitzt neben der Patientin, die ihre beiden Beine etwas angewinkelt (ca. 45°) bequem auf der Unterlage abgelegt hat. Die Ultraschall Sonde wird auf dem Damm platziert

großen Vorteil der Vergleichbarkeit der Befunde auch nach einer längeren Zeit oder beispielsweise nach erfolgten Eingriffen etc.

Wenn notwendig, kann eine transvaginale dreidimensionale oder transperinealeHR-lineare Untersuchung durchgeführt werden. Dies dient der Überprüfung/Sicherung der Befunde (Pathologien, die mit einer Ultraschallsonde detektiert werden, müssen mit einer anderen verfügbaren Ultraschallsonde/Perspektive verifizierbar sein). Da die Abläufe und die Bilddokumentation immer gleich sind, lassen sich eventuelle Fragen im zeitlichen Verlauf sehr schnell klären.

16.3 Technische Voraussetzungen

Die technischen Voraussetzungen für die Durchführung von Ultraschall-Beckenbodendiagnostik sind bereits sehr verbreitet (Weinstein et al.

2017; Derpapas und Khullar 2017). Die vermeintlich schwierige Technik und Unsicherheit bei der Deutung der Befunde sowie schlechte Vergütung der Untersuchung hierzulande führen dazu, dass der Einsatz nur sehr zurückhaltend erfolgt. Um einetransperinealeBeckenbodenuntersuchung durchzuführen, kann eine gewöhnliche Abdominal-Ultraschallsonde eingesetzt werden. Diese ist in praktisch jeder Klinik vorhanden. Diese sollte einen Frequenzbereich von 4,5–10 MHz abdecken. Jeder Ultraschallscanner verfügt über die Möglichkeit, Abstände zu messen. Die Dokumentation und Auswertung kann dagegen mit digitalen Hilfsmitteln erfolgen. So kann man die Entwicklung der Patienten verfolgen und bei Bedarf frühzeitig eingreifen und so gravierende Verschlechterungen der Befunde vermeiden. Für die dreidimensionale Untersuchung muss ein 3D-Scanner verfügbar sein. Hier wird die präzise Führung der Kristalle im Schallkopf ga-

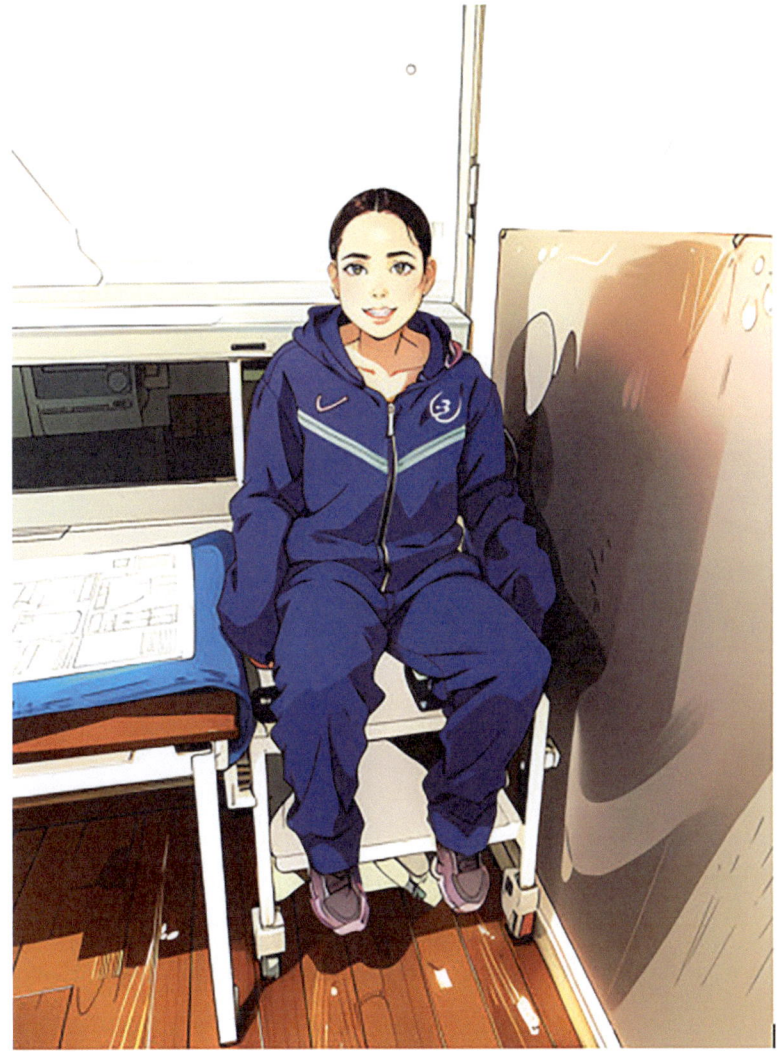

Abb. 16.3 Der zweite Teil der Ultraschall Untersuchung des Beckenbodens erfolgt unmittelbar nach dem ersten je-doch in sitzender Position (Simulation der Defäkation)

rantiert, was ein Bewegungs-Artefakt-freies Er-gebnis garantiert. Es gibt dabei verschiedene Son-den-Typen, die unterschiedlich arbeiten. Letztend-lich sind aber die Einstellung und Handhabung für das Endergebnis entscheidend. Es gibt nur ei-nige wenige Hersteller auf dem Markt, die diese Technik anbieten. Bei speziellen Fragestellungen wie z. B. Intussuszeption, RV-Fisteln etc. bie-tet eine lineare Sonde große Vorteile. Sie kann die gesuchten Details in einer sehr hohen Auf-lösung darstellen, was die Beurteilung stark vereinfacht.

Für die Auswertung von Messungen wer-den verschiedene, oft standardisierte Unter-lagen benötigt. Durch zunehmende Digitalisie-rung in praktisch allen Bereichen geht die Ten-denz ebenfalls in diese Richtung. Auf dem Markt finden sich zunehmend digitale Hilfen zur Messung und Befunderstellung. Moderne Ultra-schallgeräte bieten Berichterstellung als Ab-schluss einer Untersuchung standardmäßig an.

Entscheidend ist jedoch, dass überhaupt ge-messen und dokumentiert wird. Allzu oft wird gerade im Bereich des Beckenbodens rein intui-

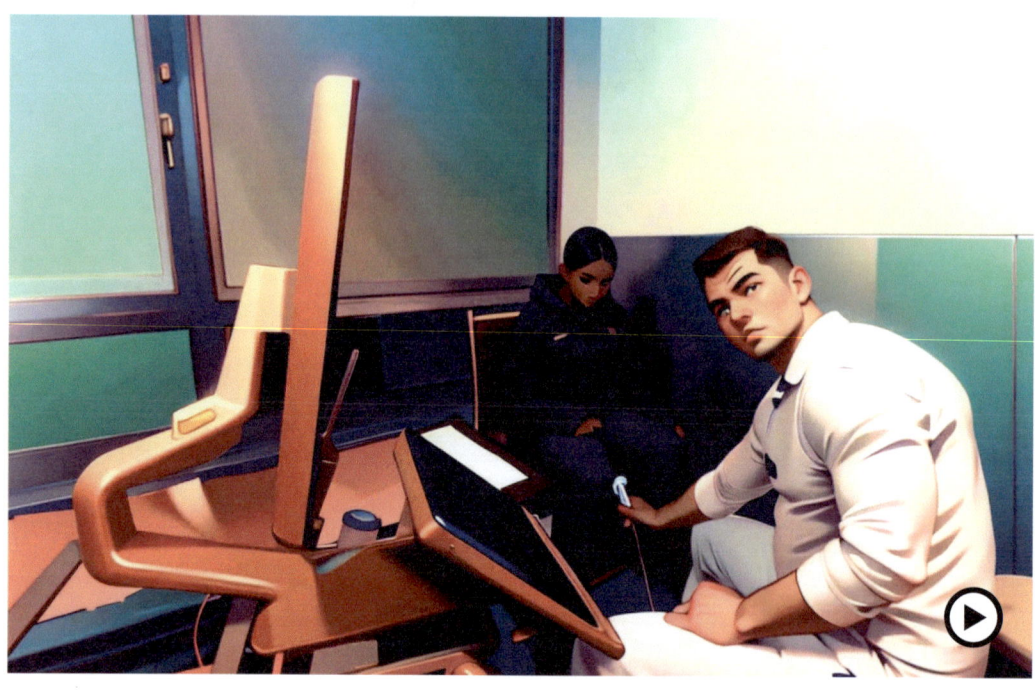

Abb. 16.4 zeigt den Ablauf der Beckenbodenuntersuchung mit dem Ultraschall. Dabei wird der Fokus auf die Sitzende Untersuchungsposition gelegt. Diese ist für die Dtektion der Pathologie entscheidend. (▶ https://doi.org/10.1007/000-enq)

tiv und subjektiv beurteilt und danach dementsprechend gehandelt.

Literatur

Hainsworth AJ, Gala T, Johnston L, Solanki D, Ferrari L, Schizas AMP, Santoro G (2023) Integrated total pelvic floor ultrasound in pelvic floor dysfunction, Continence 8: 101045, ISSN 2772–9737, https://doi.org/10.1016/j.cont.2023.101045

erpapas A, Khullar V (2017) Perineal pelvic floor ultrasound: applications and literature review. In Shobeiri S. (ed) Practical pelvic floor ultrasonography. Springer, Cham. https://doi.org/10.1007/978-3-319-52929-5_4

Hainsworth AJ, Solanki D, Schizas AM, Williams AB (2015) Total pelvic floor ultrasound for pelvic floor defaecatory dysfunction: a pictorial review. Br J Radiol 88(1055):20150494. https://doi.org/10.1259/bjr.20150494. Epub 2015 Sep 21. PMID: 26388109; PMCID: PMC4743465

Weinstein MM, Van Delft KWM, Abbas Shobeiri S (2017) Instrumentation and techniques for perineal and introital pelvic floor ultrasound. In Shobeiri S (eds) Practical pelvic floor ultrasonography. Springer,Cham. https://doi.org/10.1007/978-3-319-52929-5_3

Transperineale und 3D-Beckenbodensonografie: Fehlerquellen und Vermeidung von Falschbefunden

17

Martin Kowallik

Inhaltsverzeichnis

Zusammenfassung

Die transperineale Beckenbodenuntersuchung mit dem Ultraschall kann alle Erkrankungen des ODS-Symptom-Komplexes zuverlässig detektieren. Sie beinhaltet sowohl statische als auch dynamische Untersuchungselemente und sollte gelernt werden, bevor sie zum Einsatz am Patienten kommt. Es gibt durchaus einige Fehlerquellen, die bei dieser vermeintlich einfachen Untersuchung auftreten und die Interpretation deutlich erschweren können. Die Etablierung von festen Abläufen hilft, diese Fehlerquellen zu minimieren und dadurch eine sichere und aussagekräftige Diagnostik zu gewährleisten. Die nachfolgende Beurteilung und daraus resultierenden Therapievorschläge stellen weitere Herausforderungen dar.

- Das B-Bild zeigt in der Sonografie die Abbildung der anatomischen Strukturen
- Durch verschiedene Einflüsse, wie z. B. Ablenkung, Schallverstärkung etc., kommt es zur Ausbildung von Bildstörungen, die das Ergebnis negativ beeinflussen
- Die Frequenzanpassung für die transperineale Untersuchung ist einfach
- Der Untersucher sollte auf eine ausreichende Koppelung achten

M. Kowallik (✉)
Magen Darm Zentrum Wiener Platz, Köln,
Deutschland
E-Mail: kowallik@mdz-koeln.de

- Um eine vollständige Ansicht des Beckenbodens zu erhalten, sollten folgende Organe im transperinealen Bild enthalten sein: Symphyse, Urethra, Harnblase, Vagina und ggf. Uterus, das Rektum und ggf. der Analkanal
- Die dynamische Darstellung ist für die Beckenbodendiagnostik unerlässlich
- Die Bildabstände sollten so gering wie möglich gewählt werden
- Die Funktionsweise des Rendering Modus sollte verstanden werden
- Visualisierungshilfen wie 4Up-Modus sind für die Beurteilung sehr nützlich
- Es sollte deshalb zumindest beim unerfahrenen Untersucher ein fester Untersuchungsablauf etabliert werden, bei dem sowohl transperineal als auch transvaginal geschallt wird

17.1   B-Bild

Das B-B-Bild zeigt in der Sonografie die Abbildung der anatomischen Strukturen. Dabei wird der Schall von den angeregten Piezo-Kristallen im Schallkopf in das Gewebe geschickt und dort von den Oberflächen (Flüssigkeiten, Knochengewebe oder Weichteilen wie Muskeln) reflektiert und zurückgeworfen. Diese Information wird von dem Schallkopf an den Rechner weitergeleitet und in ein B-Bild überführt. Das B-Bild ist also mehr oder weniger die Abbildung der Wirklichkeit. Durch verschiedene Einflüsse, wie z. B. Rauschen, Schallverstärkung etc., kommt es zur Ausbildung von Bildstörungen, die das Ergebnis negativ beeinflussen. Die Kenntnis dieser Möglichkeiten hilft dem Untersucher, diese Faktoren zu minimieren und die Bildqualität zu verbessern, was die Diagnostik letztendlich verbessert. Die Störfaktoren werden minimiert. Die transperineale Beckenbodensonografie wird meist im B-Bild-Modus durchgeführt. Die anatomischen Strukturen, die

dargestellt werden sollen, sind recht groß. Die kleinen Details wie z. B. einzelne Drüsen etc. sind hier für die Beurteilung nicht bedeutend. Es soll eine Verlagerung der einzelnen Organe wie Harnblase, Uterus oder des Rektums abgebildet werden. Deshalb sollte die Einstellung am Ultraschallgerät so vorgenommen werden, dass diese Strukturen auf das B-Bild passen und nicht z. B. zur Hälfte dargestellt werden. Dies ist eine der vielen möglichen Fehlerquellen.

Die Frequenzanpassung bei der transperinealen Untersuchung ist aus diesem Grund recht einfach. Es sollte eine möglichst niedrige Frequenz (ca. 6 MHz) gewählt werden, damit die Sonden-fernen Abschnitte gut dargestellt werden können (Santoro 2020). Die Wahl der falschen Frequenz kann ebenfalls Schwierigkeiten machen.

Eine andere Fehlerquelle entsteht direkt beim Untersucher der den Schallkopf zu zögerlich oder zu fest aufdrückt. Das zu schwache Aufsetzen des Schallkopfes auf den Introitus/paravaginal führt zu einer schlechten Koppelung und unterbricht die Bildgebung temporär oder dauerhaft. Zu starkes Aufdrücken ist für die Patientin unangenehm/schmerzhaft, was ebenfalls die Untersuchung unmöglich machen kann. Ein zu starkes Drücken führt zusätzlich dazu, dass der Beckenboden gehoben wird und der Descensus verfälscht als zu gering dargestellt wird. Hier ist durch Rücksprache mit der Patientin und wiederholtes Untersuchen schnell eine Verbesserung erreichbar.

Ein anderes Problem stellt die Koordination des Untersuchers bei der dynamischen Untersuchung des Beckenbodens dar, bei der die Patientin aufgefordert wird zu pressen. In diesem Moment kommt es zur Verlagerung der Beckenbodenorgane, die dann durch Auslösen der Video-Sequenz-Aufnahme dokumentiert wird. Geschieht dies zu langsam/zu schnell, werden die entscheidenden Sequenzen nicht erfasst. Dabei besteht die Schwierigkeit darin, den Schallkopf auf dem Introitus ruhig zu halten und gleichzeitig die Schaltflächen auf dem Ultraschallgerät zu bedienen.

17.2 Bildausschnitt

Der bei Beckenbodendarstellung gewählte Bildausschnitt, also das, was letztendlich in der Aufnahme zu sehen ist, bestimmt die Vollständigkeit der Diagnostik. Um eine vollständige Ansicht des Beckenbodens zu erhalten, sollten folgende Organe im transperinealen Bild enthalten sein: Symphyse, Urethra und die vollständige Harnblase, Vagina und ggf. Uterus, das Rektum und ggf. der Analkanal. Der Schallkopf muss vom Untersucher so gehalten werden, dass alle diese Strukturen immer sichtbar sind. Dies klingt zunächst trivial. Bedenkt man, dass die Beckenbodenorgane allesamt weich sind und bei einem sehr weichen Beckenboden auch zur Seite ausweichen können, kann es schwierig sein, eine vollständige Darstellung zu gewährleisten. Manchmal muss der Untersucher den Schallkopf in alle Richtungen (auch seitwärts und ggf. schräg) bewegen und an die schwierigen Verhältnisse adaptieren. Gelingt es nicht einwandfrei, können z. B. unter Umständen die Messungen nicht durchgeführt werden. Diese manuelle Fähigkeit erfordert etwas Übung und sollte zunächst bei einfacheren Fällen geprobt werden.

17.3 Aufnahmezeit bei der dynamischen Untersuchung

Die transperineale Ultraschalluntersuchung sollte zwingend eine dynamische Darstellung des gesamten Beckenbodens beim Kneifen und Pressen (Valsalva) beinhalten. Hier kommt es besonders auf die Koordination des Untersuchers und der Patientin an. Die Aufnahmezeit sollte aber zwischen 10 und 15 s liegen. Um eine Verschiebung der Beckenbodenorgane zu provozieren, werden die Patienten aufgefordert zu pressen/husten. Der Untersucher muss dabei die Aufnahme am Ultraschallgerät starten und gleichzeitig die Veränderungen am Bildschirm verfolgen. Laufen diese Tätigkeiten nicht koordiniert, enthalten die Videosequenzen nicht die gesuchten Pathologien. Mit ein wenig Übung und unmittelbarer Kontrolle der Aufnahmen nach Anfertigung kann diese Fehlerquelle

rasch behoben werden. Bei der transvaginalen 360°-Untersuchung müssen die vollen 360° eingescannt werden. Dies benötigt etwas Zeit.

17.4 Abstände

Die Wahl der Abstände zwischen den einzelnen Schichten, also die Schichtdicke beim 3D-Ultraschall, hat entscheidende Auswirkungen auf die Bildqualität. Zusätzlich jedoch kann diese eine erhebliche Auswirkung auf die Detektion einer Pathologie haben. Hier gilt: je kleiner die Schichtdicke, desto höher die Aussagekraft des Bildes. Die modernen Ultraschallscanner sind in der Lage, eine Schichtdicke von 0,2 mm zu liefern. Dies erlaubt eine sehr hohe Auflösung, mit der man z. B. einzelne Muskelfasern darstellen kann. Wählt man die Schichtdicke bei der Beckenbodenuntersuchung zu hoch aus (z. B. 5 mm), werden sehr kleine Strukturen nicht dargestellt. Sie fallen sozusagen in den nicht abgebildeten Bereich und sind einfach nicht sichtbar, obwohl vorhanden. Wandelt man eine Aufnahme mit hohen Abständen (z. B. 5 mm) in eine Rendermodus-Darstellung um, entstehen noch mehr „Defekte", da die voneinander entfernteren Pixel mit einer höheren Wahrscheinlichkeit abweichende Graustufen aufweisen. Dies muss bei Darstellung von Beckenboden bedacht werden. (Abb. 17.1). Kennt der Untersucher diese Zusammenhänge nicht, kann es zu Fehlurteilen kommen (siehe Kapitel 17 und 19). Um dynamische Vorgänge zu dokumentieren, ist die Zeitspanne etwas kurz. Je geringer die Abstände, desto besser die Bildqualität, aber umso länger die Aufnahmezeit.

17.5 Render-Modus

Eine Besonderheit bei der transperinealen Beckenbodenuntersuchung stellt der Rendermodus dar. Dieser zeigt das Bild sehr plastisch und naturnah, sodass die Beurteilung vermeintlich leichter ist. Diese Visualisierungsoption wird besonders gerne zur plastischen Darstellung der Strukturen genutzt, wie z. B. Babygesicht bei

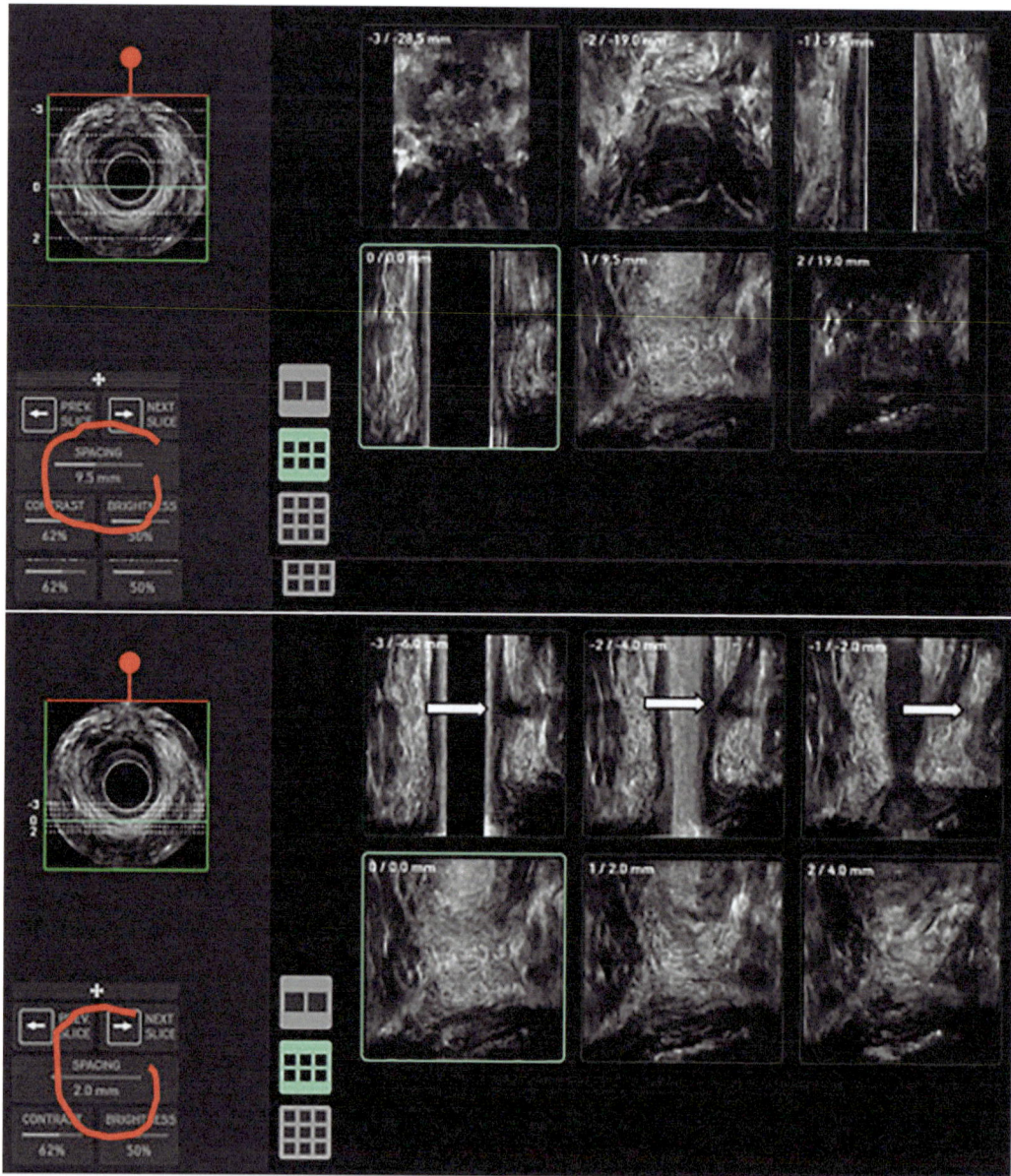

Abb. 17.1 Die Wahl der Abstände (slicing) definiert, ob die Struktur gesehen wird oder nicht dargestellt wird. Die Abbildung zeigt den Unterschied anhand einer Fistel die bei 2 mm Bildabständen (unten) klar in ihrem gesamten Verlauf sichtbar ist und bei 9,5 mm Abständen zwischen den einzelnen Schnitten kaum erkennbar ist (oben). Für den Rendering Modus bedeutet das, dass die voneinander entfernteren Pixel mit einer höheren Wahrscheinlichkeit abweichende Graustufen aufweisen und ggf. als Unterbrechung der Struktur dargestellt werden. Hier muss der Untersucher vorsichtig agieren und die Bildabstände soweit wie möglich reduzieren

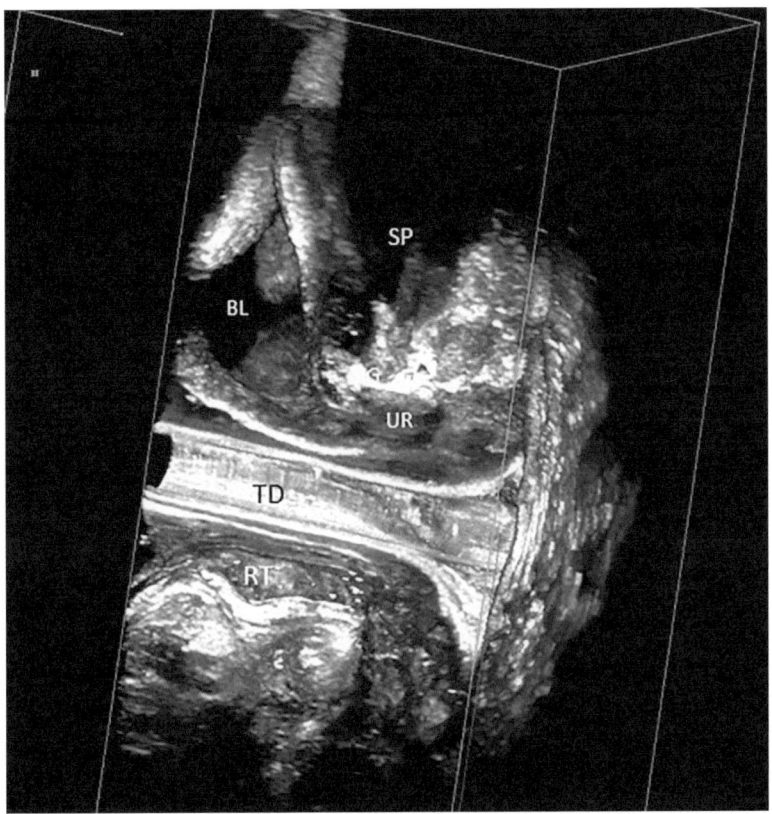

Abb. 17.2 plastische Visualisierung des Beckenbodens mit dem Rendering Modus anhand einer transvaginalen 3D Aufnahme. Schallkopf (TD) befindet sich in der Vagina (VG). Man beachte den Verlauf der Urethra (UR) und die Lage der Harnblase (BL) auf der Symphyse (SP). Das Rektum (RT) liegt der Sonde mit der Vorderwand auf

der fetalen 3D/4D-Sonografie. Hier sind die Ergebnisse oft sehr gut und die Bilder für Laien sehr gut verständlich (Abb. 17.2). Wichtige Details können dabei falsch oder auch gar nicht dargestellt werden, da es sich ausschließlich um eine computerbasierte Rekonstruktion handelt. Dies ist eine bedeutende Fehlerquelle, die viele Untersucher nicht kennen. Es ist wichtig zu verstehen, was beim Rendermodus technisch passiert. Die normale Ultraschalldarstellung wird in Graustufen editiert. Das bedeutet, dass alle Pixel auf dem Bildschirm eine bestimmte Graustufe haben können. Im Extremfall kann man das Bild nur mit zwei Graustufen (schwarz und weiß) darstellen, was für die Beurteilung von Pathologien im Gewebe nicht sinnvoll wäre. Bei modernen Ultraschallscannern kann man die Anzahl der Graustufen anpassen (Dynamic Range – bis zu 90dB – 256 Graustufen). Beim Rendermodus analysiert der Computer die Graustufen der erstellten Aufnahme und vergleicht die Graustufen der benachbarten Pixel miteinander. Wenn diese gleich sind, werden diese Pixel verbunden, wenn nicht, dann getrennt dargestellt. Bei Analyse aller Pixel des Bildes entstehen dann ggf. Flächen in den Bereichen, die gleiche Graustufen aufweisen. Die Bereiche des Bildes, die unterschiedliche Graustufen im Bild aufweisen, werden dagegen getrennt, d. h., die Fläche wird an diesen Stellen unterbrochen. Hier kann es durchaus passieren, dass anatomische Strukturen (Muskeln, Ligamenta etc.), die durch unterschiedliche Faktoren (Winkel, Dicke, Form etc.) in abweichenden Graustufen dargestellt werden, im B-Bild vollständig und im Rendermodus als getrennt/unterbrochen dargestellt werden. So entstehen nicht selten Fehler in der Diagnostik. Man sollte also immer sein B-Bild und Renderbild miteinander vergleichen.

17.6   4-Up und 6-Up-Modus

Die Option 4-Up und 6-Up sind Visualisierungs-hilfen, die eine Schichtdiagnostik erlauben. Dabei werden die 3D-Würfel in drei zueinander beliebig verschiebbaren Flächen dargestellt. Der Betrachter hat die Möglichkeit, jeden Bild-bereich von oben, der Seite und von frontal ein-zusehen. Im 6-Up-Modus kommen noch die B-Bild- und Renderwürfel dazu, die ebenfalls beliebig drehbar etc. sind. Dies hilft, den ge-suchten Bereich gleichzeitig aus verschiedenen Perspektiven zu sehen. Das Bild jeder einzelnen Perspektive muss vom Untersucher „im Kopf" zusammengestellt werden (Abb. 17.3). Das be-deutet eine zusätzliche mentale Arbeit und somit eine mögliche potenzielle Fehlerquelle. Die Deutung ist z. B. für die OP-Planung etc. sehr hilfreich, aber nicht immer einfach.

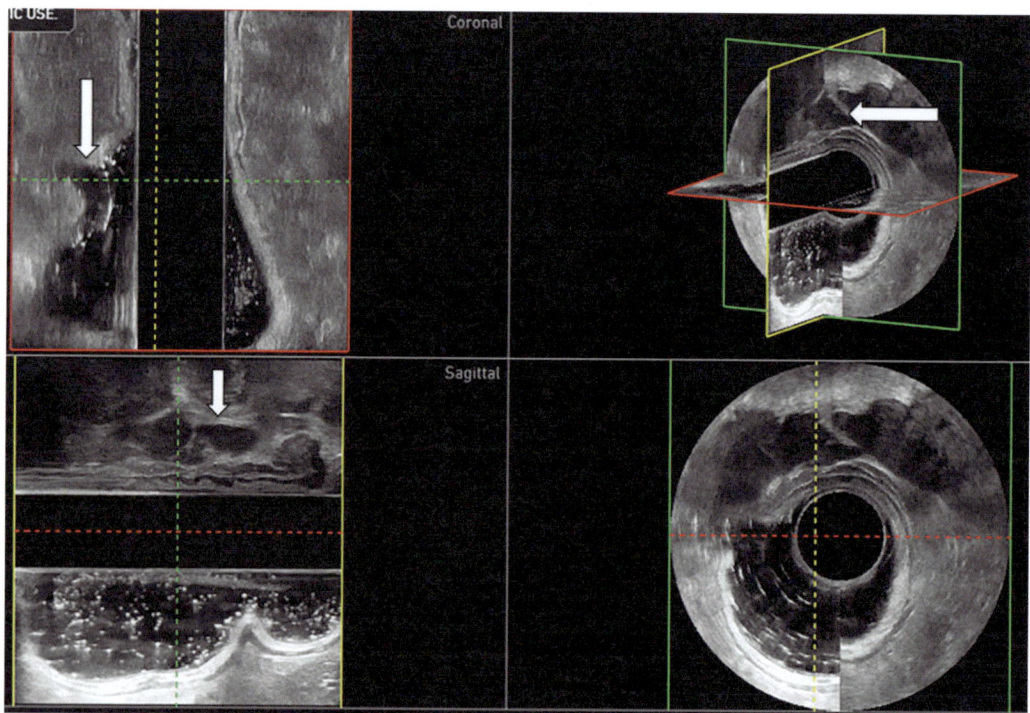

Abb. 17.3 4UP Darstellung von Samanblasen. Die verschiedenen Bild-Ebenen sind frei beweglich und können be-liebig positioniert werden. Dies erfordert vom Untersucher räumliches Denken und kann eine potentielle Fehlerquelle sein. Das Bild jeder einzelnen Perspektive muss vom Untersucher „im Kopf" zusammengestellt werden

17.7 Unterschiedliche Perspektiven derselben Anatomie

Trotz gleicher Anatomie des Beckenbodens ist die Sichtweise auf dieses Gebiet in den verschiedenen Disziplinen durchaus unterschiedlich. Dies ist der für die einzelnen Disziplinen notwendigen hochgradigen Spezialisierung geschuldet. Bei der Betrachtung der „gemeinsamen", das heißt die Disziplingrenzen überschreitenden Erkrankungen ist diese unterschiedliche Sichtweise sicherlich hinderlich und erschwert zunehmend die globale Sicht auf die Problematik. Dadurch wird zumindest aktuell eine gemeinsame Erarbeitung von Lösungsvorschlägen für die Beckenbodenproblematik zur Herausforderung. Nichtsdestotrotz beginnt sich die Einsicht durchzusetzen, dass nur eine gemeinsame Bearbeitung und ein Austausch des Wissens zwischen den einzelnen beteiligten Fakultäten ein erfolgsversprechender Ansatz ist. Bei der Betrachtung der Sonografie des Beckenbodens zeigen sich die eingespielten disziplinspezifischen Untersuchungsmodalitäten. So ist der Ultraschall des Beckenbodens in der Gynäkologie hauptsächlich die transvaginale 145°-Untersuchung, während in der Koloproktologie beinahe ausschließlich die endoanale Ultraschalluntersuchung durchgeführt wird. Die transperineale Untersuchung des Beckenbodens ist in beiden Disziplinen eher die Ausnahme. In der Urologie erfolgt meist die endoanale oder transperineale lineare sowie endovaginale Ultraschalluntersuchung. Die Deutung der Befunde ist ebenfalls stark fachspezifisch. Für die Betrachtung des gesamten Beckenbodens bietet jedoch die transperineale Sonografie mit einem Konvexschallkopf hervorragende Möglichkeiten.

Zudem sind diese Schallköpfe praktisch in allen größeren medizinischen Einrichtungen bereits vorhanden. Hier wäre eine breitere Anwendung wünschenswert. Dazu muss gleichzeitig eine einfache Anleitung verfügbar sein, damit die Anwender diese Untersuchungen sicher und zuverlässig durchführen und auch deuten können. Dies versucht dieses Buch zu etablieren.

17.8 Druck der Sonde

Bei der transperinealen Beckenbodenuntersuchung hält der Untersucher die Sonde auf dem Damm/Introitus der Patientin. Dabei muss ein sinnvolles Mittelmaß an Druck erreicht werden, damit die Sonde koppelt und die Beckenbodenorgane darstellen kann. Ist dieser Druck zu hoch, wird ein Absinken des Beckenbodens erschwert oder gar verhindert. Ist der Druck zu leicht, kommt es zu einer Artefakt-Bildung. Zusätzlich können durch angemessenes Halten der Ultraschallsonde die Koordinationsstörungen der Beckenbodenmuskulatur einfach diagnostiziert werden, da der Untersucher den Druck und die Bewegungen des Beckenbodens auf die geführte Ultraschallsonde spüren kann. Das richtige Gefühl für die Handhabung der konvexen Sonde beim transperinealen Ultraschall ist durch mehrfache Durchführung der Untersuchung schnell erlernbar. Um die Bewegung des Beckenbodens (beim Pressen, Husten etc.) stabil auffangen zu können, sollte die Hand des Untersuchers entweder auf der Liege oder am Knie des Untersuchers selbst abgelegt werden. Dies verhindert zuverlässig, dass die Bildgebung durch ungewollte Bewegung unterbunden wird (Abb. 17.4).

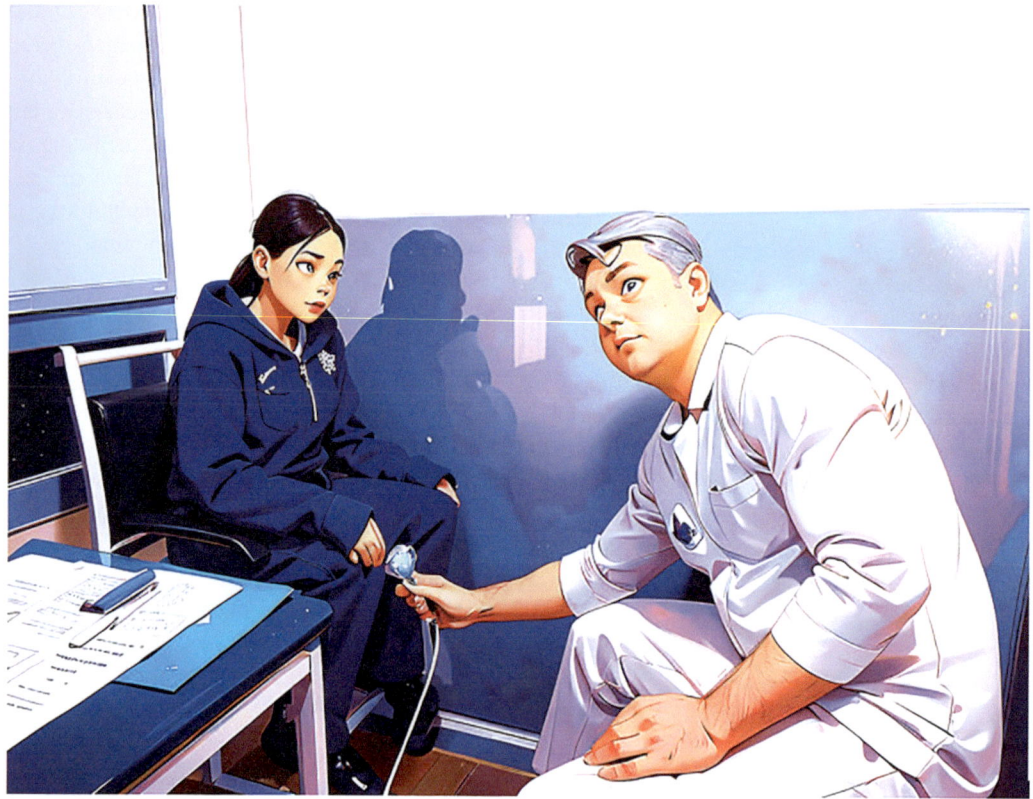

Abb. 17.4 bei der transperinealen Untersuchung im Sitzen stabilisiert der Untersucher die Ultraschall Sonde indem er seinen Arm am Knie stützt. Dies verhindert zuverlässig, dass die Bildgebung durch ungewollte Bewegung (z. B. Valsalva) unterbunden wird

17.9 Regeln für die Interpretation – die gleichen Befunde mit unterschiedlichen Schallköpfen

Unabhängig von der medizinischen Fachrichtung gelten für die Ultraschalluntersuchungen am Beckenboden Regeln, die auch für andere Bereiche in der medizinischen Diagnostik anwendbar sind (z. B. Vorhandensein von einer pathologischen Veränderung in verschiedenen Perspektiven – Fraktur im Röntgen-Bild in 2 Ebenen). So müssen Befunde, die mit einem bestimmten Schallkopf dargestellt werden, mit einer anderen Sonde ebenfalls nachweisbar sein (Albrich et al. 2016; Kreft et al. 2022; Luo et al. 2022). Es muss also eine Objektivität des Befundes gewähr-

leistet sein. Dadurch wird ein zu freies „Hineininterpretieren" von Pathologien in die Befunde vermieden. Letztendlich führt es zu einer Vereinheitlichung und Standardisierung der Ultraschalluntersuchung, die gerade in diesem Feld noch in den Kinderschuhen steckt. Das Ausschalten der Subjektivität des Untersuchers durch Redundanz in der Untersuchung und die Einführung von Messwerten erhöhen die Ansprüche an den Untersucher erheblich, machen aber ein ernsthaftes Auseinandersetzen mit der Materie erst möglich. Es sollte deshalb zumindest beim unerfahrenen Untersucher ein fester Untersuchungsablauf etabliert werden, bei dem sowohl transperineal als auch transvaginal geschallt werden soll. Die detektierten Pathologien müssen zwingend sowohl bei der transperinealen als auch transvaginalen Untersuchung erkennbar sein. Falls man also eine Rektocele im transperinealen Ultraschall feststellt und bei der transvaginalen Untersuchung nicht, so muss es einen Fehler bei der Untersuchungstechnik, Geräteeinstellung oder Befunddeutung geben. In einem solchen Fall muss von definitiven therapeutischen Maßnahmen am Patienten, wie z. B. operativen Korrekturen, abgesehen werden, bis die Situation geklärt sei.

Die gleichen Abläufe (z. B. Reihenfolge – liegend, sitzend, immer gleiches Einsetzen von Messwerten in Eingabemasken etc.) bei der Durchführung einer Untersuchung erleichtern nicht nur das Arbeiten, sondern reduzieren die möglichen Fehlerquellen bei der Auswertung der Befunde zusätzlich. Ist das Vorgehen standardisiert und immer gleich, kann die Ursache für einen Fehler schnell und einfach gefunden und beseitigt werden. Schon deshalb sollte die Untersuchung selbst, aber auch die Dateneingabe in die Maske etc. immer gleich ablaufen.

Literatur

Albrich S, Steetskamp J, Knoechel SL, Porta S, Hoffmann G, Skala C (2016) Assessment of pelvic floor muscle contractility: digital palpation versus 2D and 3D perineal ultrasound. Arch Gynecol Obstet. 293(4):839–43. https://doi.org/10.1007/s00404-015-3897-5. Epub 2015 Sep 25. PMID: 26408007

Kreft M, Cai P, Furrer E, Richter A, Zimmermann R, Kimmich N (2022) 2D pelvic floor ultrasound imaging in identifying levator ani muscle trauma agrees highly with 4D ultrasound imaging. Int Urogynecol J 33(10):2781–2790. https://doi.org/10.1007/s00192-022-05198-2. Epub 2022 May 3. PMID: 35503120

Luo Y, Pan H, Yang L, Lin N, Fan Z, Chen W (2022) Comparing two-dimensional ultrasonography with three-dimensional ultrasonography and MRI for the levator ani defects grading. Sci Rep. 12(1):9175. https://doi.org/10.1038/s41598-022-13427-3. PMID: 35655000; PMCID: PMC9163105

Santoro Giulio A (2020) Beyond imagination: integrated imaging approach to pelvic floor disorders. Koloproktologia 19(1):8–20, https://doi.org/10.33878/2073-7556-2020-19-1-8-20

Transperineale und 3D-Beckenbodensonografie: Durchführung und Befunde

18

Martin Kowallik

Inhaltsverzeichnis

Zusammenfassung

Die transperineale Ultraschalluntersuchung des Beckenbodens vereint viele Vorteile, wie einfache Durchführung, starke Aussagekraft und breite Verfügbarkeit der benötigten Technik. Sie überwindet die Schwächen anderer Untersuchungsmethoden, die entweder indirekt sind oder durch die Fokussierung auf einen Teil des Beckenbodens eine globale Sichtweise auf die kombinierten Pathologien praktisch verhindern. Sie demonstriert die Pathologien unmaskiert. Des Weiteren werden alle Bewegungen des Beckenbodens simultan veranschaulicht und die komplexen Abläufe nachvollziehbar dargestellt.

- Die transperineale Sonografie am Beckenboden ist die beste Option, um praktisch alle Erkrankungen aus dem Bereich der ODS-Symptomatik darzustellen
- Sie ermöglicht, die Pathologien simultan darzustellen – so kann man die dynamischen Veränderungen optimal nachvollziehen und dokumentieren
- Die transperineale/translabiale Ultraschalluntersuchung des Beckenbodens wird gewöhnlich mit einem konvexen Ultraschall-Schallkopf 2,5–6 MHz durchgeführt
- Für diese Darstellung ist es entscheidend, dass alle drei Komparti-

M. Kowallik (✉)
Magen Darm Zentrum Wiener Platz, Köln, Deutschland
E-Mail: kowallik@mdz-koeln.de

© Der/die Autor(en), exklusiv lizenziert an Springer-Verlag GmbH, DE, ein Teil von Springer Nature 2025
M. Kowallik (Hrsg.), *Anorektale 3D-Sonografie und Beckenbodensonografie*,
https://doi.org/10.1007/978-3-662-69765-8_18

mente (vorderes, mittleres und dorsales) sichtbar sind

- Die transperineale Sonografie kann immer eine nicht wirksame/nicht korrekte (operative) Lösung identifizieren
- Der erste Teil der transperinealen Untersuchung erfolgt in der Rückenlage – hier dient die Organposition als Referenz
- Im zweiten Teil der Untersuchung wird die optimale (in Ruhe und Rückenlage ermittelte) Ausgangssituation am Beckenboden mit der schlechtesten, also bei Valsalva und in der sitzenden Position verglichen
- Es sollten immer mehrere kurze Video-Sequenzen aufgenommen werden, um das dynamische Geschehen zu dokumentieren
- Die Auswertung der Messungen der transperinealen Ultraschalluntersuchungen erfolgt manuell oder Software-gestützt. Aufgrund der recht vielen Messwerte ist die Software-gestützte Variante anzuraten
- Ein Verzicht auf Messungen sollte dennoch niemals in Betracht gezogen werden, da dadurch die gesamte Untersuchung zu einer rein subjektiven Betrachtung des Untersuchers wird
- Postoperativ kann der Erfolg ebenso einfach und vor allem objektiv überprüft werden
- Die Enterocelen-, Rektocelen-, Zystocelen-Detektion mittels Ultraschall gelingt am besten mit der transperinealen Darstellung

18.1 Durchführung

Die transperineale Sonografie am Beckenboden ist die beste Option, um praktisch alle Erkrankungen aus dem Bereich der ODS-Symptomatik darzustellen (Vellucci et al. 2018; Dietz 2020; Pham und Quiroz 2021). Sie ermöglicht, diese Pathologien simultan in ihrer Gesamtwirkung zu visualisieren (Santoro et al. 2011; Pietrus 2024). Dies stellt einen entscheidenden Vorteil gegenüber allen anderen Ultraschalluntersuchungen des Beckenbodens dar, die immer nur einen Fokus auf Teile des Beckenbodens legen oder zur Herleitung der Pathologien zwingen (Bor et al.. 2016; Dietz 2019). Die transperineale Sicht zeigt die direkte und tatsächliche Bewegung/Organverlagerung, die bei Druckerhöhung (Valsalva) oder Aktivierung der Beckenbodenmuskulatur stattfindet. Sie ist einfach durchführbar und kann mit einem „gewöhnlichen" abdominellen Ultraschallkopf vollbracht werden. Moderne Ultraschallscanner bieten zudem die Möglichkeit, kurze Filmsequenzen aufzunehmen. So kann man die dynamischen Veränderungen optimal nachvollziehen und dokumentieren. Dadurch wird ein Maß an Genauigkeit und Aussagekraft erreicht, das bis dato nicht möglich schien. Die transperineale Ultraschalluntersuchung ist schnell und einfach durchführbar. Damit sie fehlerfrei und aussagekräftig ist, müssen einige wenige Regeln befolgt werden. Aktuell fehlt eine Standardisierung dieser Untersuchungstechnik, wie sie z. B. für Computertomografie definiert ist. Diese Standardisierung wird in der nahen Zukunft erreicht werden, was letztendlich für Kanalisierung der vielen aktuellen (parallel eingesetzten) Untersuchungsabläufe und schließlich für eine saubere Klassifikation der Pathologien sorgen wird (Carmona Salgado et al. 2002).

Die transperineale/translabiale Ultraschalluntersuchung des Beckenbodens wird gewöhnlich mit einem konvexen Ultraschall-Schallkopf (2,5–6 MHz) durchgeführt. Dabei wird der Schallkopf auf den Introitus vaginae oder auf die großen Labien (translabial) aufgelegt. Das Ultraschallbild sollte den gesamten Beckenboden abdecken. Für diese Darstellung ist es entscheidend, dass alle drei Kompartimente (vorderes, mittleres und dorsales) sichtbar sind. Folgende Organe müssen für eine vollständige Diagnostik sichtbar sein: vorderes Kompartiment: Harnblase, Urethra, Symphyse; mittleres Kompartiment: Uterus, Cervix, Vagina; dorsales Kompartiment: das Rektum, äußerer Sphinkter und Teile des M. puborectalis (Dietz HP 2019). Dabei wird der Schallkopf so gedreht, dass die Symphyse rechts im Ultraschallbild und das Rektum links liegen (Abb. 18.1) (prinzipiell ist es umgekehrt genauso möglich).

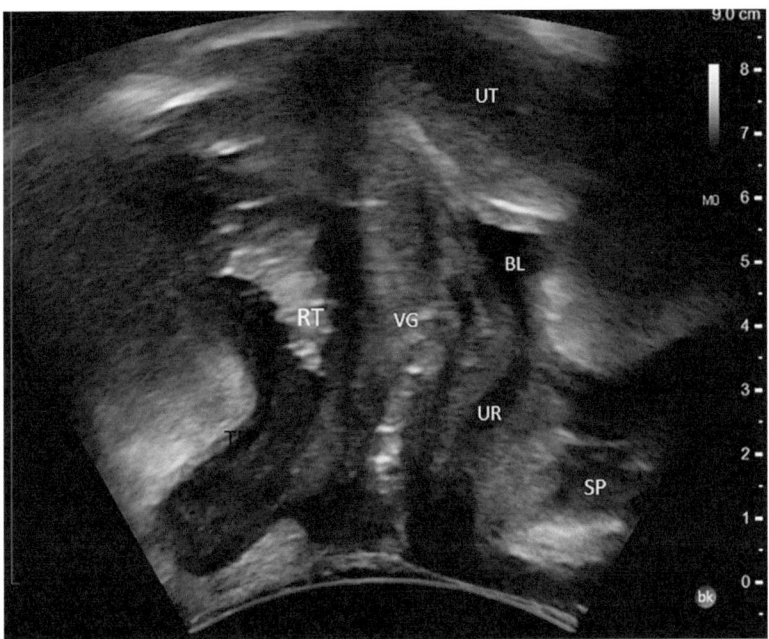

Abb. 18.1   Transperineale Abbildung des Beckenbodens – Symphyse (SP) rechts im Ultraschallbild und das Rektum (RT) links. Harnblase (BL) wenig gefüllt und Urethra (UR) sowie Vagina (VG), Uterus (UT) sind gut erkennbar

Werden alle Untersuchungen im Laufe der Zeit gleich durchgeführt, ist auch nach Jahren eine entsprechend gute Vergleichbarkeit der Befunde gegeben. Bei häufiger Betrachtung der Pathologien über einen längeren Zeitraum hinweg zeigen sich zunehmend Tendenzen und Gemeinsamkeiten, die bei deren Deutung und letztendlich bei der Suche nach Korrekturen hilfreich sind. So ist es typisch für die transperineale Sonografie des Beckenbodens, dass sie nicht immer eine korrekte (operative) Lösung aufzeigen kann, jedoch <u>immer</u> eine nicht wirksame/ nicht korrekte (operative) Lösung identifizieren kann. Dies stellt einen entscheidenden Vorteil dar, den man unbedingt nutzen sollte.

18.2   Liegende Untersuchungsposition

Der erste Teil der transperinealen Untersuchung erfolgt in der Rückenlage. Dabei werden die Patientinnen zunächst aufgefordert, ein paar Mal zuzukneifen, wodurch der M. levator ani die Beckenbodenorgane kurzzeitig an-

hebt. Dies bietet für den ersten Teil der Untersuchung einen wichtigen Vorteil. Bei funktionierender Beckenbodenmuskulatur werden die ggf. gesunkenen Beckenbodenorgane in die für diese gerade untersuchte Patientin optimale/ beste Position gehoben. Diese dient dann als Referenz; das bedeutet: die gleiche Organposition, die bei einem intakten Beckenboden dieser Patientin vorliegen würde. Die Ausgangswerte beziehen sich nicht auf Referenzwerte von anderen Frauen, sondern strikt auf die untersuchte Patientin. Durch das Aushebeln der Schwerkraft (liegende Position) und zusätzliche Elevation der Beckenbodenorgane durch Kneifen befinden sich die fraglichen Organe in der höchsten erreichbaren Position. Die Einstellung wird nun bei der transperinealen Ansicht als Referenz, also Ausgang für alle weiteren Messungen etc. benutzt (Abb. 18.2).

Die Patientin wird im weiteren Verlauf der Untersuchung mehrfach aufgefordert, zu kneifen, zu husten und schließlich zu pressen. Diese Untersuchungssituationen symbolisieren die tägliche Belastung, die auf den Beckenboden einwirken, und entlarven manchmal die

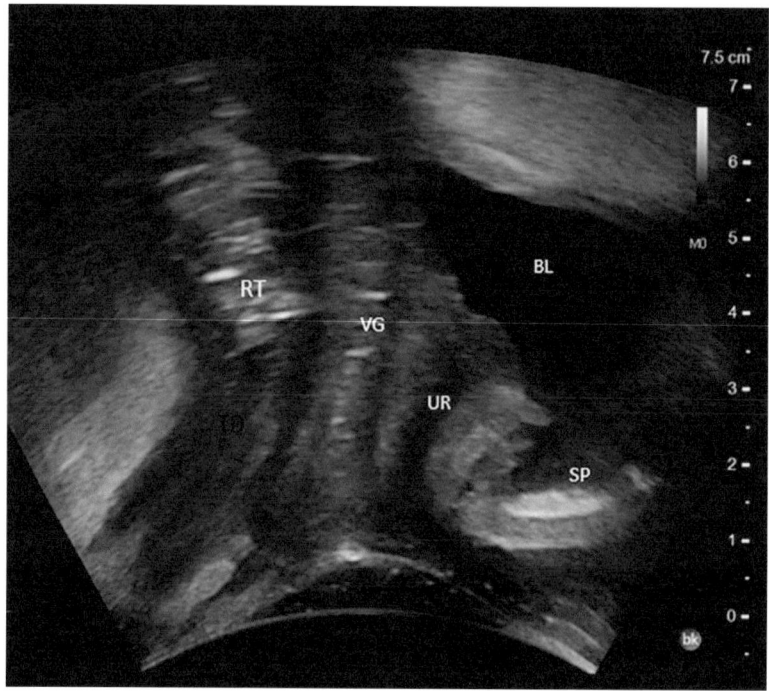

Abb. 18.2 Elevation der Beckenbodenorgane durch Kneifen. Im Liegen und beim Kneifen befinden die relevanten Organe in der höchsten erreichbaren Position. Die Einstellung wird nun bei der transperinealen Ansicht als Referenz, also Ausgang für alle weiteren Messungen etc. benutzt

Pathologien bereits. In diesem Teil der Untersuchung lässt sich zusätzlich ein weiteres interessantes Phänomen beschreiben. Nach Aufforderung des Untersuchers zur Durchführung des Valsalva-Manövers berichten nicht wenige untersuchte Frauen, dass sie nicht in der Lage sind, dieses in Rückenlage auszuführen. Dies ist selbstverständlich nicht immer der Fall. Der Prozentsatz derjenigen, die einen geordneten Pressvorgang in Rückenlage nicht oder nur unzureichend ausführen können, ist jedoch recht groß und verdeutlicht, dass die gängigen Beckenbodenuntersuchungen im Liegen durchaus kritisch gesehen werden müssen.

18.3 Sitzende Untersuchungsposition

Um die Senkung der einzelnen Beckenbodenorgane eindeutig nachweisen zu können, muss die optimale (in Ruhe und Rückenlage ermittelte) Ausgangssituation am Beckenboden einer be-

stimmten Patientin mit der schlechtesten, also bei Valsalva und in der sitzenden Position, verglichen werden. Deshalb erfordert die korrekt ausgeführte transperineale Ultraschalluntersuchung des Beckenbodens einen zweiten Teil, der physiologisch im Sitzen auf einem speziellen Untersuchungsstuhl (Abb. 18.3) den Defäkationsvorgang simuliert. Dabei wird die Patientin aufgefordert, exakt die gleichen Vorgänge auszuführen wie bei der liegenden Untersuchung. Es ist unerlässlich, diesen Teil der Untersuchung unmittelbar nach dem ersten anzusetzen. Der Grund dafür liegt in dem Messverfahren, welches durch eine z. B. andere Blasenfüllung etc. beeinflusst wird (siehe Kap. 23). Um exakte Messwerte zu erhalten, startet der Untersuchungsteil im Sitzen <u>direkt</u> nach Beendigung der Liegend- Untersuchung. Jeder einzelne Schritt dieser Ultraschalluntersuchung wird als ein Standbild festgehalten und dokumentiert. Des Weiteren sollten immer mehrere kurze Video-Sequenzen aufgenommen werden. Diese verdeutlichen das dynamische Geschehen während der Unter-

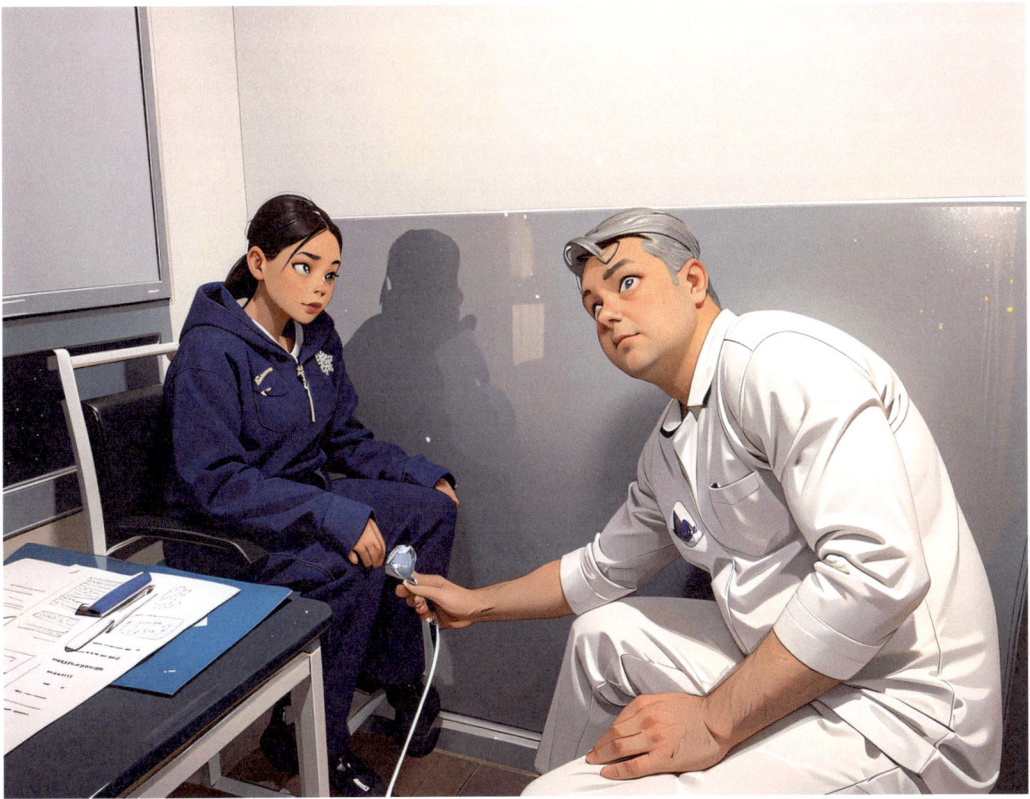

Abb. 18.3 Der zweite Teil der transperinealen Ultraschalluntersuchung des Beckenbodens wird in der physiologischen Position, also im Sitzen auf einem speziellen Untersuchungsstuhl durchgeführt. Es ist eine einfache Simulation der Defäkation

suchung und bilden die Gesamtheit der Pathologien ab. Sie sind für eine fundierte Befundung und Entscheidung für ein bestimmtes therapeutisches Vorgehen von unschätzbarem Wert.

18.4 Messungen

Die Messungen am Beckenboden sollten festen Vorgaben folgen. Dabei wird nicht nur ein Teil, sondern es werden alle drei Kompartimente vermessen. Die Ausgangsmessung, die gleichzeitig als Referenzmessung für eine bestimmte Patientin dienen soll, wird im ersten Teil der Untersuchung (in Rückenlage, bei Kneifen) ausgeführt. Eine weitere Messung beim Pressen, Husten ist in dieser Position nicht erforderlich, da diese im Sitzen (mit der dazugehörigen Schwerkraft und mit Valsalva) wesentlich stärker ausfallen.

Im weiteren Verlauf erfolgen nacheinander die Messungen (siehe Kap. 23) im Sitzen: Dabei ist die maximale Organverlagerung relevant. Bei jedem relevanten Schritt wird das Ultraschallbild eingefroren, was das Anbringen der Messlinien erst möglich macht. Die einzelnen Einstellungen mit den zugehörigen Messwerten sollten als Einzelbilder (JPEG) gespeichert werden. Dies hat nicht nur forensische, sondern auch praktische Gründe. Bei speziellen Fragestellungen können die Werte leicht eingesehen oder verglichen werden.

18.5 Auswertung der Messungen

Die Auswertung der Messungen der transperinealen Ultraschalluntersuchungen erfolgt manuell oder Software-gestützt. Aufgrund der recht vielen Messwerte ist die Software-gestützte Variante anzuraten. Dabei erfolgt ein simpler Vergleich der Abweichungen der gewonnenen Werte beim Valsalva und in Ruhe. Die Differenz zeigt das Ausmaß der Veränderung und kann auf verschiedene Weise ausgedrückt werden. Die beim Messverfahren ermittelten Werte sind eine gute und nützliche Stütze, die den Untersucher keinesfalls von einer sorgfältigen Analyse der Veränderungen befreit. Durch die Komplexität des Gebietes kommt es gelegentlich zu Organverschiebungen, die zwar rechnerisch hohe Abweichungen/Werte aufweisen, für die Patienten durch z. B. empfohlene operative Korrekturen etc. keinerlei Verbesserungen erbringen würden. Ein Verzicht auf Messungen sollte dennoch niemals in Betracht gezogen werden, da dadurch die gesamte Untersuchung zu einer rein subjektiven Betrachtung des Untersuchers wird.

18.6 Zystocele transperineal

Die Zystocele ist eine sehr häufig anzutreffende Diagnose. Es kommt zu einem Tiefertreten der Harnblase, bis sie schließlich im Introitus vaginae sichtbar wird. Die betroffenen Frauen klagen über Druckgefühl am Damm, gehäuftes Auftreten von Harnwegsinfekten, Störungen beim Wasserlassen sowie das Gefühl der unvollständigen Entleerung. Diese Beschwerden gehören gemeinsam zum Komplex der ODS-Störungen. Die Ausprägung ist unterschiedlich, je nach der muskulären Restfunktion des Lavator ani. Als Ursache werden angenommen: Geburtstraumata, hohes Körpergewicht, Voroperationen u.Ä. (Lamblin et al. 2016) Die Detektion der Zystocele gestaltet sich mit dem transperinealen Ultraschall sehr einfach und sollte zum Standardrepertoire in einem Beckenbodenzentrum gehören (Bu 2020; Hainsworth et al. 2015). Trotzdem wird diese Darstellung nicht häufig gewählt. In den meisten Uro-/Gynäkologischen Abteilungen bevorzugt man die transvaginale 145°-Darstellung, wohl eher aus Gewohnheit. Zusätzlich ist die Klassifikation in der Gynäkologie anders, man unterscheidet eine Traktions- und Pulsations-Zystocele. Die gängige Pathogenese besagt, dass die Traktions-Zystocele durch einen lateralen Defekt des Arcus tendineus und die Pulsations-Zystocele durch einen zentralen Defekt entstanden sei. Dieser Unterschied lässt sich mit dem transperinealen Ultraschall nicht detektieren. Um dieses theoretische Konstrukt zu überprüfen, müssten die Patienten mit einem lateralen Defekt z. B. links in leichter Rechtsseitenlage geschallt werden. In den anderen Disziplinen wird diese Einteilung praktisch nicht genutzt. Interessant ist die transperineale Zystocelen-Darstellung bei bereits durchgeführten operativen Korrekturen. Hier zeigt sich nicht selten eine kaum vorhandene Besserung oder gelegentlich gar eine Verschlechterung des Befundes (siehe Kap. 23). Diese Tatsache macht eine sehr hohe Komplexität des Gebietes deutlich und zeigt, dass es keinesfalls einfach ist, eine „simple" Zystocele operativ zuverlässig zu beseitigen. Zudem fehlen schlichtweg objektive postoperative Kontrollen durch Bildgebung.

Eine andere sehr interessante Tatsache ist, dass es zahlreiche Patientinnen gibt, die eine symptomatische Zystocele haben, jedoch in ihrem Leben keine Geburten, kein Übergewicht, keine erkennbaren weiteren „gängigen" Ursachen aufweisen. Hier können die aktuell postulierten Ursachen für die Pathologien gar nicht als Grund angeführt werden. Diese Patientinnen sind nicht selten 20–30 Jahre alt und in Ihrem Erscheinungsbild sogar eher sportlich. Die Beschwerden bei diesen jungen Frauen sind exakt die gleichen wie bei älteren Patientinnen, was durch die mechanischen Vorgänge am Beckenboden problemlos erklärt werden kann. Die an sich weiche Harnblase ist im Idealfall sanft auf der Symphyse aufgelagert (Abb. 18.4). Die Urethra zeigt dabei (transperineale Ansicht) in einem ca. 45°-Winkel nach dorsal zum Introitus hin. Dies ist biomechanisch die günstigste Situation. Bei einer Druckerhöhung von kranial wird die Blase gegen die Symphyse gepresst und die Harnröhre nicht übermäßig belastet. Bei einem zu weichen M. levator ani/M. puborectalis wird der normalerweise eingeengte Raum des kleinen Beckens größer. Diese Zusammenhänge beschrieb die Arbeitsgruppe um Luo J bereits 2015 (Luo et al. 2015). Das hat zur Folge, dass die Harnblase nach dorsal aus-

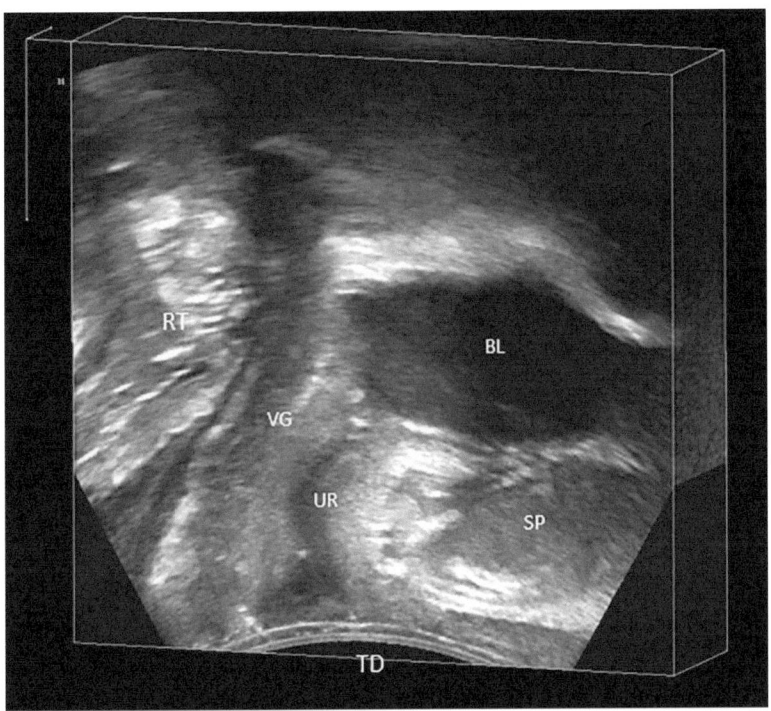

Abb. 18.4 Regelrechte Position der Harnblase (BL) sanft auf der Symphyse (SP) aufgelagert. Biomechanisch ist dies günstig für eventuelle Druckerhöhungen. Rektum (RT) und Urethra (UR) sowie Vagina (VG), Uterus (UT) sind gut erkennbar

weichen kann und schließlich in den Introitus prolabiert (Abb. 18.5). Dabei wird die Urethra mitgezogen und dreht sich um die Symphyse nach ventral (transperineale Ultraschallaufnahme) (Abb. 18.6). Im Extremfall zeigt die Urethra beim Valsalva nach ventral, es erfolgt eine 180°-Drehung. Dadurch ändert sich die Biomechanik erheblich, was dazu führt, dass die Verschlussfunktion unzureichend oder gar nicht erfüllt werden kann. Diese Abläufe können beim transperinealen Ultraschall der Zystocele gut nachvollzogen werden (Abb. 18.7/Video 18.1). Die weiche Harnblase wird also nicht, wie häufig angenommen, durch ihre Wand stabilisiert, sondern durch ihre Position (zumindest beim gesunden Beckenboden). Entsteht ein Raum, das heißt, ändern sich die Platzverhältnisse am Beckenboden, wird die Harnblase bei Druckbelastung von kranial nach dorsal und schließlich kaudal ausweichen (was im transperinealen Ultraschall beobachtet werden kann) (Abb. 18.8,

18.9/Video 18.2). Dabei ist das Erscheinungsbild im transperinealen Ultraschall gleich, unabhängig von davon, ob eine Traktions- oder Pulsations-Zystocele vorliegen mag. Dies ist allerdings bei der Perspektive nicht ungewöhnlich. Beim Aktivieren der Levator-Muskulatur (Zukneifen) wird die Zystocele (in einem frühen Stadium) nach ventral gepresst und in ihre regelrechte Lage geschoben. Ist die Patientin nicht mehr in der Lage, eine ausreichende Kontraktion des M. puborectalis auszuführen, kann die Zystocele nicht muskulär korrigiert werden und verbleibt in der Position (Abb. 18.10/Video 18.3). In diesem Fall sind die Aussichten für die konservative Behandlung (Beckenbodengymnastik) der Zystocele als nicht erfolgsversprechend anzusehen. Ähnlich ist es bei einer Zystocele, die zu groß ist und praktisch komplett der Ultrasachallsonde aufliegt (Abb 18.11). Hier ist die Gewebsmasse in den meisten Fällen zu groß, um mithilfe der Beckenbodenmuskulatur

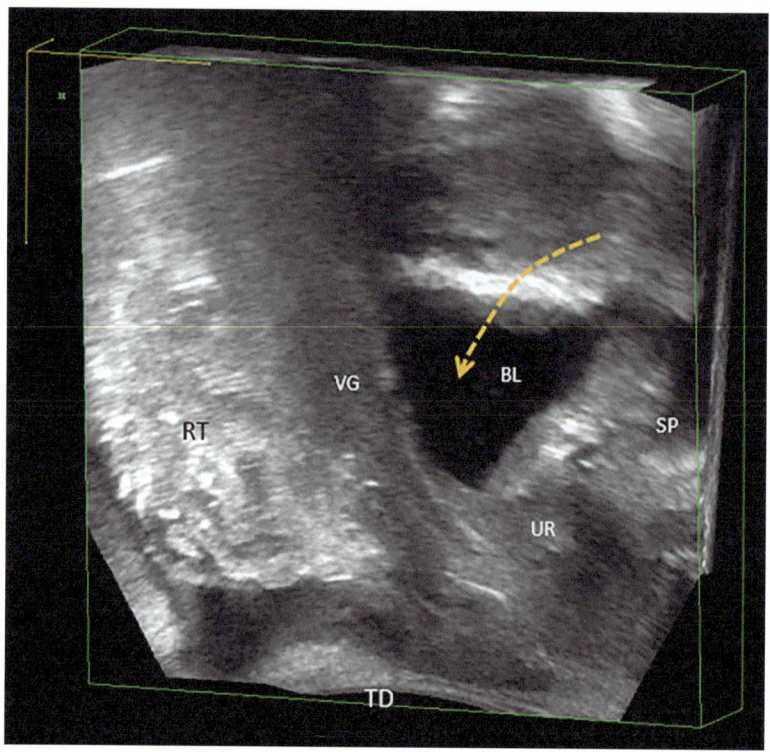

Abb. 18.5 Die Harnblase (BL) kann durch den fehlenden Muskelzug des Levators nach dorsal ausweichen (Pfeil) und schließlich in den Introitus prolabieren. Dadurch wird oft die Rektumvorderwand (RT) durch die Blase komprimiert. Blase und Urethra (UR) sinken dabei unter die Symphyse (SP). Vagina (VG) und Uterus (UT) folgen der Bewegung

angehoben zu werden. López González et al. beschrieben diese mechanischen Abläufe als „Blasen-Outlet-Obstruction" (López González et al. 2010). Diese Beobachtungen kann man heute mit dem transperinealen Ultraschall gut nachvollziehen. Der Restharn unterhalb der Urethra kann trotz starkem Pressen nicht entleert werden. Dieses Phänomen zeigt sich bei der transperinealen Ansicht auch bei einer gerade entleerten Harnblase. Obwohl die Flüssigkeit darin fehlt, kehrt die Blasenwand nicht in die Ausgangsposition zurück. Sie bleibt einfach auf der Ultraaschallsonde liegen und kann problemlos dargestellt werden. Bei einem intakten Beckenboden sind die Platzverhältnisse so limitiert, dass die Harnblase (trotz Füllung) nicht nach dorsal oder kaudal ausweichen kann. Die Verschlussfunktion der Harnröhre ist erhalten, die Häufigkeit der Hernwegsinfekte (falls nicht anders verursacht) läuft gegen Null.

Die Ursache für die Senkung der Harnblase und Ausbildung einer Zystocele ist also nicht bei der Harnblase oder der „insuffizienten" Blasenwand zu vermuten, sondern wird durch das Versagen von den Harnblasen-tragenden Strukturen (wie z. B. Muskeln) verursacht. Die konservative Therapie, die durch eine Erhöhung der Muskelarbeit (Physiotherapie) eingeleitet wird, ist theoretisch gesehen die beste Option. Eine wiederholte isotonische Kontraktion der Beckenbodenmuskulatur sollte hier zur Vergrößerung der Muskelmasse und somit zum Erfolg führen (isotonische Kontraktion dient vorwiegend zur Erhöhung der Muskel-

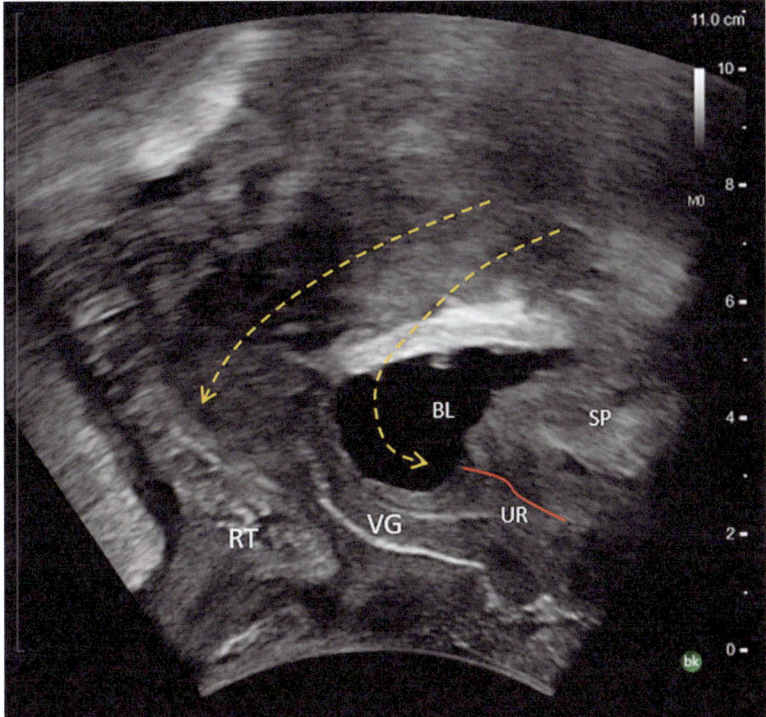

Abb. 18.6 Durch die schwache Muskulatur „falten" sich die Organe des Beckens aufeinander. Die Urethra (UR) wird mitgezogen (rote Linie) und dreht sich um die Symphyse (SP) nach ventral herum (Pfeile). Die Harnblase (BL) folgt und komprimiert die Rektum (RT)-Vorderwand. Vagina (VG) und Uterus (UT) lagern sich ebenfalls auf der Rektum-Vorderwand ab und wandern nach kaudal

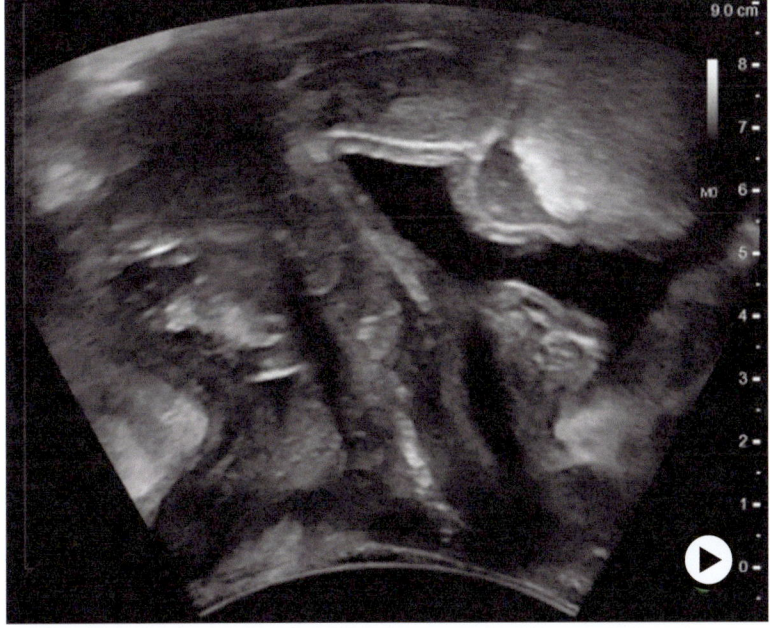

Abb. 18.7 Video 18.1 (▶ https://doi.org/10.1007/000-enx)

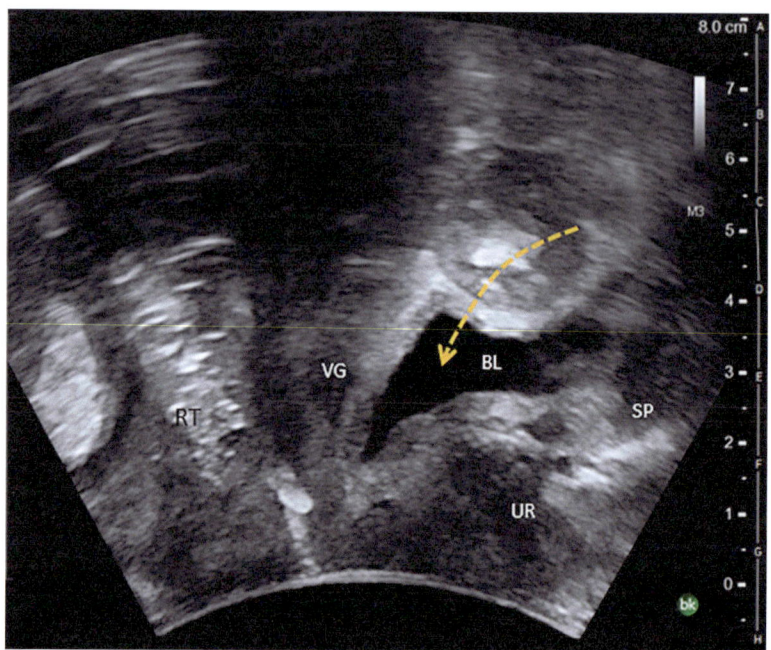

Abb. 18.8 Bei Druckbelastung kann die Harnblase (BL) von kranial nach dorso-kaudal ausweichen, sobald genügend Platz vorhanden ist. Die Muskulatur (M. puborectalis) zieht das Rektum und die Vagina nicht ausreichend stark nach ventral. Die Flüssigkeit in der Harnblase füllt diesen „neu entstandenen" Raum aus (Pfeil). Vagina (VG) und Uterus (UT) noch in regelrechter Position. Rektum (RT) noch ausreichend gehalten, die Urethra (UR) dreht sich um die Symphyse (SP)

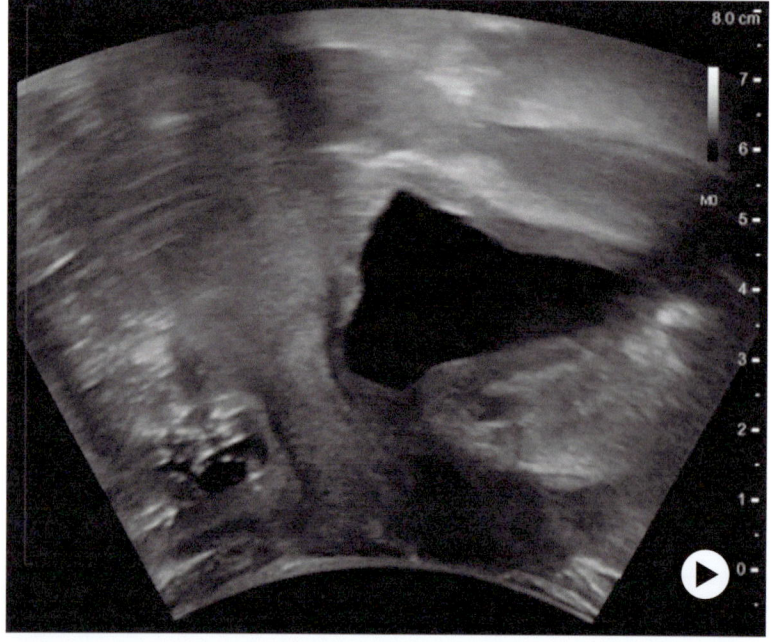

Abb. 18.9 Video 18.2 (▶ https://doi.org/10.1007/000-ens)

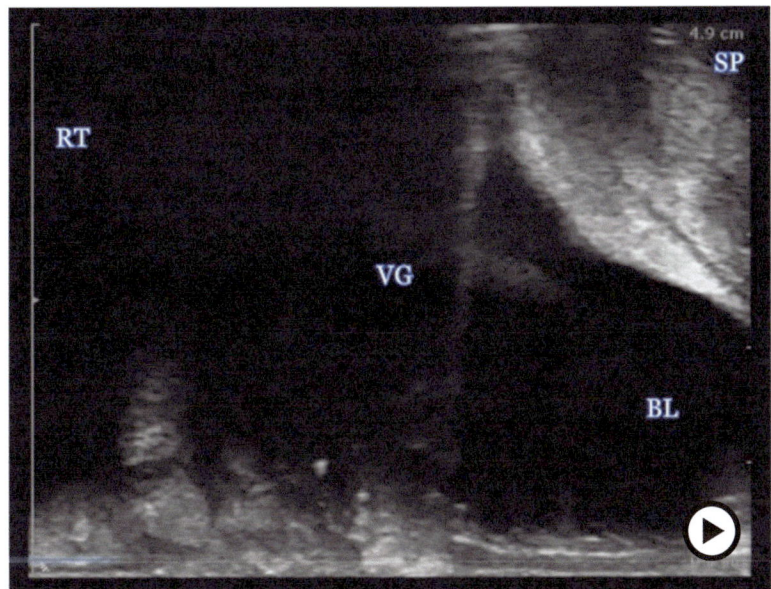

Abb. 18.10   Video 18.3 (▶ https://doi.org/10.1007/000-ent)

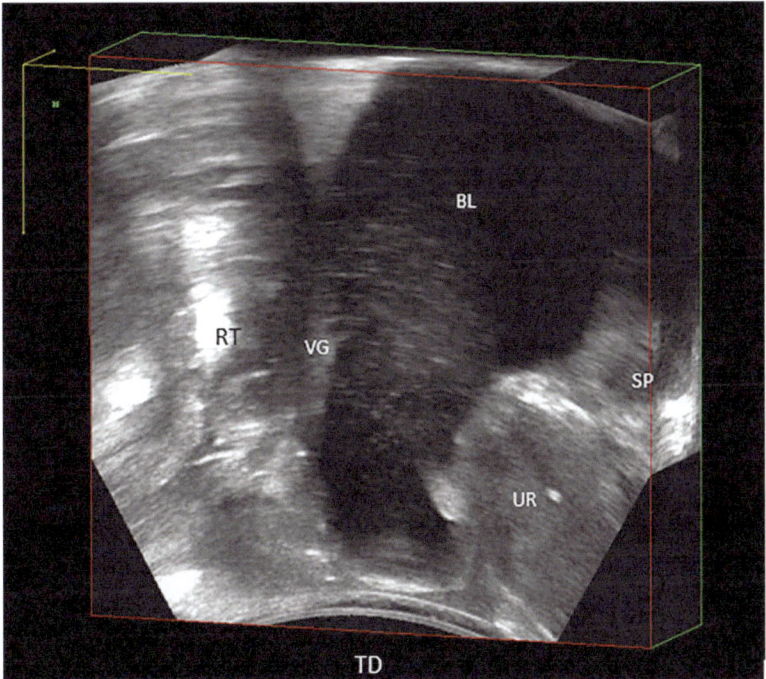

Abb. 18.11   Der Raum hinter der Symphyse (SP) wird durch die ungehindert nach kaudal sinkende Harnblase (BL) ausgefüllt. Diese ist deutlich gefüllt und kann muskulär nicht mehr in ihre ursprüngliche Position gehoben werden. Rektum (RT) noch ausreichend gehalten, die Urethra (UR) dreht sich um die Symphyse (SP). Vagina (VG) zwischen der Blase und der Rektum-Vorderwand kaum sichtbar. Die Entleerung der Harnblase gelingt nur bis zur Höhe der Urethra (UR). Der darunter liegende Restharn verbleibt in der Blase

masse). Noch besser wäre ein Wechselspiel zwischen isometrischer und isotonischer Muskelarbeit. In gängigen physiotherapeutischen Protokollen wird dies bereits berücksichtigt und als Beckenbodengymnastik angeboten. Diese wird leider von den wenigsten Patienten regelmäßig über einen längeren Zeitraum durchgeführt. Dies ist nachvollziehbar, da die Betroffenen erst nach langer Zeit eine moderate Verbesserung der Beschwerden erhoffen können. Eine schnelle und effektive und vor allem nachhaltigere Verbesserung der Beckenbodenmuskulatur ist zumindest heutzutage nicht erreichbar. Die zahlreichen operativen Lösungen, die zur Beseitigung der Zystocele angeboten werden, können aktuell einer objektiven Überprüfung mittels transperinealer Sonografie nicht standhalten (siehe Kap. 23 und 25).

Wie man sieht, bereiten sowohl die zuverlässige Feststellung als auch die therapeutische Beseitigung der „einfachen" Zystocele erhebliche Probleme. Die transperineale Ultraschalluntersuchung kann hier sicherlich gute Dienste leisten, um eine einfache und vor allem zuverlässige diagnostische Eingrenzung des Problems zu ermöglichen. Postoperativ kann der Erfolg ebenso einfach und vor allem objektiv überprüft werden.

18.7   Enterocele transperineal

Die Enterocele stellt eine seltenere, jedoch für die betroffenen Frauen keineswegs leichtere Beckenbodenerkrankung dar. Hierbei tritt Gewebe aus der Bauchhöhle zwischen die Rektumvorderwand und die Vagina nach kaudal. Erschwerend kommt hinzu, dass die nach unten absinkenden Organe/Gewebe unterschiedlich sein können. Es können z. B. nur Omentum-Anteile oder auch mehrere Darmschlingen sein, die sich in diese Zone verlagern. Die Patientinnen beklagen Druck und Fremdkörpergefühl am Damm sowie oft massive Entleerungsstörungen mit starkem Pressen und erfolglosen Defäkationsversuchen. Oft treten diese Beschwerden bei Belastung auf und bessern sich dann wieder. Dadurch dass sie nicht kons-

tant auftreten, sind sie oft recht schwer fassbar. Es kommt nicht selten vor, dass diese Patienten sogar mehrfach am Enddarm (z. B. STARR OP etc.) operiert werden, ohne eine Besserung der Symptomatik zu erfahren. Bei genauer und sorgfältiger Diagnostik zeigt sich dann nicht selten die Enterocele, die unter Umständen von Anfang an vorgelegen hatte. Die Platzverhältnisse am gesunden Beckenboden unterbinden weitgehend die Ausbildung einer Enterocele. Das bedeutet, dass der Raum zwischen der Vagina und der Vorderwand des Rektums und die Fläche darüber zu eng sind und ein Absinken von Gewebe in diese Tiefe nicht zulassen. Verlängert sich der M. puborectalis weit genug (unbeachtet der Ursache hierfür), kommt es zur Verschiebung dieser Platzverhältnisse und ggf. zur Enterocelen-Bildung. Cruz et al. zeigten vier Fälle einer Enterocelen-Entstehung nach einer radikalen Zystektomie. Dies kann ein Hinweis auf gravierende Auswirkungen der Änderung der Platzverhältnisse am Beckenboden sein (Cruz AP et al 2021). Die Arbeitsgruppe um Schröder C. und Okada Y. beschrieben ähnliche Fälle (Schröder et al. 2024; Okada et al. 2020).

In der Literatur wird die Enterocele nicht selten als Hernierung der abdominellen Organe in die tiefe Beckenbodenloge bezeichnet (Holley 1994; Oom et al. 2009). Die Gründe für diese werden oft (wie bereits bei vielen anderen Beckenbodenerkrankungen) im zu hohen Körpergewicht, Lebensalter, Geburten etc. gesehen. Diese spielen häufig eine bedeutende Rolle, letztendlich ist die Pathogenese nicht eindeutig geklärt. Auffällig ist die gehäufte Entstehung der Enterocele nach erfolgter Hysterektomie (Oom et al. 2009). Der Uterus scheint also eine zentrale stützende Rolle (als zentraler Pfeiler für die Stabilität) im biomechanisch fragilen Gebilde des Beckenbodens zu spielen. Entfernt man diese Struktur, entsteht in einem womöglich ohnehin instabilen/zu weichen Beckenboden zusätzlicher Raum, der (betrachtet man das Prinzip des geringsten Widerstandes) vom Gewebe direkt ausgefüllt werden kann. Die Hysterektomie als eine Beckenboden entlastende oder stabilisierende Maßnahme muss durch diese Fakten erneut hinterfragt werden.

Die Enterocelen-Detektion mittels Ultraschall gelingt am besten mit der transperinealen Darstellung (García Mejido et al. 2022). Hier ist es unerlässlich, die Untersuchung erst im Liegen und schließlich im Sitzen durchzuführen. Dabei lassen sich die meisten Enterocelen im Liegen oder gar in Linksseitenlage oft nicht nachweisen. Die Kraft, die die Patientinnen aufwenden müssen, um das Gewebe (z. B. mehrere Darmschlingen) in den Raum zwischen Vagina und Rektum zu pressen, ist nicht zu unterschätzen. Betrachtet man das übliche Patientenkollektiv (in der Regel 6–7 Lebensdekade etc.), wird schnell klar, dass die meisten Patientinnen nicht in der Lage sind, so stark zu pressen. Die Ausbildung der Enterocele kann so lange unterbunden werden wie die Puborektalis-Muskulatur einen entsprechenden Widerstand bietet. Wird dieser überwunden, kommt es zur Verlagerung der Darmschlingen etc. darunter (Abb. 18.12, 18.13/Video 18.4). Dieses Phänomen kann mit transperinealem Ultraschall gut beobachtet werden (Hainsworth et al. 2017). Zusätzlich ist es wichtig zu wissen, dass eine stark gefüllte Harnblase ebenfalls die Platzverhältnisse am Beckenboden einschränkt, wodurch das Pressen für die Patientin und die Enterocelen-Verlagerung unterhalb der Levator-Ebene erschwert oder unterbunden werden. Bei der Ultraschalluntersuchung sollten die Patienten mehrfach pressen/husten. Nicht selten zeigt sich die Pathologie erst nach einigen Versuchen. Nicht ungewöhnlich sind Befunde, bei denen die Enterocele beim Valsalva zutage tritt und danach wieder nach kranial wandert und vollständig aus dem Bild verschwindet. Die transperineal dargestellte Enterocele sollte selbstverständlich mit einer transvaginalen Untersuchung ebenfalls nachgewiesen werden. Eine Enterocelen-Diagnostik durch Tasten etc. ist nicht zuverlässig möglich und sollte heutzutage unterbleiben, da es keine objektiven Unterscheidungskriterien gibt, die hier zuverlässig Pathologien voneinander trennen können. Nimmt man an, dass die zu wei-

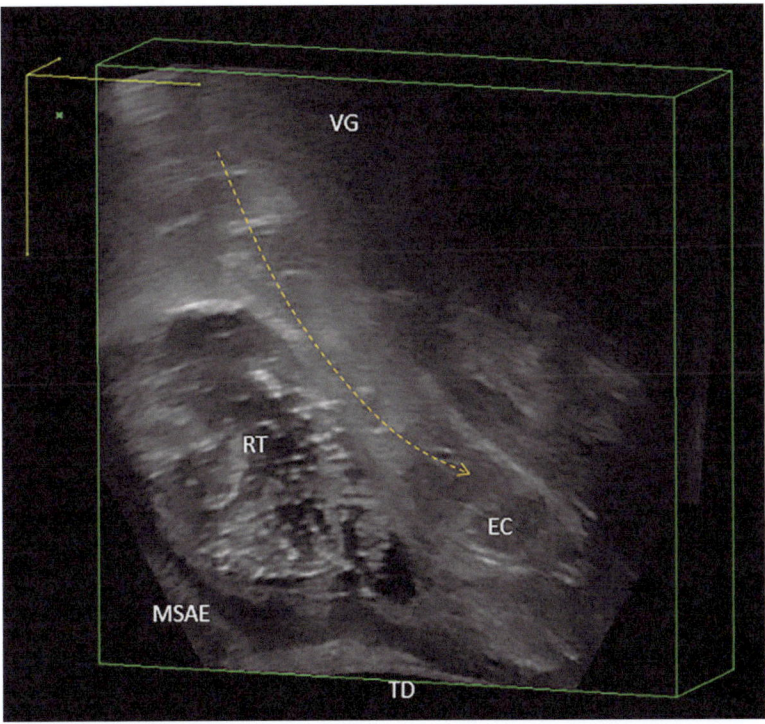

Abb. 18.12 Der Widerstand/Muskelzug des M. puborectalis reicht nicht mehr aus und der Inhalt der Enterocele (EC) schiebt sich weit nach kaudal zwischen Rektum (RT) und Vagina (VG). Linearer Schallkopf (TD) am unteren Bildrand. Der äußere Sphinkter (MSAE) wird durch das Rektum komprimiert

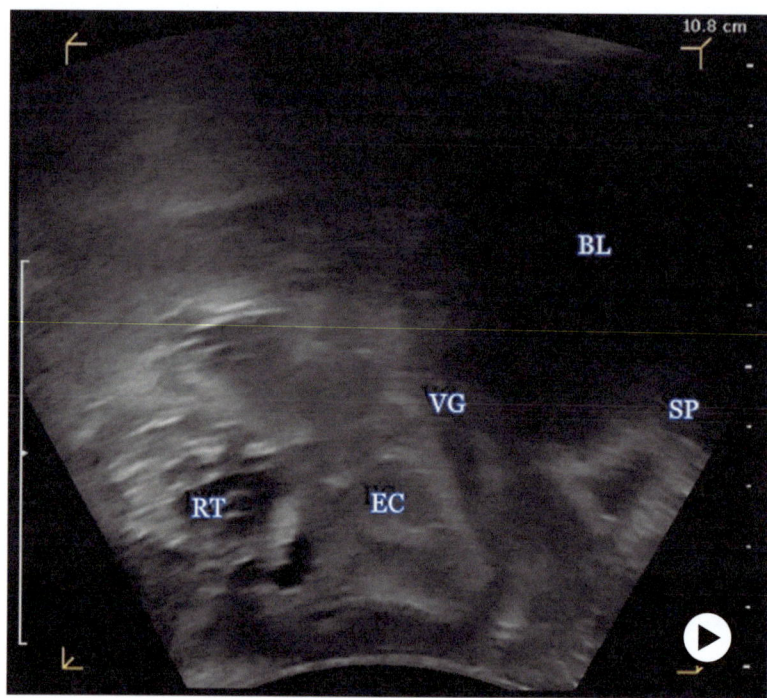

Abb. 18.13   Video 18.4 (▶ https://doi.org/10.1007/000-env)

chen Beckenbodenmuskeln die Enterocelen-Ausbildung nicht verhindern können, stellt sich automatisch die Frage nach sinnvoller Korrektur dieser Veränderung. Gar nicht selten werden operative Eingriffe durchgeführt, wie z. B. Rektopexien etc. Diese verankern die nach kaudal prolabierenden Darmanteile am Promontorium usw. Dabei wird die Tatsache, dass der Raum zwischen der Rektumvorderwand und der Vagina weiterhin „offen" oder zu groß bleibt, einfach übergangen. In einem solchen Fall rutschen nach dem Eingriff weitere Darmschlingen hinein und bilden erneut eine Enterocele. Bisher sind also keine nachweislich und objektiv überprüfbaren Therapieoptionen für die Enterocelen verfügbar. In der Literatur finden sich dagegen einige Arbeiten, die eine „Enterocelen-Korrektur" beschreiben. Ähnlich wie die Diagnostik sollte die postoperative Evaluation nicht in Rückenlage oder Linksseitenlage etc. erfolgen. Zudem muss die Evaluation nach einem Eingriff erst nach einigen Wochen erfolgen. Dies wird meist anders gehandhabt (wenige Tage nach der operativen

Korrektur). Hier zeigen sich in den ersten Tagen nach der Operation durchaus „Erfolge". Diese verringern sich innerhalb von ca. 3 Monaten dramatisch. Die Ursache ist die Abnahme der postoperativen Schwellung im gesamten OP-Gebiet/kleinen Becken, die erst nach einiger Zeit erfolgt. So werden die Beckenbodenorgane häufig postoperativ durch die Schwellung selbst und nicht, wie angenommen, durch die operative Korrektur an Ort und Stelle gehalten. Sobald die Schwellung abnimmt, ist die „Haltefunktion" zu gering und die Pathologien kommen wieder zutage. Diese Vorgänge sind natürlich nicht auf Enterocelen begrenzt, sondern betreffen alle operativen Maßnahmen am Beckenboden und müssen bei einer ernsthaften Auswertung von OP-Verfahren beachtet werden (Siehe Kap. 3).

Unsere eigenen Erfahrungen zeigen, dass bis dato keins dieser Verfahren einer Überprüfung mittels transperinealem Ultraschall standhalten kann. Hier ist zu hoffen, dass sich dies in Zukunft ändern wird.

18.8   Rektocele transperineal

Die Rektocele ist eine sehr häufig auftretende Pathologie am Beckenboden (Schwandner2016). Die Theorien zu ihrer Entstehung sind sehr mannigfaltig und reichen von der Ruptur der Membrana Recto-Vaginalis bei der Entbindung bis zum „Ausleiern" der ventralen Rektumwand aufgrund von Kollagengehalt-Veränderungen im Gewebe (Sun et al. 2023). Bezeichnend ist die Tatsache, dass jede betroffene Disziplin diese Ursache in ihrem Gebiet sucht und die verfügbaren operativen Korrekturmaßnahmen ebenfalls recht gegensätzlich zu sein scheinen (Lukacz ES, Luber 2002; Rovner und Ginsberg 2001; Ihnát et al. 2014). So erfolgt in der Gynäkologie die Rekonstruktion der Vaginalhinterwand/ Plastik o.Ä. (Uribe et al. 2021), während in der Chirurgie die zu große und zu weiche Rektum-Vorderwand entfernt (z. B. mittels einer Stapler-Resektion) (Harris et al. 2009) wird (Paraiso et al.2006). Andere Verfahren wie Rektopexien etc. werden hier ebenfalls angewendet (Lehur et al. 2020). Die diagnostischen Verfahren zur Detektion einer Rektocele sind genauso von Fach zu Fach recht unterschiedlich. In der Gynäkologie erfolgt meist die Spekula-Untersuchung, die eine Rektocele zuverlässig eingrenzt und durchaus Sinn ergibt. Chirurgisch wird die Rektocelen-Diagnostik oft mit der bei einer proktologischen Untersuchung nach ventral durchgedrückten Fingerkuppe „bestätigt". Dieses Vorgehen ist fraglich, betrachtet man die weibliche Anatomie etwas näher. Bekannt ist, dass die drei Anteile des ventralen Sphinkters bei der Frau verschmolzen sind und dadurch kürzer. Dies ist normal und biomechanisch sinnvoll (Platz für Geburtskanal). Dadurch ergibt sich automatisch die Möglichkeit, hinter den Sphinkter greifen zu können (bei ca. 80 % aller Frauen problemlos möglich), was nur annähernd ein Vorhandensein einer Rektocele bedeuten könnte. Zudem bleibt hier völlig unklar, wie diese „Rektocele" dann beim Defäkationsvorgang ausgeprägt oder wirksam ist. Eine andere Form der Diagnostik wird bei Rektoskopie vorgeschlagen. Hierbei wird das Rektum zunächst mit etwas Luft aufgepumpt, wodurch die Sicht in das Rektum ermöglicht wird. Beim Ablassen der Luft aus dem Rektoskop klappt die Vorderwand dann auf das Rektoskop und versperrt die Sicht. Manche Autoren sehen dies als Beweis für das Vorhandensein einer Rektocele. In Wirklichkeit legt sich die Rektum-Vorderwand auf das Rektoskop bei jeder Rektoskopie (auch beim Mann). Es ist durch die Schwerkraft bedingt (Patienten liegen auf dem Rücken) und hat nichts mit Rektocele o.Ä. zu tun.

Wie man an solchen Beispielen sehen kann, gibt es eine Menge Unklarheiten und Vermutungen, die im Laufe der Zeit sich „etabliert" und ihren Weg in die Literatur gefunden haben. Bei logischer Analyse einiger Theorien zur Rektocele fallen recht viele Ungereimtheiten auf, die die gängigen Modelle zur Pathogenese ins Wanken bringen.

Beobachtet man die Patienten bei der transperinealen Ultraschalluntersuchung genau, zeigen sich interessante Abläufe, die diese Pathologie in einem anderen Licht erscheinen lassen. Bei einer regelrechten Defäkation wird die Stuhlmasse durch abdominellen Druck und Muskelarbeit etc. nach außen befördert. Bei einer vorhandenen Rektocele pressen die Patientinnen die Stuhlmasse zunächst ins Rektum hinein. Dort kommt es dazu, dass ein Teil der Stuhlmasse in die Rektocele (am Analkanal vorbei) gedrückt wird. Die in der Rektumwand enthaltenen Druckrezeptoren registrieren diesen Druck. Es entsteht für die Patientin das Gefühl der unvollständigen Entleerung. Nach einigen erfolglosen Entleerungsversuchen steht die betroffene Frau schließlich auf, was zur Aktivierung der Levator-Muskulatur und zum Anheben des Beckenbodens (und Rektums) führt. Dadurch rutscht die Stuhlmasse aus der Rektocele nach kranial und ist erneut im Rektum. Bei einem erneuten unmittelbaren Pressversuch wird wieder ein Teil des Rektuminhalts in die Rektocele gepresst (Abb. 18.14, 18.15/**Video** 18.5). Diese Abläufe wiederholen sich mehrfach und sind eine einfache Erklärung für das Gefühl der unvollständigen Entleerung, die nicht selten von vielfachen Versuchen einer erfolglosen

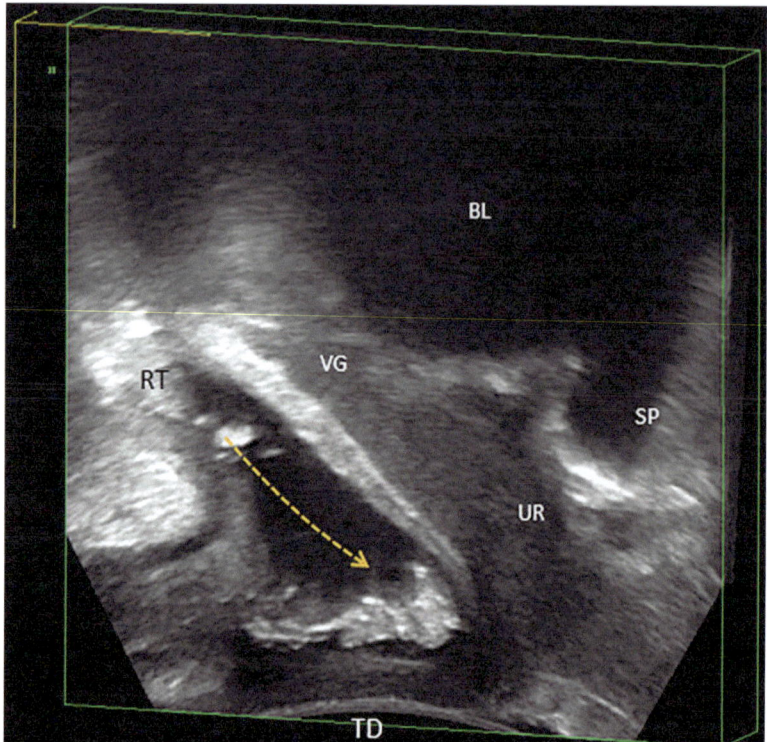

Abb. 18.14 Rektum (RT) deutlich unterhalb der Symphyse (SP). Bei jedem Pressversuch wird ein Teil des Rektuminhalts in die Rektocele gepresst (Pfeil). Die Vagina (VG) liegt der Rektum-Vorderwand auf, die Urethra (UR) wird durch die sinkende Blase (BL) um die Symphysenkante herum gedrückt

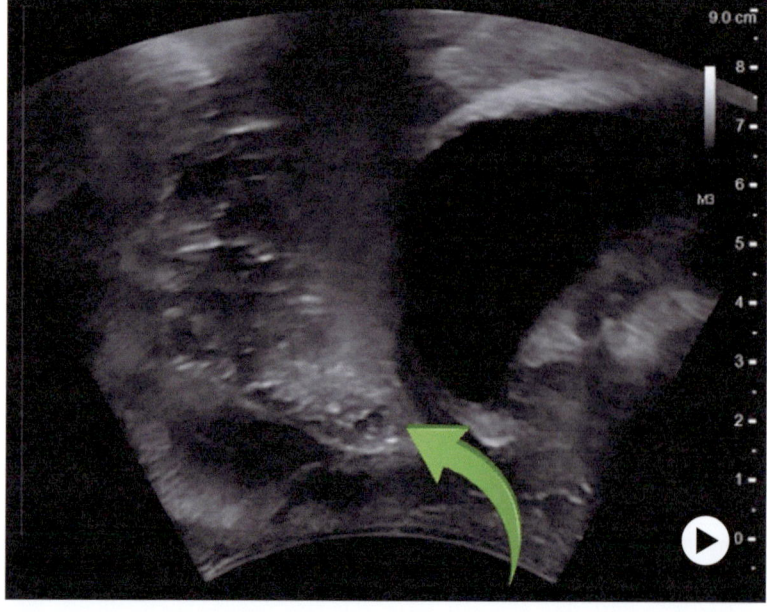

Abb. 18.15 Video 18.5 (▶ https://doi.org/10.1007/000-enw)

Defäkation begleitet werden. Typisch für Rektocelen-Beschwerden sind digitale Assistenz bei Defäkation sowie Herumdrücken am Damm, an den Oberschenkel-Außenseiten etc., die Betroffene nutzen, um die Defäkation doch noch zu erzwingen. Aufgrund der fehlenden anatomischen Kenntnis versuchen die Frauen das Rektum einzuengen und so der Stuhlmasse die „richtige" Richtung zu geben. Dabei kann der Erfolg nur durch Gegendrücken der Vagina nach dorsal erreicht werden. Die Rektum-Vorderwand wird somit an die Rektocele nach dorsal gedrückt (die Rektum-Geometrie wird in die physiologische J-Form/transperineales Bild überführt) und die Entleerung kann „normal" stattfinden. Anders ist das Rektum von außen anatomisch nicht erreichbar.

Die Ausbildung einer Rektocele erfolgt immer oberhalb des Sphinkters. Dies ist einleuchtend, da der Sphinkter eine natürliche muskuläre Barriere für die Rektum-Vorderwand darstellt. Der Bereich oberhalb des Sphinkters (vetral) ist dann bei Druckerhöhung im Abdomen/Rektum bei einer entstehenden Belastung (z. B. Husten) zu weich und die Rektum-Vorderwand kann ungehindert nach ventral geschoben werden. Dies ist jedoch nur dann möglich, wenn die gesamte Geometrie am Beckenboden nicht mehr korrekt ist und der Sphinkter und die Vorderwand nach kaudal treten. Dies geschieht, wenn der von dorsal drückende M. puborectalis nicht mehr ausreichend Zugkraft aufbauen kann. Diese Vorgänge lassen sich bei einer transperinealen Ultraschalluntersuchung sehr oft betrachten. Nicht selten können diese Abläufe dazu führen, dass das gesamte dorsale Kompartiment sich weit nach kaudal bewegt und bei einer Ultraschalluntersuchung praktisch auf dem Schallkopf aufliegt. Diese muskuläre Insuffizienz sieht aus und fungiert wie eine große Rektocele, ist aber in Wirklichkeit der Ausdruck für einen zu weiten/weichen M. puborectalis, der nicht in der Lage ist, das Rektum nach ventral in Position zu halten. Dies führt dann unweigerlich dazu, dass die weiche Rektum-Vorderwand sich den Weg des geringsten Widerstandes sucht (Abb. 18.16, Abb. 18.17/Video 18.6). Für die Klassifikation und Quanti-

fizierung kann diese „Sonderform" der Rektocele trotzdem standardmäßig vermessen und beschrieben werden. Die gewonnenen Messwerte gehen in die Kalkulation ein und beeinflussen dementsprechend die Ausprägung der Veränderung. Die Wahl der Therapie erfolgt ohnehin nicht anhand von einzelnen Pathologien, sondern nach Beurteilung des Gesamtbildes.

Die Ausprägung einer Rektocele ist oft unterschiedlich und sollte unbedingt vor einer geplanten Behandlung definiert werden. Die Mechanik bei einer Rektocelenbildung sollte jedoch unabhängig von der Rektocelengröße im Gesamtbild der Beckenbodenpathologien betrachtet werden. Dabei geht es nicht nur um die Rektocele selbst, sondern um die Bewegungen/Organverlagerungen des gesamten Beckenbodens. So kann es beispielsweise vorkommen, dass eine noch recht kleine Rektocele durch Abkippen des gesamten Beckenbodens nach dorsal durch die Harnblase und/oder Uterus komprimiert wird und für die Betroffenen trotzdem deutliche Beschwerden verursacht (Abb. 18.18, Abb. 18.19/**Video** 18.7). Betrachtet man in einem solchen Fall ausschließlich die Rektocelengröße, werden die tatsächlich mechanisch wirksamen und für die Patientin relevanten Vorgänge übersehen. Dieses Beispiel verdeutlicht die Bedeutung der kombinierten Pathologien (Maglinte et al. 1999), die immer einer gesamten und ggf. multidisziplinären Diagnostik zugeführt werden sollten (Elneil 2009). Die isolierte Größenbestimmung und schließlich die Behandlung einer Rektocele ohne die Möglichkeit einer kombinierten Beckenbodenpathologie in Erwägung zu ziehen führt meist zu Fehlbehandlungen. Die transperineale Rektocelendetektion mit dem Ultraschall ist zuverlässig und einfach durchzuführen (Hainsworth et al. 2017). Die korrekte Quantifizierung und Ableitung einer passenden und wirksamen Therapieform stellt dagegen eine Herausforderung dar (Davis und Kumar 2005). Nach nun mehr als 10-jähriger Betrachtung der Beckenbodenpathologien im transperinealen Ultraschall kristallisiert sich heraus, dass die Ursache der ventralen Vorwölbung nicht ventral, sondern tatsächlich dorsal – Muskel puborectalis – ist.

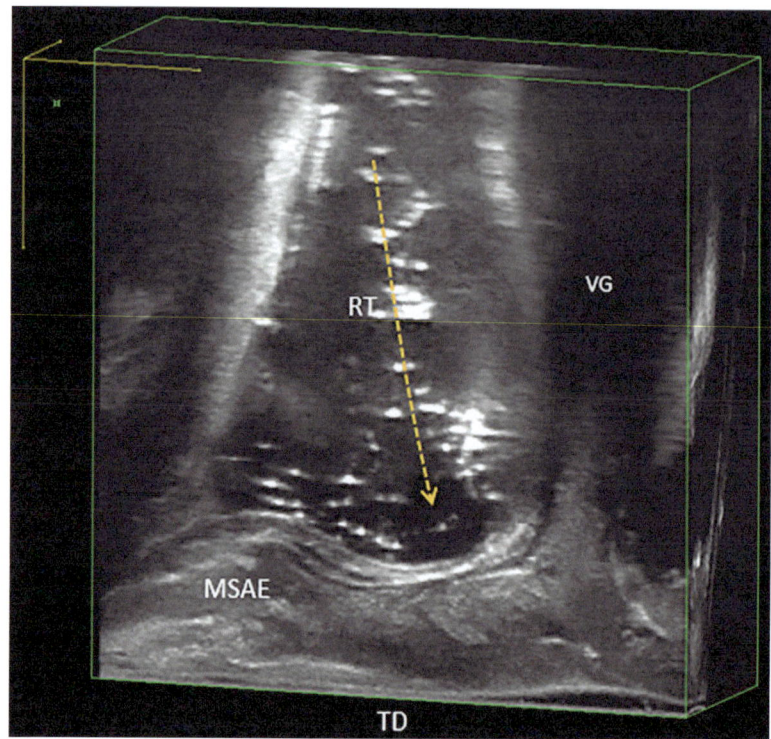

Abb. 18.16 Lineare transperineale Aufnahme. Die weiche Rektum-Vorderwand sucht sich bei einer intra-abdominellen Druckerhöhung den Weg des geringsten Widerstandes (Pfeil). Das Rektum (RT) ist mit Ultraschallgel gefüllt, wodurch eine gute Kontrastierung erreicht wird. Der äußere Sphinkter (MSAE) wird durch das Rektum komprimiert. Vagina (VG) nur als Schatten erkennbar (Bewegungsartefakt beim Valsalva)

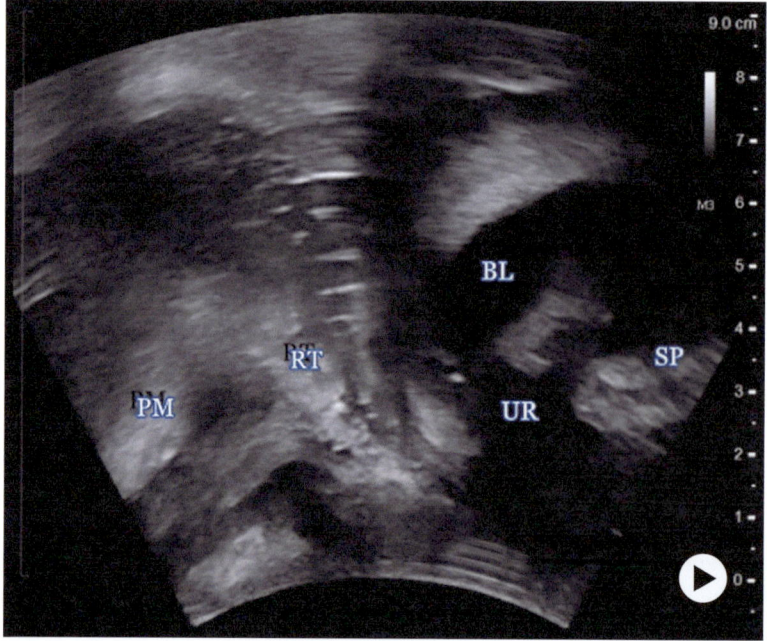

Abb. 18.17 Video 18.6 (▶ https://doi.org/10.1007/000-enr)

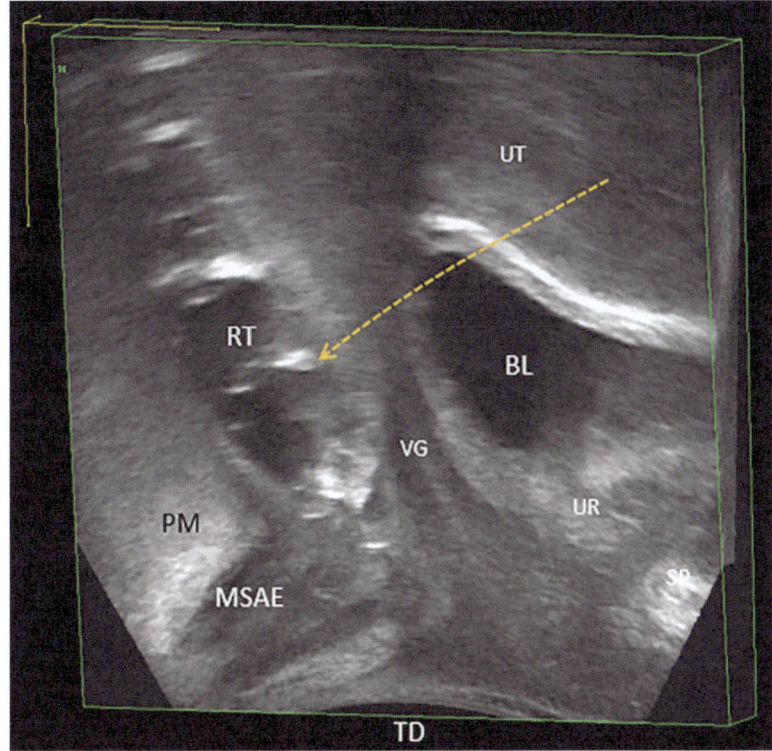

Abb. 18.18 Kompression der Rektum-Vorderwand durch Abkippen des gesamten Beckenbodens nach dorsal (Pfeil). Die Harnblase (BL), Vagina (VG), der Uterus (UT) senken sich nach dorsal und drücken gemeinsam auf das Rektum (RT). Dadurch entsteht oft Stuhldrang. Die Puborectalis-Muskulatur (PM) ist zu schwach und kann die Organe nicht in ihrer vorgesehenen Position halten

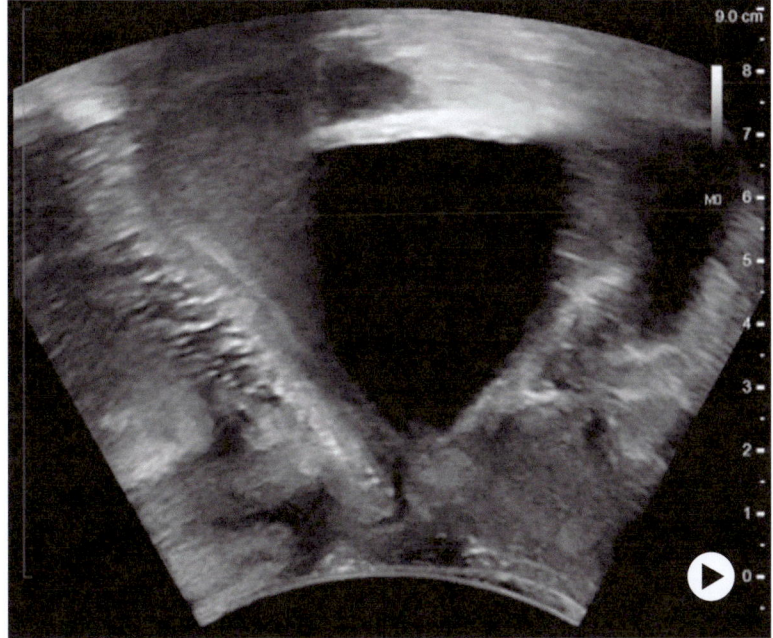

Abb. 18.19 Video 18.7 (▶ https://doi.org/10.1007/000-eny)

18.9   Descensus perinei

Der Begriff des Descensus perinei beschreibt die Senkung des gesamten Beckenbodens bei einer auftretenden Belastung, wie z. B. beim Husten, Pressen etc. Diese Absenkung tritt beim ausgeprägten Beckenboden-Descensus bereits in Ruhe auf und wird alleine durch die Schwerkraft bedingt (Abb. 18.20, Abb. 18.21/Video 18.8). Die beschriebenen Entstehungsursachen bei einem Descensus reichen von Geburtstraumata bis zur Adipositas und Bewegungsmangel. Dieser Oberbegriff für eine „globale" Organabsenkung und daraus resultierenden Beschwerden wird wie eine separate Pathologie am Beckenboden behandelt. Bei näherer Betrachtung zeigt sich jedoch, dass die Diagnose „Descensus perinei" nie isoliert, ohne weitere Pathologien (wie z. B. Rektocele, Zystocele etc.) des Beckenbodens, stehen kann (Klingele et al. 2005). Die Ursache hierfür ist recht einfach. Der

Descensus beschreibt die muskuläre Insuffizienz der tragenden Strukturen des Beckenbodengefüges. Diese Insuffizienz ist die Grundlage/Ursache für alle weiteren pathologischen Veränderungen (Rektocele etc.). Dies verhält sich also ähnlich wie mit den zusätzlich auftretenden Hämorrhoidalbeschwerden – die nicht die Ursache, sondern Folgeerscheinungen der gestörten Stuhlentleerung sind. Behandelt der Arzt dann ausschließlich das Hämorrhoidalleiden, kommt es nur zu kurzfristigen Erfolgen, die dann von erneuten Problemen/Beschwerden abgelöst werden. Damit wird klar, dass der Begriff des „Descensus perinei" ein Oberbegriff ist, der eine Beschreibung des Versagens der supportiven Strukturen am Beckenboden umschreibt.

Sie kann durch transperineale Ultraschalluntersuchung zuverlässig detektiert und quantifiziert werden. Dabei muss darauf geachtet werden, dass die Ultraschallsonde nicht zu stark auf den Damm aufgedrückt wird, da sonst der

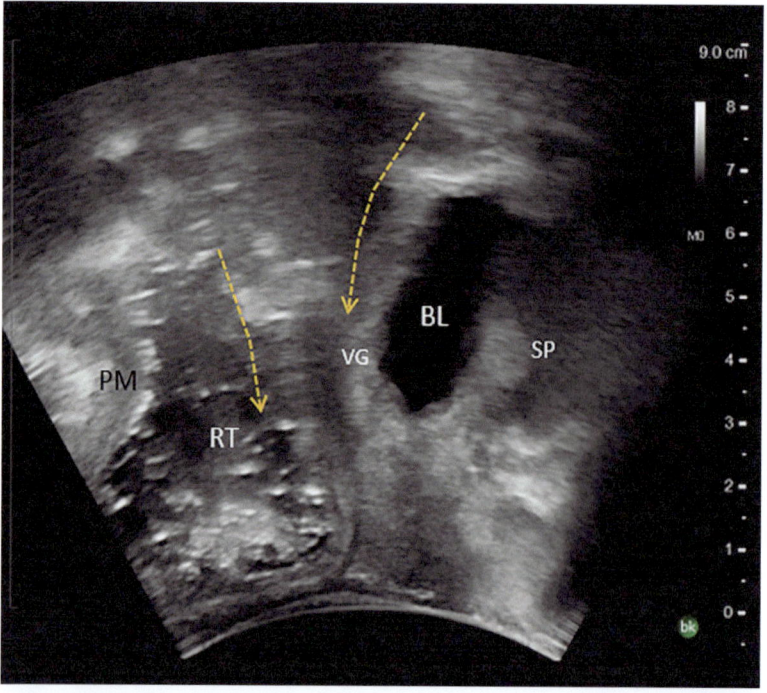

Abb. 18.20 Ausgeprägte Absenkung des Beckenbodens bereits in Ruhe. Durch fehlenden Muskelzug des M. puborectalis (PM) tritt diese bereits alleine durch die Schwerkraft auf (Pfeile). Rektum (RT) gefüllt, liegt dem Schallkopf direkt auf. Die Harnblase (BL) und die Urethra (UR) senken sich bis zur Symphysenkante (SP)

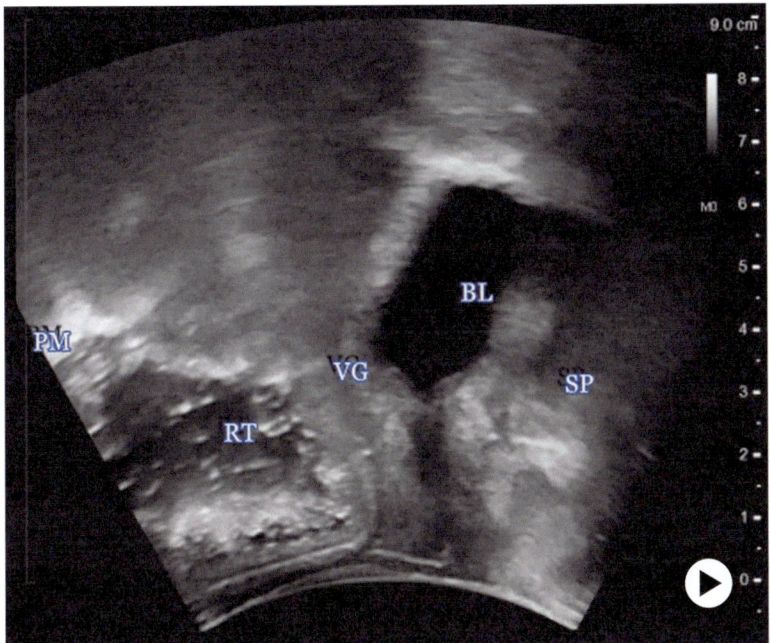

Abb. 18.21 Video 18.8 (▶ https://doi.org/10.1007/000-enz)

Beckenboden gehoben wird und die Ausprägung falsch dargestellt wird.

18.10 Intussuszeption

Die Intussuszeption oder Invagination des Rektums ist eine seltene Störung, bei der die oberen Anteile des Rektums sich in die darunter liegenden einstülpen. Dies geschieht nur bei starkem Pressen, was die Diagnostik zusätzlich erschwert. Sie betrifft häufiger Männer mittleren Alters. Die transperineale Ansicht mit einem konvexen Schallkopf ist eine sehr gute Möglichkeit, diese Pathologie in einer Übersicht des gesamten Beckenbodens zu verdeutlichen (Wu L, et al. 2023). Die Untersuchung sollte im Liegen und vor allem im Sitzen durchgeführt werden. Die Patienten werden aufgefordert, mehrfach zu pressen. Dabei zeigt sich, dass der kraniale Teil des Rektums durch den hohen Druck in den unteren geschoben werden kann. Diese Einstülpung verbleibt unter Umständen nur sehr kurz im tieferen Rektum oder stülpt sich bis zum Analkanal. Sobald der abdominelle Druck nach-

lässt, kehren die eingestülpten Rektum-Anteile nach kranial zurück und sind nicht mehr sichtbar (Abb. 18.22, Abb. 18.23/Video 18.9). Dies zeigt, warum es so schwierig ist, diese Organverschiebung zuverlässig zu detektieren. Die Patienten berichten dabei von einem ständigen Druck, der sie zum weiteren Pressen zwingt. Die Entleerung kann nicht komplett abgeschlossen werden und wird unter Umständen mehrfach und über längeren Zeitraum versucht. Die Umwelt der betroffenen Personen reagiert auf diese Verhaltensweisen mit Unverständnis oder gar Ablehnung, was die Betroffenen zusätzlich in die gesellschaftliche Isolation treibt. Bei der Darstellung mit dem transperinealen Ultraschall ist es wichtig, die „echte" Intussuszeption, bei der sich die Rektumvollwand einstülpt, von einer Mucosaverlagerung, bei der die Hämorrhoiden weit nach kaudal gepresst werden und ebenfalls einen unangenehmen Druck im Analkanal verursachen, abzugrenzen. Die Unterscheidung lässt sich sehr gut mit einer transperinealen lienearen Ultraschalluntersuchung erzielen (siehe Kap. 20).

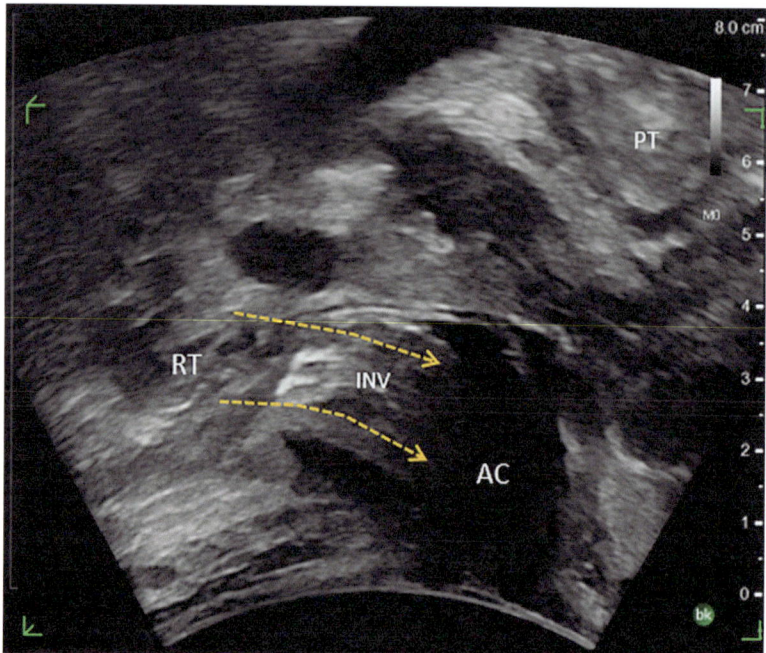

Abb. 18.22 Transperineale, konvexe Darstellung einer Intussuszeption (INV), die bis zum Analkanal (AC) reicht (Pfeile). Momentaufnahme beim Valsalva-Manöver. Diese Einstülpung verbleibt unter Umständen nur sehr kurz im tieferen Rektum. Sobald der abdominelle Druck nachlässt, kehren die eingestülpten Rektum (RT) -Anteile nach kranial zurück und sind nicht mehr sichtbar. Prostata (PT)

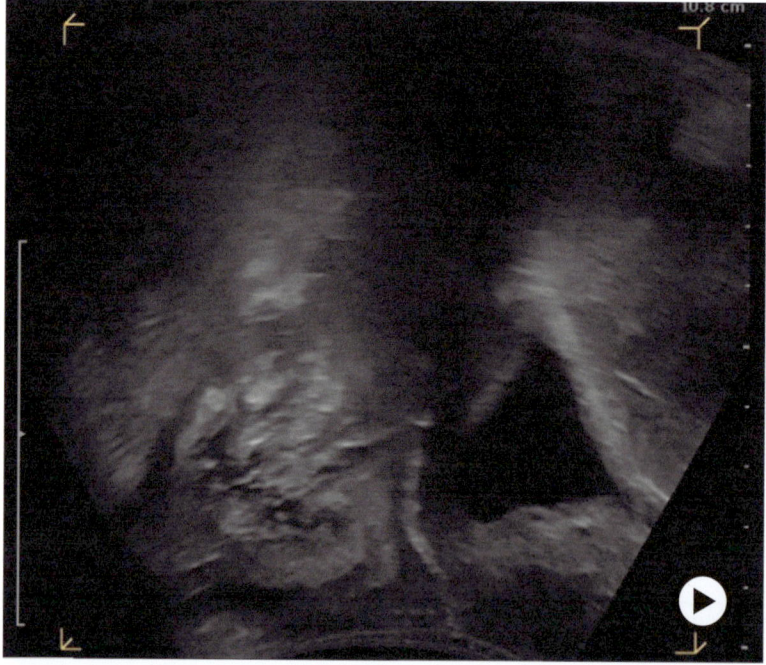

Abb. 18.23 Video 18.9 (▶ https://doi.org/10.1007/000-ep0)

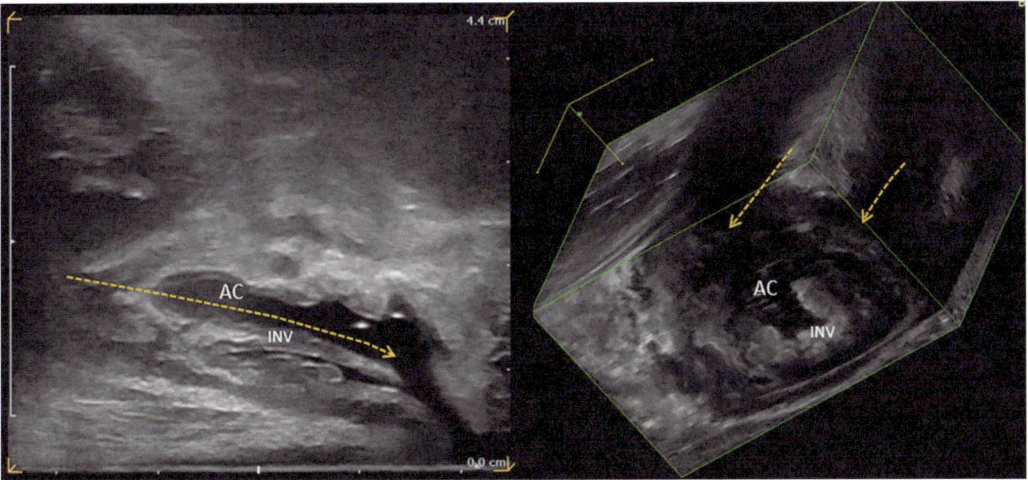

Abb. 18.24 Detailaufnahme einer Intussuszeption (INV) mit linearem Schallkopf (Pfeile). Links als 2D-, rechts als 3D-Abbildung. Beide Aufnahme erfolgten beim Valsalva-Manöver. Diese detaillierte Ansicht mit dem linearen Schallkopf erlaubt, die Abstände zu vermessen, was für einen eventuell geplanten operativen Eingriff sehr hilfreich ist. Analkanal (AC). Die 2D-Darstellung kann zusätzlich als kurze Video-Sequenz dokumentiert werden

Wird die Invagination mit einem konvexen Schallkopf detektiert, so ist der weitere Nachweis mit einem linearen Schallkopf ebenfalls sinnvoll. Zusätzlich erlaubt die detaillierte Ansicht mit dem linearen Schallkopf, die Abstände zu vermessen, was für einen eventuell geplanten operativen Eingriff sehr hilfreich ist (Abb. 18.24, Abb. 18.25/Video 18.10). Die Behandlung der Invagination folgt dann unterschiedlichen Ansätzen. Zum einen gibt es die Idee einer über längeren Zeitraum stattfindenden Koordinationsstörung, der eine konservative Behandlung mit „Abgewöhnen" oder „Umkonditionierung" der falschen unproduktiven Koordination der Muskelarbeit zugrunde liegt, z. B. mittels Biofeedback und Verhaltensmaß-

nahmen. Eine andere Option ist die operative Beseitigung der mechanischen „Hindernisse/ Sperre" für die Entleerung. Hier sei die Entscheidung jedem Behandler überlassen und sollte individuell mit jedem betroffenen Patienten besprochen werden.

Die Detektion der Intussuszeption wird durch den Einsatz von der transperinealen Ultraschalltechnik deutlich vereinfacht und erlaubt es dem behandelnden Arzt, diese Patientengruppe individuell und zielorientiert zu behandeln. Auch wenn oder gerade weil die Gruppe der Betroffenen nicht sehr groß ist, scheint es umso wichtiger zu sein, eine sinnvolle diagnostische Option zur Auswahl zu haben.

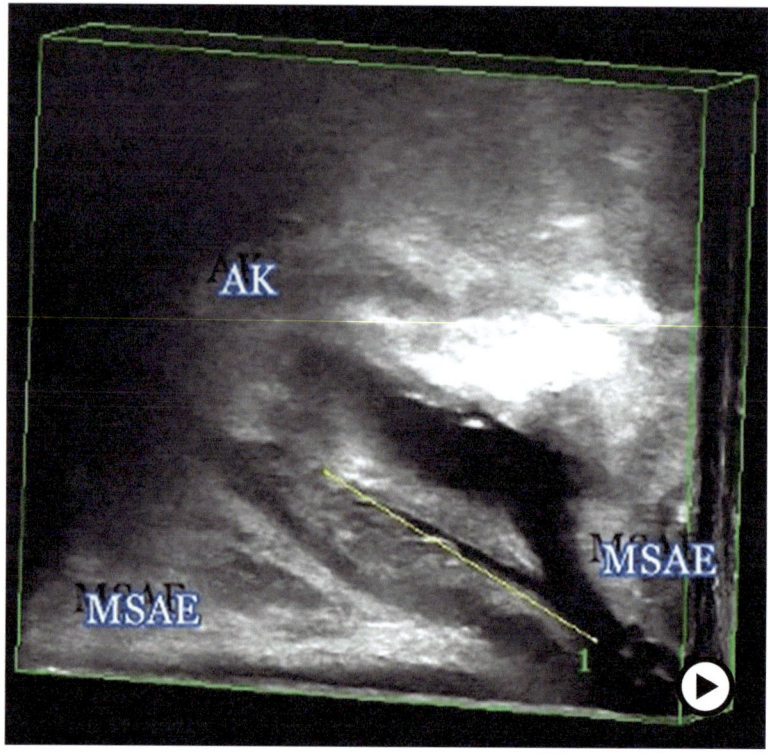

Abb. 18.25 Video 18.10 (▶ https://doi.org/10.1007/000-ep1)

Literatur

Bor R, Fábián A, Szepes Z (2016) Role of ultrasound in colorectal diseases. World J Gastroenterol 22(43):9477–9487. https://doi.org/10.3748/wjg.v22.i43.9477.PMID:27920469;PMCID:PMC5116592..PMID:27920469;PMCID:PMC5116592

Bu L, Yang D, Nie F, Li Q, Wang YF (2020) Correlation of the type and degree of cystocele with stress urinary incontinence by transperineal ultrasound. J Med Ultrason (2001) 47(1):123–130. https://doi.org/10.1007/s10396-019-00972-0. Epub 2019 Sep 6. PMID: 31493276

Carmona Salgado M, Espejo Maldonado E, Tallada Buñuel M, Cózar Olmo JM, Vicente Prados FJ (2002) Valoración de las disfunciones del suelo pelviano. Estandarización de la terminología [Assessment of pelvic floor dysfunction. Terminology standardization]. Arch Esp Urol. 55(9):983–8. Spanish. PMID: 12564060

Cruz AP, Chelluri R, Ramchandani P, Guzzo TJ, Smith AL (2021) Post-cystectomy Enterocele: A Case Series and Review of the Literature. Urology 150:180–187. https://doi.org/10.1016/j.urology.2020.03.063. Epub 2020 Jun 5 PMID: 32512108

Davis K, Kumar D (2005) Posterior pelvic floor compartment disorders. Best Pract Res Clin Obstet Gynaecol 19(6):941–958. https://doi.org/10.1016/j.bpobgyn.2005.08.010. Epub 2005 Sep 28 PMID: 16198148

Dietz HP (2019) Ultrasound in the assessment of pelvic organ prolapse. Best Pract Res Clin Obstet Gynaecol 54:12–30. https://doi.org/10.1016/j.bpobgyn.2018.06.006. Epub 2018 Jun 28 PMID: 30082146

Dietz HP (2020) Ultrasound in the investigation of pelvic floor disorders. Curr Opin Obstet Gynecol 32(6):431–440. https://doi.org/10.1097/GCO.0000000000000659. PMID: 32833745

Elneil S (2009) Complex pelvic floor failure and associated problems. Best Pract Res Clin Gastroenterol 23(4):555–573. https://doi.org/10.1016/j.bpg.2009.04.011. PMID: 19647690

Gastroentérologie Clinique et Biologique, 33(2):135–137,

García Mejido JA, Ortega I, García-Jiménez R, Sainz-Bueno JA (2022) Differential diagnosis of posterior compartment prolapse using transperineal ultrasound. Ultrasound Obstet Gynecol 60:142–144. https://doi.org/10.1002/uog.24814

Hainsworth AJ, Solanki D, Schizas AM, Williams AB (2015) Total pelvic floor ultrasound for pelvic floor defaecatory dysfunction: a pictorial review. Br J Radiol 88(1055):20150494. https://doi.org/10.1259/bjr.20150494. Epub 2015 Sep 21. PMID: 26388109; PMCID: PMC4743465

Hainsworth AJ, Solanki D, Hamad A, Morris SJ, Schizas AM, Williams AB (2017) Integrated total pelvic floor ultrasound in pelvic floor defaecatory dysfunction. Colorectal Dis 19(1):O54–O65. https://doi.org/10.1111/codi.13568. PMID: 27886434

Harris MA, Ferrara A, Gallagher J, DeJesus S, Williamson P, Larach S (2009) Stapled transanal rectal resection vs. transvaginal rectocele repair for treatment of obstructive defecation syndrome. Dis Colon Rectum 52(4):592–7. https://doi.org/10.1007/DCR.0b013e-31819edbb1. PMID: 19404059

Holley RL (1994) Enterocele: a review. Obstet Gynecol Surv 49(4):284–293 PMID: 8202302

Ihnát P, Jelínek P, Guňková P, Martínek L, Vávra P, Zonča P (2014) Chirurgická léčba rektokély – mnoho technik, málo jednoznačných závěrů [Surgical rectocele repair – many techniques, few unambiguous conclusions]. Rozhl Chir. 93(4):188–93. Czech. PMID: 24881474. ISSN 0399-8320, https://doi.org/10.1016/j.gcb.2009.01.001

Klingele CJ, Bharucha AE, Fletcher JG, Gebhart JB, Riederer SG, Zinsmeister AR (2005) Pelvic organ prolapse in defecatory disorders. Obstet Gynecol 106(2):315–320. https://doi.org/10.1097/01.AOG.0000171104.72972.34. PMID: 16055581

Lamblin G, Delorme E, Cosson M, Rubod C (2016) Cystocele and functional anatomy of the pelvic floor: review and update of the various theories. Int Urogynecol J 27(9):1297–1305. https://doi.org/10.1007/s00192-015-2832-4. Epub 2015 Sep 4 PMID: 26337427

Lehur, PA., Pravini, B, Christoforidis, D (2015)To staple or not to staple the symptomatic rectocele. Tech Coloproctol 24, 1–3. https://doi.org/10.1007/s10151-019-02132-5

López González PA, López López AI, López Cubillana P, Escudero Bregante F, Doñate Iñiguez G, Ruiz Morcillo JC, Pérez Albacete M (2010) ¿Es realmente el cistocele un factor de obstrucción infravesical? [Does cystocele have a role in bladder outlet obstruction]. Actas Urol Esp 34(2):189–93. Spanish. PMID: 20403285

Lukacz ES, Luber KM (2002) Rectocele repair: when and how? Curr Urol Rep 3(5):418–422. https://doi.org/10.1007/s11934-002-0088-2. PMID: 12354354

Luo J, Chen L, Fenner DE, Ashton-Miller JA DeLancey JO (2015) A multi-compartment 3-D finite element model of rectocele and its interaction with cystocele. J Biomech 48(9):1580–6. https://doi.org/10.1016/j.jbiomech.2015.02.041. Epub 2015 Feb 26. Erratum in: J Biomech. 2015 Sep 18;48(12):3550. PMID: 25757664; PMCID: PMC4459898

Maglinte DD, Kelvin FM, Fitzgerald K, Hale DS, Benson JT (1999) Association of compartment defects in pelvic floor dysfunction. AJR Am J Roentgenol 172(2):439–444. https://doi.org/10.2214/ajr.172.2.9930799. PMID: 9930799

Okada Y, Matsubara E, Nomura Y, Nemoto T, Nagatsuka M, Yoshimura Y (2020) Anterior enterocele immediately after cystectomy: A case report. J Obstet Gynaecol Res 46(11):2446–2449. https://doi.org/10.1111/jog.14437. Epub 2020 Aug 20 PMID: 32820567

Oom DMJ, Gosselink MP, Schouten WR (2009) Enterocele – Diagnosis and treatment Gastroentérol Clin Biol 33(2):135-37,ISSN 0399-8320, https://doi.org/10.1016/j.gcb.2009.01.001

Paraiso MF, Barber MD, Muir TW, Walters MD (2006) Rectocele repair: a randomized trial of three surgical techniques including graft augmentation. Am J Obstet Gynecol 195(6):1762–1771. https://doi.org/10.1016/j.ajog.2006.07.026. PMID: 17132479

Pham TX, Quiroz LH (2021) Ultrasonographic imaging of the pelvic floor. Obstet Gynecol Clin North Am 48(3):617–637. https://doi.org/10.1016/j.ogc.2021.05.014. PMID: 34416941

Pietrus M, Pityński K, Gawron I, Socha MW, Nowosielski K, Biskupski-Brawura-Samaha R, Waligóra M (2024) Diagnostic utility of translabial ultrasound in pelvic organ prolapse: a prospective observational study. J Obstet Gynaecol 44(1):2386975. https://doi.org/10.1080/01443615.2024.2386975. Epub 2024 Aug 6. PMID: 39105256

Rovner ES, Ginsberg DA (2001) Posterior vaginal wall prolapse: transvaginal repair of pelvic floor relaxation, rectocele, and perineal laxity. Tech Urol 7(2):161–168 PMID: 11383995

Santoro GA, Wieczorek AP, Dietz HP, Mellgren A, Sultan AH, Shobeiri SA, Stankiewicz A, Bartram C (2011) State of the art: an integrated approach to pelvic floor ultrasonography. Ultrasound Obstet Gynecol 37(4):381–396. https://doi.org/10.1002/uog.8816. PMID: 20814874

Schröder C, Plöger R, Knüpfer S, Tascón Padrón L, Ralser DJ, Otten LA, Egger EK, Mustea A, Könsgen D (2024) Anterior enterocele after cystectomy: case report and review of the literature. Arch Gynecol Obstet. 310(1):11–21. https://doi.org/10.1007/s00404-024-07569-0. Epub 2024 Jun 5. PMID: 38839608; PMCID: PMC11169025

Schwandner O (2016) Rektozele : Symptome, Diagnostik und Therapiekonzepte aus koloproktologischer Sicht [Rectocele : Symptoms, diagnostics and therapy concepts from a coloproctological viewpoint]. Chirurg 87(11):985–998. German. https://doi.org/10.1007/s00104-016-0287-x. PMID: 27652385

Sun G, de Haas RJ, Trzpis M, Broens PMA. A possible physiological mechanism of rectocele formation in women. Abdom Radiol (NY)48(4):1203–1214. https://doi.org/10.1007/s00261-023-03807-2. Epub 2023 Feb 6. PMID: 36745205; PMCID: PMC10115871

Uribe N, Balciscueta Z, Tabet J, Martín MC, López M (2021) Transvaginal rectocele repair with biological mesh – a video vignette. Colorectal Dis 23:1936–1936

Vellucci F, Regini C, Barbanti C, Luisi S (2018) Pelvic floor evaluation with transperineal ultrasound: a new approach. Minerva Ginecol 70(1):58–68. https://doi.org/10.23736/S0026-4784.17.04121-1. Epub 2017 Sep 5 PMID: 28891280

Wu L, Liu Y, Xu P, Yang M (2023) Transperineal pelvic floor ultrasound in male. Int Urol Nephrol. 55(12):3261-3268. https://doi.org/10.1007/s11255-023-03617-x. Epub 2023 May 9. PMID: 37160487

3D-Beckenbodensonografie: Durchführung und Befunde

19

Martin Kowallik

Inhaltsverzeichnis

Zusammenfassung

Die dreidimensionale Endosonografie des Beckenbodens kann zur Darstellung von dynamischen Prozessen genutzt werden, die bei der Belastung des Beckenbodens auftreten. Gepaart mit dem transperinealen Ultraschall bietet sie praktisch einen vollständigen Ersatz für eine MR/Defäkografie. Unschlagbar ist diese Methode bei der Beurteilung der Beckenbodenmuskulatur (Levator ani, Schließmuskeln), da sie eine maximale Auflösung von 0,2 mm erreichen kann. Zusätzlich können rektovaginale Fisteln, Tumore sowie Implantate samt ihrer Lage und Funktion beurteilt werden. Diese einfach anzuwendende und zuverlässige Untersuchungsmethode wird zunehmend in vielen unterschiedlichen Fachrichtungen weltweit genutzt.

- Die 3D-Beckenbodensonografie stellt aktuell die Speerspitze der Ultraschallentwicklung in der Beckenbodenbeurteilung dar
- Es kann praktisch der gesamte Beckenboden mit einer maximalen Auflösung von 0,2 mm betrachtet werden
- Die 3D-Beckenbodenuntersuchung

M. Kowallik (✉)
Magen Darm Zentrum Wiener Platz, Köln, Deutschland
E-Mail: kowallik@mdz-koeln.de

M. Kowallik (Hrsg.), *Anorektale 3D-Sonografie und Beckenbodensonografie*,
https://doi.org/10.1007/978-3-662-69765-8_19

kann auf zwei verschiedene Weisen durchgeführt werden – transanal oder transvaginal

- Bei der dynamischen 3D-Darstellung des Beckenbodens muss zusätzlich die Aufnahmezeit beachtet werden
- Erfolgt diese Rotation schnell, d. h., benötigt die Sonde eine geringe Zeitspanne, um ein 360°-Bild aufzunehmen, fällt die Bildqualität schlechter aus
- Der Untersucher muss einen geeigneten Kompromiss zwischen der maximal erreichbaren Bildqualität und möglichst kurzen Aufnahmezeit finden
- Der erste Teil der 3D-Untersuchung erfolgt im Liegen, danach der zweite Teil im Sitzen
- Die 3D-Option mit der transvaginalen Sonografie ist dennoch eine sehr nützliche Variante, die ein sehr detailliertes Bild der Zystocele liefern kann
- Die 3D-endosonografische Darstellung der Enterocele gelingt am besten in der sitzenden Position und zeigt sogar den Inhalt der Enterocele (Darmschlingen, Fett etc.)
- Die Option der transvaginalen Rektocelen-Darstellung ist nur eine Möglichkeit, die vorrangig zur Bestätigung der transperinealen Befunde eingesetzt wird
- Der Untersucher kann allein anhand des Verlaufes des M. puborectalis im 3D-Block Aussagen zum Zustand des Beckenbodens machen
- Für die Diagnostik der Harnblasen-und Urethra-Veränderungen liefert die 3D-Endosonografie unschätzbare Informationen
- Bei der Darstellung der rektovaginalen Fistel ist die dreidimensionale Endosonografie oft zielführend
- Die dreidimensionale am Beckenboden ist ein relativ neues Tool welches jedoch entscheidende Vorteile gegenüber den zweidimensionalen Verfahren bietet
- Die Möglichkeit, den 3D-Quader beliebig zu drehen und aufzuschneiden

erfordert etwas Übung, verbessert jedoch die Aussagekraft erheblich
- Nachteile bei der 3D-Darstellung des Beckenbodens ergeben sich nur bei der Abbildung

19.1 Durchführung

Die 3D-Beckenbodensonografie stellt aktuell die Speerspitze der Ultraschallentwicklung in der Beckenbodenbeurteilung dar. Aufgrund des technischen Fortschritts der letzten Jahre konnten enorme Qualitätsverbesserungen bei dieser Bildgebung erreicht werden. So kann praktisch der gesamte Beckenboden mit einer maximalen Auflösung von 0,2 mm betrachtet werden (Murad-Regadas et al 2014; Murad-Regadas et al 2016). Dies erlaubt nicht nur die einwandfreie Beurteilung von Organen, Gefäßen, Raumforderungen, sondern auch von einzelnen Muskeln. Diese Tatsache stellt den Betrachter vor eine bisher im Ultraschall unbekannte Schwierigkeit. Er muss nun alle diese Strukturen identifizieren und zuordnen können. Es reicht also nicht aus, einige wenige anatomische Schwerpunkte zu kennen. Vielmehr müssen viele aneinander liegende filigrane Gebilde definiert und von der Norm abweichenden Pathologien getrennt werden. Die Erhöhung der Bildqualität erhöht also die Ansprüche an den Untersucher, bedeutet aber gleichzeitig eine Chance für eine exakte Diagnostik, die letztendlich die Behandlung positiv beeinflussen wird.

Die 3D-Beckenbodenuntersuchung kann auf zwei verschiedene Weisen durchgeführt werden: transanal oder transvaginal. Dabei stellt der transvaginale Zugang eindeutig die bessere Alternative dar. Kritiker bemängeln bei beiden Techniken die Tatsache, dass die gesuchten pathologischen Veränderungen durch die Ultraschallsonden selbst (transanal/transvaginal platziert) die „Entwicklung" der Pathologie (z. B. Rektocele, Zystocele) vermindert oder gar komplett unterbunden werden. Dies trifft nur im geringen Ausmaß zu. Zusätzlich ist es erforderlich, die z. B. transvaginal gefundenen Pathologien durch eine transperineale Untersuchung zu bestätigen. Gelingt dies nicht, kann die Diagnose nicht aufrechterhalten werden. Es gilt also der Grundsatz: Jede Pathologie muss mit einer anderen Ultraschallsonde/Untersuchungstechnik ebenfalls nachweisbar sein.

Die 3D-Darstellung des Beckenbodens kann statische oder dynamische Prozesse sichtbar machen. Die Einstellungen am Gerät müssen jedoch entsprechend angepasst werden. Bei der statischen Untersuchung muss der Arzt entscheiden, wie hoch die Auflösung, wie groß der Bildausschnitt werden soll. Dabei muss die Darstellungstiefe mit dem 3D-Bildausschnitt gleich sein.

Bei der dynamischen 3D-Darstellung des Beckenbodens muss zusätzlich die Aufnahmezeit beachtet werden. Diese ergibt sich aus der Rotation der Sonde (360°), die immer eine gewisse (durch die Abstände der einzelnen Sequenzen definierte) Zeit benötigt. Erfolgt diese Rotation schnell, d. h., benötigt die Sonde eine geringe Zeitspanne, um ein 360°-Bild aufzunehmen, fällt die Bildqualität schlechter aus. Wird die benötigte Zeitspanne dagegen verlängert, benötigt die Sonde also mehr Zeit, um die vollen 360° zu absolvieren. Die Bildqualität ist entsprechend höher (es wird sozusagen mehr Information in das Bild aufgenommen). Es ist also wünschenswert, die maximale „Information" in den 3D-Würfel zu bekommen. Prinzipiell geschieht diese Verbesserung der Qualität immer auf Kosten der Aufnahmezeit, da die Ultraschallsonde dann mehr „Aufgaben" zu verrichten hat und dies eine definierte Zeit benötigt.

Bei der dynamischen Ultraschalluntersuchung des Beckenbodens ergibt sich dabei das Problem, dass die pathologischen Veränderungen (Organverschiebungen) in einer recht kurzen Zeit ablaufen (Valsalva) und deshalb nicht unbegrenzt lange betrachtet werden können. Zusätzlich können die Patienten nicht sehr lange einen Pressvorgang (der zur Organverlagerung nach kaudal notwendig ist) etc. durchhalten. Deshalb muss der Untersucher einen geeigneten Kompromiss zwischen der maximal erreichbaren Bildqualität und möglichst

kurzen Aufnahmezeit finden. Dieser Kompromiss liegt gewöhnlich zwischen 9 und 15 s Aufnahmezeit. Die Bildabstände liegen dabei so weit, dass eine akzeptable Bildqualität erreicht werden kann. Falls die Patienten in der Lage sein sollten, länger zu pressen, sollten diese Parameter natürlich angepasst werden.

19.2 Ultraschallsonden

Die Untersuchung des Beckenbodens in 3D kann mit zwei verschiedenen Sonden-Arten durchgeführt werden. Die eine Variante ist eine endokavitäre Sonde (z. B. BK Medical 2025) und die andere ist eine Linearsonde (z. B. BK Medical X14L4). Beide Sonden liefern bei entsprechender Einstellung (Tiefe 9 cm, Frequenz 10 MHz, 15 sAufnahmezeit) ein „Abbild" des kompletten Beckenbodens (Santoro et al 2011). Dabei ist die technisch bedingte Aufnahmetechnik etwas unterschiedlich. Das Resultat ist bis auf Qualitätsunterschiede beinahe gleich. Die Vorteile bei der recht langen Distanz (Tiefe) liegen jedoch auf der Seite der Linearsonde, da die Bildqualität in der weiteren Entfernung von der Sonde nicht gravierend nachlässt. Bei der endokavitären Sonde, die „radiär" das Bild aufbaut, verschlechtert sich die Qualität mit der Zunahme der Distanz deutlich (Divergenz der Schallwellen). Deshalb sollte hier, wenn möglich, die Linearsonde (z. B. X14L4) verwendet werden.

19.3 Liegende Untersuchungsposition

Der erste Teil der 3D-Untersuchung erfolgt, wie bereits im Kap. 16 beschrieben, im Liegen. Dabei kann dieser Teil der Untersuchung nach der transperinealen Begutachtung (im Liegen) erfolgen. Die Patientin wird aufgefordert, die Ultraschallsonde in die Vagina einzuführen, der Untersucher übernimmt diese dann. Dadurch wird die Patientin in die Untersuchung eingebunden und eine eventuelle Schmerzentstehung durch ungeschickte Manipulation mit der Ultraschallsonde am Introitus vermieden. Die Sonde wird dann so weit vorgeschoben, bis das innere Ostium der Harnblase erkennbar ist. Dieses ist eine sinnvolle Landmarke, die gleichzeitig garantiert, dass alle relevanten Strukturen auf dem Bild einsehbar sind. Falls keine vorbereiteten Presets ausgewählt wurden, sollte die Tiefe auf 9–10 cm eingestellt werden. Die 3D-Spange zur Bilderfassung sollte entsprechend, die Aufnahmezeit auf ca. 15 s eingestellt werden. Die Patientin wird dann aufgefordert, zu pressen/husten oder zu kneifen. Dabei erfolgen jeweils die einzelnen Aufnahmen, die dann als 3D-Blöcke zur Beurteilung vorliegen.

19.4   Sitzende Untersuchungsposition

Der zweite Teil der 3D-Untersuchung des Beckenbodens erfolgt unmittelbar nach dem ersten (im Liegen). Dieser Untersuchungsschritt kann direkt nach der transperinealen Untersuchung im Sitzen erfolgen. Die Patientin befindet sich in der sitzenden Position auf einem Stuhl/Duschstuhl. Die Ultraschallsonde wird an die Patientin gereicht, die diese in den Introitus einführt. Der Untersucher übernimmt die Sonde und führt diese so weit ein, dass das innere Ostium der Urethra eingesehen werden kann. Damit die Ultraschallsonde durch die Bewegungen bei Pressen/Husten nicht verrutscht, sollte der Arm des Untersuchers stabilisiert werden. Dazu stützt der Untersucher seinen Arm auf dem Knie der gleichen Körperseite (siehe Abb. 17.4). Dann wird die Patientin aufgefordert zu kneifen und zu pressen. Wie bereits bei der transperinealen Untersuchung erfolgt die separate Beurteilung in Ruhe, beim Kneifen und im Valsalva-Manöver. Die dabei entstehenden Organverlagerungen werden in einzelnen 3D-Blöcken dokumentiert und können dann ausgewertet werden. Die 3D-Würfel können beliebig angeschnitten, gedreht werden. Der Untersucher kann bei der Wahl einer entsprechenden Perspektive alle relevanten Pathologien beliebig darstellen und mit dem Resultat der transperinealen Untersuchung vergleichen.

19.5   Zystocele transvaginal

Die Zystocelen-Darstellung mit dem Ultraschall gelingt am besten mit dem transperinealen Ultraschall (siehe Kap. 18). Die 3D-Option mit der transvaginalen Sonografie ist dennoch eine nützliche Variante, die ein detailliertes Bild der Zystocele liefern kann (Hainsworth et al 2016). Die Aufnahme erfolgt zuerst beim liegenden Patienten, dann im Sitzen. Dabei muss beachtet werden, dass die Zystocele manchmal nur kurze Zeit im Fokus der Ultraschallsonde bleibt. Dies geschieht, wenn die Beckenbodenmuskulatur noch eine ausreichende Spannkraft aufweist und in der Lage ist, die Harnblase ohne abdominellen „Gegendruck" in ihrer Position zu halten. In solchen Fällen wird die Harnblase nur während einer Belastung (z. B. Valsalva-Manöver) nach kaudal gedrückt. Ohne Belastung liegt sie dann an ihrer regelrechten Position. Deshalb sollte auch hier die Aufnahmezeit nicht zu lange gewählt werden, da ansonsten die Zystocele nicht gesehen wird. Ist die Zystocele dagegen stark ausgeprägt, weicht sie nicht mehr nach kranial aus und wird sichtbar (unabhängig von der Aufnahmedauer) (Abb. 19.1).

Sie schiebt sich dabei normalerweise beim rechts oder links an der Vagina entlang und reicht manchmal direkt bis zum unteren Bildrand. Es ist es unerheblich, wie stark die Blasenfüllung ist. Sogar bei frisch entleerter Blase lässt sich die untere Blasenwand einwandfrei erkennen (Abb. 19.2). Ein weiterer Vorteil der transvaginalen Ultraschall-Untersuchung ist die Möglichkeit auszutesten, ob ein Pessar/Tampon in der Lage sein kann, die Zystocele (und natürlich auch andere Pathologien) durch ihre „Verdrängung" aufzuhalten bzw. kranial zu halten. Durch die Positionierung in der Vagina wird die Funktion eines Pessars/Tampons quasi simuliert. Schiebt sich die Zystocele an der Ultraschallsonde vorbei, ist die Wahrscheinlichkeit, dass ein Pessar/Tampon ausreichend Widerlager bildet, eher klein. Es ist also ein Indikator für die Funktion, jedoch kein Beweis für die fehlende Funktion. Deshalb sollte der Einsatz dieser therapeutischen Mittel trotzdem versucht werden.

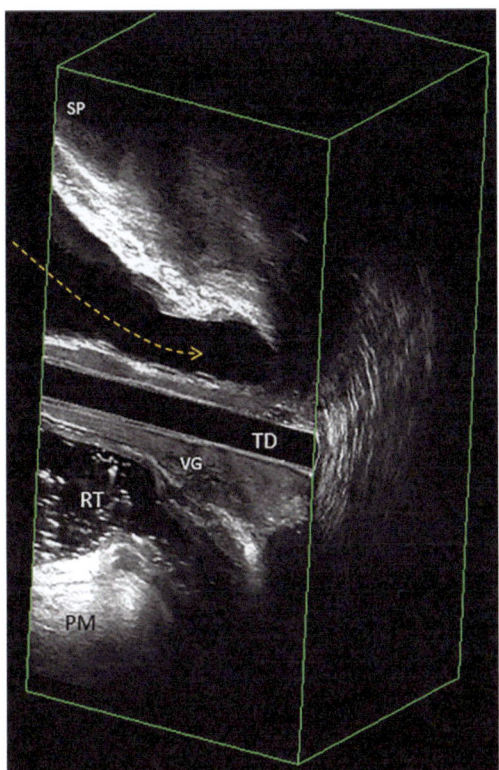

Abb. 19.1 Die Zystocele in einer transvaginalen 3D-Darstellung (Pfeil). Die Zystocele ist zu groß um in Ruhe nach kranial auszuweichen. Sie liegt direkt naben der Vagina (VG) und der Ultraschall Sonde (TD). Dahinter das Rektum (RT) und der M. puborectalis (PM) angeschnitten. Die Aufnahme entstand in sitzender Position

19.6   Enterocele transvaginal

Die Enterocelen-Bildung beruht wahrscheinlich auf veränderten Platzverhältnissen im kleinen Becken. Die Ätiologie ist bis dato nicht eindeutig geklärt (Oom et al 2009; Takahashi et al 2006). Es erscheint jedoch logisch, dass bei Raumvergrößerung (durch Muskeldehnung bei zu schwacher Muskulatur o.Ä.) die Organe aus der Bauchhöhle eher nach kaudal treten und Druck verursachen können. Die Beschwerden sind hier sehr ähnlich wie bei einer Zystocele, Rektocele etc. Wo die Grenze zwischen einem noch intakten Beckenbodengefüge und Enetrocelen-Entstehung liegt, lässt sich heute noch nicht zuverlässig bestimmen. Es existieren keiner-lei Anhaltwerte/Messwerte, die eine Eneterocele-Entstehung voraussagen lassen. Was jedoch recht häufig vorkommt, ist die Enterocelen-Entstehung nach Hysterektomie. Dies ist nicht verwunderlich, da der Uterus als zentrale Struktur des Beckenbodens gleichzeitig ein Platzhalter ist und die Strukturen des Abdomens (Darm, Netz etc.) daran hindert, bis zum Beckenboden zu gelangen. Hier ist ein besonderes Augenmerk auf die wegen Beckenbodenbeschwerden immer noch angebotene Hysterektomie zu richten. Diese vermag das Problem nie zu lösen, sondern führt immer zu einer Verschlechterung der Situation. Dies betrifft natürlich nur die Idee der Verbesserung der Organsenkung und nicht andere sinnvolle Indikationen mit einer Notwendigkeit zur Hysterektomie. Die 3D-endosonografische Darstellung der Enterocele gelingt am besten in der sitzenden Position und zeigt ein sehr detailliertes Bild, bei dem man sogar den Inhalt der Enterocele (Darmschlingen, Fett etc.) bestimmen kann. Nicht selten muss man als Untersucher die Patientin mehrfach pressen lassen, damit die subtilen, kleineren Enterocelen zwischen die Vagina und Rektum-Vorderwand treten können. Ist die Gewebsmasse eher klein, weicht sie unter Umständen zurück in die Bauchhöhle, sobald der abdominelle Druck nachlässt. Dies erklärt, warum es für die Patientinnen so belastend ist und für die Untersucher schwierig sein kann, das Problem zu lokalisieren. Ist die Enterocele dagegen groß (z. B. mehrere Darmschlingen), kann sie nicht mehr durch die Muskelkraft des M. puborectalis etc. gehalten werden. Sie fällt bis zum Beckenboden herunter und verursacht einen permanenten Druck. Die Patienten spüren diesen Druck und verwechseln diesen oft mit einer Rektumfüllung. Dies leitet sie zu einer mehr oder weniger frustranen Defäkation, die immer das Gefühl der unvollständigen Entleerung hinterlässt. Im 3D-Ultraschall kann diese große Enetrocele sehr gut gesehen werden. Dabei ist das schrittweise Aufschneiden des 3D-Blocks und das Hin- und Herscrollen sehr hilfreich, da dabei die einzelnen Organe von der Pathologie abgegrenzt werden können (Abb. 19.3, 19.4/ Video 19.1).

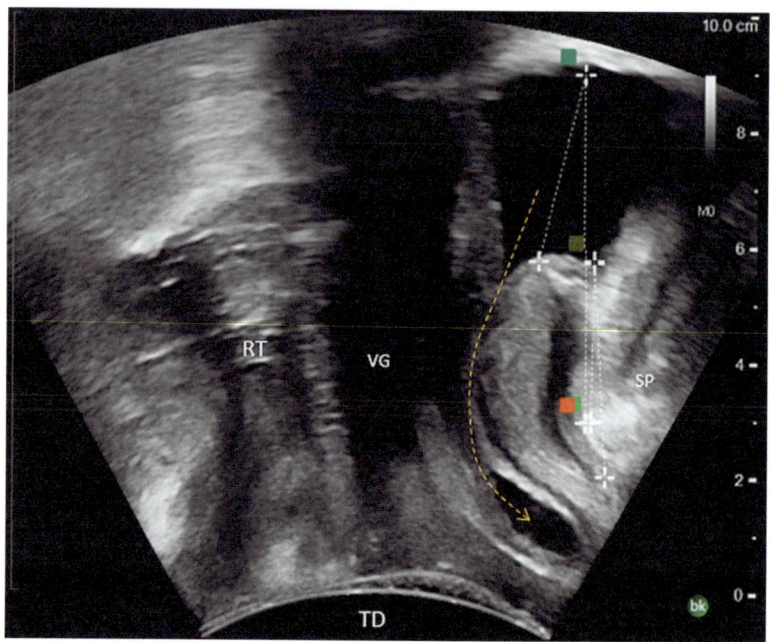

Abb. 19.2 Zystocele (Pfeil) in einer transperinealen Darstellung mit einer konvexen Sonde. Trotz entleerter Harnblase bleibt genügend Restflüssigkeit um die Zystocele sichtbar zu machen. Vagina (VG) und Rektum (RT) in weitgehend regelrechter Position oberhalb der Symphyse (SP)

Bei kleineren Enterocelen sollten zusätzlich verschiedene weitere Perspektiven abgesucht werden, da hier die Details nicht immer einfach einsehbar sind (3D-Darstellung der Enterocele etc. bildet ein dynamisches Geschehen ab).

19.7 Rektocele transvaginal

Die Option der transvaginalen Rektocelen-Darstellung ist nur eine Möglichkeit, die vorrangig zur Bestätigung der transperinealen Befunde eingesetzt wird (Brusciano et al 2007). Sie ist quasi als Ergänzung der Beckenbodendiagnostik zu verstehen, vermag jedoch einwandfrei und zuverlässig die Rektocelen zu detektieren. Dabei ist der Hauptkritikpunkt dieser Untersuchungsmodalität die intravaginal liegende und somit die Pathologie/Rektocele behindernde/komprimierende Sonde. Dieser Einwand ist zulässig und muss beachtet werden. In der Praxis zeigt sich jedoch, dass die Rektocele, also die Vorderwand des Rektums, die sich nach ventral schiebt, trotzdem gut detektieren

lässt. Dabei schmiegt sich die Rektum-Vorderwand um die Ultraschallsonde herum, sobald sie diese erreicht hat und an ihrer Vorwärtsbewegung gehindert wird. Dieses Phänomen haben wir bereits früher als T-Zeichen beschrieben (Kowallik et al 2011) Die Umrisse des Rektums, die sich um die transvaginal platzierte Ultraschallsonde abzeichnen, bilden eine dem Buchstaben T ähnliche Figur, weshalb diese Bezeichnung gewählt wurde. Das vor der Untersuchung in den Enddarm verabreichte Ultraschall-Gel fungiert dabei als ein Kontrastmittel (siehe Kap. 16). Es verbessert die Visibilität des Rektums erheblich, da sich die Binnenräume – Rektum, Vagina – und die Ultraschallsonde nun sehr gut voneinander abgrenzen lassen. Durch die hohe Auflösung kann der Inhalt der Rektocele (in diesem Fall Ultraschall-Gel) mit den darin eingeschlossenen Luftbläschen eingesehen werden. Die Größe der Rektocele spielt dabei nur eine untergeordnete Rolle. Selbstverständlich gilt jedoch auch hier: je größer die Rektocele, desto einfacher die Detektion und Diagnosestellung.

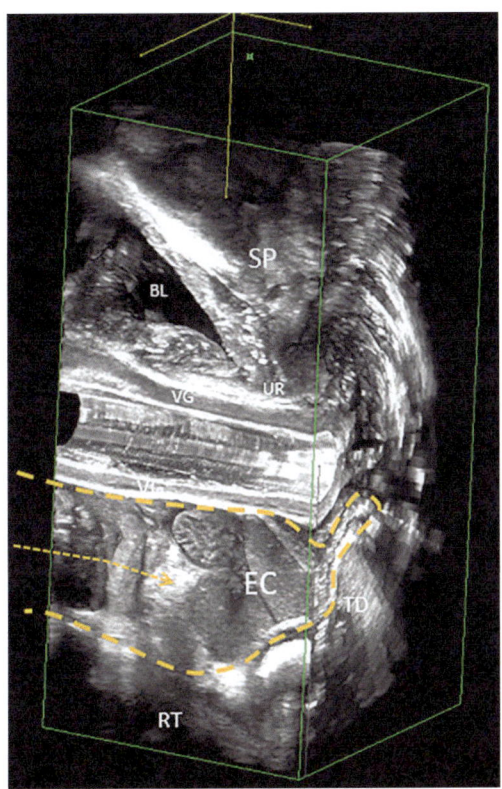

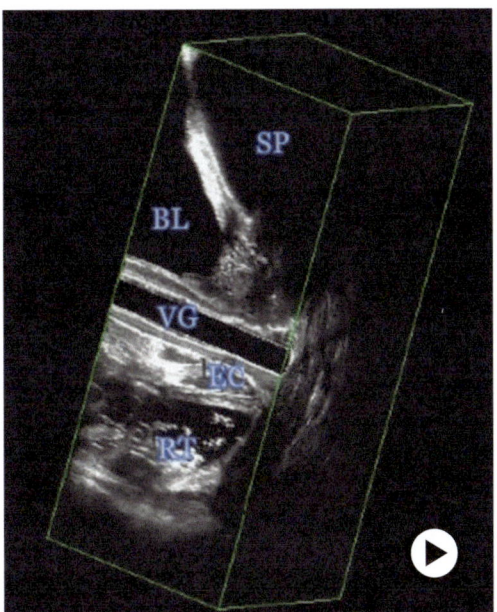

Abb. 19.4 Video 19.1 Dynamische transvaginale 3D-Abbildung des Beckenbodens beim Pressen in sitzender Position. Man sieht eine Enterocele (EC) die sich zwischen Rektum (RT) und Vagina (VG) schiebt. Harnblase (BL) und Symphyse (SP) oben im Bild (▶ https://doi.org/10.1007/000-ep3)

Abb. 19.3 Große Enterocele (EC) (gestrichelte gelbe Linie) in einem transvaginalen 3D Block beim Valsalva (Pfeil verdeutlicht die kaudalwärts gerichtete Bewegung) dargestellt. Das Rektum (RT) befindet sich direkt dahinter und wird komprimiert. Ultraschall Sonde (TD) in der Vagina (VG). Harnblase (BL) und Urethra (UR) werden an der Symphyse (SP) nach kaudal gepresst. Die Darstellung erscheint durch den Render Modus sehr plastisch

Damit die Rektocele zutage treten kann, ist eine abdominelle Belastung notwendig, die einen Druckanstieg im Becken verursacht. Dies ist natürlich bei allen Pathologien des ODS-Symptom-Komplexes der Fall. Dieser Druckanstieg kann durch Husten, Pressen also ein in irgendeiner Form hervorgerufen werden. Auch hier ist also die korrekte Untersuchungstechnik von Bedeutung. Die Patientin wird aufgefordert zu pressen und in dieser Zeit erfolgt die Bildaufnahme. Da der Pressvorgang nicht zu lange dauern kann, muss die Sonde die 360°-Strecke in ca. 10–15 s absolviert haben. Je länger die Aufnahmezeit, desto besser die Bildqualität. Mit ca. 15 s ist diese für eine Beurteilung vollkommen ausreichend. Die Bildabstände sind noch so gering,

dass eine ausreichend gute Bildqualität in einer akzeptabel kurzen Zeit zustande kommen kann.

Die am besten von der Patientin selbst intravaginal eingeführte Sonde wird von dem Untersucher übernommen. Dann stellt man den 3D-Bereich ein, der untersucht werden soll. Dabei sollte beachtet werden, dass folgende Organe in den Abbildungsbereich (Bereich, der erfasst und aufgenommen wird): die Symphyse, die Urethra, Harnblase (komplett), Uterus (wenn möglich). Die Untersuchungszeit wird auf 10–15 s eingestellt. Die erste Aufnahme erfolgt dann in Ruhe und kann gerne länger als 20–30 s dauern (da die Patientin nicht pressen muss). Die Verschiebungen und Artefakte durch Atmung der Patientin können vernachlässigt werden, da große Strukturen (Organe) abgebildet werden und dies nicht ins Gewicht fällt. Dann folgt der dynamische Teil der Untersuchung. Die Abläufe sollten zuvor mit der Patientin kurz besprochen werden, damit sie weiß, was auf sie zukommt und sie kooperieren kann. Die Patientin wird aufgefordert zu pressen und der Untersucher löst die 3D-Aufnahme aus. Dabei ist es wichtig, dass die Sonde ruhig und stets in derselben Stelle gehalten wird. Durch die Bewegung des Beckens und der Organe kommt es gelegentlich zu einer Verschiebung der Sonde, was dann in einem Bewegungsartefakt im 3D-Würfel resultiert. Dies kann gut vermieden werden, indem der Untersucher seinen Arm (mit der Ultraschallsonde) auf der Untersuchungsliege (bei der Liegend-Untersuchung) oder seinem Knie stabilisiert (Untersuchung im Sitzen). Es hat sich bewährt, wenn dieses Vorgehen noch vor der ersten Untersuchung eingeübt wird. Nachdem die Aufnahme erfolgt ist, wird der 3D-Würfel von dem Scanner generiert. Dieser sollte kurz überprüft werden. Folgende Strukturen sollten zu finden sein: Symphyse, Vagina, Urethra, Harnblase, Uterus (Anteile), Rektum, Analkanal, M. puborectalis. Dies garantiert, dass es während der Aufnahme nicht zu einer größeren Verschiebung der Ultraschallsonde gekommen ist und ggf. die relevanten Strukturen nicht mehr im Bild sind.

Die -Darstellung erfolgt zuerst im Liegen und dann im Sitzen. Die Berechnung der Größendifferenz zwischen Sitzen und Liegen ist bei einer transvaginalen 3D-Darstellung aktuell nicht möglich. Dies gelingt bis dato nur bei der transperinealen Untersuchung. Die Zuordnung der Rektocelen-Größe zu einer adäquaten und standardisierten Therapieform ist aktuell ebenfalls nicht möglich (Carter und Gabel 2012: Goh et al 2002). Es existieren jedoch zahlreiche Behandlungsmethoden, die vielversprechend sind (Tsunoda A, et al. 2023, Gluck et al 2023, Fathy et al 2021). Vielmehr sollte jedoch die Rektocele als eine Teilpathologie bei vorhandener Beckenbodeninsuffizienz betrachtet werden. Sie tritt praktisch nie isoliert, also ohne gleichzeitige Beckenbodenbeeinträchtigung auf. Deshalb ist eine isolierte operative Rektocelen-Korrektur ohne eine Betrachtung des restlichen Beckenbodens eher als kritisch zu betrachten. Die Symptomatik der Rektocele reiht sich nahtlos in die typischen Symptome bei einer (ODS) ein. Es kommt zum Druckgefühl und zu einem Gefühl der unvollständigen Entleerung sowie zum Fremdkörpergefühl am Damm. Dies wird oft durch mehrfache Entleerungsversuche am Tag begleitet. Pathophysiologisch gesehen kommt es bei einer Rektocele zu einer Füllung des Rektums und Ausbuchtung der Rektum-Vorderwand nach ventral (oft wird dies den Patientinnen als eine Taschenbildung am Enddarm beschrieben). Diese wird durch eine Balastung (Valsalva) verstärkt und führt zum Druckgefühl. Bei der versuchten Entleerung kann dieser Bereich nicht komplett entleert werden und provoziert dann nicht selten erneut ergebnislose Entleerungsversuche. Diese Vorgänge können mit dem Ultraschall problemlos nachvollzogen werden. Die dreidimensionale transvaginale Untersuchung hilft dabei zunehmend. Um die dynamischen Vorgänge zeigen zu können, kann diese Untersuchungstechnik nur Augenblick-Darstellungen anbieten. Durch die notwendige Rotation des Schallkopfes und die daraus resultierende Blockdarstellung des Beckenbodens (und u. a. der Rektocele) können nur das Tiefertreten des Gewebes und entsprechende Organverlagerungen als „eingefroren im relevanten Moment" abgebildet werden. Man kann aktuell nicht eine dynamische Rektocelen-Bildung beweglich in einem 3D-Block (4D-Technik) sichtbar machen. Für die Beckenbodendiagnostik ist dies jedoch unerheblich, da sich die Befunde durch andere Untersuchungstechniken (transperineal etc.) gegenseitig bestätigen müssen. Dies führt zu einer hohen Sicherheit bei der Diagnosestellung, die eine Fehlinterpretation eher unwahrscheinlich macht. So kann diese Technik bedenkenlos zur Rektocelen-Identifikation und -Nachverfolgung eingesetzt werden (Abb. 19.5).

19.8 Descensus perinei transvaginal

Der Nachweis des perinealen Descensus ist nicht nur mit der transperinealen Technik möglich. Er gelingt auch mit der transvaginalen 3D- Untersuchung hervorragend (Rostaminia et al 2015). Dabei wird dieselbe Technik angewandt wie zur Rektocelen, Enterocelen oder Zystocelen Detektion van Gruting IMA et al. 2017). Diese zeigt, wie bereits beschrieben, nur die Momentaufnahme des (gesamten) Beckenbodens bei Belastung (). Dabei kommt es bei einem gesunden Beckenboden zu einer recht

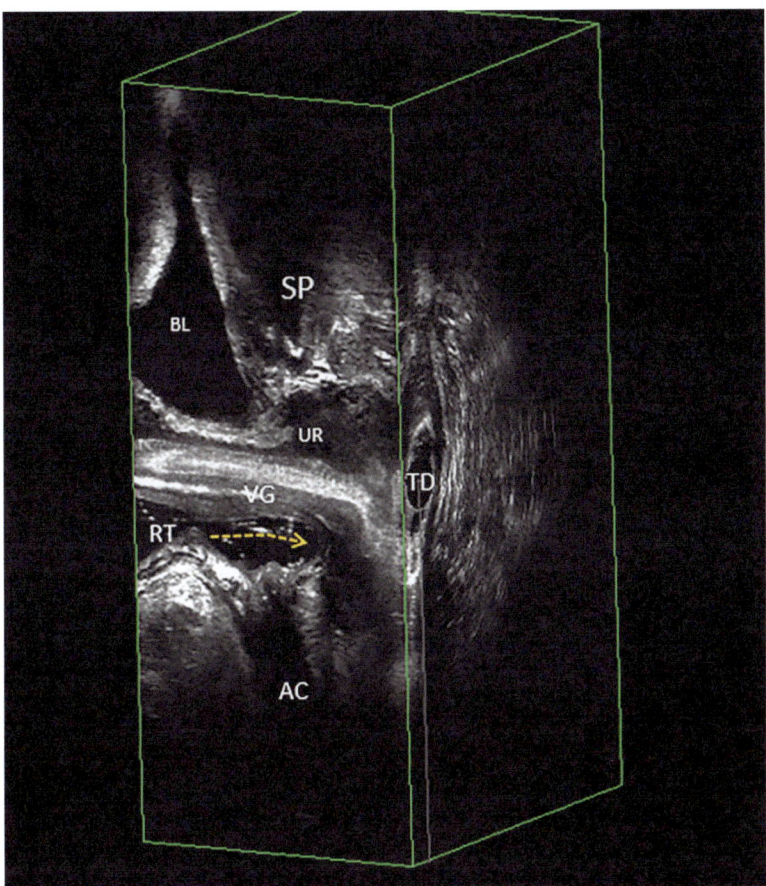

Abb. 19.5 Rektocele (Pfeil) in einem transvaginalen 3D Block während eines Pressvorgangs dargestellt. Durch die verhältnismäßig kurze Aufnahmezeit kann die nach kaudal sinkende Rektumwand im 3D Block abgebildet werden. Nach dem Aufschneiden des 3D Blocks können die dynamisch auftretenden Pathologien dargestellt werden. Ultraschall Sonde (TD) in der Vagina (VG). Harnblase (BL) und Urethra (UR) an der Symphyse (SP). Analkanal (AC) dorsal, Rektum (RT) mit Gel Füllung

kleinen Bewegung der Strukturen und keinesfalls zu größeren Organverlagerungen. Anders stellt sich die Situation bei einem zu schwachen Beckenboden dar. Die Organe bewegen sich nach kaudal und können nicht an ihren ursprünglich vorgesehenen Plätzen gehalten werden. Die dafür zuständigen Muskeln können ihre Funktion nicht richtig erfüllen. Dies kann mit dem transvaginalen Ultraschall nachverfolgt werden (Latif et al 2020; Murad-Regadas et al 2016). Was jedoch auch eindeutig gezeigt werden kann, ist die Lage oder vielmehr die Richtungsänderung in der Muskulatur. Das bedeutet, dass die Ausrichtung der Muskelfasern und der Muskelverlauf sich ebenfalls ändern. Dies ist nicht weiter verwunderlich, da die gesamte Geometrie am Beckenboden bei einer gesunden Patientin einem vorgegebenen biomechanischen Plan folgt. Bei einer bestehenden Muskelschwäche, die bei einem Beckenboden-Descensus vorliegen muss, können die zuständigen Muskeln nicht mehr eine ideale (im Sinne einer biomechanisch sinnvollen Anordnung) Lage einnehmen. Zwar bleiben die Ursprung und Ansätze dieser Muskulatur gleich, doch ist der Verlauf anders als bei einem gesunden Beckenboden. Diese Tatsachen lassen sich praktisch am besten mit der transvaginalen 3D-Untersuchungstechnik beobachten. Es ist also die Technik der Wahl, um den Muskelver-

lauf darzustellen. Die am besten geeignete anatomische Struktur dafür stellt der Beckenboden-
Levator-Muskel mit dem dazugehörigen M. puborectalis dar. Dieser Muskel umschlingt in
seiner Gesamtheit als eine U-Schlinge die relevanten Beckenorgane. Sein Ursprung beginnt
am Ramus des Os pubis und endet an demselben
der Gegenseite. Durch seinen Zug schiebt er die
Beckenbodenorgane nach kranial und ventral.
Bei einem intakten Beckenboden zeichnen seine
Fasern ein horizontales Bild mit einem Übergang zum Bogen nach kranial im ventralen und
dorsalen Anteil (Abb. 19.6). Dieser Faserverlauf ändert sich auch bei einer Belastung (Valsalva-Manöver) nicht wesentlich, was ein Ga-
rant für die korrekte Lage der Beckenorgane
ist. Bei einem insuffizienten Becken (gleichzu-

setzen mit einer zu schwachen Muskulatur) verlaufen diese Fasern schräg von ventral (Symphyse) nach dorsal zum (dann viel zu tief liegenden) Rektum. Der horizontale Fasererlauf ist
nicht mehr vorhanden. (CAVE – Untersuchung
im Sitzen – siehe Kap. 18). Dabei gilt: je schwächer die Beckenbodenmuskel, desto größer der
Winkel der Faserabweichung von der Horizonta-
len. Dies ist natürlich durch die Schwerkraft beeinflusst, weshalb klar wird, dass die geltenden
Regeln für die Ergebnisse unserer Untersuchung
unbedingt zu beachten sind.

Durch die sehr hohe Bildauflösung können
diese Details gut sichtbar gemacht werden und
sie lassen sich bei allen betroffenen Patientinnen nachweisen. So kann der Untersucher allein
anhand des Verlaufes des M. puborectalis im

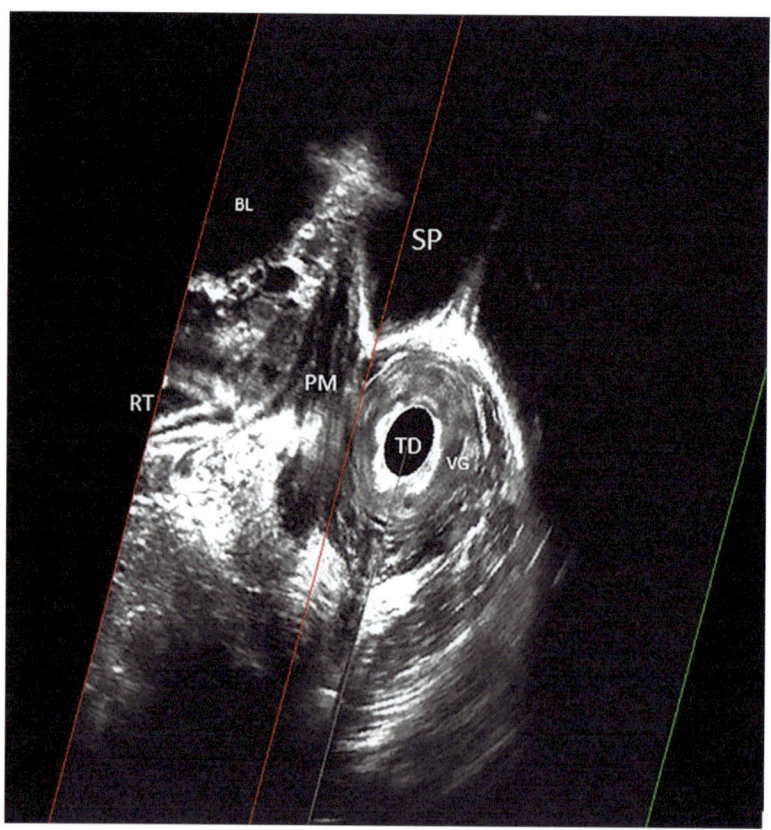

Abb. 19.6 Bei einem intakten Beckenboden zeichnen die Fasern des M. puborectalis ein horizontales Bild mit einem
Übergang zum Bogen nach kranial im ventralen und dorsalen Anteil. Transvaginale 3D-Aufnahme, die bis zum rech-
ten Schenkel der Levatormuskulatur aufgeschnitten wird und den Blick auf die Muskelfasern erlaubt. Ultraschall
Sonde (TD) in der Vagina (VG). Harnblase (BL) und Rektum (RT) nur angeschnitten. Symphyse (SP und Vagina
(VG) von kaudal

3D-Block Aussagen zum Zustand des Beckenbodens machen (Abb. 19.7).

19.9   Harnblase und Urethra

Für die Diagnostik der Harnblasen-und Urethra-Veränderungen liefert die 3D-Endosonografie unschätzbare Informationen. Durch die transvaginale oder transanale Zugangsmöglichkeiten ergibt sich der entscheidende Vorteil der Nähe zum Ort des Geschehens/der Pathologie. Zusammen mit der Nutzung der hochfrequenten Ultraschallsonden (10–16 MHz) entstehen so hoch aufgelöste Bilder des Areals. Diese liefern dem Urologen, Gynäkologen oder dem Chirurgen eine Fülle an Informationen, die, korrekt gedeutet, die Diagnostik erheblich vereinfachen (Okeahialam et al 2021). Dazu gehört beispielsweise die Darstellung von Urethra-Divertikeln oder -Abszessen (siehe Kap. 4). Bei der Analyse von Harnblasenwand können verschiedene Polypen etc. sichtbar gemacht werden (hier ist Render Modus sehr nützlich). Des Weiteren kann die Urethra-Durchblutung als Indikator für den Östrogenisierungszustand der Urethra bei der Harninkontinenz-Diagnostik genutzt werden. Ein weiterer Einsatzvorteil ergibt sich für die Beurteilung des implantierten Materials, z. B. TVT-Bänder (Taithongchai et al 2019; Rodri-

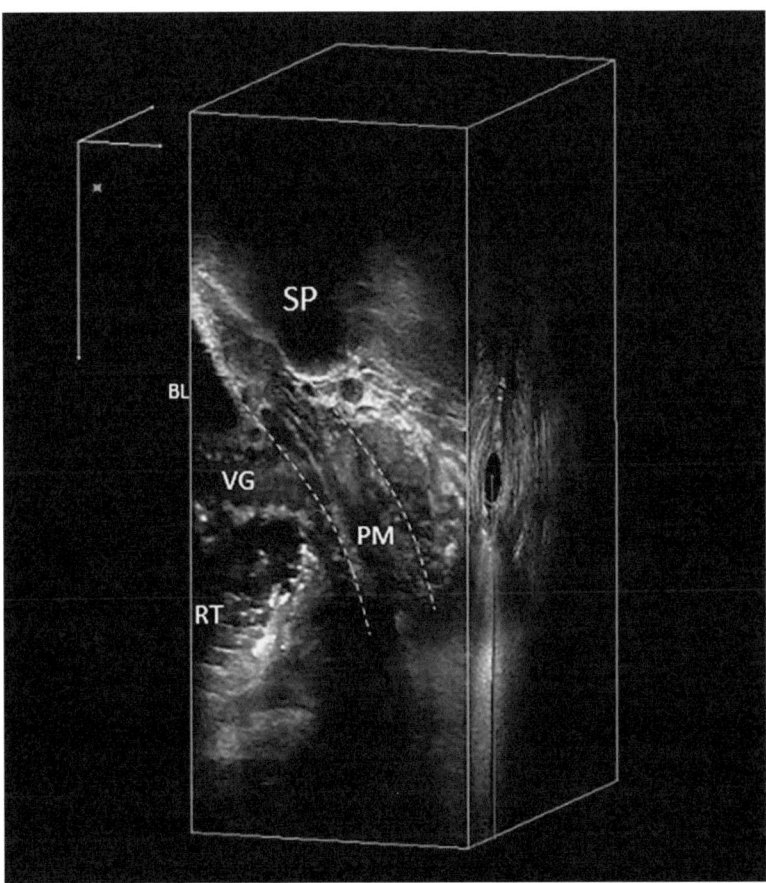

Abb. 19.7   3D transvaginale Darstellung des rechten Levator ani (PM). Man beachte den schrägen Verlauf der Muskelfasern von der Symphyse (SP) nach dorso-kaudal was auf eine zu schwache Muskulatur und auf einen Descensus perinei hinweist. Das dorsale Kompartiment befindet sich nicht auf der gleichen Höhe wie das mittlere und ventrale, sondern darunter. Die Rektumvorderwand schiebt sich bereits nach ventral und kaudal. Ultraschall Sonde in der Vagina (VG). Harnblase (BL) und Rektum (RT) nur angeschnitten

gues et al. 2017; Lin et al 2012) (siehe Kap. 4). Hier kann der Operateur direkt nach der Operation die Lage dieser Implantate überprüfen und ggf. eine Korrektur einleiten. Zusammen mit der transperinealen dynamischen Darstellung der Funktionsweise dieser Bänder kann man postoperativ den OP-Erfolg objektiv überprüfen. Präoperativ können diese Techniken dazu genutzt werden, eine fundierte Entscheidung zu treffen, ob die gewählte Methode (z. B. TVT-Band) eine geeignete Versorgung für die Patientin darstellt oder eine andere Modalität gewählt werden sollte (Abb. 19.8/Video 19.2).

Die Technik, um diese 3D-Aufnahmen erstellen zu können, ist vergleichsweise einfach. Die Ultraschallsonde wird im Analkanal oder in der Vagina platziert, sodass die Harnblase und die gesamte Urethra einsehbar sind. Dazu wählt man die Eindring-/Darstellungstiefe bei 3–5 cm. Die Frequenz wird möglichst hoch gewählt (12–16 MHz- Detailaufnahme). Die Abstände sollten ebenfalls klein gewählt werden, also bei 0,2 mm (slicing) liegen. Wenn gewünscht (um stets eine optimale Orientierung zu behalten), kann mit vollen 360° gearbeitet werden. Um

die Bildqualität noch weiter verbessern zu können, wird der Abschnitt (die Zirkumferenz) von 360 auf z. B. 180° oder sogar weniger (Keil-Darstellung der Urethra) reduziert. Dadurch kann indirekt die Qualität der Darstellung noch etwas verbessert werden. Die weiteren Parameter zur Bildverbesserung sind z. B. Edge, Dynamic Range, Kontrast etc. Hier kommt es nicht nur darauf an, das Bild scharf zu stellen, sondern die relevanten Details (z. B. Pathologien) sichtbar zu machen und ihre Beurteilung eindeutig zu machen bzw. zu vereinfachen. Da es sich um viele kleine Details in einem vergleichsweise kleinen Bereich handelt, ist die Erhöhung der Dynamic Range auf mehr als 80 % sinnvoll. So können die geringen Graustufenunterschiede besser voneinander abgegrenzt werden. Durch Anpassung der Opazität und Transparenz im Render Modus können weitere Details sichtbar gemacht werden (aber auch bei falscher Einstellung nicht mehr sichtbar sein). Die dreidimensionale Sonografie der Urethra und der Harnblase ist eine sehr einfache und nützliche Technik, die weitaus präziser diesen Bereich darzustellen vermag als z. B. CT/MRT. Sie fi-

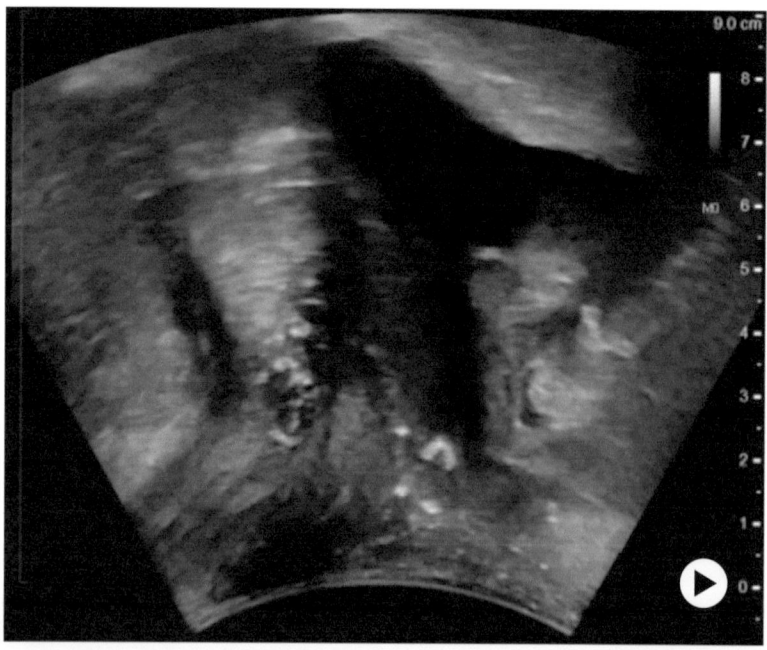

Abb. 19.8 Video 19.2 transperineale dynamische Ansicht des Beckenbodens mit einem TVT Band (hell am distalen Ender der Urethra). Die seitliche Ansicht zeigt alle Organe des Beckenbodens in Ruhe. Harnblase rechts im Bild dunkel abgebildet (▶ https://doi.org/10.1007/000-ep2)

guriert jedoch nicht als Konkurrenz-Diagnostik, sondern als eine nützliche Ergänzung dieser Untersuchungstechniken. Gemeinsam mit der CT/MRT Darstellung dieser Organe bekommt der Untersucher eine sinnvolle Erweiterung seiner diagnostischen Möglichkeiten, die letztendlich zur Pathologie-Determinierung dienen sollen.

19.10 Levator-ani-Darstellung

Die Levatormuskel-Darstellung per Ultraschall ist ein besonders interessantes Kapitel. Diese Muskelgruppe spielt eine Schlüsselrolle als die tragende Struktur des gesamten Beckenbodens. Durch das Versagen dieser Tragefunktion kommt es überhaupt zur Ausbildung der Pathologien des ODS-Komplexes. Es ist also nicht verwunderlich, dass so viel diagnostische Aufmerksamkeit dieser Struktur gewidmet wird (Rostaminia et al 2014 , 2015; Asif et al 2023). Betrachtet man die Literatur, finden sich zahlreiche Arbeiten, die Anatomie (Shobeiri et al. 2009; Timor-Tritsch 2009), Veränderungen, Verletzungen etc. der Levatormuskulatur (Hegde et al 2017) beschreiben, insbesondere solche des M. puborectalis, und in unterschiedlichste Abhängigkeiten zu bringen versuchen (Murad-Regadas et al 2017; Santoro 2017). Analysiert man diese Arbeiten, fällt schnell auf, dass viele Autoren mit dem Render Modus arbeiten oder die geringsten Graustufen-Abweichungen innerhalb des Muskels direkt zu Muskelverletzungen erklären. Den Lesern ist es dabei oft völlig unbekannt, mit welcher Technik die Aufnahmen entstanden sind und wo dabei mögliche Fehlerquellen liegen. Die Komplexität der Technik macht es möglich, Befunde falsch zu interpretieren, und führt nicht selten dazu, dass diese Fehler in andere Arbeiten unbewusst übernommen werden. Bei der Betrachtung des M. puborectalis im B-Mode kommt es nicht selten dazu, dass Muskelanteile eines völlig intakten Muskels dunkler erscheinen als die restlichen Fasern. Um entscheiden zu können, ob es sich dabei um einen Muskeldefekt etc. handelt, sollten verschiedene Parameter am Ultra-

schall-Scanner verändert werden (dyn. Range, Kontrast). Dies wird häufig einfach außer Acht gelassen, was nicht ganz unproblematisch ist. Bei der Muskeldarstellung im Render Modus ergeben sich ggf. noch mehr Fehlerquellen. Auch hier ist die Wahl der Graustufen von entscheidender Bedeutung (werden nur wenige gewählt, rechnet der Computer diverse Strukturen einfach weg). Zusätzlich muss es klar sein, dass das, was der Betrachter sieht, eine Abbildung des reflektierten Schalls ist und dieser anders abgelenkt werden kann, wenn sich der Winkel des Auftreffens auf einen nicht geraden Muskel verändert. Dies wird deutlich, wenn man einige Stellen des M. puborectalis im fertiggestellten 3D-Würfel betrachtet und die Opazität und Transparenz verändert. Dabei sieht man, dass einige Strukturen dann als unterbrochen erscheinen oder komplett fehlen (Abb. 19.9). Ein weiteres Problem stellen die Bildabstände (spacing) dar. Wählt man diese zu groß, entstehen zu große Lücken zwischen den einzelnen Bildern. Werden dabei große Strukturen geschallt, sodass es nicht ins Gewicht fällt, rechnet der Scanner diese einzelnen Bilder zu einem Objekt (z. B. Muskel) zusammen. Die Struktur ist nicht unterbrochen. Werden dagegen zierliche Strukturen geschallt oder Strukturen, die etwas weiter voneinander entfernt liegen, kommt es bei zu großen Zwischenräumen (durch die fehlende Information) dazu, dass diese Struktur als fehlend oder unterbrochen berechnet werden. Es entsteht eine „Lücke", die anatomisch gar nicht vorhanden, im 3D-Würfel jedoch sichtbar ist. Hier arbeitet der Ultraschall-Scanner korrekt, der Untersucher produziert jedoch eine „Pathologie".

Setzt man sich mit der Technik auseinander, können diese Fehler schnell korrigiert und weitreichende Fehlinterpretationen vermieden werden. Die Patienten werden es uns schließlich danken. Die 3D-Technik bietet hierbei entscheidende Vorteile, da die Muskulatur komplett und von verschiedenen Winkeln aus durchgearbeitet werden kann. Dadurch werden diese Fehler minimiert. Dieses lässt sich mit der „einfachen" 2D-Technik beinahe nicht verwirklichen, auch wenn es nicht selten so behauptet

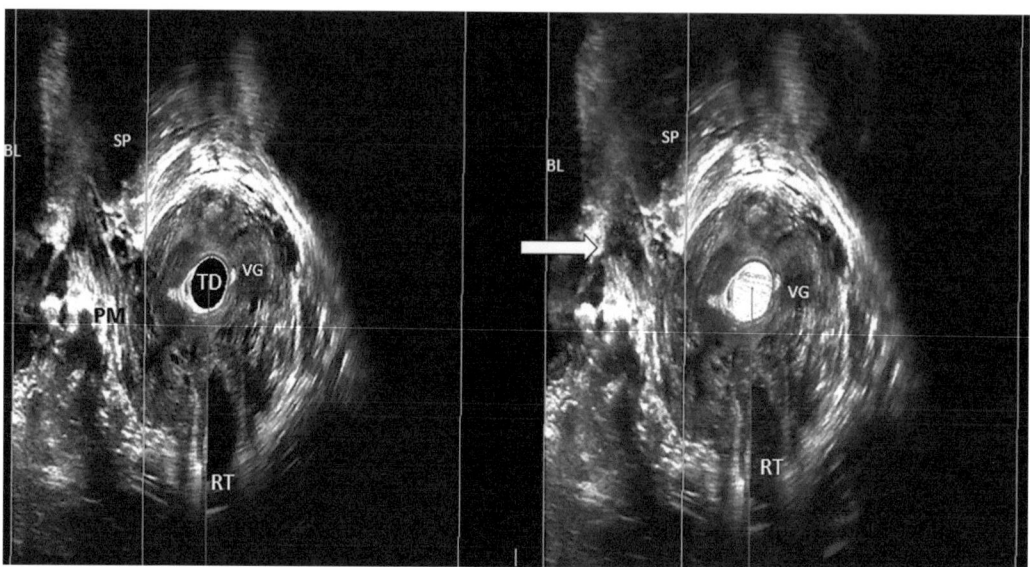

Abb. 19.9 3DAbbildung des Beckenbodens mit der Darstellung des rechten Levator-Schenkels (PM) im B-Bild und Render Modus. Bei der Betrachtung des intakten Muskels (linke Seite) zeigen sich einige Fasern wesentlich dunkler als der Rest. Dies ist durch die Perspektive bedingt und keinesfalls ein Defekt. Bei der Umstellung auf Rendering (rechts) zeigt sich diese Stelle unterbrochen (Pfeil) und kann fehlgedeutet werden. Hier müssen die Opazität und Transparenz angepasst werden. Es ist wichtig diese Zusammenhänge zu verstehen damit keine Fehlurteile zustande kommen. Ultraschall Sonde in der Vagina (VG). Harnblase (BL) und Rektum (RT) nur von kaudal angeschnitten

wird. Die extrem hohe Auflösung erlaubt die Betrachtung von einzelnen Muskelfasern, was die diagnostische Sicherheit zusätzlich erhöht. Für den Untersucher selbst ist es jedoch unerlässlich, zwischen den einzelnen Bilddarstellungs-Modi hin- und herzuschalten und die fraglichen Bereiche Schritt für Schritt abzuarbeiten. Erst dann kann man sich ein korrektes Bild über die zugrundeliegende Pathologie machen. Eine schnelle oberflächliche Betrachtung und kritikfreie Interpretation der Graustufen-Abweichungen führt zwangsläufig zu Fehlurteilen. Diese müssen jedoch dringend vermieden werden, da sie unmittelbare Konsequenzen für die Patienten haben.

19.11 Rektovaginale Fistel

Rektovaginale Fisteln treten glücklicherweise selten auf. Ihre Ursachen sind u.a. Entzündungen, Tumorerkrankungen sowie einige iatrogene Prozesse (Ommer et al 2012). Sie zeichnet sich durch rezidivierendes Auftreten

von Harnwegsinfekten aus, die durch den Übertritt der Keime vom Rektum/Darm in den Harntrakt über das Vaginalkonvolut stattfinden. Die Patientinnen beklagen unfreiwillige Luft-/Gasabgänge oder Stuhlverlust über die Scheide. Diese Situation ist für die Betroffenen sehr belastend und kann oft nur unzureichend versorgt werden. Umso wichtiger ist die Diagnostik, die eine eindeutige Zuordnung der Beschwerden zu den Symptomen ermöglicht. Hier ist die dreidimensionale Endosonografie oft zielführend, da sie eine sehr hohe Auflösung bietet, gepaart mit der Möglichkeit, dynamische Aufnahmen anfertigen zu können (Henrich et al 2000; Denson und Shobeiri 2014).

Um eine rektovaginale Fistelung gut darzustellen, sollte eine Kontrastierung der Vagina mit dem Ultraschall-Gel erwogen werden. Hierzu kann man am besten einen Schallsonden-Überzieher mit dem Ultraschall-Gel füllen und verknoten. Diesen platziert man dann in der Vagina. Dies ist nicht immer unproblematisch, da es dadurch manchmal zur Ausbildung von Harnwegsinfekten kommen kann. Deshalb sollte es z. B. bei immunsupprimierten Patientinnen unterlassen werden. Die Rektum-Gelfüllung als Kontrastmedium ist dagegen unbedenklich. Danach werden die Parameter am Ultraschall-Gerät eingestellt. Die Frequenz sollte so hoch wie möglich gewählt werden – 12–16 MHz –, da die gesuchten Strukturen nah an der Ultraschallsonde liegen. Die Schichtdicke (slicing) sollte so eng wie möglich (bei 0,2 mm) liegen. Die Resolution sollte minimiert werden, um die Rotationsgeschwindigkeit zu reduzieren. Dadurch verändert sich die Zeit der Aufnahme, was zur Verbesserung der Qualität beiträgt. Wenn der Bereich der RV-Fistel vordefiniert ist bzw. wenn eine fragliche Stelle gefunden wurde, kann die Breite auf 80 % oder sogar weniger reduziert werden. Die Dynamic Range sollte ebenfalls höher gestellt werden (>80 %), da viele kleine eng nebeneinander liegende Strukturen abgesucht werden müssen. Über die TGC-Schalter sollte das gesamte Bild so angepasst werden, dass es gleichmäßig ist. Der Focus sollte in den Bereich zwischen der Vagina und dem Rektum gelegt werden, da hier die Fistelung zu erwarten sei. Bei der Benutzung des Render Mode müssen die Opazität und Transparenz beachtet werden, da ansonsten Fehlurteile drohen. Bei der Untersuchung selbst ist es manchmal ratsam, die Patientin aufzufordern, kurz zu pressen oder zu husten, da manchmal dadurch das Gel im Rektum in die Fistel gepresst wird. Dies sollte ggf. mehrfach durchgeführt werden, um die Wahrscheinlichkeit für einen solchen Übertritt zu erhöhen. Insgesamt ist die Ultraschall-Diagnostik der rektovaginalen Fistel nicht einfach. Dennoch ist diese im Vergleich zu den anderen diagnostischen Entitäten viel zuverlässiger und sollte bei jeder RV-Fistel-Suche zum Standard gehören (Abb. 19.10).

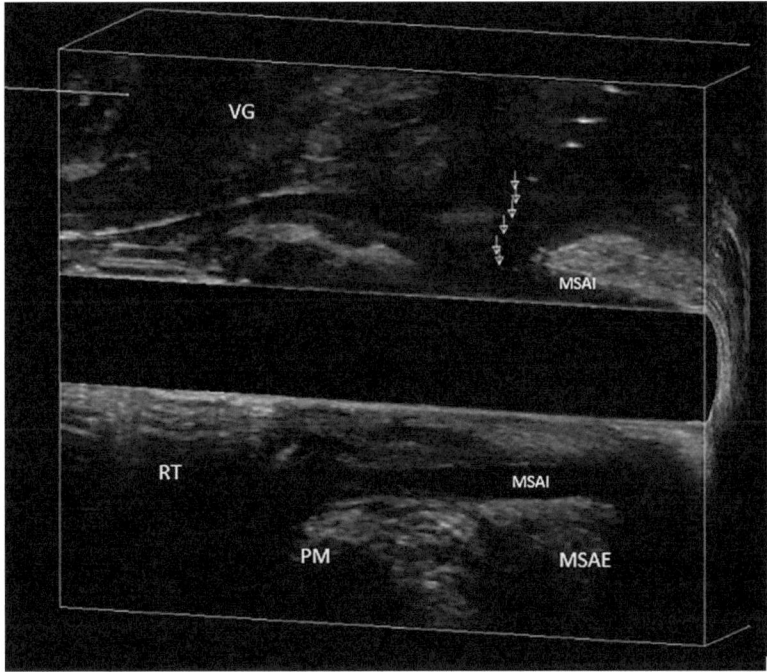

Abb. 19.10 transanale 3D-Darstellung einer Rekto-Vaginalen-Fistel (Pfeile). Die transvaginale Darstellung erfolgt genauso. Oft ist die Durchtrittstelle sehr klein und kann trotz sehr hoher Auflösung nur mühsam gefunden werden. Vagina (VG), MSAI (Musculus sphincter ani internus), MSAE (Musculus sphincter ani externus), Rektum (RT) und M. puborectalis (PM)

19.12 Vorteile und Nachteile

Die dreidimensionaleUltraschall-Diagnostik am Beckenboden ist ein relativ neues Tool, welches jedoch entscheidende Vorteile gegenüber den zweidimensionalen Verfahren bietet. Durch die zusätzliche Dimension können diverse Pathologien (z. B. Muskelverletzungen u. a.) überhaupt zuverlässig nachgewiesen werden. Der Untersucher erhält die Option, die fragliche Stelle aus beliebiger Perspektive tatsächlich zu „untersuchen". Der Raum für eine freie (nicht selten fehlerhafte) Deutung wird minimiert. Die Möglichkeit, den 3D-Quader beliebig zu drehen und aufzuschneiden, erfordert etwas Übung, verbessert jedoch die Aussagekraft erheblich. Alle diese Optionen helfen, die gesamte Diagnostik zu vereinfachen. Eine räumliche Zuordnung der Strukturen wird ebenfalls verbessert, da der Arzt nun die vollständige 360°-Ansicht erhält und nicht mehr darauf angewiesen ist, mit einem kleinen Ausschnitt zu arbeiten und diesen in das Gesamtbild mental einfügen zu müssen. Dies führt letztendlich dazu, dass die 3D-Schallköpfe einen Eingang in verschiedene Fachrichtungen (z. B. Gynäkologie) finden und die bisher breit genutzten 145°-Schallsonden ergänzen oder sogar ablösen werden. Noch ist die Perspektive für viele Ärzte ungewohnt und dadurch etwas schwierig. Da die Vorteile bei der 360°-Darstellung eindeutig überwiegen (die Pathologien müssen nicht mehr abgeleitet werden, sondern werden einfach sichtbar), ist diese Entwicklung praktisch nicht mehr aufzuhalten. Weitere Vorteile der Beckenbodenuntersuchung mit dem 3D-Ultraschall liegen eindeutig in der Möglichkeit der präzisen Darstellung von Implantaten und praktisch allen anderen Pathologien am Beckenboden. Diese breit gefächerten Möglichkeiten werden selbstverständlich von anderen Untersuchungsmethoden wir CT oder MRT flankiert und ergänzen diese.

Ein weiterer und sehr wichtiger Vorteil bei dem 3D-Ultraschall ist seine Einfachheit bei der Durchführung. Sowohl der (anatomisch vorgegebene) Zugangsweg als auch die Möglichkeit, die Parameter für den Scanner als definiertes Preset speichern (und auf Knopfdruck abrufen) zu können, vereinfacht und standardisiert die Untersuchung weitgehend.

Nachteile bei der transvaginalen 3D-Darstellung des Beckenbodens ergeben sich nur bei der dynamischen Abbildung. Hier müssen Anpassungen der Adquisitions-Zeit und somit bei der Wahl der Schichtdicke erfolgen, die dann beide etwas auf Kosten der Bildqualität gehen. Dies wird letztendlich durch die Patienten und ihre Fähigkeit, ein Valsalva-Manöver aufrechtzuerhalten, definiert. Da die meisten Patienten nicht in der Lage sind, hier länger als 10–15 s durchzuhalten, muss der Untersucher diese Parameter entsprechend anpassen. Dies ist also streng genommen nicht auf die Problematik des Systems, sondern auf das zu untersuchende Kollektiv zurückzuführen. Diese Kompromisse bei der Wahl der Untersuchungsparameter verschlechtern zwar das Endergebnis (Bildqualität), führen jedoch kaum zur Einschränkung der Beurteilung der Pathologien. Deshalb sind die genannten „Nachteile" zwar nicht von der Hand zu weisen. Sie beeinflussen das Ergebnis der gesamten Beckenboden-Ultraschalluntersuchung nicht wirklich negativ.

Insgesamt kann man davon ausgehen, dass sich die 3D-Ultraschalluntersuchung schnell weiterentwickeln und Zugang in verschiedene medizinische Bereiche finden wird.

Literatur

Asif Z, Tomashev R, Peterkin V, Wei Q, Alshiek J, Yael B, Shobeiri SA (2022) Levator ani muscle volume and architecture in normal vs. muscle damage patients using 3D endovaginal ultrasound: a pilot study. Int Urogynecol J 34(2):581–587. https://doi.org/10.1007/s00192-022-05366-4. Epub 2022 Sep 29. PMID: 36173426

Brusciano L, Limongelli P, Pescatori M, Napolitano V, Gagliardi G, Maffettone V, Rossetti G, del Genio G, Russo G, Pizza F, del Genio A (2007) Ultrasonographic patterns in patients with obstructed defaecation. Int J Colorectal Dis 22(8):969–977. https://doi.org/10.1007/s00384-006-0250-2. Epub 2007 Jan 10 PMID: 17216218

Carter D, Gabel MB (2012) Rectocele–does the size matter? Int J Colorectal Dis 27(7):975–980. https://doi.org/10.1007/s00384-012-1425-7. Epub 2012 Feb 4 PMID: 22307846

Denson L, Shobeiri SA (2014) Peroxide-enhanced 3-dimensional endovaginal ultrasound imaging for diagnosis of rectovaginal fistula. Female Pelvic Med Reconstr Surg 20(4):240–2. https://doi.org/10.1097/SPV.0000000000000074. PMID: 24978092

Fathy M, Elfallal AH, Emile SH (2021) Literature review of the outcome of and methods used to improve transperineal repair of rectocele. World J Gastrointest Surg. 13(9):1063–1078. https://doi.org/10.4240/wjgs.v13.i9.1063. PMID: 34621481; PMCID: PMC8462077

Gluck O, Matani D, Rosen A, Barber E, Weiner E, Ginath S (2023) Surgical Treatment for Rectocele by Posterior Colporrhaphy Compared to Stapled Transanal Rectal Resection. J Clin Med 12(2):678. https://doi.org/10.3390/jcm12020678. PMID: 36675607; PMCID: PMC9866699

Goh JT, Tjandra JJ, Carey MP (2002) How could management of rectoceles be optimized? ANZ J Surg 72(12):896–901. https://doi.org/10.1046/j.1445-2197.2002.t01-1-02577.x. PMID: 12485230

Hainsworth AJ, Pilkington SA, Grierson C, Rutherford E, Schizas AM, Nugent KP, Williams AB (2016) Accuracy of integrated total pelvic floor ultrasound compared to defaecatory MRI in females with pelvic floor defaecatory dysfunction. Br J Radiol 89(1068):20160522. https://doi.org/10.1259/bjr.20160522. Epub 2016 Oct 12. PMID: 27730818; PMCID: PMC5604917

Hegde A, Aguilar VC, Davila GW (2017) Levator ani defects in patients with stress urinary incontinence: three-dimensional endovaginal ultrasound assessment. Int Urogynecol J 28(1):85–93. https://doi.org/10.1007/s00192-016-3068-7. Epub 2016 Jul 8 PMID: 27393694

Henrich W, Meckies J, Friedmann W (2000) Demonstration of a recto-vaginal fistula with the ultrasound contrast medium Echovist. Ultrasound Obstet Gynecol 15(2):148–149. https://doi.org/10.1046/j.1469-0705.2000.00054.x. PMID: 10775999

Kowallik M, Prohm P, Wieczorek AP., Kuruc T, Paede J, Dowdani H (2011) Atlas der 3D-Endosonographie des Beckenbodens. Medical-publishing.com 2011, 248 Seiten. ISBN 978-3-941-02207-2

Latif MA, Shady M, Elawadly NM et al (2020) Role of three-dimensional ultrasound in females with obstructed defecation (in comparison with defecography). Egypt J Radiol Nucl Med 51:1. https://doi.org/10.1186/s43055-019-0116-6

Lin KL, Juan YS, Lo TS, Liu CM, Tsai EM, Long CY (2012r) Three-dimensional ultrasonographic assessment of compression effect on urethra following tension-free vaginal tape and transobturator tape procedures. Ultrasound Obstet Gynecol 39(4):452–457. https://doi.org/10.1002/uog.9071. PMID: 21656867

Murad-Regadas SM, Karbage SA, Bezerra LS, Regadas FSP, da Silva VA, Borges LB, Regadas Filho FSP, Veras LB (2017) Dynamic translabial ultrasound versus echodefecography combined with the endovaginal approach to assess pelvic floor dysfunctions: How effective are these techniques? Tech Coloproctol 21(7):555–565. https://doi.org/10.1007/s10151-017-1658-0. Epub 2017 Jul 3 PMID: 28674949

Murad-Regadas SM, Pinheiro Regadas FS, Rodrigues LV, da Silva VA, Buchen G, Borges LO, Veras LB, da Cruz MM (2016) Correlation between echodefecography and 3-dimensional vaginal ultrasonography in the detection of perineal descent in women with constipation symptoms. Dis Colon Rectum 59(12):1191–1199. https://doi.org/10.1097/DCR.0000000000000714. PMID: 27824705

Murad-Regadas SM, Regadas Filho FS, Regadas FS, Rodrigues LV, de J R Pereira J, da S Fernandes GO, Dealcanfreitas ID, Mendonca Filho JJ (2014) Use of dynamic 3-dimensional transvaginal and transrectal ultrasonography to assess posterior pelvic floor dysfunction related to obstructed defecation. Dis Colon Rectum. 57(2):228–36. https://doi.org/10.1097/DCR.0000000000000028. PMID: 24401886

Okeahialam NA, Taithongchai A, Sultan AH, Thakar R (2021) Transperineal and endovaginal ultrasound for evaluating suburethral masses: comparison with magnetic resonance imaging. Ultrasound Obstet Gynecol 57(6):999–1005. https://doi.org/10.1002/uog.23123. PMID: 32936990

Ommer A, Herold A, Berg E, Fürst A, Schiedeck T, Sailer M. German S3-Guideline: rectovaginal fistula. Ger Med Sci. 10:Doc15. https://doi.org/10.3205/000166. Epub 2012 Oct 29. PMID: 23255878; PMCID: PMC3525883

Oom DM, Gosselink MP, Schouten WR (2009) Enterocele–diagnosis and treatment. Gastroenterol Clin Biol 33(2):135–137. https://doi.org/10.1016/j.gcb.2009.01.001. Epub 2009 Feb 5 PMID: 19200673

Rodrigues CA, Bianchi-Ferraro AMHM, Zucchi EVM, Sartori MGF, Girão MJBC, Jarmy-Di Bella ZIK (2017) Pelvic floor 3D ultrasound of Women with a TVT, TVT-O, or TVT-S for stress urinary incontinence at the three-year follow-up. Rev Bras Ginecol Obstet. 39(9):471–479. https://doi.org/10.1055/s-0037-1606125. Epub 2017 Aug 28. PMID: 28847028; PMCID: PMC10309450

Rostaminia G, Manonai J, Leclaire E, Omoumi F, Marchiorlatti M, Quiroz LH, Shobeiri SA (2013). Interrater reliability of assessing levator ani deficiency with 360° 3D endovaginal ultrasound. Int Urogynecol J. 25(6):761–6. https://doi.org/10.1007/s00192-013-2286-5. Epub 2013 Dec 13. Erratum in: Int Urogynecol J. 25(4):565. PMID: 24337615

Rostaminia G, Peck JD, Quiroz LH, Shobeiri SA (2015) How well can levator ani muscle morphology on 3D pelvic floor ultrasound predict the levator ani muscle function? Int Urogynecol J. 26(2):257–62. https://doi.org/10.1007/s00192-014-2503-x. Epub 2014 Sep 23. PMID: 25246297; PMCID: PMC4874572

Rostaminia G, White DE, Quiroz LH, Shobeiri SA (2015) Levator plate descent correlates with levator ani muscle deficiency. Neurourol Urodyn 34(1):55–59. https://doi.org/10.1002/nau.22509. Epub 2013 Oct 16 PMID: 24132730

Santoro GA (2017) Imaging the pelvic floor. Tech Coloproctol 21:497–499. https://doi.org/10.1007/s10151-017-1668-y

Santoro GA, Wieczorek AP, Dietz HP, Mellgren A, Sultan AH, Shobeiri SA, Stankiewicz A, Bartram C (2011) State of the art: an integrated approach to pelvic floor ultrasonography. Ultrasound Obstet Gynecol 37:381–396. https://doi.org/10.1002/uog.8816

Shobeiri SA, LeClaire E, Nihira MA, Quiroz LH, O'Donoghue D (2009) Appearance of the levator ani muscle subdivisions in endovaginal three-dimensional ultrasonography. Obstet Gynecol 114(1):66–72. https://doi.org/10.1097/AOG.0b013e3181aa2c89. PMID: 19546760

Taithongchai A, Sultan AH, Wieczorek PA, Thakar R (2019) Clinical application of 2D and 3D pelvic floor ultrasound of mid-urethral slings and vaginal wall mesh. Int Urogynecol J 30(9):1401–1411. https://doi.org/10.1007/s00192-019-03973-2. Epub 2019 May 11 PMID: 31079196

Takahashi T, Yamana T, Sahara R, Iwadare J (2006) Enterocele: what is the clinical implication? Dis Colon Rectum 49(10 Suppl):S75-81. https://doi.org/10.1007/s10350-006-0683-2. PMID: 17106819

Timor-Tritsch IE (2009) Appearance of the levator ani muscle subdivisions in endovaginal three-dimensional ultrasonography. Obstet Gynecol 114(5):1145. https://doi.org/10.1097/AOG.0b013e3181bf1aa3. PMID: 20168120

Tsunoda A, Takahashi T, Matsuda S, Kusanagi H (2023) Laparoscopic or transanal repair of rectocele? Comparison of a reduction in rectocele size. Int J Colorectal Dis 38(1):85. https://doi.org/10.1007/s00384-023-04373-1. PMID: 36977940

van Gruting IMA, Stankiewicz A, Kluivers K, De Bin R, Blake H, Sultan AH, Thakar R (2017) Accuracy of four imaging techniques for diagnosis of posterior pelvic floor disorders. Obstet Gynecol 130(5):1017–1024. https://doi.org/10.1097/AOG.0000000000002245. PMID: 29016504

Lineare Darstellungen in der Beckenbodensonografie: Durchführung und Befunde

20

Martin Kowallik

Inhaltsverzeichnis

Zusammenfassung

Die lineare Darstellung des Beckenbodens ist an sich keine Standard-Untersuchungsmethode für Beckenbodenultraschall und dient als eine Ergänzung der konvexen transperinealen Untersuchung. Sie wird mit einer linearen „Small-Part"-Sonde durchgeführt, die auf den Damm aufgelegt wird. Diese zeigt einen kleinen Ausschnitt des Beckenbodens, jedoch mit einer sehr hohen Auflösung. Die wichtigsten Indikationen für diese Untersuchungstechnik sind Intussuszeption und Enterocele. Durch Erstellung von kurzen Videosequenzen werden die dynamischen Abläufe dokumentiert und tragen zum Gesamtverständnis bei. Da diese Untersuchung freihändig durchgeführt wird, ist ein vorheriges Einüben der Technik genauso wichtig wie das Verständnis für die Parametereinstellung am Ultraschallgerät.

- Die lineare Darstellung des Beckenbodens ist an sich keine Standard-Untersuchungsmethode für Beckenbodenultraschall
- Sie wird mit einer „gewöhnlichen" Small-part-Linearsonde (z. B. BK Med 8870, 13L4w) durchgeführt
- Die Sonde wird auf dem Damm oder dem Introitus gehalten oder dorthin ge-

M. Kowallik (✉)
Magen Darm Zentrum Wiener Platz, Köln,
Deutschland
E-Mail: kowallik@mdz-koeln.de

© Der/die Autor(en), exklusiv lizenziert an Springer-Verlag GmbH, DE, ein Teil von Springer Nature 2025
M. Kowallik (Hrsg.), *Anorektale 3D-Sonografie und Beckenbodensonografie*,
https://doi.org/10.1007/978-3-662-69765-8_20

schoben/gekippt, um 3D-Aufnahmen zu erhalten

- Es können Prozesse (z. B. Intussuszeption) im Rektum/Analkanal präzise dargestellt werden
- Durch die Möglichkeit dynamischer Darstellung (als kurze Videosequenz) können diese Abläufe zuverlässig identifiziert werden
- Um eine gute Kontrastierung zu erreichen, sollte Ultraschallgel in das Rektum verabreicht werden (ca. 70 ml = 1 Blasenspritze)
- Die Veränderungen sollten in möglichst mehreren einzelnen kurzen Videosequenzen festgehalten werden
- Die lineare transperineale Sonografie ist keine standardisierte Untersuchung für eine Zystocelen-Darstellung
- Die hochauflösende lineare Beckenbodendarstellung ist für die Detektion von Enterocelen, auch wenn diese manchmal recht klein sein können, das ideale Verfahren
- Bei korrekter Anwendung können praktisch alle Enterocelen zuverlässig detektiert werden
- Die lineare Rektocelen-Abbildung dient vorwiegend zur Bestimmung der Rektocelen-Größe
- Eine besondere Einsatzmöglichkeit für die lineare transperineale Ultraschalltechnik ist die Darstellung der oberflächlich verlaufenden Fisteln, wie z. B. bei der Akne inversa/Hydradenitis suppurativa, Lipomen etc.
- Falls die Bewegung des Untersuchers zu langsam ausfällt, besteht die Gefahr, dass die gesuchte Struktur (z. B. Analkanal) nicht ganz im 3D-Würfel abgebildet wird
- Genauso wichtig wie die Geschicklichkeit des Untersuchers bei der Handhabung der Ultraschallsonde ist die sinnvolle Auswahl der Parameter am Ultraschallgerät

20.1 Lineare Darstellung in High-Resolution/HR

Die lineare Darstellung des Beckenbodens ist an sich keine Standard-Untersuchungsmethode für Beckenbodenultraschall. Sie ist abzugrenzen von der Endosonografie, die mit einer endokavitären Schallsonde erfolgt, obwohl manche endokavitären Sonden (BK Medical X14L4, 9038) im eigentlichen Sinne Linear-Sonden sind. Es gibt jedoch noch eine weitere Möglichkeit, Beckenboden mit dem Linear-Ultraschall zu untersuchen. Sie wird mit einer „gewöhnlichen" Small-Part-Linearsonde (z. B. BK Med 8870, 13L4w) durchgeführt. Dabei kann die Sonde auf dem Damm oder dem Introitus gehalten oder geschoben/gekippt werden, um 3D-Aufnahmen zu erhalten. Es entstehen detaillierte Aufnahmen von Beckenbodenregionen, die eine bis dato unerreichte Präzision bieten. Es können z. B. einzelne Muskelfasern des äußeren Sphinkters dargestellt werden. Dies ist in der täglichen Praxis sicherlich nicht notwendig, es zeigt jedoch die Möglichkeiten der Sonden. Bei verschiedenen Fragestellungen ist diese hohe Auflösung ein großer Vorteil und kann problemlos genutzt werden, um die Pathologie einzugrenzen.

20.2 Indikation und Vorteile

Die Indikation für solch eine Untersuchung sind Prozesse, die im Rektum stattfinden und durch konvexe Schallsonden (die den gesamten Beckenboden zeigen) nur unzureichend dargestellt werden können. Dazu gehören z. B. die Intussuszeption oder die Prolaps-Bildung. Man kann durch die hohe Auflösung die Schleimhaut oder Vollwand-Anteile erkennen, die sich beim -Manöver in den Analkanal vorschieben. Dies ist bei der Benutzung der endokavitären Sonde (die im Rektum platziert wird) nicht gut möglich, da die Sonde als Platzhalter das Vorschieben der Gewebsmassen an sich unterbindet oder zumindest erschwert. Die Small-part-Linearsonde dagegen kann diese Prozesse, die an sich, anatomisch gesehen, klein sind (für die Patienten jedoch relevant), zuverlässig dokumentieren. Durch die Möglichkeit dynamischer Darstellung (als kurze Videosequenz) können diese Abläufe zuverlässig identifiziert werden. Zusätzlich können diese Sonden für eine 3D-Darstellung genutzt werden. Dies ist im Falle des Vorhandenseins einer Entleerungsstörung sehr hilfreich, um eine Intussuszeption von einfachen ausgeprägten Hämorrhoiden unterscheiden zu können. Hierbei geht es jedoch nicht nur um eine Eingrenzung der Pathologie, sondern um eine zuverlässige Definition und Dokumentieren der Störung. So können die Patienten einer adäquaten Therapieform zugeführt werden.

20.3 Korrekte Durchführung

Die richtige Durchführung der transperinealen Sonografie am Beckenboden („high resolution") ist entscheidend für die Detektion der oft nicht ganz einfachen Pathologien. Da es sich um intraluminale Prozesse handelt, die in Ruhe nicht auftreten, muss die Untersuchungstechnik entsprechend angepasst werden. Führt man diese Untersuchung dagegen nur in Ruhe und beispielsweise in Linksseitenlage durch, so ist die Detektionsrate für die gesuchten Pathologien gering. Wie bereits angedeutet, gehört diese Untersuchungsmodalität nicht zu den Standard-Abläufen bei einer Beckenbodenuntersuchung. Sie wird eingesetzt bei bestimmten Fragestellungen wie Intussuszeption, KoordinationsstörungenProlaps- Bestimmung, Darstellung von Hämorrhoiden-Perfusion etc. Der erste Teil der Untersuchung erfolgt dabei in liegender Position. Dabei muss darauf geachtet werden, dass das Rektum leer ist (Klysma). Um eine gute Kontrastierung zu erreichen, sollte Ultraschallgel in das Rektum verabreicht werden (ca. 70 ml = 1 Blasenspritze).

Zunächst wird in Ruheposition untersucht. Die Patienten werden danach aufgefordert zu kneifen und zu pressen. Dabei betrachtet der Untersucher zunächst die Veränderungen (soweit vorhanden) zweidimensional. Danach wird der 3D-Modus aktiviert. Um eine aus-

reichende Abbildung des Bereiches erreichen zu können, sollten folgende Parameter gewählt werden. Frequenz: 6 MHz, Abstand (slicing) 0,2 mm. Dadurch wird eine hohe Auflösung erreicht, die kleine Veränderungen sichtbar machen kann. Die Aufnahmezeit liegt bei ca. 5–7 s. Die Dyn. Range sollte bei ca. 70–85 Db liegen. So können geringe Graustufenunterschiede getrennt werden. Kontrast und Helligkeit bleiben bei ca. 50 %. Bildbreite verbleibt bei 100 %. Die Eindringtiefe sollte bei ca. 7 cm liegen, sodass etwas höher gelegene Schleimhaut sichtbar wird. Danach wird der Schallkopf zur Seite geschwenkt/geschoben und nach dem Auslösen der 3D-Aufnahme-Funktion zur Gegenseite geschwenkt/geschoben. Dabei entsteht ein 3D-Block, der eine exakte Abbildung des Analkanals und der darüber liegenden Rektum-Anteile zeigt (Abb. 20.1). Dabei ist es wichtig, dass der Schallkopf gleichmäßig bewegt wird. Dies ist nach einigen wenigen Versuchen möglich. Da es sich um eine handgeführte 3D-Aufnahme handelt, hängt die Qualität dieser von der Gleichmäßigkeit der Bewegung ab. Um diese zu garantieren, sollte der Arm des Untersuchers auf einer Liege stabilisiert werden. Nach der erfolgten Aufnahme sollte der Block so weit gedreht werden, dass ein Einblick in den Analkanal entsteht. Alternativ kann der 3D-Block aufgeschnitten werden. Hier kommt Render Modus häufig zum Einsatz.

Der zweite Schritt bei der Untersuchung wird dann im Sitzen durchgeführt. Dabei betrachtet der Untersucher die Veränderungen ebenfalls zweidimensional. Dabei können kurze Videosequenzen aufgenommen werden. Diese helfen bei der Entscheidung für eine bestimmte Therapieform weiter, da sie das Geschehen am besten wiedergeben. Danach wird das Gerät in den 3D-Modus überführt und die gleichen Techniken in Ruhe und bei Belastung (Valsalva- Manöver) angewandt. Es ist ratsam, nach jeder Aufnahme eine kurze Kontrolle des 3D-Blocks durchzuführen. Dabei wird sichergestellt, dass die Würfel aussagekräftig sind und die pathologischen Veränderungen erfasst worden sind. Hier sind der Analkanal und die Rektum-Anteile idealerweise nur mit dem Ultraschallgel

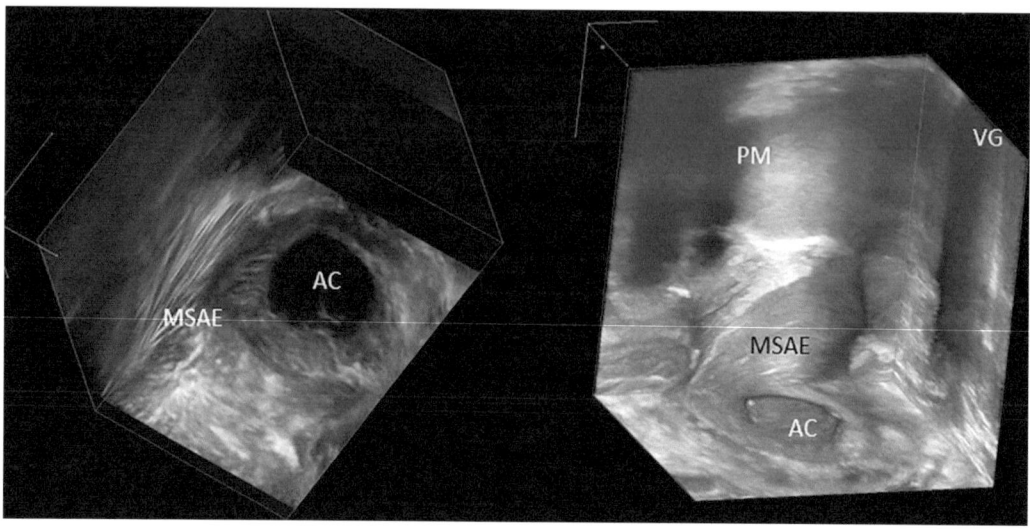

Abb. 20.1 Eine exakte Abbildung des Analkanals (AC) und der darüber liegenden Rektum-Anteile als 3D-Block. Die Rekonstruktion erfolgt mit einem linearen Schallkopf als „Freihand"-Aufnahme. Links als B-Bild in 3D – Musculus sphincer ani externus (MSAE). Rechts als Rendering Model – Musculus sphincer ani externus (MSAE), M. puborectalis (PM), Vagina (VG) ventral nur angeschnitten

ausgefüllt und stellen sie echoarm/dunkel dar. Diese Perspektive wird besonders gut im Render Modus sichtbar. Liegen Pathologien vor (z. B. Intussuszeption), werden bestimmte Bereiche durch das prolabierende Gewebe ausgefüllt und sie verdrängen zwangsläufig das applizierte Gel. Sie zeigen sich echoreich/hell und werden bei gut gelungenen Aufnahmen von einem mehr oder minder breiten Gel-Saum umschlossen. Dies erleichtert die Identifikation und Zuordnung dieser Strukturen erheblich, da sie sich sehr gut abheben. Es kommt nicht selten vor, dass diese Aufnahmen mehrfach erfolgen müssen, da manchmal die Veränderungen diskret sind und sich erst nach ein paar Pressversuchen zeigen. Deshalb sollte für diese Untersuchung immer ausreichend Zeit eingeräumt und die Patienten während der Untersuchung entsprechend gut instruiert werden.

20.4 Intussuszeption

Die Intussuszeption oder Invagination zeichnet sich aus durch ein Vorschieben der Rektumwand nach kaudal. Im Extremfall schiebt sich dieses Gewebe bis in den Analkanal und wird

von den Betroffenen gespürt oder sogar ertastet (Grimes und Stratton 2023). Nach der Unterbrechung des Druckvorganges kehrt dieses Gewebe oft in seine Ausgangsposition zurück und ist dann nicht sichtbar und detektierbar. Dies ist für die Betroffenen eine zusätzliche Belastung, da sie mit ihren Beschwerden oft nicht ernstgenommen werden. Viele andere Untersuchungsmethoden sind nur bedingt in der Lage, dieses Gewebe nachzuweisen. Eine Feststellung durch z. B. eine Rektoskopie ist nicht wirklich möglich. Deshalb bietet der Ultraschall hier entscheidende Hilfestellung. Die dreidimensionale Abbildung der prolabierenden Anteile ermöglicht sogar eine Zuordnung, in welchem Quadranten das Gewebe mobilisiert wird. Dies ist bei der Planung von operativen Maßnahmen sinnvoll. Um eine zuverlässige Abbildung einer Intussuszeption erreichen zu können, beginnt der Untersucher mit der zweidimensionalen Darstellung. Wichtig ist, dass mehrere Pressversuche eingeräumt werden, da der Druckaufbau nicht immer auf Anhieb gelingt. Der Schallkopf wird bei dieser Untersuchung über die ganze Zeit vom Untersucher geführt und stabilisiert, da es bei einem weichen Damm dazu kommen kann, dass dieser beim Pressvorgang verrutscht und das Rektum/der Analkanal nicht vollständig dargestellt wird. Die Veränderungen sollten in möglichst mehreren einzelnen kurzen Video-Sequenzen festgehalten werden (Abb. 20.2/Video 20.1). Danach wird die gleiche Situation in einem 3D-Block aufgezeichnet. Hier erfolgt immer individuell der Vergleich zwischen Ruhe und Valsalva-Situation. Der Unterschied zwischen diesen beiden Situationen wird aufgezeichnet und anschließend analysiert. Die Erscheinung der Intussuszeption ist recht heterogen und von der Beschaffenheit des Gewebes abhängig. Sie muss nicht zirkulär verlaufen und zeigt sich gelegentlich nur an einer Seite als ein dünner Strang, der nach kaudal getrieben wird und bei nachlassendem Druck sofort wieder verschwindet. Die Größe dieser Veränderungen ist relativ unerheblich, da sie trotzdem von den Patienten als störend wahrgenommen werden. Deshalb kommt es zum starken Pressen bei der Defäkation, was die Situation zusätzlich verschlechtert. Diese Defäkationsschemata werden dann über Jahre beibehalten und können nur schwer durchbrochen werden. Durch die oft fehlende Hilfe (nicht selten aufgrund von fehlender Detektion) führen sie eher zur Verschlechterung und erschweren dann die Therapie zusätzlich. Deshalb liegt der entscheidende Vorteil der linearen transperinealen Sonografie in ihrer Spezifität bei der Darstellung von Intussuszeptionen. Zwar ist durch die oft recht kleine lineare Sonde der abgedeckte Bereich eher gering, er zeigt jedoch die Defäkationsabläufe im Analkanal und Rektum sehr detailliert. Da die Anzahl der betroffenen Patienten im Vergleich zu anderen Pathologien recht gering ist, ist es umso wichtiger, eine diagnostische Modalität zur Verfügung zu haben, die zuverlässig und schnell eingesetzt werden kann.

Ein weiterer Vorteil dieser Ultraschalluntersuchung ist die Detektion von Koordinationsstörungen (siehe Kap. 22) (Hainsworth et al 2015). Murad-Regadas zeigte mit ihrer Arbeitsgruppe 2010 die Einsatzmöglichkeiten der zweidimensionalen Sonografie zur Detektion der Koordinationsstörungen auf und verglich diese mit

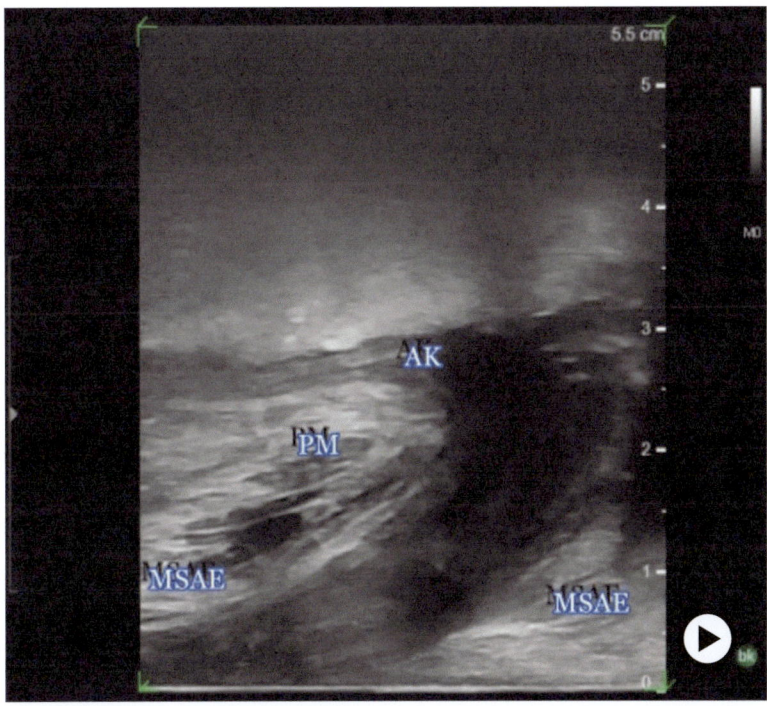

Abb. 20.2 Video 20.1 (▶ https://doi.org/10.1007/000-ep5)

Manometrie (Murad-Regadas et al 2010). Ein Jahr zuvor verglich sie diese Technik mit 3D-Echodefäkografie (Murad-Readas et al 2009). Diese Koordinationsstörungen zeigen ein recht charakteristisches Bild und müssen selbstverständlich durch andere Maßnahmen therapiert werden (Skardoon et al 2017). Zusammen mit der konvexen transperinealen Untersuchung bietet die lineare Sonografie eine sehr hohe diagnostische Sicherheit bei der Intussuszeptionsdetektion und ersetzt bei uns andere diagnostische Entitäten vollständig.

20.5   Perfusion Hämorrhoiden/ Prolaps

Eine sehr interessante Variante der linearen transperinealen Sonografie ist die Möglichkeit der Darstellung der Perfusion des Gewebes. Diese kann mit Geräten erfolgen, die über diese Option verfügen. Aktuell wird diese Möglichkeit in der proktologischen/Beckenbodendiagnostik kaum genutzt, was darauf zurückzuführen sei, dass eine breite Unsicherheit bezüglich der einzustellenden Parameter herrscht und man diesen Bereich deshalb eher mei-

det. Lässt man sich auf dieses Thema ein, bietet sich ein breites Spektrum für den Einsatz und der Untersucher erhält wertvolle Mehrinformation aus dem untersuchten Gebiet. So kann man beispielsweise die Perfusion der Urethra darstellen und somit Rückschlüsse auf den Östrogenisierungs-Grad des umliegenden Gewebes ziehen (Abb. 20.3). Ähnliche Vorteile ereben sich bei der Beurteilung von prolabierendem Gewebe im Analkanal. Man kann die Perfusion des prolabierenden Gewebes darstellen und dadurch unterscheiden, ob es sich um Vollwand- oder lediglich Hämorrhoidalkonvolute handelt. Dies vereinfacht dann die Auswahl der Therapie (Abb. 20.4). Der Vorteil bei Verfügbarkeit eines 3D-Systems ist die räumliche Zuordnung der (vermehrt/vermindert) perfundierten Bereiche zur Anatomie. Dabei wird der Analkanal in der bereits beschriebenen Art und Weise dargestellt und die Perfusion in diesem 3D-Block sichtbar gemacht. Alternativ kann man das Gewebe ausblenden und nur die Darstellung der perfundierten „Gefäße" stehen lassen. Hier ist es wichtig zu verstehen, dass diese Darstellung nicht alle Gefäße abbildet, was einen technischen Hintergrund hat. Es ist also (wie z. B. beim Render Mode etc.) unerlässlich,

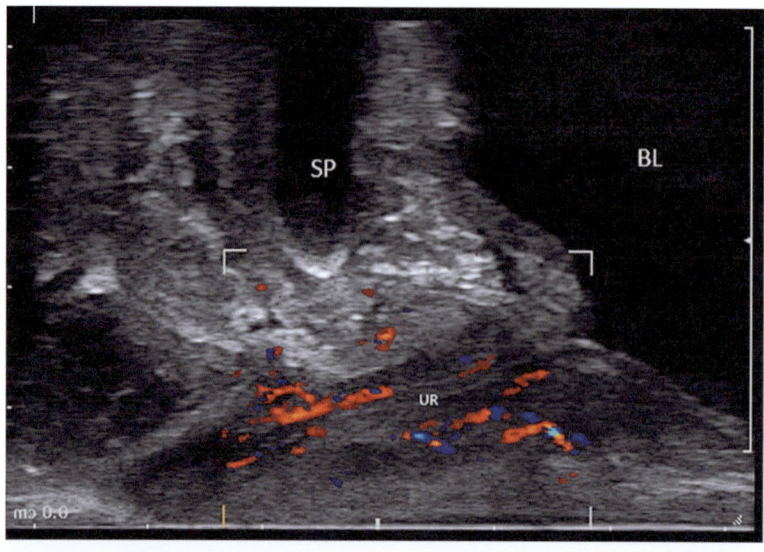

Abb. 20.3 Lineare transvaginale Darstellung der Perfusion der Urethra (UR). Blase (BL) rechts im Bild, Symphyse (SP) oben im Bildteil

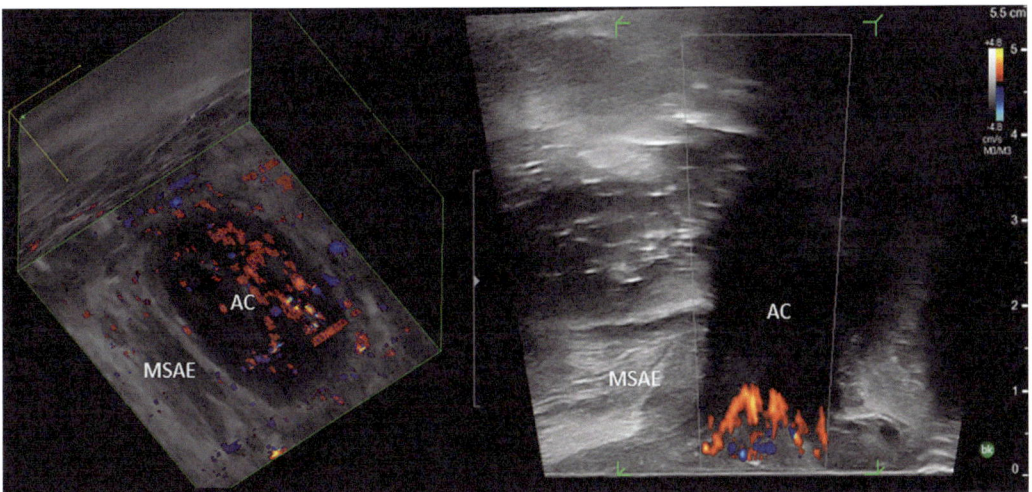

Abb. 20.4 Perfusion des prolabierenden Gewebes innerhalb des Analkanals (AC), als 3D-Block (links) oder als 2D-Bild (rechts). Musculus sphincer ani externus (MSAE) dorsal angeschnitten. Man sieht eindeutig, dass es sich bei den perfundierten Arealen lediglich um Hämorrhoidalkonvolute handelt. (In der linken Abbildung wurde Gain etwas zu hoch eingestellt)

sich mit der Technik ausreichend auseinanderzusetzen, um die Bilder zu verstehen. Trotzdem erlauben diese technischen Hilfsmittel Rückschlüsse auf die vorhandenen Pathologien (z. B. erhöhte Perfusion bei Malignität, Inflammation etc.) und ebnen letztendlich den Weg für die Diagnosefindung. Die Gefäßdarstellung hilft beispielsweise bei der Beurteilung von Raumforderungen, die optisch sich nicht eindeutig zu malignen Läsionen zuordnen lassen. Hier hilft die Perfusion, sich ein besseres Bild machen zu können und nicht selten eine Therapie-Entscheidung zumindest zu beeinflussen.

20.6   Zystocele linear

Die lineare transperineale Sonografie ist keine standardisierte Untersuchung für eine Zystocelen-Darstellung. Aufgrund der Tatsache, dass die Zystocele meist größer ist als die Sonden-Oberfläche, können oft nur die prolabierenden Blasenteile dargestellt werden und nicht die gesamte Harnblase. Dennoch ist diese diagnostische Option eine wertvolle Ergänzung zum konvexen transperinealen Ultraschall (Blum et al 2016; Schettino et al 2015). Sie kann bei besonderen Fragestellungen wie z. B. Lage

und Funktionalität der Urethra bei der Zystocele etc. wichtige Informationen liefern. Da die Sonde bei der Untersuchung immer außerhalb der Körperhöhlen bleibt, komprimiert sie die Organe praktisch nicht und kann die Beweglichkeit von kleinen anatomischen Strukturen (Urethra, perineal body etc.) präzise aufzeigen. So wird sie bei unklaren oder schwierigen anatomischen Verhältnissen genutzt. Die hochauflösenden Linearsonden zeigen dabei die zwischen der Urethra und Vagina prolabierende Wand der Harnblase und deren Inhalt. Der Untersucher kann dabei das dynamische Geschehen beim Kneifen, Pressen, Husten etc. direkt ohne Bildverzerrung (wie bei der konvexen Sonde) beobachten (Abb. 20.5). Dies erhöht bei häufiger Nutzung das Verständnis für die (pathologischen/physiologischen) Abläufe am Beckenboden. Zusammen mit der konvexen transperinealen Technik bekommt der Untersucher dann einen kompletten Einblick in die makroskopische Sicht (konvex) und die mikroskopische Ebene (transperineal linear HR), und dies im selben anatomischen Bereich. Die lineare Darstellung der Zystocelen erlaubt eine frühzeitige Detektion der Blasensenkung und ist nicht nur auf fortgeschrittene Befunde begrenzt. Nicht zu vernachlässigen ist der Stellenwert die-

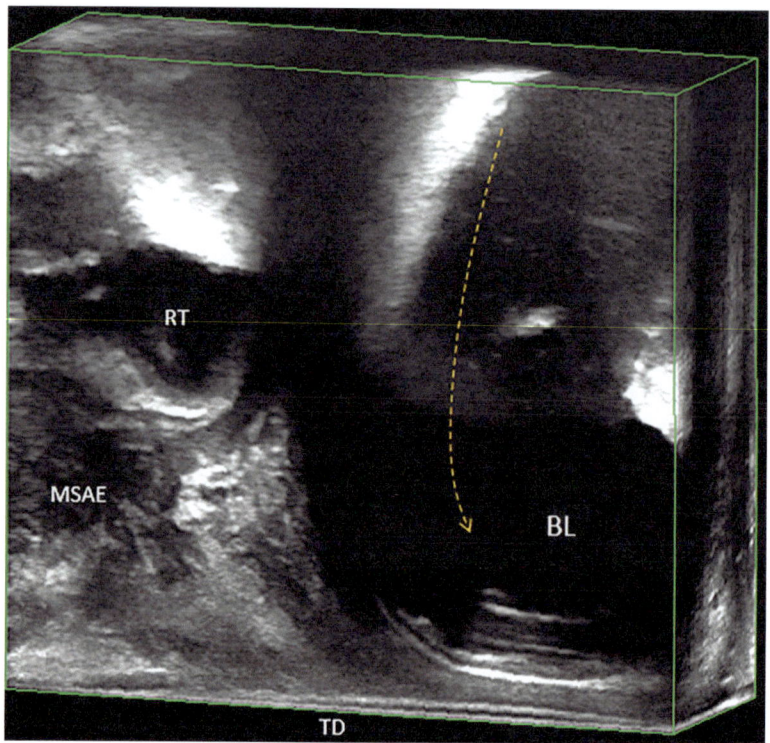

Abb. 20.5 Lineare transperineale Darstellung einer Zystocele (BL), die bis auf den Schallkopf reicht. Links ist die Vorderwand des Rektums (RT) und der Musculus sphincter ani externus (MSAE) sehr gut sichtbar

ser Methode bei der postoperativen Beurteilung der Zystocele. Hier kann man die Verschiebung der Harnblase und deren Anteile im Vergleich zu der präoperativen Situation beobachten. Aktuell wird diese Methode leider noch viel zu selten eingesetzt, obwohl sie in ihrer Objektivität und Einfachheit bei der Durchführung für praktisch alle anderen diagnostischen Verfahren unerreicht bleibt. Die 3D-Option ermöglicht dabei selbst für ungeübte Untersucher die Befundung schnell und zuverlässig durchzuführen. Dabei kann der 3D-Würfel selbstverständlich aus jeder erdenklichen Perspektive analysiert werden.

20.7 Enterocele linear

Die hochauflösende lineare Beckenbodendarstellung ist für die Detektion von Enterocelen, auch wenn diese manchmal recht klein sein können, das ideale Verfahren. Die Nähe des Schallkopfes zum Ort des Geschehens und damit die präzise Bildauflösung erlauben eine exakte Diagnostik. Dabei sollte diese Untersuchung unbedingt im Liegen und dann im Sitzen durchgeführt werden. Der intraabdominelle Druck, der für eine Verlagerung von Omentum oder gar Darmanteilen verantwortlich ist, muss entsprechend hoch sein. Zusätzlich ist meist die Schwerkraft notwendig, damit sich dieses Gewebe bis auf den Beckenboden „durchwühlen" kann. Das Gebiet, in dem die Enterocelen auftreten können, liegt zwischen der Vagina und der Vorderwand des Rektums. Deshalb wird die lineare Ultraschallsonde in diesem Bereich platziert und durch ein Vor- oder Zurückschieben exakt positioniert. Danach wird die Patientin zum Pressen/Husten aufgefordert. Ist eine Enterocele vorhanden, so verschiebt sich das Gewebe und erscheint im geschallten Bereich. Beim Zukneifen oder beim nachlassenden abdominellen Druck verschwindet dieses Gewebe nicht selten wieder zurück in die Bauchhöhle. Betrachtet man diese Vorgänge genauer, wird deutlich, wieso die (meist mehrfach) von den Patienten geschilderten Beschwerden oft nicht ernstgenommen werden. Für den Untersucher ist es wichtig zu verstehen, dass diese Beschwerden real und sehr belastend sind. Durch die Anwendung des linearen Ultraschalls und eine Darstellung ihrer Enterocele erfahren die Betroffenen oft eine lang ersehnte Bestätigung ihrer Erkrankung (Abb. 20.6).

Während der Untersuchung sollte man unbedingt darauf achten, dass man den Schallkopf genau auf der Stelle hält, die das Geschehen abbildet. Dies sollte wiederholt geübt werden, da durch den Pressvorgang sich das Gewebe am Damm vorwölbt und so die optimale Koppelung zum Schallkopf gelegentlich aufgehoben wird. Dadurch kann es zu Artefakten kommen und der Nachweis einer Enterocele erschwert werden. Durch Stabilisierung des Untersucherarmes auf der Liege oder am Knie des Untersuchers (siehe Kap. 17) werden diese Fehlerquellen ausgeschaltet.

Da die Mobilität und Ausprägung der Enterocele sich im Vorfeld nicht eindeutig voraussagen lassen, ist der Untersucher auf eine Methode angewiesen, die eine exakte Darstellung der Region ermöglicht. Her ist der kleine lineare Schallkopf ein optimales Werkzeug.

Zusätzlich ist die Option für Aufzeichnung von kurzen Video-Sequenzen entscheidend, da sie die Möglichkeit bietet, die Pathologie (die oft nur kurzzeitig auftritt) überhaupt dynamisch sichtbar zu machen und zu dokumentieren. Diese sollte unbedingt genutzt werden und erst zusammen mit der 2D- und 3D-Option die Diagnose einer Enterocele absichern (Abb. 20.7/ Video 20.2). Die lineare 3D-Darstellung der Enterocele erfolgt genauso wie bei der Zystocele. Durch das Schieben der Schallsonde auf dem Damm wird eine manuelle 3D-Aufnahme erstellt. Damit diese gelingt, ist etwas Übung (gleichmäßige Schallkopf-Führung) erforderlich. Ist der 3D-Block fertiggestellt, wird er so gedreht, dass die relevanten Bereiche mit der Enterocele darin sichtbar sind. Es ist unerheblich, aus welcher Perspektive sich die Enterocele besser betrachten lässt. Wichtig ist jedoch, dass der Befund entsprechend richtig interpretiert

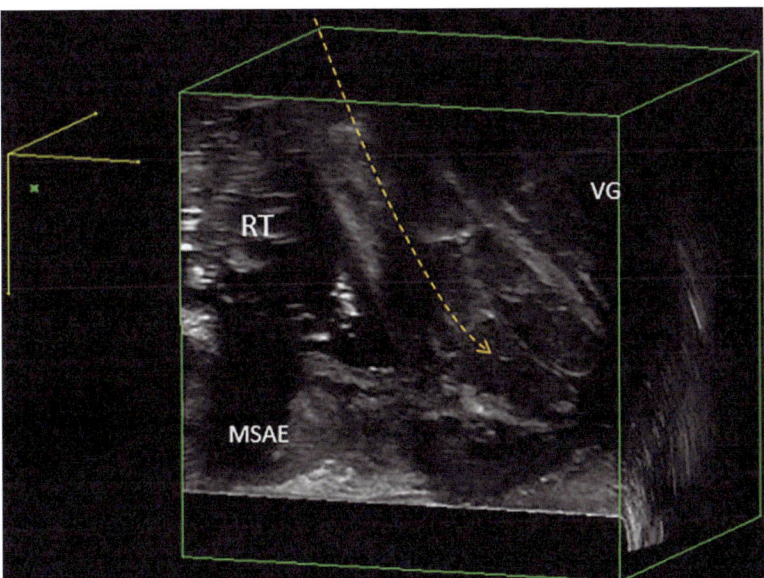

Abb. 20.6 Eine 3D-Darstellung einer Enterocele (Pfeil) mit einer linearen Sonde. Die Aufnahme erfolgte während eines Pressvorgangs, bei dem die Darmschlingen nach kaudal wanderten. Links ist die Vorderwand des Rektums (RT) und der Musculus sphincer ani externus (MSAE) sichtbar. Vagina (VG) nur angeschnitten

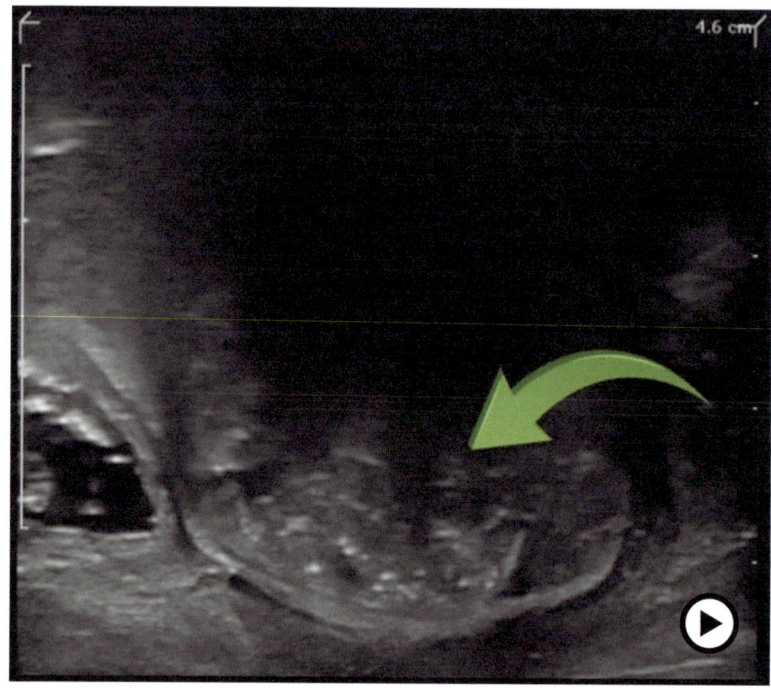

Abb. 20.7 Video 20.2 (▶ https://doi.org/10.1007/000-ep4)

wird. Deshalb gehören die lineare Ultraschalldarstellung der Enterocele und die transperineale konvexe Diagnostik zusammen (Albrich et al 2016). Das bedeutet, dass diese praktisch im Verband mit den anderen diagnostischen Modalitäten angewendet werden sollte (Luo et al 2022). Es erhöht die diagnostische Aussagekraft und minimiert die Fehler durch eine „Einzelbild"-Interpretation. Bei korrekter Anwendung werden praktisch alle Enterocelen zuverlässig detektiert.

20.8 Rektocele linear

Die lineare Rektocelen-Abbildung dient vorwiegend zur Bestimmung der Rektocelen-Größe. Obwohl es bis dato keine Einteilung gibt, die eine bestimmte Rektocelen-Größe einem therapeutisch sinnvollen Verfahren zuordnet, so ist es von Vorteil, wenn man sich ein genaues Bild machen kann (Bharucha und Knowles 2022; Hong und Jong 2022). In diesem Zusammenhang ist ein Aspekt bei der Rek-

tocelen-Diagnostik besonders wichtig. Es handelt sich um die weit verbreitete „Diagnose", die bei der proktologischen digitalen Untersuchung erfolgt und einfach mit dem Finger des Untersuchers durchgeführt wird. Dabei wird der Zeigefinger des Untersuchers um den ventralen Teil des äußeren Sphinkters geführt und in die Vagina durchgedrückt. Dies dient dann als „Beweis" für das Vorhandensein einer Rektocele. Nicht selten wird damit schon die OP-Indikation gestellt, was jedoch falsch sein kann. Benutzt man bei diesen Patienten die Ultraschalldiagnostik, zeigt es sich in vielen Fällen, dass die „Rektocele" gar nicht vorhanden oder durch kombinierte Pathologien (diese treten am Beckenboden meistens auf) überhaupt keine Relevanz hat. Durch eine Rektocelen-Resektion kann man die Probleme nicht beseitigen. Zusätzlich wird die anatomische Tatsache außer Acht gelassen, dass es durch die ventral kurze Externus-Muskulatur bei der Mehrzahl der Frauen einfach möglich ist, um den Sphinkter zu greifen und das Gewebe in die Vagina zu drücken. Dies ist selbstverständlich nicht pathologisch und kann nicht als Rektocele identifiziert werden. Hier ist fundierte Diagnostik notwendig, die für die betroffenen Patientinnen ein Maximum an Aussagekraft erlaubt.

Die Technik für die lineare Rektocelen-Darstellung ist sehr einfach durchführbar. Die auf dem Damm aufgesetzte Ultraschallsonde wird etwas nach dorsal geschoben, bis die Rektum-Vorderwand und die Anteile der äußeren Sphinkters sichtbar werden (Abb. 20.8). Die Frequenz wird bei 6 MHZ, die Tiefe bei 6–9 cm angesetzt. Die Bildkorrektur mit TGC erfolgt vor der Aufnahme. Dynamic Range kann bei 70 dB, Breite bei 100 % = 6 cm verbleiben. Sollte die Darstellung dreidimensional erfolgen, werden die Abstände (slicing) auf 0,2 mm gestellt, die Zeit beträgt dann ca. 7–10 s (100 Einzelbilder). Nachdem der Würfel fertiggestellt

wurde, wird er aufgeschnitten und die Rektocele kann sehr gut eingesehen und ggf. vermessen werden. Messungen können nicht im Render Modus erfolgen. Da das Rektum im Vorfeld mit Ultraschallgel als Kontrast-Medium gefüllt wurde (1 Blasenspritze ca. 70 ml), ist die Vorderwand des Rektums sehr gut einsehbar. Ein weiterer Vorteil dieser Technik ist die Genauigkeit, mit der man unterscheiden kann zwischen Rektocele und einer Enterocele. Dies ist manchmal bei der Diagnostik mit der konvexen Sonde nicht ganz eindeutig. Hier schafft die lineare Sonde Abhilfe. Bei der Untersuchung von sehr großen Rektocelen kann es durchaus passieren, dass die kleine Ultraschallsonde nicht die gesamte Rektocelen-Ausdehnung erfassen/ abbilden kann. Dies ist jedoch eher selten.

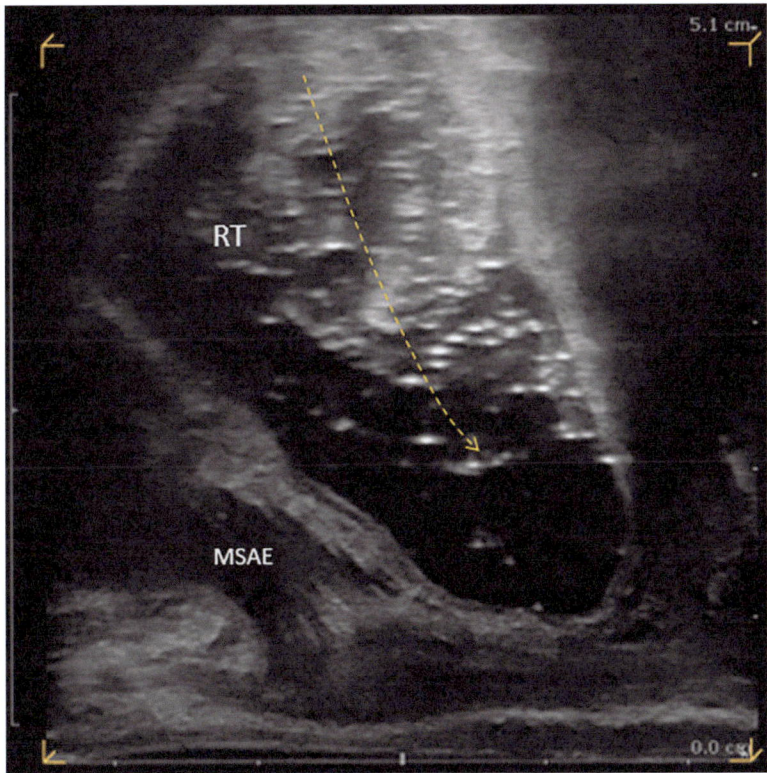

Abb. 20.8 Darstellung (lineare high-resolution, HR) einer Rektocele (Pfeil). Das Rektum (RT) ist mit Ultraschallgel gefüllt, was eine gute Kontrastierung garantiert. Musculus sphincer ani externus (MSAE) sehr gut sichtbar

20.9   Descensus perinei linear

Wie bereits bei der Besprechung der konvexen Ultraschalldarstellung verdeutlicht, kann man auch mit der linearen Technik den Descensus perinei aufdecken. Die kleinere lineare Ultraschallsonde kann dies jedoch nur indirekt bewerkstelligen. Hier hat die konvexe Schallsonde, die den gesamten Beckenboden auf einmal darstellt, sicherlich Vorteile (Zhu und Liu 2025; Vellucci et al. 2018). So kann der Descensus, der die eigentliche Ursache der Organabsenkung darstellt, indirekt über die vorhandenen Pathologien dargestellt werden (Dietz und Beer-Gabel 2012). Ein weiteres Indiz ist der Muskelverlauf. Das bedeutet, man kann anhand des Verlaufes der Muskelfasern des M. puborectalis Aussagen zum Zustand des Beckenbodens machen. Dies ist logisch, da diese in einem gesunden Beckenboden eine andere (Muskelfaser-)Richtung aufweisen als es der Fall bei Descensus perinei ist. Eine sehr gute Möglichkeit bietet dazu der transvaginale 3D-Ultraschall (siehe Kap. 19), bei dem man den M. puborectalis in seiner Gesamtheit nachverfolgen kann. Deshalb ist die lineare Ultraschallsonde ein Tool für die Abbildung von speziellen Pathologien, die eine hochauflösende Sonografie erfordern, und nur zweitrangig für die Bestimmung des Descensus perinei geeignet.

20.10 Weichteile, Perineum, Damm

Eine weitere Einsatzmöglichkeit für die lineare transperineale Ultraschalltechnik ist die Darstellung der oberflächlich verlaufenden Fisteln wie z. B. bei der Akne inversa/Hydradenitis suppurativa. In den meisten Fällen ist diese Erkrankung einfach zu diagnostizieren und die Verläufe der Fisteln streng auf die Subkutis begrenzt. Ist diese sehr ausgedehnt (bis zum Anus hin) und mit einer entzündlichen Erkrankung vergesellschaftet, kann es schwierig sein, die Fistelverläufe zu identifizieren. Ähnlich ist es bei einigen M. Crohn-Läsionen, die einen oberflächlichen Aspekt aufweisen und nicht direkt in der Anus-Nähe liegen. Hier kann man sich mit

der linearen Sonografie gut helfen. Diese Methode liefert dann zusammen mit der 3D-Endosonografie (transanal/transvaginal) eine beinahe 100 %ige Sicherheit bei der Bestimmung der Fistelverläufe. Dies ist für die betroffenen Patienten wichtig, da eine adäquate Therapieoption bereits im Vorfeld gewählt werden kann (z. B. Fortsetzung der konservativen Therapie bei M. Crohn).

Eine weitere Alternative ist die Darstellung von in der Subcutis liegenden Läsionen wie z. B. Lipomen. Hier wird die Eindringtiefe auf ca. 3 cm eingestellt, die Frequenz sollte so hoch wie möglich liegen (12–14 MHz). Zusätzlich kann die viel plastischere Darstellung in 3D gewählt werden. Dazu ändert der Untersucher die Abstände (slicing) auf 0,2 mm und platziert die Sonde zunächst etwas außerhalb der Läsion. Danach löst er die 3D-Funktion aus und schiebt die Sonde über die Läsion. Es ist wichtig, diese Bewegung möglichst gleichmäßig auszuführen. Der resultierende 3D-Block enthält die fragliche Struktur und kann nun analysiert werden. Diese dreidimensionale Abbildung der Subcutis hilft bei der Entscheidung, ungewöhnliche Pathologien, die oft als Nebenbefunde aufgedeckt werden, zu definieren. Der Untersucher kann so schnell und einfach seine Verdachtsdiagnose bestätigen oder ggf. Kontrollen dieser durchführen.

20.11 Fehlerquellen

Die lineare transperineale Sonografie wird vom Untersucher manuell durchgeführt. Das bedeutet, dass die Ultraschallsonde „frei" auf dem Damm aufgelegt wird und nicht, wie z. B. bei der 3D-Endosonografie, in eine Körperöffnung eingesetzt wird. Sie wird nicht fixiert und kann unkontrolliert verrutschen. Dies erschwert die Untersuchung. Zusätzlich handelt es sich um eine Sonde, die keine mechanische Führung enthält, die bei einer 3D-Aufnahme die Abstände und Kristall-Bewegung kontrolliert. Diese Aufgabe muss vom Untersucher übernommen werden. Geschieht es nicht gleichmäßig genug, kommt es zu Artefakten, die eine Beurteilung erschweren. Deshalb erfordert diese Technik ein wenig Übung, bevor sie am Patienten zum Einsatz kommt.

Eine andere mögliche Fehlerquelle ist die Lage der Sonde am Damm, wenn die Sonde außerhalb der gesuchten Region aufliegt (z. B. am Analkanal vorbei). Dies klingt zunächst unwahrscheinlich. Wenn man jedoch bedenkt, dass die Untersuchung im Sitzen, in einem abgedunkelten Raum durch Aufsetzen der Schallsonde am Damm erfolgt, so kann es durchaus passieren, dass die gesuchte Region (auch wenn nur kurzzeitig) aus dem Fokus gerät. Deshalb ist das Einüben dieser Techniken nicht nur hilfreich, sondern entscheidend für eine klare Diagnostik. Dasselbe gilt für die manuelle Durchführung der 3D-Aufnahme. Hier muss die Sonde unbedingt gleichmäßig über dem Damm bewegt werden, da sonst verwackelte Aufnahmen voller Artefakte resultieren können. Die Bewegung muss zudem exakt auf die Aufnahmezeit abgestimmt werden. Diese kann ggf. etwas unterschritten werden. Falls die Bewegung des Untersuchers zu langsam ausfällt, besteht die Gefahr, dass die gesuchte Struktur (z. B. Analkanal) nicht ganz im 3D-Würfel abgebildet wird.

Um eine einwandfreie Abbildung der Strukturen durch eine Ultraschallsonde erreichen zu können, muss diese dem untersuchten Gewebe aufliegen, d. h., es muss eine Koppelung der Sonde gewährleistet sein. Dies gelingt mit dem Auftragen von Ultraschallgel, aber auch durch die Hand des Untersuchers und das Aufrechterhalten von adäquatem Druck. Fällt dieser Druck zu gering aus, so kommt es zu Artefakt-Bildung und die resultierenden Aufnahmen sind ggf. wertlos. Wenn dieser Druck zu hoch ist, wird das Gewebe gequetscht und ggf. das Bild negativ verändert. Da die Aufnahmen mit der Linearsonde oft dynamisch durchgeführt werden, muss dieser Druck vom Untersucher ständig modifiziert werden. Auch hier ist ein mehrfaches wiederholtes Üben von Vorteil.

Genauso wichtig wie die Geschicklichkeit des Untersuchers bei der Handhabung der Ultraschallsonde ist die sinnvolle Auswahl der Parameter am Ultraschallgerät. Diese beeinflussen maßgeblich die Qualität der Aufnahme und somit die Diagnostik. Nicht selten werden diese gar nicht beachtet, was im Extremfall dazu führen kann, dass Falschaussagen getroffen werden. Dies gilt es durch fundiertes Auseinandersetzen mit der Ultraschalltechnik und dem Gerät zu vermeiden.

Literatur

Albrich S, Steetskamp J, Knoechel SL, Porta S, Hoffmann G, Skala C (2016) Assessment of pelvic floor muscle contractility: digital palpation versus 2D and 3D perineal ultrasound. Arch Gynecol Obstet 293(4):839–843. https://doi.org/10.1007/s00404-015-3897-5. Epub 2015 Sep 25 PMID: 26408007

Bharucha AE, Knowles CH (2022) Rectocele: Incidental or important? Observe or operate? Contemporary diagnosis and management in the multidisciplinary era. Neurogastroenterol Motil 34(11):e14453. https://doi.org/10.1111/nmo.14453. Epub 2022 Sep 14. PMID: 36102693; PMCID: PMC9887546

Blum R, Blum G, Link G, Meinhold-Heerlein I, Najjari L (2016) Zystozele und perinealer Ultraschall : Vergleich von Reliabilität und Patientenzufriedenheit [Cystocele and perineal ultrasound : Comparison of reliability and patient satisfaction]. Urologe A. 55(12):1595–1600. German. https://doi.org/10.1007/s00120-016-0101-x. PMID: 27352272

Dietz HP, Beer-Gabel M (2012) Ultrasound in the investigation of posterior compartment vaginal prolapse and obstructed defecation. Ultrasound Obstet Gynecol 40(1):14–27. https://doi.org/10.1002/uog.10131. Epub 2012 Jun 15 PMID: 22045564

Grimes WR, Stratton M (2025) Pelvic floor dysfunction. 2023 Jun 26. In: StatPearls [Internet]. Treasure Island (FL): StatPearls Publishing; 2025 Jan–. PMID: 32644672

Hainsworth AJ, Solanki D, Schizas AM, Williams AB (2015) Total pelvic floor ultrasound for pelvic floor defaecatory dysfunction: a pictorial review. Br J Radiol 88(1055):20150494. https://doi.org/10.1259/bjr.20150494. Epub 2015 Sep 21. PMID: 26388109; PMCID: PMC4743465

Jeong HY, Lee JK (2022) Assessing rectocele depth and its association with symptoms of pelvic floor disorders using 2D transperineal ultraound, J Surg Ultrasound 9:42–52, Published online November 30, 2022; https://doi.org/10.46268/jsu.2022.9.2.42

Luo Y, Pan H, Yang L, Lin N, Fan Z, Chen W (2022) Comparing two-dimensional ultrasonography with three-dimensional ultrasonography and MRI for the levator ani defects grading. Sci Rep 12(1):9175. https://doi.org/10.1038/s41598-022-13427-3.PMID:35655000;PMCID:PMC9163105. .PMID:35655000;PMCID:PMC9163105

Murad-Regadas SM, Regadas FS, Barreto RG, Rodrigues LV, de Souza MH (2009) A novel two-dimensional dynamic anal ultrasonography technique to assess anismus comparing with three-dimensional echodefecography. Colorectal Dis 11(8):872–877. https://doi.org/10.1111/j.1463-1318.2009.02018.x. Epub 2009 Aug 3 PMID: 19681980

Murad-Regadas SM, Regadas FS, Barreto RG, Rodrigues LV, Fernandes GO, Lima DM (2010) Is dynamic two-dimensional anal ultrasonography useful in the assessment of anismus? A comparison with manometry. Arq Gastroenterol. 47(4):368–72. https://doi.org/10.1590/s0004-28032010000400009. PMID: 21225147

Schettino MT, Datol E, Rossi C, Panariello A, Vascone C, Coppola G, Iervolino SA, Assisi DD, Mainini G, Torella M (2015) Possible role of perineal ultrasound in the diagnosis of cystocele. Clin Exp Obstet Gynecol 42(3):321–326 PMID: 26152002

Skardoon GR, Khera AJ, Emmanuel AV, Burgell RE (2017) Review article: dyssynergic defaecation and biofeedback therapy in the pathophysiology and management of functional constipation. Aliment Pharmacol Ther 46(4):410–423. https://doi.org/10.1111/apt.14174. Epub 2017 Jun 29 PMID: 28660663

Vellucci F, Regini C, Barbanti C, Luisi S (2018) Pelvic floor evaluation with transperineal ultrasound: a new approach. Minerva Ginecol 70(1):58–68. https://doi.org/10.23736/S0026-4784.17.04121-1. Epub 2017 Sep 5 PMID: 28891280

Zhu Y, Liu J (2025) Clinical value of perineal ultrasound in diagnosis of pelvic floor dysfunction in women. Afr J Reprod Health 29(2):42–48. https://doi.org/10.29063/ajrh2025/v29i2.5. PMID: 40009073

Sonografie des M. levator ani und seiner Rupturen

21

Martin Kowallik

Inhaltsverzeichnis

Zusammenfassung

Die Ultraschalldiagnostik der Levator-Muskulatur ist recht einfach. Zunächst muss eine sinnvolle Technik ausgewählt werden, die eine nicht verzerrte Perspektive auf die gesamte Muskulatur liefern kann. Die beste Modalität hierfür ist die transvaginale 360°-Darstellung. Diese zeigt die gesamte Muskulatur in einer sehr hohen Auflösung und aus allen Perspektiven. So können Unregelmäßigkeiten identifiziert werden. Es ist wichtig, bereits im Vorfeld alle möglichen Fehlerquellen zu kennen, die eine Fehlbeurteilung zur Folge haben können. Es obliegt dem Untersucher, sich mit dem Ultraschallgerät und seiner Technik auseinanderzusetzen und in entsprechenden Schulungen das erforderliche Wissen zu erlangen.

- Die Beurteilung der Muskulatur gibt einen Aufschluss über den Zustand des gesamten Beckenbodens
- In früherer Zeit wurden diese Verletzungen durch eine digitale Untersuchung aufgedeckt, wenn sie entsprechend ausgedehnt waren
- Mit der zunehmenden Verfügbarkeit von Ultraschall stand ein neues Tool zur Verfügung, mit dem eine weitaus präzisere Diagnostik möglich war
- Ein mangelndes Verständnis für die Technik führte zu fragwürdigen Aus-

M. Kowallik (✉)
Magen Darm Zentrum Wiener Platz, Köln, Deutschland
E-Mail: kowallik@mdz-koeln.de

sagen, die vom medizinischen Publikum einfach übernommen wurden

- Deklarieren von allen echoarmen/dunklen Bereichen als Muskeldefekte ist nicht korrekt
- Bei der Betrachtung der gynäkologischen Ultraschalldiagnostik am Beckenboden kommen meistens Intravaginal-Sonden mit einem Blickwinkel von 145° nach ventral zum Einsatz
- Eine zweite Ultraschallmethode für die gynäkologische Beckenbodenbeurteilung war und ist die konvexe transperineale Untersuchung
- **Eine** schwache Auflösung bedeutet eine schlechte Bildqualität mit automatisch wenig Aussagekraft
- Die transperineale Darstellung des M. levator ani und seiner Rupturen ist die schlechteste Methode, um diese Defekte aufzudecken
- Die beste Variante für eine detaillierte Beckenbodenabbildung unterhalb der Cervix ist die 360°-transvaginale Abbildung
- Der Render Modus ist eine computergestützte Rekonstruktion und nicht immer die „Wirklichkeit"

21.1 Theorie und ihre Entstehung

Die Beurteilung der Muskulatur gibt einen Aufschluss über den Zustand des gesamten Beckenbodens. Bedingt durch die während einer Entbindung immer wieder entstehenden (Sphinkter-)Verletzungen kommt immer wieder die Frage nach dem Status der restlichen Beckenbodenmuskulatur auf. In früherer Zeit wurden diese Verletzungen durch eine digitale Untersuchung aufgedeckt, wenn sie entsprechend ausgedehnt waren (Kamisan Atan I et al 2022). Die kleineren Verletzungen, die sich durch eine digitale Untersuchung nicht aufdecken ließen, wurden nicht selten übersehen. Mit der zunehmenden Verfügbarkeit von Ultraschall stand ein neues Tool zur Verfügung, mit dem eine

weitaus präzisere Diagnostik möglich war. Diese wird bis zum heutigen Tag mehr oder minder standardmäßig eingesetzt, auch wenn die Definitionen einer nachgewiesenen Ruptur immer wieder stark variieren (Schwertner-Tiepelmann et al 2012). Dieses Vorgehen wurde dann automatisch und unkritisch in der Diagnostik der restlichen Muskulatur übernommen, was jedoch nicht selten zu Fehldiagnosen führte (da Silva et al 2016). Hier verursachte ein mangelndes Verständnis für die Technik zu fragwürdigen Aussagen, die vom medizinischen Publikum einfach übernommen wurden und ohne eine weitere Revision weitergetragen werden (Rusavy et al 2022; Handa et al 2019). Dies ist ganz besonders deutlich am Beispiel des M. puborectalis oder des „gesamten" M. levator ani zu sehen, der eine Schlüsselfunktion im Beckenboden einzunehmen scheint. Hier gibt es sogar Studien, die eine Muskelverletzung bei einem Durchschnittskollektiv der untersuchten Patienten mit ca. 10 % bis manchmal sogar 30 % angeben (Yu et al 2017; Amin et al 2024). Dies würde bedeuten, dass beinahe jede dritte Geburt mit massiver Zerstörung des gesamten Beckenbodens einhergeht. Dies erscheint zumindest fraglich. Bei näherer Betrachtung dieses Vorgehens und damit vieler Arbeiten wird recht schnell klar, dass sich praktisch nie Angaben zur technischen Seite, d. h. zur Geräteeinstellung, finden lassen, die eine Reproduzierbarkeit dieser Ergebnisse erlauben würden. Dies wäre jedoch bei wissenschaftlichen Arbeiten eine Grundvoraussetzung, die irgendwelche Aussagen zulassen würde. Stattdessen konzentrieren sich die Autoren stets auf die saubere Selektion der Patienten (was selbstverständlich völlig korrekt ist) und lassen die Einstellungsparameter völlig außer Acht. Da es praktisch „flächendeckend" passiert, fällt es dem Leser nicht auf und die Aussagen solcher Studien werden ohne weitere Bewertung als gegeben hingenommen (Amin et al. 2024; Doxford-Hook et al 2023). Mit anderen Worten: Es wird „drauflos sonografiert", ganz egal, wie die Geräteeinstellungen gerade sind, und ohne darauf zu achten, wie die Auswirkungen auf das Endergebnis sind. Dieses Vorgehen birgt die Gefahr einer vermeintlich korrekten Ultraschalldiagnostik, deren Aussagekraft zumindest vage ist. Nicht selten arbeiten die Untersucher dabei direkt mit dem Render Modus, einer falschen Frequenz oder unbekannten Dyn. Range, ohne zu wissen, was das ist und worauf zu achten ist. Bei der Benutzung von 2D-Ultraschall kommt es häufig zu „Automatismen", z. B. das Deklarieren von allen echoarmen/dunklen Bereichen als Muskeldefekte etc. Der Muskelfaserverlauf und eine weitere Analyse des Gebietes entfallen dabei komplett und sind bei zweidimensionalen Ultraschall schwierig und zuweilen unmöglich zu beurteilen.

Deshalb ist es sinnvoll, sich intensiv mit der Materie auseinanderzusetzen, was jedoch im maximal ausgefüllten Klinik-Alltag ausgesprochen schwierig ist. Alle diese Faktoren verursachen deshalb ein recht großes Feld von Fehlermöglichkeiten, die dann im Nachgang als „Untersucherabhängigkeit" bei der Ultraschalldiagnostik zusammengefasst werden. Um diese Probleme zu minimieren, haben sich die Hersteller der Ultraschallgeräte entschlossen, diesen Bereich „aufzuräumen" und Presets anzubieten, die bereits im Gerät für eine bestimmte Untersuchungsregion korrekte Parameter voreingestellt haben. Dieses Vorgehen entstand aus der Not, da beinahe alle Nutzer nicht in der Lage waren, die korrekten Einstellungen vorzunehmen, und diese Möglichkeiten schlicht nicht nutzten. Dies bedeutet jedoch gleichzeitig, dass sehr viele bisher in der Wissenschaft getätigten und gefestigten Aussagen (vor diesem Hintergrund) ebenfalls hinterfragt werden sollten. Genau das versuchen wir mit diesem Buch durchzuführen.

21.2 Literaturquerschnitt und Fragen

Durchforstet man die Literatur zu dem Thema Verletzungen des M. levator ani, finden sich einige Arbeiten, die sich mit diesem Thema befassen. Alle diese Werke beschrieben mehr oder weniger zahlreiche Rupturen, die aufgrund von Geburtsverletzungen entstanden sein sollen (Pessoa et al 2024; Durnea et al. 2015) Nicht selten werden Vergleiche zu MRT-Befunden analysiert (Notten et al 2014). Bei näherer

Betrachtung lassen sich in allen Arbeiten in der Methodik keine Angaben zu vorgenommenen Einstellungen finden. Dies zeigt, dass diese oft als unbedeutend für die Auswertung der Pathologien gesehen werden. Die Autoren verließen sich auf das, was sie sahen, und eigene Interpretationen der Abbildungen (Serrano et al. 2022; Cassadó et al. 2020). Vor dem bereits beschriebenen Hintergrund besteht somit die Möglichkeit von Fehlinterpretationen. In diesem Zusammenhang sollten die oft beschriebenen Rupturen des M. levator ani zunächst betrachtet werden.

Die meisten Autoren beschäftigten sich mit der transperinealen Darstellung der Levatorendefekte (Cassadó et al 2020; Wang und Wang 2023; Dietz und Steensma 2006; Dietz 2012). Die Möglichkeit der Darstellung des M. puborectalis in der transperinealen Perspektive ist ohne Weiteres gegeben. Trotzdem bietet sie entscheidende Nachteile (bedingt durch die Perspektive und Divergenz der Abbildung) gegenüber der transvaginalen/transanalen 3D-Darstellung. Somit ist diese Modalität als ein Tool für diese Analyse sicherlich das schlechteste Werkzeug, das man sich aussuchen kann.

Betrachtet man Arbeiten, denen eine transvaginale Untersuchungstechnik zugrunde lagen, fallen immer wieder Formfehler auf, die einer Überprüfung bedürften. So werden zuweilen dunkel/echoarm erscheinende Anteile des M. puborectalis direkt als Rupturen markiert. Dies entspricht jedoch nicht immer der Wahrheit, da die Muskelfasern einen unterschiedlichen Verlauf (Richtung) aufweisen und zudem eine unterschiedliche Dicke/Qualität. So kommt es nicht selten vor, dass in einer Darstellung von einem komplett gesunden Muskel verschiedene Graustufen – echoarm und/oder echoreich – gleichzeitig vorkommen (Abb. 21.1). Trifft der Schall in einem anderen Winkel auf die Fasern, wird er von diesen unterschiedlich reflektiert und abgelenkt. Dies hat zur Folge, dass es zu solchen Unterscheiden in der Echogenität kommt. Letztendlich kann die Frage einer Muskelverletzung eindeutig besser durch eine dreidimensionale Darstellung geklärt werden. Deshalb sind die entdeckten Pathologien grundsätzlich zu hinterfragen, vor allem, wenn sie

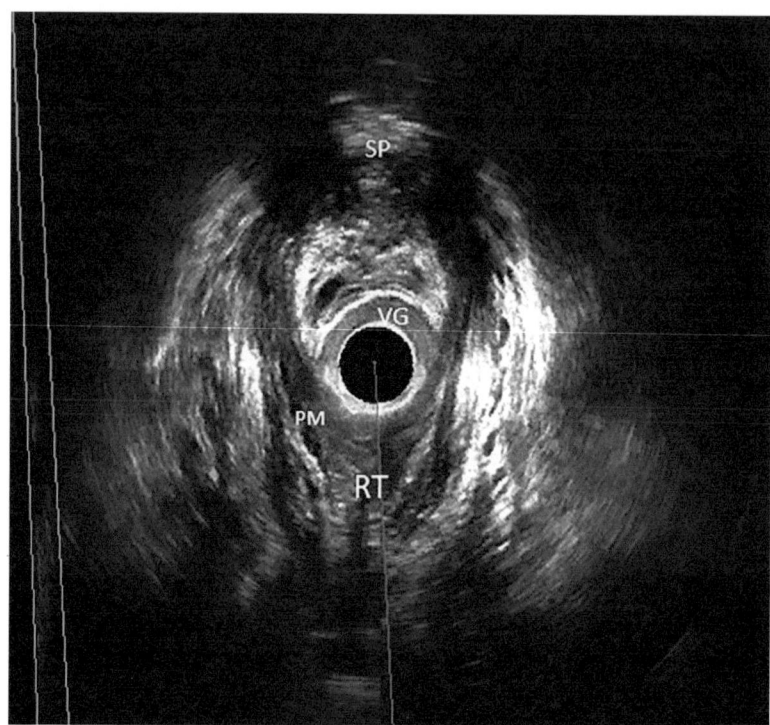

Abb. 21.1 Dreidimensionale transvaginale Darstellung des Beckenbodens mit dem Levator-Muskel (PM). Dieser umschlingt das Rektum (RT) und setzt beidseits an der Symphyse (SP) an. Der komplett gesunde Muskel weist in seinem Verlauf verschiedene Graustufen auf – echoarm und/oder echoreich. Dies ist nicht ungewöhnlich. Es gibt keine Unterbrechungen und die echoarmen Fasern sind keine Rupturen oder Narben. Der Muskelfaser-Verlauf kann durch Scrollen nachvollzogen werden. Die leichte Asymmetrie ist durch die schräge Lage der Ultraschallsonde in der Vagina (VG) bedingt und nicht durch Muskelverletzungen o.Ä. Hier muss der Untersucher vorsichtig agieren und die Vorteile der 3D-Technik nutzen

angeblich in einem sehr hohen Prozentsatz vorkommen sollen.

Hier wäre es wünschenswert, weitere standardisierte Vergleiche zwischen den MRT und UltraschallbBefunden anzustreben, um eine Arbeitsgrundlage für die zukünftigen Betrachtungen auszuarbeiten. Aktuell stellt dieses Gebiet ein Feld mit hohem Anteil an heiß diskutierten Kontroversen dar, was verdeutlicht, dass kein sauberes Konzept in der Diagnostik vorliegt.

21.3 Gynäkologische Darstellung

Bei der Betrachtung der gynäkologischen Ultraschalldiagnostik am Beckenboden kommen meistens-Sonden mit einem Blickwinkel von 145° nach ventral zum Einsatz. Diese erlauben

einen Einblick in die Harnblase, die Adnexen/Ovarien und den Uterus. Dies ist für die Beurteilung dieser Strukturen sinnvoll und vorteilhaft, da damit zahlreiche Fragestellungen am besten abgeklärt werden können. Des Weiteren ist die Abklärung der Defekte des Beckenbodens (wenn auch nur indirekt möglich), d. h., man sucht die lateralen und/oder zentralen Defekte. Danach erfolgt die Zuordnung der Pathologien. Hier ist es ersichtlich, dass die Interpretation dieser Region und ihrer Pathologien eine vollkommen andere ist als z. B. in der Chirurgie oder Urologie. Schon alleine deshalb war das Interesse an einer 360°-Ultraschallsonde (transvaginal) in der Gynäkologie bis dato praktisch nicht vorhanden. Erst in der jungen Vergangenheit wurde diese Modalität der Ultraschallbildgebung in der Gynäkologie erkannt und weckt (wenn auch noch sehr verhaltenes) Interesse. Man hat eingesehen, dass diese Technik die Möglichkeit bietet, den Bereich unterhalb der Cervix wesentlich genauer abzubilden, sodass eine Ableitung der Pathologien zumindest in diesem Bereich nicht mehr notwendig ist. Die Umstellung von der konvexen Sicht zu einer linearen 360°-Darstellung fällt jedoch meistens (aufgrund der jahrelangen Gewohnheit) recht schwer.

Eine zweite Ultraschallmethode für die gynäkologische Beckenboden Beurteilung war und ist die konvexe transperineale Untersuchung. Diese wird in der Gynäkologie ebenfalls anders eingesetzt (meistens ohne dynamische Komponente), sondern meist zur Darstellung der Levatoren-Defekte (siehe Kap. 18). Sie wird jedoch vergleichsweise selten genutzt.

Betrachtet man die „Standard-Ultraschalldiagnostik" mit der 145°-Sonde wird schnell klar, dass sich neben der offensichtlichen Vorteile (Sicht nach vorne, dadurch die Möglichkeit der Darstellung oberhalb der Cervix-Adnexen etc.) auch gleichzeitig große Nachteile ergeben. Durch die kleine Schallfläche und die Bild-Divergenz können nur kleine Ausschnitte abgebildet werden. Ein simultaner Einblick in alle drei Kompartimente ist mit dieser Technik nicht möglich. Zudem kann die Muskulatur nicht ausreichend dargestellt werden, sodass man auf theoretische Konstrukte ausweichen muss (Ruptur von einer Struktur wird angenommen, wenn sich Organverschiebungen in einem bestimmten Bereich beobachten lassen). Deshalb ist eine Beurteilung der Levator-Muskulatur (in seiner Gesamtheit und einzeln) schlichtweg nicht durchführbar. Gepaart mit der konvexentransperinealen Darstellung Darstellung der Levatoren (siehe Kap. 18) ergibt sich ein immer noch ungenügendes Bild, welches eigentlich (bezüglich der Muskulatur) keine Aussagen erlaubt. Deshalb wird die 360°-Technik über kurz oder lang einen Einzug in der Gynäkologie finden, auch wenn es sich bis dato eher schwierig gestaltete. Die transperineale Darstellung bietet andere Vorteile und kann bei bestimmten Fragestellungen die 3D-Technik nicht ersetzen. Vielmehr ergänzen sich alle diese Einzeltechniken gegenseitig und er-

leben erst in ihrer Gemeinsamkeit eine fundierte Beckenbodendiagnostik. Umgekehrt bedeutet die Benutzung von nur einer Modalität die Durchführung von Teildiagnostik (z. B. 145° für gynäkologische Fragestellungen und nicht für Beckenboden) und kann somit nicht als Beckenbodendiagnostik bezeichnet werden.

21.4 Darstellung transperineal

Die transperineale Darstellung der Levator-Muskulatur ist sicherlich die am häufigsten dafür verwendete Technik (García-Mejido und Sainz 2020; García-Mejido et al 2023; Montaguti et al 2020). Diese erfolgt gewöhnlich freihändig (d. h. ohne mechanische Unterstützung) und bildet in wenigen Sekunden (3–10 s) den gesamten Beckenboden ab. Analysiert man alleine diese zwei Parameter (Aufnahmezeit und Freihändigkeit), wird klar, dass eine recht hohe Gefahr für Fehler besteht. Bei einer nur wenige Sekunden andauernden Aufnahme des gesamten Beckenbodens wird der Schallkopf über den Damm geführt oder gekippt. Dies bedeutet, dass nur wenige Bilder in den resultierenden 3D-Block aufgenommen werden können, d. h., eine schwache Auflösung wird erreicht. Eine schwache Auflösung bedeutet eine schlechte Bildqualität mit automatisch wenig Aussagekraft. Erfolgt die Aufnahme (wie häufig der Fall) im Render Modus, verbindet das Gerät die Bereiche, die gleiche Graustufen aufweisen, miteinander (wenn diese nahe genug aneinander liegen). Wird dieser Wert überschritten (d. h. liegen diese Bereiche nicht entsprechend nahe aneinander), werden sie rechnerisch getrennt und es entsteht ein Defekt (Abb. 14.9). Erfolgt die Aufnahme nun freihändig, kann sogar der Untersucher (bewusst/unbewusst) durch langsameres Schieben/Kippen dazu beitragen, diesen Effekt hervorzurufen. Die resultierende Aufnahme ist dann verfälscht und die diagnostische Aussage tendiert gegen null. Deshalb ist die transperineale Darstellung des M. levator ani und seiner Rupturen (auch wenn sie weit verbreitet ist) die schlechteste Methode, um diese Defekte aufzudecken. Sie ist schlichtweg stark fehlerhaft (Notten et al 2011, 2017).

Ein weiteres Problem ist der Verlauf der Muskelfasern, die sondennah enger und sondenfern weiter auseinanderliegen (Divergenz). Dies führt dazu, dass die sondenfernen Abschnitte eher als ein Defekt erscheinen als die sondennahen. Dies muss dem Untersucher klar sein, wenn er diese Bereiche analysiert. Des Weiteren ist eine Messung der Defekte (wenn man diese von kaudal/kranial betrachtet) aufgrund dieser Divergenz nicht fehlerfrei möglich. Dies wird schon allein beim Messversuch vom Ultraschallscanner selbst angezeigt.

Zusammenfassend kann man sagen, dass bei der transperinealen Darstellung der Lavator-Muskulatur und deren Verletzungen ein hohes Maß an Ungenauigkeit vorprogrammiert ist, was bei gleichzeitigem Einsatz von Rendering noch gesteigert wird.

21.5   Darstellung transvaginal in 3D

Die beste Variante für eine detaillierte Beckenbodenabbildung unterhalb der Cervix ist die 360°-transvaginale Abbildung. Alternativ kann man den transanalen Zugang nutzen, der jedoch mit einigen Nacheilen verbunden ist. Durch den anorektalen Winkel kann der Untersucher dabei nur hinter der Patientin sitzen, was als unangenehm empfunden werden kann (alternativ kann liegend untersucht werden) (Abb. 11.3). Deshalb ist der transvaginale Zugang als optimal anzusehen, zumal die zentrale Lage der Ultraschallsonde eine optimale Abbildung der Beckenbodenorgane garantiert. Dabei ist die Genauigkeit für die Details außerordentlich hoch. Dies gilt selbstverständlich genauso für die Darstellung der Levator-Muskulatur, die praktisch in ihrer Gesamtheit nachvollzogen werden kann. Man kann genauso gut den Ursprung und Ansatz des M. puborectalis, des M. pubococcygeus oder Ileococcygeus betrachten, und dies aus jeder beliebigen Perspektive (Abb. 21.2). Die Lage und der Verlauf all dieser Muskel werden durch die Ultraschallsonde nicht gestört oder verändert. Die feste „Verankerung" der Ultraschallsonde in der Vagina erlaubt keine Verschiebung zur Seite. Lediglich kann das Bild

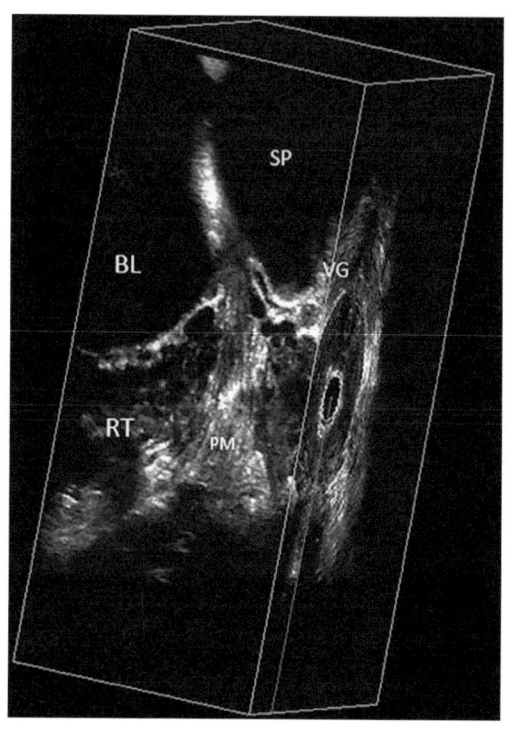

Abb. 21.2 3D-Ansicht des Beckenbodens von lateral aus gesehen. In dieser Perspektive kann man den Verlauf der Levator-Muskulatur am besten beurteilen. Die Fasern beider Levatorschenkel (PM) können so überprüft werden. Man erkennt den rechten Levatorschenkel, der an der Symphyse (SP) ansetzt und das Rektum (RT) und Vagina (VG) umschlingt. Der Faserverlauf ist beinahe gerade, was auf eine gute Muskelfunktion hindeutet. Die gefüllte Harnblase (BL) liegt auf der Symphyse und prolabiert nicht nach dorsal

etwas durch ein Verdrehen oder Verkippen gestört werden. Dies verursacht jedoch keine Veränderung der Perspektive an sich. Messungen und Analyse können ungestört durchgeführt werden. Die Bildqualität wird durch die lineare Abbildung (z. B. X14L4 Ultraschallsonde) bis zum äußeren Bildrand ausreichend erhalten. Die Strecke für die Darstellungstiefe liegt dabei bei ca. 10 cm. Deshalb ist das Bild in Sonden-Ferne noch entsprechend gut. Bei der Nutzung einer Nicht-Linearsonde (z. B. 9038) wird das Bild durch die Divergenz etwas schwächer in der Sonden-Ferne, da es durch die Divergenz mehr gestört wird. Letztendlich reicht die Auflösung aber vollkommen, um sich ein detailliertes Bild über die Pathologien machen zu können. Deshalb kann diese Untersuchungstechnik als die beste für die Darstellung der Levator-Muskulatur angesehen werden. Unbestritten ist dabei die Tatsache, dass es eine deutliche Abhängigkeit von der Qualität der Sonde und des Ultraschallsystems gibt. Hier haben die neueren Sonden sicherlich die Vorteile auf ihrer Seite.

Aktuell gibt es keine Bildgebung, die dieses Gebiet so detailreich aufzeigen kann. Bei der Einstellung einer hohen Bildauflösung ist der Betrachter in der Lage, einzelne Fasern der Muskulatur zu erkennen. Dabei ist es wichtig zu wissen, dass es innerhalb der Muskulatur zu einer Abbildung von Objekten (Muskelanteilen) mit verschiedene Graustufen kommen kann. Dies ist durch verschiedene Faktoren bedingt, wie Faserdicke, Winkel des Auftreffens des Schalls, Muskelspannung etc. Deshalb erscheinen nicht alle Anteile desselben Muskels (dabei gilt: Je größer dieser Muskel, desto mehr unterschiedliche Graustufen werden möglicherweise abgebildet) in derselben Echogenität. Dies kann nicht zum Anlass dienen, diese Muskelpartien direkt als Muskeldefekt zu kenn-

zeichnen. In der Praxis passiert dies jedoch recht häufig. Dieser „Automatismus" erklärt die Tatsache, dass in manchen Arbeiten so hohe Prozentsätze von Muskelrupturen beschrieben werden. Deshalb sollte man bei der Nutzung dieser Technik mit dem schnellen Urteil vorsichtig sein und den entsprechenden Bereich aus allen Perspektiven aktiv (durch das Hin- und Her-Scrollen) absuchen (Abb. 21.3/Video 21.1). Dies ist selbstverständlich nur mit der 3D-Technik möglich. Hat man nur 2DTechnik zur Verfügung, muss der fragliche Bereich mehrfach abgesucht werden, und es steht nur eine Perspektive zur Verfügung, was die Sicherheit minimiert und die Diagnosestellung erschwert (Abb. 21.4).

21.6 Render Mode-Technik und die Problematik

Die Rendering-Technik ist beim Ultraschall generell sehr beliebt geworden. Dies ist nicht nur in der Gynäkologie/Geburtshilfe der Fall (hier ist die Babyface-Sonografie in 3D/4D sehr ge-

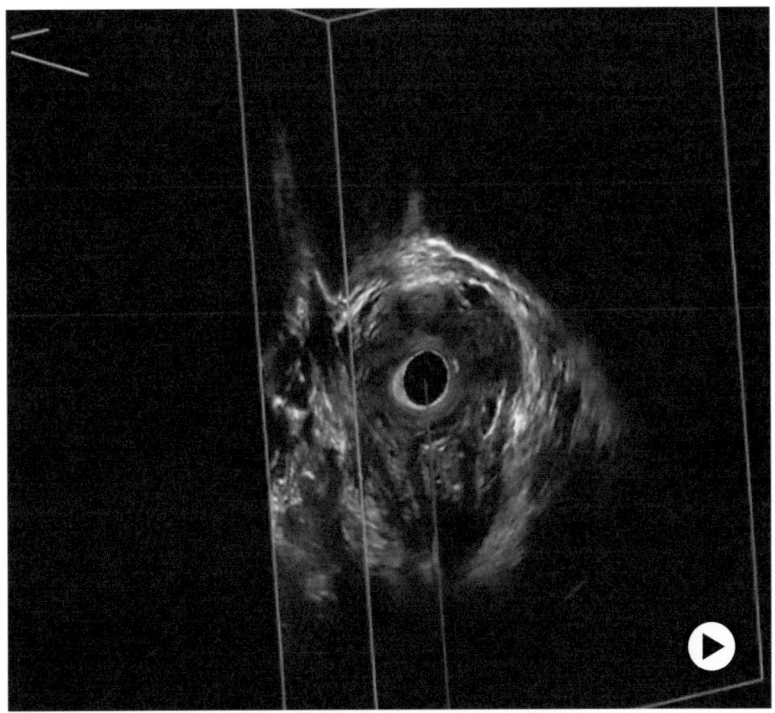

Abb. 21.3 Video 21.1 (▶ https://doi.org/10.1007/000-ep6)

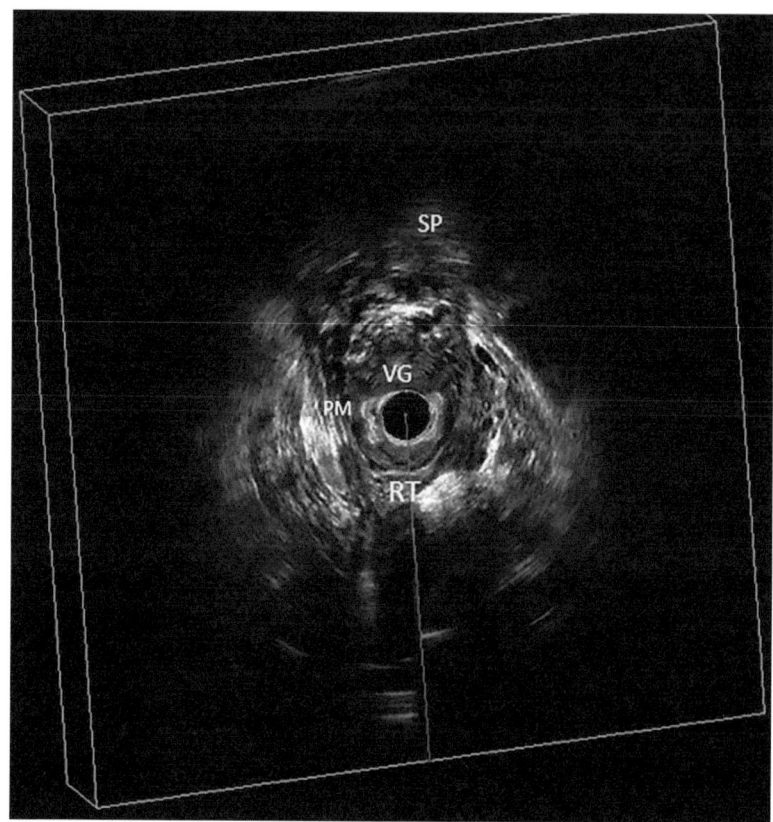

Abb. 21.4 Levator-Muskulatur (PM) im 3D-Würfel, die ungleichmäßig und auf einer Seite unvollständig erscheint. Die Ursache hierfür ist die schräge Positionierung der Ultraschallsonde in der Vagina (VG). Korrigiert man diesen Fehler durch eine Schrägenanpassung im 3D-Würfel, erscheint die Muskulatur wieder ganz. Deshalb ist die korrekte Lage der Ultraschallsonde während der Untersuchung relevant für das Endergebnis. Diese Zusammenhänge als mögliche Fehlerquellen müssen dem Untersucher bekannt sein. Rektum (RT), Vagina (VG), Symphyse (SP)

fragt), sondern in vielen anderen Bereichen, die diese Möglichkeit bieten können. Die Gründe hierfür liegen auf der Hand: die plastische Darstellung der Strukturen, die eine räumliche Vorstellung wesentlich einfacher und zugänglicher erscheinen lässt. Dies ist nicht nur für werdende Eltern eine Vereinfachung, sondern auch für den Arzt selbst, der die Bilder (vermeintlich) sehr einfach deuten und beurteilen kann. Wie so oft im Leben bergen die „einfachen" Dinge gleichzeitig eine versteckte „Gefahr" in sich. In diesem Fall liegt diese im technischen Detail, und zwar in der Tatsache, dass das resultierende Bild nicht immer der Wirklichkeit entsprechen muss. Dies ist darin begründet, dass

der Render Modus eine computergestützte Rekonstruktion ist, und nicht die „Wirklichkeit". Dabei wird die Graustufen-Skala hinzugezogen (256 Graustufen/max.). Der Rechner vergleicht die nebeneinander liegende Pixel und verbindet oder trennt diese voneinander. Wenn die Graustufe gleich ist, werden die Pixel verbunden, wenn sie unterschiedlich ist, getrennt. Dies ist, vereinfach ausgedrückt, das, was die Grundlage für die Render-Abbildung bedeutet. Es hat zur Folge, dass manche Strukturen als getrennt, unterbrochen oder nicht zusammengehörend erscheinen, und das allein aufgrund der Unterschiede in der Graustufe. Das kann recht gut verdeutlicht werden, wenn man nach dem Scan einige Parameter (Transparenz, Opazität) verändert und dadurch manche Strukturen verschwinden oder wiederkehren. Die neueren Ultraschallscanner verfügen über wesentlich weniger Einstellmöglichkeiten, die das Bild beeinflussen. Die Ursache dafür ist (unter anderen), dass diese Parameter über Jahre von praktisch keinem Arzt benutzt wurden. Deshalb entschied man sich dazu, die Nutzeroberfläche anzupassen und stark zu vereinfachen. Die „Gefahren" der Render-Technik blieben jedoch weiter bestehen, und manchmal führt es dazu, dass die resultierenden Abbildungen missverstanden werden.

Ein zusätzliches Problem ist die Bildauflösung, die letztendlich durch die Abstände (slicing) maßgeblich beeinflussbar ist. Sind die gewählten Abstände der einzelnen Bilder im 3D-Block zu groß, so wird das Ergebnis schlechter und enthält weniger Informationen. Folglich entstehen größere Abstände zwischen den einzelnen Schnitten und werden kleine Strukturen ggf. nicht (oder unvollständig) abgebildet. Der Rechner kann beim Aktivieren des Render Modus nicht „korrekt" arbeiten, d. h. die zueinander gehörenden Pixel miteinander verbinden. Im Extremfall kann es zur Abbildung einer Unterbrechung der Struktur kommen. Dies passiert nicht selten bei der Levator-Darstellung, was dann als Ruptur/Verletzung interpretiert werden kann. Deshalb gilt gerade bei der Beurteilung der Muskulatur – mehrfache Beurteilung im B-Bild-Modus und Vergleich mit dem Render Modus. Eine genaue Analyse der Bereiche (Muskelfaserverlauf sollte nachverfolgt werden) im 3D-Würfel ist notwendig, und dies in mehreren Ebenen. Ein Untersucher kann den Ausgang des resultierenden 3D-Würfels (auch unbewusst) beeinflussen, und viel zu oft weiß er davon nichts, wenn er sich mit der Technik nicht auseinandersetzen will. Der Leser kann das Ergebnis ebenfalls nicht hinterfragen, wenn er die Technik nicht versteht. Entsprechende Angaben zur Technik fehlen in vielen Studien, gehören jedoch einfach dazu. Dies ist wichtig, da es letztendlich für die betroffenen Patienten relevant ist, was diagnostiziert wurde und welche Maßnahmen dann ergriffen werden. Eine Fehldiagnose aufgrund von fehlendem Verständnis

des Untersuchers für die Technik ist tragisch und nicht akzeptabel.

21.7 Mögliche Fehlerquellen

Analysiert man die sonografische Darstellung der Levator-Muskulatur als einen eigenen diagnostischen Part, zeigen sich einige mögliche Fehlerquellen. Diese systematische Analyse dieser Fehler hilft dem Untersucher bei der Identifikation und Korrektur derselben.

Als die erste Fehlerquelle kann man die falschen Parameter am Ultraschallgerät identifizieren. Hier werden sehr häufig die Einstellungen „übernommen", die gerade eingestellt sind. Das heißt, dass der Untersucher einfach das Gerät so übernimmt, wie es gerade da steht, und seine Untersuchung startet, ohne sich Gedanken über adäquate Frequenz, Eindringtiefe, Abstände etc. zu machen. Um dieses (häufige) Problem zu minimieren, haben die Ultraschall-Gerätehersteller entsprechende Voreinstellungen („Presets") impliziert, die korrekte Grundeinstellungen für bestimmte Regionen bereits beinhalten. Dennoch ist es vorteilhaft zu verstehen, welche Einstellungen erforderlich sind. So ist es beispielsweise zweckmäßig, die Frequenz im mittleren Bereich (ca. 10–12 MHz) einzustellen, da die Strecke von der Sonde bis zur Levator-Muskulatur eher länger ist. Die Dyn. Range kann etwas niedriger gestellt werden, da die gesuchten Strukturen recht weit auseinander liegen und eher groß sind. Die Abstände (slicing) sollten so gering wie möglich gewählt werden, da keine Bewegung aufgenommen wird (Muskulatur in Ruhe) und die Aufnahme Zeit beinahe beliebig lang sein kann. Werden die Bildabstände zu groß gewählt, kommt es zwangsläufig zu fehlerhaften Abbildungen, die im besten Fall nur ungenau sind.

Eine weitere Fehlerquelle ist bei der Sonden-Platzierung möglich. So kann es durchaus passieren, dass nur Teile der Levator-Muskulatur erfasst und abgebildet werden. Sitzt der Untersucher schräg zur Patientenachse (sagittal), kann es passieren, dass die Levator-Muskulatur im 3D-Würfel ungleichmäßig erscheint und beim geraden Durchscrollen auf einer Seite unvollständig erscheint. Dies muss dann durch ein Verstellen der Ebene/Schräge korrigiert werden (Abb. 21.4). Durch den anorektalen Winkel kommt es dazu, dass der Schallkopf (wenn er nicht angehoben wird) die ventralen Anteile des M. puborectalis als nicht vollständig abbildet. Auch dieser Fehler kann durch das Kippen der Ebene nach dorsal korrigiert werden, d. h., die Muskelfasern können so verfolgt werden.

Eine Besonderheit in diesem Zusammenhang stellt die Untersuchung in Linksseitenlage dar. Hier kommt es, durch die Schwerkraft bedingt, zur Abweichung der Levatorschenkel zur Unterlage hin. Dies ist an sich kein Fehler, muss aber vom Untersucher mit berechnet werden.

Bei zu geringer Eindringtiefe kann es vorkommen, dass die ventralen Anteile des M. Levator ani nicht abgebildet werden. Deshalb sollten hier mindestens 7 cm gewählt werden.

Interessant sind im Zusammenhang mit der Levator-Muskel-Darstellung die verschiedenen Visualisierungsmodi, die in manchen Geräten zur Verfügung stehen. Hier können ebenfalls Fehler entstehen (Siehe Kap. 18). Dies gilt sowohl für die Rendering-Technik als auch für 4UP- oder 6UP- Visualisierung. Um diese Fehler zu minimieren, sollte der Untersucher die eigenen Befunde immer hinterfragen und ggf. mehrfach zwischen den einzelnen Visualisierungshilfen wechseln und so den fraglichen Bereich miteinander vergleichen.

Die Wahl der geeigneten Perspektive (transperineal, transvaginal transanal etc.) ist ein sehr wichtiger, gar entscheidender Faktor für eine adäquate Beurteilung der gesuchten Strukturen. So ist z. B. die Wahl der transperinealen Sonografie zur Beurteilung der Levator-Muskulatur sicherlich die am wenigsten sinnvolle Variante und sollte nur erwogen werden, wenn die 360°-Sonde nicht verfügbar ist. Die transanale Beurteilung, beispielsweise von Rektocelen, ist dagegen der transperinealen Darstellung deutlich unterlegen. Deshalb kann die Wahl der falschen Untersuchungsmodalität nicht nur die Diagnostik erschweren, sondern unter Umständen ganz unterbinden. Der Untersucher muss dieses sinnvolle Verfahren bereits im Vorfeld auswählen

und den Einsatz planen. Ein Ausprobieren am Patienten ist in den meisten Fällen nicht sinnvoll.

21.8   Vergleich mit MRT/CT-Technik

Vergleicht man die verschiedenen bildgebenden Verfahren MRT/CT/Ultraschall miteinander, zeigen sich immer Vor- und Nachteile, je nachdem, welche Körperregion und Pathologien gesucht und abgebildet werden sollen. So ist es nicht das Ziel, das bessere Verfahren an sich zu finden, sondern das „beste" für die bestimmte Fragestellung und Pathologie. Bei der Beurteilung der Levator-Muskulatur haben der Ultraschall und ganz besonders die 3D-Variante die Nase vorn. Dies ist durch die enorm hohe Auflösung bedingt und die Nähe zum untersuchten Objekt. Diese Auflösung ist mit den anderen Modalitäten wie CT oder MRT aktuell nicht zu erreichen. Dies und die einfache und schnelle Anwendbarkeit sowie breite Verfügbarkeit machen das Verfahren für die Beurteilung der Levator-Muskulatur sehr attraktiv. Dies gilt nicht nur für die Beurteilung der Levator-Muskulatur, sondern für alle Pathologien, die entsprechend kleine Bereiche betreffen, und bei anatomischen Verhältnissen, die eine hohe Auflösung erfordern (Fisteln, kleine Raumforderungen, Sphinkter-Defekte etc.). Das Instrument der Präzision ist dabei der Bildabstand (slicing), da es sich beinahe beliebig einstellen lässt. Um die hohe Bildauflösung, aber auch eine ausreichende Qualität erreichen zu können, muss der Untersucher mit dem Gerät ein Optimum an Leistung herausarbeiten. Er muss sein Ultraschallgerät kennen und in der Lage sein, Bildkorrekturen vorzunehmen und ggf. außerhalb der vorgegebenen Voreinstellungen/Presets zu arbeiten. Der Weg dahin ist wesentlich einfacher als es scheint. Genauso wichtig wie das Beherrschen von Ultraschallgerät-Einstellungen ist das Erkennen der Limitationen des Verfahrens. In bestimmten Situationen (deutlich bei Rektum-Tumordiagnostik) erreichen andere Verfahren wie CT oder MRT nicht selten bessere Ergebnisse. Dies kann aufgrund von technischen, anatomischen, situativen Gegebenheiten der Fall sein. Bei der Darstellung der Levator-Muskulatur zeigen sich diese Einschränkungen sehr selten.

21.9 Schulungen als mögliche Lösung der Probleme

Die Vereinfachung der Geräte (Einsatz von Presets) dient als Öffner der Technik für beinahe jeden Nutzer. Diese Vereinfachung hat zu einem weitgehend unkritischen Umgang mit der Ultraschall-Bildgebung geführt und den Irrglauben erzeugt, dass das bloße Hinhalten der Ultraschallsonde ein Bild erzeugt, welches sich ganz einfach interpretieren lässt. Der Preis hierfür sind Fehlurteile durch oftmals fehlendes Auseinandersetzen mit der Materie. Die in Wirklichkeit recht hohe anatomische und physiologische Komplexität des Beckenbodens macht dieses Problem noch größer. Deshalb ist es für die betreuenden Ärzte wesentlich einfacher (aber auch unsicherer), diesen Teil der Diagnostik in andere Fachrichtungen (Radiologie) auszulagern. Damit entgeht dem Behandler ein wesentlicher Teil der Information (da diese durch einen anderen, „unbeteiligten Arzt" geliefert wird). Er erhält einen Befund, auf den er sich verlassen muss und mit dem er arbeiten soll. Dieser Befund enthält keine relevante Information über die stattfindende Dynamik am Beckenboden. Das macht die Wahl eines adäquaten therapeutischen Verfahrens noch schwieriger als es ohnehin schon ist. Deshalb ist der diagnostische Baustein des Ultraschalls ein so wichtiger Teil des gesamten „Puzzles", der unbedingt genutzt werden sollte. Er liefert dem Behandler die gesamte ungefilterte Information, und das vor und nach der erfolgten Therapie. Allerdings muss diese verstanden und verarbeitet werden. Um dies erreichen zu können, muss das Grundverständnis für die Technik verbessert werden. Dies ist durch entsprechende Schulungen und Literatur erreichbar. In diesem Buch versuchen wir diese Schwierigkeiten aus dem Weg zu räumen und eine unkomplizierte Anleitung für die Nutzung der Ultraschalltechnik zu liefern. Es soll als eine

Brücke zwischen dem Anwender/Mediziner und dem Techniker/Ingenieur des Ultraschallgerätes verstanden werden. Die Möglichkeiten und „Gefahren" bei der Anwendung sollen so erkannt und der Einsatz optimiert werden.

Literatur

Amin Z, El-Naggar AK, Offiah I, Dua A, Freeman R (2024) Systematic review and meta-analysis of the prevalence of Levator Ani avulsion with obstetric anal sphincter injury and its effects on pelvic floor dysfunction. Int Urogynecol J 35(5):955–965. https://doi.org/10.1007/s00192-024-05756-w. Epub 2024 Mar 25 PMID: 38523161

Cassadó J, Simó M, Rodríguez N, Porta O, Huguet E, Mora I, Girvent M, Fernández R, Gich I (2020) Prevalence of levator ani avulsion in a multicenter study (PAMELA study). Arch Gynecol Obstet 302(1):273–280. https://doi.org/10.1007/s00404-020-05585-4. Epub 2020 May 24 PMID: 32449062

da Silva AS, Giuseppe AD, Chiara D, Helga F, Paola P, Vik K (2016)"Do ultrasound findings of levator ani 'avulsion" correlate with anatomical findings: A multicenter cadaveric study." Neurourol Urodynam 35:683–688

Dietz H, Steensma A (2006) The prevalence of major abnormalities of the levator ani in urogynaecological patients. Int J Obst Gynaecol 113:225–230. https://doi.org/10.1111/j.1471-0528.2006.00819.x

Dietz HP (2012) Clinical consequences of levator trauma. Ultrasound Obstet Gynecol 39:367–371. https://doi.org/10.1002/uog.11141

Doxford-Hook EA, Slemeck E, Downey CL, Marsh FA (2023) Management of levator ani avulsion: a systematic review and narrative synthesis. Arch Gynecol Obstet 308(5):1399–1408. https://doi.org/10.1007/s00404-023-06955-4. Epub 2023 Feb 21 PMID: 36808288

Durnea CM, O'Reilly BA, Khashan AS, Kenny LC, Durnea UA, Smyth MM, Dietz HP (2015) Status of the pelvic floor in young primiparous women. Ultrasound Obstet Gynecol 46(3):356–362. https://doi.org/10.1002/uog.14711. Epub 2015 Jul 28 PMID: 25359670

García-Mejido JA, González-Diaz E, Ortega I, Martín-Martinez A, Fernández-Palacín A, Sainz-Bueno JA. Multicenter study of the evolution of different types of avulsion over the 12 months after delivery. Int J Gynaecol Obstet. 2023 Jan;160(1):93-97. https://doi.org/10.1002/ijgo.14208. Epub 2022 Apr 27. PMID: 35373338; PMCID: PMC10083999

García-Mejido JA, Sainz JA (2020) Type of levator ani muscle avulsion as predictor for the disappearance of avulsion. Neurourol Urodyn 39(8):2293–2300. https://doi.org/10.1002/nau.24484. Epub 2020 Aug 22 PMID: 32827224

Handa VL, Blomquist JL, Roem J, Muñoz A, Dietz HP. Pelvic Floor Disorders After Obstetric Avulsion of the Levator Ani Muscle. Female Pelvic Med Reconstr Surg. 2019 Jan/Feb;25(1):3-7. https://doi.org/10.1097/SPV.0000000000000644. PMID: 30285979

Kamisan Atan I, Lin S, Dietz HP, Herbison P, Wilson PD; ProLong Study Group. Levator ani muscle avulsion: Digital palpation versus tomographic ultrasound imaging. Int J Gynaecol Obstet. 2022 Feb;156(2):270-275. https://doi.org/10.1002/ijgo.13721. Epub 2021 Jul 3. PMID: 33900622

Montaguti E, Cariello L, Dodaro MG, Rizzo N, Pilu G, Youssef A (2020) The role of a new three-dimensional ultrasound technique in the diagnosis of levator ani muscle avulsion. Neurourol Urodyn 39(1):455–463. https://doi.org/10.1002/nau.24236. Epub 2019 Nov 25 PMID: 31765495

Notten KJ, Weemhoff M, Kluivers KB, Schweitzer KJ, Mulder F, Stoker J, Beets-Tan RG, Futterer JJ, Vliegen RF, Evers JL, Link G, Bergmans MG, Kampschöer PH, Gondrie ET, van Gestel I, van Dooren I, Dirksen C, Smits LJ, Bossuyt PM, Roovers JP (2011) Protocol for translabial 3D-ultrasonography for diagnosing levator defects (TRUDIL): a multicentre cohort study for estimating the diagnostic accuracy of translabial 3D-ultrasonography of the pelvic floor as compared to MR imaging. BMC Womens Health 3(11):23. https://doi.org/10.1186/1472-6874-11-23. PMID:21639876;PMCID:PMC3121676

Notten KJB, Kluivers KB, Fütterer JJ, Schweitzer KJ, Stoker J, Mulder FE, Beets-Tan RG, Vliegen RFA, Bossuyt PM, Kruitwagen RFPM, Roovers JWR, Weemhoff M (2014) Translabial three-dimensional ultrasonography compared with magnetic resonance imaging in detecting levator ani defects. Obstet Gynecol 124(6):1190–1197. https://doi.org/10.1097/AOG.0000000000000560. PMID: 25415171

Notten KJB, Kluivers KB, Fütterer JJ, Schweitzer KJ, Stoker J, Mulder FE, Beets-Tan RG, Vliegen RFA, Bossuyt PM, Kruitwagen RFPM, Roovers JWR, Weemhoff M (Dec 2014) Translabial three-dimensional ultrasonography compared with magnetic resonance imaging in detecting levator ani defects. Obstet Gynecol 124(6):1190–1197. https://doi.org/10.1097/AOG.0000000000000560. PMID: 25415171.

Notten KJB, Vergeldt TFM, van Kuijk SMJ, Weemhoff M, Roovers JWR (Nov/Dec 2017) Diagnostic Accuracy and Clinical Implications of Translabial Ultrasound for the Assessment of Levator Ani Defects and Levator Ani Biometry in Women With Pelvic Organ Prolapse: A Systematic Review. Female Pelvic Med Reconstr Surg 23(6):420–428. https://doi.org/10.1097/SPV.0000000000000402. PMID: 28134704

Pessoa P, Carvalho A, Mota P (2024) Prevalence of levator ani muscle injuries in primiparous women after delivery and their influence on pelvic floor disorders-systematic review. Neurourol Urodyn 43(8):1962–1969. https://doi.org/10.1002/nau.25529. Epub 2024 Jul 1 PMID: 38948963

Rusavy Z, Paymova L, Kozerovsky M, Veverkova A, Kalis V, Kamel RA, Ismail KM (2022) Levator ani avulsion: a systematic evidence review (LASER). BJOG 129(4):517–528. https://doi.org/10.1111/1471-0528.16837. Epub 2021 Aug 1 PMID: 34245656

Schwertner-Tiepelmann N, Thakar R, Sultan AH, Tunn R (2012) Obstetric levator ani muscle injuries: current status. Ultrasound Obstet Gynecol 39:372–383. https://doi.org/10.1002/uog.11080

Serrano S, Henriques A, Valentim-Lourenço A, Pereira I (2022) Levator ani muscle avulsion in patients with pelvic floor dysfunction - does it help in understanding pelvic organ prolapse? Eur J Obstet Gynecol Reprod Biol 279:140–145. https://doi.org/10.1016/j.ejogrb.2022.09.033. Epub 2022 Sep 30 PMID: 36343586

Wang Y, Wang H (2023) Transvaginal two-dimensional ultrasound evaluation as a screening tool for Levator ani muscle avulsion in postpartum women. J Ultrasound Med 42(1):161–169. https://doi.org/10.1002/jum.16037. Epub 2022 Jun 7 PMID: 35670590

Yu CH, Chan SSC, Cheung RYK, Chung TKH (2017) Prevalence of levator ani muscle avulsion and effect on quality of life in women with pelvic organ prolapse. Int Urogynecol J 29:729–733. https://doi.org/10.1007/s00192-017-3454-9

Sonografie analer Koordinationsstörungen/ Anismus

Martin Kowallik

Inhaltsverzeichnis

Zusammenfassung

Die Koordinationsstörungen am Becken-boden stellen eine recht kleine Untergruppe der Beckenbodenerkrankungen dar. Diese Patientengruppe weist meist eine völlig intakte Beckenbodenmuskulatur auf, gepaart mit einem mehr oder weniger stark ausgeprägten Unvermögen, diese zu steuern. Die Ursachen sind vielfältig. Der Leidensdruck dieser Patienten ist sehr hoch, da oftmals die Entdeckung dieser Störungen nicht einfach ist und sie bereits einen langen diagnostischen Weg hinter sich haben. Der transperineale Ultraschall ist für die Diagnostik der Koordinationsstörungen am Beckenboden eine sehr gute Option . Diese Untersuchungs-methode bietet sich ebenfalls zur Therapie-Erfolgskontrolle an, da ein direkter dynamischer Einblick in die Muskelarbeit möglich ist.

- Die meisten Beckenbodenstörungen werden durch das Versagen der tragenden (Muskel-)Strukturen des Beckenbodens verursacht
- Eine andere Untergruppe der Betroffenen weist eine andere Ursache für ihre Beschwerden auf – Koordinationsstörungen
- Diese Patientengruppe weist meist eine völlig intakte Beckenbodenmuskulatur auf, gepaart mit einem mehr oder weniger stark ausgeprägten Unvermögen, diese zu steuern
- Für diese Untergruppe sollte die Bildgebung am besten den gesamten

M. Kowallik (✉)
Magen Darm Zentrum Wiener Platz, Köln,
Deutschland
E-Mail: kowallik@mdz-koeln.de

© Der/die Autor(en), exklusiv lizenziert an Springer-Verlag GmbH, DE, ein Teil von Springer Nature 2025
M. Kowallik (Hrsg.), *Anorektale 3D-Sonografie und Beckenbodensonografie*,
https://doi.org/10.1007/978-3-662-69765-8_22

Beckenboden mit all seinen Komparti-menten dynamisch zeigen

- Der Einsatz einer intravaginalen Sonde ist nicht sinnvoll, da er zwar eine Organverlagerung, jedoch die Muskel-arbeit an sich nicht so gut aufzeigen kann
- Die transperineale Ultraschallunter-suchung ist die beste Technik für diese Störungen
- Dem Untersucher stehen neben der rei-nen Bildgebung die haptischen Infor-mationen praktisch aus erster Hand zur Verfügung
- Die aktuelle Behandlung der Ko-ordinationsstörungen beinhaltet ge-wöhnlich konservative Maßnahmen wie Biofeedback oder Beckenboden-gymnastik etc.
- Eine interessante Möglichkeit der Behandlung dieser Koordinations-störungen könnte in einer Ultraschall-gestützten Physiotherapie liegen
- Die schnelle Verfügbarkeit und die Möglichkeit einer schnellen Erfolgs-kontrolle durch Ultraschall bieten er-hebliche Vorteile gegenüber allen ande-ren diagnostischen Verfahren

22.1 Die Koordinationsproblematik – Häufigkeit und wen betrifft es?

Die meisten Beckenbodenstörungen werden durch das Versagen der tragenden (Muskel-) Strukturen des Beckenbodens verursacht. Eine andere Untergruppe der Betroffenen weist eine andere Ursache für ihre Beschwerden auf. Es handelt sich hierbei um Koordinationsstörungen sowie Anismus-Patienten, deren Beckenboden in vielen Fällen unbeschädigt ist, d. h., das musku-läre Gefüge ist intakt, jedoch wird seine Funk-tion nicht korrekt ausgeführt (Jost et al 1999; Gottesman 2022). Diese Gruppe stellt sicher-lich eine Minderheit dar, die aber nicht selten

schlecht versorgt wird und oft eine (erfolglose) Odyssee von Arzt zum Arzt hinter sich gebracht hatte. Auf den ersten Blick beklagen diese Pa-tienten die gleichen Beschwerden (inkomplette Entleerung, starkes Pressen und Druckgefühl), bei näherer Analyse zeigen sich deutliche Unter-schiede zum Restkollektiv der Beckenboden-patienten. Oft handelt es sich um junge Men-schen (40–50 Jahre), die enorme Schwierigkeiten mit der Defäkation haben (Jovanović et al 2015). Sie berichten über gestörten Tagesablauf, der sich nach der Obstipationsproblematik richten muss. Der Unterschied liegt hier in einer meist völlig intakten Beckenbodenmuskulatur, gepaart mit einem mehr oder weniger stark ausgeprägten Un-vermögen, diese zu steuern. Diese Patienten be-richten oft von eigentümlichen Ritualen und Techniken, die sie anwenden, um eine Entleerung zu erzwingen. Derartige Beschwerden treten manchmal nach operativen Eingriffen, bei „an-trainiertem" Fehlverhalten etc. auf. Sie sind in der Regel schwer fassbar, was eine Erklärung dafür ist, weshalb diese Patienten oft mehrere Ärzte/ Kliniken besuchen und keine Diagnose erhalten.

Die ganz entscheidende Frage dabei ist wel-che diagnostischen Verfahren sind geeignet um solche Probleme aufzudecken. Eine normale proktologische Untersuchung mit einer Rekto-skopie reicht in der Regel nicht aus. Eine di-gitale Untersuchung mit einer Aufforderung zum Pressen, Kneifen etc. ebenfalls. Eine Anal-manometrie gibt wertvolle Hinweise auf eine schlechte oder fehlende Koordination. Alternativ kann eine dynamische MRT-Untersuchung (De-fäkografie) die Symptomatik aufdecken. Findet diese jedoch im Liegen statt (was meistens der Fall ist), so ist das Ergebnis sehr kritisch zu wer-ten. In vielen Fällen sind die Betroffenen nicht in der Lage, in Rückenposition ihre Muskula-tur zu steuern, d. h. zu pressen oder/und zu knei-fen. Dies kann bei einer Ultraschall-Becken-boden-Untersuchung bei zahlreichen Patienten beobachtet werden. Oft wird man dabei bei einer Aufforderung, ein Valsalva-Manöver durch-zuführen, gefragt, wie es gehen soll … Diese Beobachtung in unserem Patientenkollektiv wiederholt sich immer wieder und gilt genauso für eine Prokto-/Rektoskopie in Rückenlage.

Die Bandbreite dieser Störungen ist recht weit. Einige Patienten können keinen intra-abdominellen Druck aufbauen, trotz massiver Anstrengung. Die anderen führen (unbewusst) immer wieder die gleiche Muskelarbeit aus, wie z. B. Kneifen. Dies führt natürlich bei der Defäkation zu einem ungewollten „Sperren" des Defäkationsweges bei der Aktivierung des M. puborectalis (der anorektale Winkel wird stärker ausgeprägt). Andere Patienten haben Schwierigkeiten, das passende „Programm" auszuwählen, und versuchen, diesen zu erzwingen. Sie zeigen bei einer Ultraschalluntersuchung eher unkoordinierte Muskelzuckungen, oft im Bereich der Symphyse (Abb. 22.1/Video 22.1).

Eine weitere Gruppe fällt unter die Bezeichnung „Anismus" und präsentiert ein vollkommen umgedrehtes Arbeitsschema der Beckenbodenmuskulatur. Bei einer Aufforderung zum Pressen erfolgt ein Zukneifen der Schließmuskulatur und eine Aktivierung/Kontraktion der Levator-Muskulatur. Bei Aufforderung zum Kneifen erfolgt genau das Umgekehrte.

Es ist nicht schwer zu erraten, dass diese Patienten einen erheblichen Leidensdruck haben und eine mögliche Therapie nicht in operativen Maßnahmen zu suchen ist (Sadeghi et al 2023; Rao und Patcharatrakul 2016; Gadel Hak et al 2011). Oft führen mögliche operative Maßnahmen dann noch zusätzlich zur Aggravation der Symptomatik und erschweren eine Rückkehr zu Normalität (Cavallaro et al. 2019). Deshalb ist die Gefahr bei der Wahl einer inadäquaten Diagnostik durchaus relevant, vor allem, wenn es beim selben Patienten mehrfach vorkommt.

22.2 Geeignetes diagnostisches Verfahren

Will man nun ein diagnostisches Verfahren für die Beurteilung der Muskelkoordination am Beckenboden auswählen, muss man sich klarmachen, was untersucht werden soll. Die betroffenen Patienten äußern ihre Beschwerden im Rahmen einer proktologischen Untersuchung mit einer Prokto-/Rektoskopie. Dies ermög-

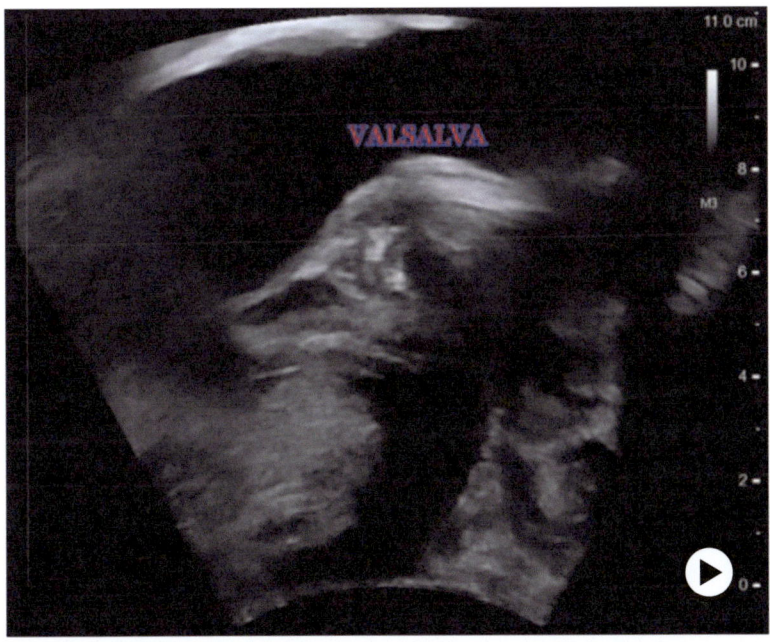

Abb. 22.1 Video 22.1 (▶ https://doi.org/10.1007/000-ep8)

licht bereits ein Vorsortieren mit der Indikationsstellung für ein möglichst bildgebendes Verfahren. Dabei sollte die Bildgebung am besten den gesamten Beckenboden mit all seinen Kompartimenten zeigen. Eine weitere Anforderung ist die Darstellung des Beckenbodens, die ein Nachvollziehen der Vorgänge beim Valsalva und beim Kneifen ermöglicht (Hainsworth et al 2017). Nach der Analyse der verfügbaren Verfahren mit all ihren Vor- und Nachteilen bleiben nur noch die MRT-Defäkografie und der Ultraschall (dynamisch) (Murad-Regadas et al 2010; Fox et al 2021). Bedenkt man die Koordinationsschwierigkeiten, die bereits bei vielen Gesunden in Liegeposition auftreten, fällt die Wahl auf den Ultraschall (Murad-Regadas et al 2009; Murad-Regadas et al 2007; Van Outryve et al 2002). Es ist wichtig zu betonen, dass eine MRT-Untersuchung im Sitzen eine gleichwertige Aussagekraft aufweisen muss wie der Ultraschall. Wird die MRT in liegender Position durchgeführt, sinkt die Aussagekraft erheblich.

22.3 transperineale konvexe Sonografie bei Koordinationsstörungen

Entscheidet man sich für den Ultraschall zur Untersuchung der Koordinationsstörungen am Beckenboden, stehen mehrere Modalitäten/Techniken zur Verfügung. Die Auswahl des Verfahrens ist entscheidend, da nicht alle Modalitäten eine entsprechende Perspektive aufzeigen können. So ist der wichtigste Punkt die dynamische Abbildung der Muskelarbeit. Diese kann nur durch eine transperineale Darstellung optimal aufgezeigt werden. Der Einsatz einer intravaginalen Sonde ist nicht sinnvoll, da er zwar eine Organverlagerung, jedoch die Muskelarbeit an sich nicht so gut aufzeigen kann. Zudem ist die intravaginal eingesetzte Sonde sicherlich keine Hilfe beim Durchführen von Valsalva-Manövern oder beim Kneifen. Da es sich dabei um Patienten handelt, die ohnehin Koordinationsprobleme aufweisen, ist der Einsatz von intrakorporalen Ultraschallsonden eher störend. Eine

weitere wichtige Anforderung ist die gleichzeitige Abbildung des gesamten Beckenbodens. Dies kann nur durch die transperineale konvexeTechnik geleistet werden. Deshalb ist es die beste Technik für diese Störungen. Sollen weitere detaillierte Darstellungen erfolgen, beispielsweise des ventralen Kompartiments, so kann man auf dielineare Darstellung ausweichen. Ausschlaggebend ist aber ganz sicher die Darstellung der Gesamtheit (Abb. 22.2/Video 22.2).

22.4 Durchführung der Untersuchung

Die Untersuchung erfolgt dabei wie die „normale" trasnperineale () Beckenbodendarstellung (siehe Kap. 18). Der Untersucher platziert die Ultraschallsonde auf dem Damm, im Introitus oder translabial. Zuvor erfolgt die Verabreichung von Ultraschallgel in das Rektum, damit es kontrastiert wird. Die Patienten werden nacheinander aufgefordert zu pressen und zu kneifen. Wir führen diese Untersuchung immer in liegender <u>und</u> sitzender Position durch. Dieses Vorgehen erlaubt einen Vergleich zwischen den Befunden. Dabei zeigen sich oft schon in der liegenden Position erhebliche Schwierigkeiten. Diese werden dann beim Gesunden (ohne Beckenbodenstörungen) nicht mehr präsent sein. Bei den Patienten mit Koordinationsschwierigkeiten fällt die „ungeordnete" Muskelarbeit schnell auf. Diese führt dazu, dass es zu keiner Organverlagerung nach kaudal beim Valsalva führt oder eine zuckende Bewegung zustande kommt. Ein automatisches Messen (Kap. 25) der Beckenbodensenkung etc. ist dann nicht sinnvoll/möglich, da es zu keiner Verlagerung der Organe kommt.

Eine weitere sehr gute Möglichkeit, die sich bei einer solchen Ultraschalluntersuchung bietet, ist durch die Sondenführung des Untersuchers bedingt. Durch das Aufliegen der Ultraschallsonde auf dem Damm des Patienten übt der Untersucher zwangsläufig einen definierten Druck aus. Dieser ist in der Regel ausreichend, um eine Koppelung der Schallsonde zum Gewebe herzustellen. Gleichzeitig darf er nicht zu

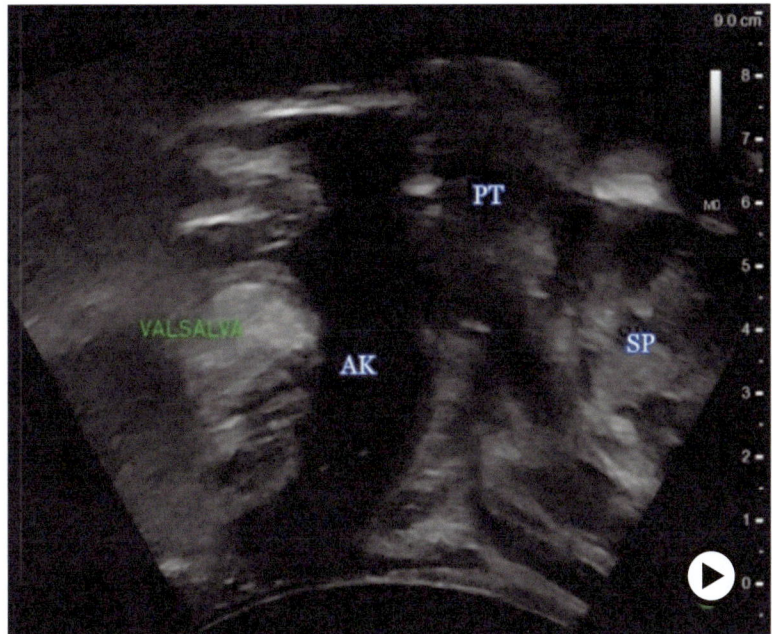

Abb. 22.2 Video 22.2 (▶ https://doi.org/10.1007/000-ep7

hoch sein, um keine Schmerzen zu verursachen und um ein Wegdrücken der möglichen Pathologien zu unterbinden. Dies bedeutet automatisch, dass der Untersucher spürt, wie die Bewegungen des Beckenbodens beim Pressen und Kneifen und in Ruhephase sind. Beim Vorliegen von Koordinationsschwierigkeiten sind diese Bewegungen inadäquat und zur Darstellung am Bildschirm nicht passend. Das bedeutet z. B., dass der Beckenboden sich nicht bewegt/senkt beim maximalen Pressen und deshalb keinerlei Druck auf der Ultraschallsonde ankommt. Es fällt auf, dass die Patienten sich dabei massiv anstrengen und diese Anstrengungen keinerlei Effekt auf die Muskulaturbewegung haben. So stehen dem Untersucher neben der reinen Bildgebung die haptischen Informationen praktisch aus erster Hand zur Verfügung. Dies erlaubt die Wahl einer geeigneten und individualisierten Therapie, die dann auch erfolgsversprechend ist. Wichtig ist, dass dem Patienten genügend Zeit eingeräumt wird, um die vorliegenden Probleme zu demonstrieren. Deshalb ist es ratsam, diesen Teil der Untersuchung ggf. mehrfach zu wiederholen, sodass am Ende gesichert ist, dass es

sich nicht um eine zufällige fehlerhafte Muskelkontraktion etc. handelt.

Nach der erfolgten Untersuchung werden die Befunde dokumentiert, wobei hier die automatischen Messwerte nicht vorliegen, was durch die fehlende Bewegung der Organe bedingt ist. Die so identifizierten Patienten werden einer entsprechenden Therapie wie z. B. Biofeedback oder angeleitete Beckenbodengymnastik zugeführt. Nach der Therapie, die gewöhnlich mehrere Wochen dauert, erfolgen eine erneute Kontrolle und die Evaluation des Vorgehens.

22.5 Kontrolle nach erfolgter Therapie

Die bisherige Diagnostik und die Behandlung von funktionellen Beckenbodenstörungen folgen oft starren Schemata. Diese beinhalten nicht selten eine proktologische Untersuchung, eine MR-Defäkografie, dann eine angeleitete Beckenbodengymnastik usw. Durch den Einsatz von Ultraschall können diese Schemata ggf. modifiziert werden, was letztendlich eine

Ressourcen-Einsparung bedeuten kann. Die einfache Diagnostik führt zu einer individuelleren Therapie und beschleunigt den Prozess erheblich. Der Behandler wählt unmittelbar nach der Ultraschalluntersuchung die geeignete Behandlung und kontrolliert den Erfolg nach einer definierten Zeit. Diese Kontrolle, die ebenfalls mit der transperinealen Sonografie durchgeführt wird, ist ein äußerst wichtiger Bestandteil der Behandlung, da sie einen klaren Beweis für die Wirksamkeit einer verordneten Therapie liefert. Viel zu oft gehen die behandelnden Ärzte automatisch davon aus, dass die von ihnen verordnete Behandlung einen durchschlagenden Erfolg verspricht. Man muss sich dabei klarmachen, dass einige Behandlungsalgorithmen mehrere Jahrzehnte alt und nicht mehr aktuell sind. In der Zeit ihrer Entstehung standen diverse technische Mittel nicht zur Verfügung. Deshalb ist eine Anpassung des Vorgehens zu erwägen. Da jedoch eine entsprechend einfache und aussagekräftige Bildgebung heute zur Verfügung steht (die früher nicht verfügbar war), sollte diese genutzt werden. So kann der Behandler das Resultat seiner Therapie einfach sehen, auch wenn es dadurch gelegentlich klar wird, dass diese nicht wirksam war. Eine sich selbst gegenüber ehrliche Evaluation sollte zum Alltag gehören und dazu dienen, die Therapien zu verbessern.

22.6 Sinnvoller Einsatz der Bildgebung bei Koordinationsstörungen am Beckenboden – Ausblick

Die aktuelle Behandlung der Koordinationsstörungen beinhaltet gewöhnlich konservative Maßnahmen wie Biofeedback oder Beckenbodengymnastik etc. Diese Maßnahmen werden hierzulande nach einer Anleitung durch spezialisierte Fachkräfte vom Patienten selbst durchgeführt. Die Durchführung gelingt den Betroffenen mehr oder weniger gut. Der Zeitraum bis zum Erfolgseintritt beträgt in der Regel mehrere Wochen oder gar Monate. Problematisch für die Patienten ist dabei die „feh-

lende" Kontrolle über die Auswirkungen der beabsichtigten Muskelbewegungen. Das bedeutet, dass die Absicht, irgendeine Muskelaktion auszuführen, durchaus vorhanden ist, sich die Auswirkung am Effektor/Muskel jedoch der Kontrolle entzieht. Die visuellen Hilfen (z. B. beim Biofeedback) sollen dem Patienten helfen, dieses Problem zu lösen. Dennoch ist es für die Betroffenen schwierig, sich die Muskelkontraktion oder -relaxation vorzustellen, wenn sie den relevanten Muskel noch nie gesehen haben und nicht wissen, wo dieser liegt und welche Funktion etc. dieser überhaupt hat. Die Ultraschalluntersuchung ist der allererste Zeitpunkt, bei dem diese Muskulatur gesehen wird und die „Fehlfunktion" identifiziert werden kann.

Eine interessante Möglichkeit der Behandlung dieser Koordinationsstörungen könnte in einer Ultraschallgestützten Physiotherapie liegen. Dabei könnten die Betroffenen direkt sehen, wie effektiv ihre Bemühungen sind und dadurch ggf. Korrekturen vornehmen. Dieses Vorgehen könnte eine deutliche Beschleunigung der allzu oft schwierigen Therapie dieser Störungen erreichen. Aktuell ist diese Vision eine durch viele organisatorische und finanzielle Faktoren nicht realisierbare (wenn auch sehr interessante) Utopie. Zusammenfassend ist die direkte Visualisierung der wie auch immer gearteten Koordinationsschwierigkeiten ein wesentlich besseres und einfacheres Verfahren. Die schnelle Verfügbarkeit und die Möglichkeit einer schnellen Erfolgskontrolle bieten indessen erhebliche Vorteile gegenüber allen anderen diagnostischen Verfahren.

Literatur

Cavallaro PM, Staller K, Savitt LR, Milch H, Kennedy K, Weinstein MM, Ricciardi R, Bordeianou LG (Jan 2019) The Contributions of Internal Intussusception, irritable bowel syndrome, and pelvic floor dyssynergia to obstructed defecation syndrome. Dis Colon Rectum 62(1):56–62. https://doi.org/10.1097/DCR.000000000001250. PMID: 30451752

Fox M, Markopoulos K, Flückiger M (2023) Anorektale Funktionsdiagnostik [Investigations of Anorectal Function]. Ther Umsch 78(9):513–521. German. https://doi.org/10.1024/0040-5930/a001304. PMID: 34704477

Gadel Hak N, El-Hemaly M, Hamdy E, El-Raouf AA, Atef E, Salah T, El-Hanafy E, Sultan A, Haleem M, Hamed H (2011) Pelvic floor dyssynergia: efficacy of biofeedback training. Arab J Gastroenterol. 12(1):15–19. https://doi.org/10.1016/j.ajg.2011.01.001. Epub 2011 Feb 24 PMID: 21429449

Gottesman L (2022) Anismus through surgical eyes. Dis Colon Rectum 65(2):137–139. https://doi.org/10.1097/DCR.0000000000002280. PMID: 34990421

Hainsworth AJ, Solanki D, Hamad A, Morris SJ, Schizas AM, Williams AB (2017) Integrated total pelvic floor ultrasound in pelvic floor defaecatory dysfunction. Colorectal Dis 19(1):O54–O65. https://doi.org/10.1111/codi.13568. PMID: 27886434

Jost WH, Schrank B, Herold A, Leiss O (1999) Functional Outlet obstruction: anismus, spastic pelvic floor syndrome, and dyscoordination of the voluntary sphincter muscles: definition, diagnosis, and treatment from the neurologic point of View. Scand J Gastroenterol 34(5):449–453. https://doi.org/10.1080/003655299750026146

Jovanović I, Jovanović D, Uglješić M, Milinić N, Cvetković M, Branković M, Nikolić G (2015) Anismus as a cause of functional constipation–experience from Serbia. Vojnosanit Pregl 72(1):9–11. https://doi.org/10.2298/vsp1501009j. PMID: 26043583

Murad-Regadas SM, Regadas FS, Barreto RG, Rodrigues LV, de Souza MH (2009) A novel two-dimensional dynamic anal ultrasonography technique to assess anismus comparing with three-dimensional echodefecography. Colorectal Dis 11(8):872–877. https://doi.org/10.1111/j.1463-1318.2009.02018.x. Epub 2009 Aug 3 PMID: 19681980

Murad-Regadas SM, Regadas FS, Barreto RG, Rodrigues LV, Fernandes GO, Lima DM (2010) Is dynamic two-dimensional anal ultrasonography useful in the assessment of anismus? A comparison with manometry. Arq Gastroenterol 47(4):368–72. https://doi.org/10.1590/s0004-28032010000400009. PMID: 21225147

Murad-Regadas SM, Regadas FS, Rodrigues LV, Souza MH, Lima DM, Silva FR, Filho FS (2007) A novel procedure to assess anismus using three-dimensional dynamic anal ultrasonography. Colorectal Dis 9(2):159–165. https://doi.org/10.1111/j.1463-1318.2006.01157.x. PMID: 17223941

Rao SS, Patcharatrakul T (2016) Diagnosis and treatment of dyssynergic defecation. J Neurogastroenterol Motil. 22(3):423–435. https://doi.org/10.5056/jnm16060.PMID:27270989;PMCID:PMC4930297. .PMID:27270989;PMCID:PMC4930297

Sadeghi A, Akbarpour E, Majidirad F, Bor S, Forootan M, Hadian MR, Adibi P (2023) Dyssynergic defecation: A comprehensive review on diagnosis and management. Turk J Gastroenterol 34(3):182–195. https://doi.org/10.5152/tjg.2023.22148.PMID:3691983 0;PMCID:PMC10152153. .PMID:36919830;PMCID:PMC10152153

Van Outryve SM, Van Outryve MJ, De Winter BY, Pelckmans PA (2002) Is anorectal endosonography valuable in dyschesia? Gut 51(5):695–700. https://doi.org/10.1136/gut.51.5.695.PMID:12377809;PMCID:PMC1773419. .PMID:12377809;PMCID:PMC1773419

Postoperativer Befund der Beckenbodensonografie

23

Martin Kowallik

Inhaltsverzeichnis

Zusammenfassung

Aktuell sind zahlreiche Techniken zur Beckenbodenkorrektur verfügbar. Diese Techniken werden praktisch für alle Pathologien, wie z. B. Zystocelen, Rektocelen, Enterocelen, angeboten. Die hohe Anzahl der möglichen Lösungen zeigt eine gewisse Unsicherheit bei der Verfahrensauswahl. Die Verfahren werden bis dato subjektiv und „nach Gefühl" vom Behandler ausgewählt. Post-operative Evaluation der Erfolge ist ebenfalls rein subjektiv und unterliegt keinerlei objektivierbaren Messverfahren. Ultraschall ist aktuell das einzige realistisch vorstellbare Werkzeug, um die objektive, preiswerte und schnelle Post-OP-Evaluation der Beckenbodenkorrektur durchführen zu können.

- Aktuell sind diverse Techniken verfügbar, die eine Verbesserung der Symptomatik oder gar eine Anhebung des Beckenbodens versprechen
- Es gibt einige wenige Fachrichtungen, die sich mit dem Beckenboden oder

M. Kowallik (✉)
Magen Darm Zentrum Wiener Platz, Köln, Deutschland
E-Mail: kowallik@mdz-koeln.de

© Der/die Autor(en), exklusiv lizenziert an Springer-Verlag GmbH, DE, ein Teil von Springer Nature 2025
M. Kowallik (Hrsg.), *Anorektale 3D-Sonografie und Beckenbodensonografie*,
https://doi.org/10.1007/978-3-662-69765-8_23

zumindest mit seinen Teilen befassen: Gynäkologie/Urogynäkologie, die Chirurgie/Proktologie und die Urologie

- Diese Bereiche behandeln zwar die gleiche anatomische Region, jedoch sind die Sicht und die pathologischen Schwerpunkte immer etwas unterschiedlich
- Problem sind die wenigen (postoperativen) Messverfahren
- Auch die fehlende Standardisierung der Evaluation der durchgeführten Therapie führt zu Problemen
- Ultraschall ist aktuell das *einzige* realistisch vorstellbare Werkzeug, um die objektive, preiswerte und schnelle Evaluation der Beckenbodenkorrektur durchführen zu können
- In der Frühphase nach einem Beckenbodeneingriff ist es nicht selten, dass die Senkungsbeschwerden tatsächlich als deutlich gebessert empfunden werden
- Bei einer Auswertung der OP-Verfahren ist nicht nur die Messtechnik, sondern auch der Zeitpunkt entscheidend für das Ergebnis
- Die oft beschriebene und für Ultraschall „typische" Untersucherabhängigkeit lässt sich minimieren
- Eine Untersuchung ca. 3 Monate nach dem Eingriff offenbart dann den Erfolg oder Misserfolg der Maßnahme
- Die zahlreichen OP-Verfahren (wenn auch etabliert) müssen sich erst einer *objektiven*Analyse mit einem Messverfahren stellen
- Der Behandler sollte umso mehr darauf bedacht sein, Dinge zu hinterfragen, und nicht als Konsument agieren, der sich keinerlei Gedanken über sein Tun macht
- Die Ultraschall-(Mess-)Technik dient nur zur Objektivierbarkeit und kann einen erheblichen Beitrag zur Modifikation von OP-Verfahren leisten
- Die Stapler-OP wird gelegentlich in der Chirurgie zur Korrektur von ODS-Symptomatik angeboten

- Vor jeder definitiven Maßnahme sollte die Diagnostik stehen, die eine Gesamtbetrachtung der Region garantiert
- In den 80er- und 90er-Jahren war die Hysterektomie ein gängiges OP-Verfahren zur Reduktion der Beckenbodenbelastung durch einen zu schweren Uterus
- Nach einer erfolgten Hysterektomie kann bei einer Großzahl der Patientinnen keine effektive Beckenbodenkontraktion mehr erfolgen
- Die Netzeinlagen zur Korrektur der Beckenbodensenkung sind als Verfahren fest in der Uro-/Gynäkologie verankert
- Standardisiertes Vorgehen bei der Auswertung der OP-Verfahren trennt die vermeintlichen OP-Erfolge von den tatsächlichen

23.1 Operative Beckenboden Korrekturen und die Anzahl der Lösungen

Die Patienten mit Beckenbodenerkrankungen wie beispielsweise Zystocelen etc. werden nach erfolgter Diagnostik meistens in spezialisierten Kliniken operativ versorgt. Aktuell sind diverse Techniken verfügbar, die eine Verbesserung der Symptomatik und gar eine Anhebung des Beckenbodens versprechen. Bei näherer Analyse dieser Techniken stellt sich heraus, dass es sehr viele Lösungen gibt, und in zahlreichen Studien werden diese als sehr erfolgreich beschrieben (Lo et al 2024; Rogowski et al 2019; Lo et al 2025). Die Auswahl reicht von Netzeinlagen (aktuell eher etwas rückläufig) bis zu fremdkörperfreien Verfahren (Krutova et al. 2022). Beinahe jede Klinik bietet ein anderes Verfahren zur Beseitigung der Probleme an (Van Geluwe et al 2014). Dies zeigt, dass es anscheinend viele Möglichkeiten gibt, diese Probleme zu beheben.

Dennoch gewinnt man auf zahlreichen Kongressen den Eindruck, dass Beckenboden weiterhin eine Problemzone darstellt. Stellt man die beiden Gedanken nebeneinander, ergibt sich ein ziemlich ambivalentes Bild. Einerseits ist die Fülle an (sehr guten und erprobten) Lösungen überwältigend, andererseits gilt der Bereich als schwierig.

Um uns ein eigenes Bild machen zu können, wurden einige Patienten aus dem eigenen Kollektiv untersucht. Dabei war es unerlässlich, diese Patienten vor und nach den operativen Eingriffen unter den gleichen Bedingungen zu untersuchen und die Veränderungen zu vermessen (siehe Kap. 25). Im nachfolgenden Kapitel werden einige dieser Fälle ausführlich besprochen und der Leser kann sich ein eigenes Bild über den Ausgang machen. Dies soll den Eindruck von eventueller Missgunst oder Besserwisserei vermeiden, denn dies war sicherlich zu keinem Zeitpunkt unsere Absicht. Es geht lediglich um eine ehrliche und saubere Darstellung der Ergebnisse (auch eigener), um eine Suche nach Verbesserung der therapeutischen Algorithmen zu erreichen. Dabei sollte selbstverständlich gelten, dass nicht nur die Erfolgserlebnisse gefeiert, sondern auch die „Therapieversager" besprochen werden. Dies bringt dann zwar manche Enttäuschung, aber auch zwangsläufig einen Lerneffekt und Verbesserung mit sich. Denjenigen, die keine Verbesserung der gängigen Verfahren benötigen, empfehle ich die einfache Evaluation der eigenen Ergebnisse (siehe Kap. 25 – Messungen). Wenn diese dann der Messauswertung (vor und nach der OP) standhalten, so können sie unverändert bleiben und zum Wohle vieler Patienten weiter genutzt werden.

23.2 Evaluation bis dato

Es gibt einige wenige Fachrichtungen, die sich mit dem Beckenboden oder zumindest mit seinen Teilen befassen. Dazu gehören die Gynäkologie/Urogynäkologie, die Chirurgie/Proktologie und die Urologie. Alle diese Bereiche behandeln zwar die gleiche anatomische Region, jedoch ist die Sicht auf die pathologischen Schwerpunkte immer etwas unterschiedlich. Dennoch gibt es zwangsläufig Überschneidungen, die deutlich machen, dass der Patient und sein Beckenboden nicht immer als ein Teilbereich mit entsprechender Zuständigkeit gesehen werden kann. Deshalb hat man sich zur Bildung von Beckenbodenzentren durchgerungen, was als ein erster positiver Schritt zu werten ist.

Trotz aller Unterschiede in der Sicht der Pathologien und der Behandlungskonzepte haben alle diese Fachbereiche eine Gemeinsamkeit: die geringe Anzahl an (postoperativen) Messverfahren und die fehlende Standardisierung der Evaluation der durchgeführten Therapie. Diese Aussage ist bewusst etwas provokativ gewählt, um aufzuzeigen, was nach einem operativen Beckenbodeneingriff passiert. Die Patienten werden nachuntersucht und befragt. Es findet jedoch keine erneute Bildgebung oder Vermessung statt. Dies ist sicherlich zuallererst durch die hohe Patientenanzahl und diverse Limitationen im Gesundheitssektor bedingt (eine postoperative „flächendeckende" Bildgebung ist kaum finanzierbar und durch die ohnehin knappen Ressourcen nur schwer vorstellbar). Genau hier setzt der Beckenbodenultraschall mit seiner schnellen, einfachen und letztendlich preiswerten Anwendung an. Es ist aktuell das einzige realistisch vorstellbare Werkzeug, um die objektive Evaluation der Beckenbodenkorrektur durchführen zu können.

In einigen Kliniken findet eine Evaluation mithilfe von Scores und klinischen Untersuchungen statt. Diese fallen postoperativ durchaus ermutigend aus. Hier spielen einige weitere Faktoren eine Rolle. In der Frühphase nach einem Beckenbodeneingriff ist es nicht selten, dass die Senkungsbeschwerden tatsächlich als deutlich gebessert empfunden werden. Dies ändert sich nach einigen Wochen erheblich. Der alte Zustand scheint zurückzukehren. Der Grund hierfür ist die postoperative Schwellung in diesem Bereich, die verhindert, dass sich die Organe erneut nach kaudal verlagern können. Diese Schwellung geht im Laufe der Zeit zurück und die Platzverhältnisse ändern sich wieder. Geht man davon aus, dass die zu weiche Muskulatur dann wieder nachgibt und kein Widerlager darstellt, kommt es zu erneutem Absenken der Organe. Deshalb ist bei einer Auswertung der OP-Verfahren nicht nur die Messtechnik, sondern auch der Zeitpunkt entscheidend für das Ergebnis. Dieser kann nicht in den wenigen postoperativen Tagen liegen, was selbstverständlich nicht bedeuten soll, dass keine postoperativen Kontrollen stattfinden sollten (Abb. 23.1).

Die schwachen Kriterien für die Überprüfung des Erfolges lassen ein breites Feld an subjektiven () Interpretation des OP-Erfolges zu (es ist nur schwer zu erwarten, dass der Operateur seine eigene Arbeit als Misserfolg deklariert). Deshalb ist eine Standardisierung mit einer dazugehörigen Messung (die vom Untersucher unabhängig ist und vor und nach dem Eingriff) unerlässlich, um ernsthafte Aussage über den Erfolg/Misserfolg machen zu können. Die oft beschriebene und für Ultraschall „typische" Untersucherabhängigkeit lässt sich ebenfalls weitgehend zurückdrängen (siehe Kap. 25), sodass die Evaluation nicht mehr Eminenz-, sondern Evidenz-basiert werden kann.

Durch dieses neue Konzept würden einige Verfahren an Bedeutung verlieren, andere wiederum gewinnen. Schlussendlich würde man diesen aktuell sehr „unübersichtlichen" Bereich insofern ordnen, dass einige (vielleicht) wenige Lösungen für diese speziellen Probleme übrigbleiben würden. Durch die immer häufig werdenden 3D-Anwendungen und die Tendenz zur Automatisierung der Analyse der Pathologien wird sich diese Entwicklung über kurz oder lang auch in diesem Bereich durchsetzen. Dies kommt dann den Patienten zugute, die nicht mehr per Zufall eine Therapie aus einem riesigen Pool der verfügbaren Optionen suchen müssen, sondern eine objektive Auswertung der erfolgten Therapie erhalten können.

23.3 Operative Konzepte bei Rektocelen

Das operative Vorgehen bei einer Rektocele richtet sich aktuell nach der Fakultät, in der die betroffene Patientin vorstellig wird (Abdelnaby et al 2021). Dies ergibt sich durch die unterschiedlichen Ideen zur Entstehung der Rektocele. So reichen die Erklärungen in der Chirurgie von „schwacher ausgeleierter Rektum-Vorderwand" bis zu Darmwand-Ausbuchtung aufgrund der Adipositas etc. In der Gynäkologie wird manchmal eine zu schwache Hinterwand der Vagina, Ruptur der Fascia rectovaginalis etc. angenommen. Die Korrektur in der Chirurgie beinhaltet nicht selten die Rektocelen-Resektion vom Rektum aus durchgeführt, während man in der Gynäkologie eher die Ursachenbehebung von vaginaler Seite (z. B. durch Implantation von Netzen oder körpereigenem Material) favo-

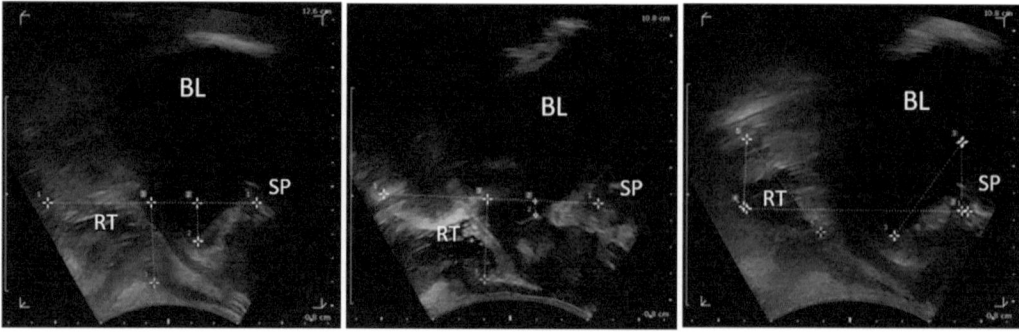

Abb. 23.1 Transperineale Abbildung des Beckenbodens im zeitlichen Verlauf. Links – präoperativ: Harnblase (BL) senkt sich unterhalb der Symphysenebene (SP). Das Rektum (RT) wird durch die Harnblase komprimiert. Mitte – kurz nach der Operative Korrektur: Es zeigt sich eine leichte Verbesserung der Situation. Die Blase (BL) scheint etwas angehoben, Rektum (RT) liegt unverändert unterhalb der Symphyse (SP). Rechts ca. 9 Monate nach der Operation. Es zeigt sich ein praktisch unverändertes Bild zur präoperativen Situation)

risiert (Marino et al 2022). Alle diese Konzepte gehen von einer nicht mehr intakten Wand eines der Organe, sei es die Vagina oder das Rektum, aus. Legt man jedoch die Theorie zugrunde, die eine Muskelschwäche des tragenden M. levator ani beschreibt, erweisen sich beide Wege für eine Rektocelen-Korrektur als eher fraglich. Es wird dabei nicht die Ursache behoben, sondern willkürliche Reduktionen des Gewebes an gesunden Organen durchgeführt (Vagina/Rektum). Die Ergebnisse solcher Korrekturen sind bei einer erneuten Ultraschalluntersuchung eher ernüchternd. Dies ist nicht verwunderlich, da die „resezierte" Rektocele direkt nach der OP durch ein nachrutschendes „Stück" der Rektum-Vorderwand „ersetzt" wird (Abb. 23.2). Die Bildung eines künstlichen Widerlagers durch die Verstärkung der Vaginalhinterwand (gynäkologisches Vorgehen) ergibt dabei etwas mehr

Sinn, aber auch das ist bei fehlender Muskelarbeit nicht von Dauer. So wird ersichtlich, dass die Ursache der Rektocele nicht die Rektum-Vorderwand oder die Vagina-Hinterwand ist, sondern der (dorsal liegende) zu schwache Muskel (M. puborectalis), der nicht in der Lage ist, das Rektum nach ventral hin zur Vagina (und letztendlich zu der Harnblase) zu ziehen. Dadurch können diese Organe und somit auch die Rektum-Vorderwand – also die Rektocele – nach ventral und kaudal ausweichen, also dorthin, wo zu viel Platz entsteht.

Dies macht deutlich, dass es einen anderen Weg geben muss, um hier eine sinnvolle Korrektur durchzuführen. Die aktuelle Strategie zielt nur auf kurzfristige Erfolge, die schnell nachlassen. Die postoperativen Befunde zeigen diese Situation recht häufig. Wichtig ist dabei, dass die Untersuchung nicht in der unmittelbaren Zeit

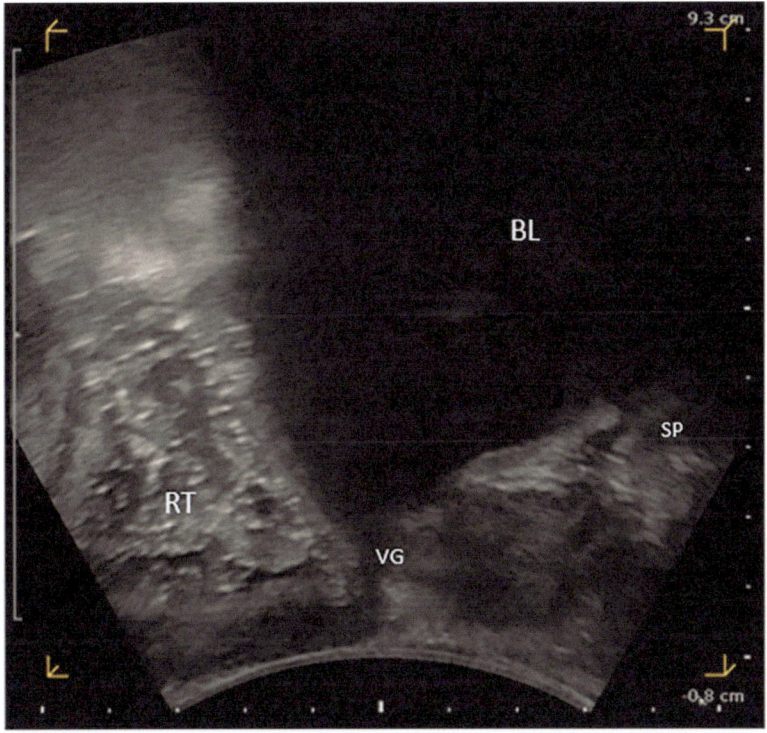

Abb. 23.2 Transperineale Darstellung einer Rektocele nach operativer Versorgung. In diesem Fall zeigt sich eine erneute/persistierende Rektocele. Das Rektum (RT), mit Ultraschallgel gefüllt, liegt unmittelbar der Ultraschallsonde auf. Vagina (VG) wird durch die gefüllte Harnblase (BL) eingequetscht, die sich teilweise unterhalb der Symphyse (SP) befindet. Das Bild zeigt einen insuffizienten muskulären Support des gesamten Beckenbodens, bei dem eine alleinige Korrektur der Rektocele eher weniger erfolgversprechend ist

nach der Operation stattfindet, da die Schwellung eine Organverlagerung „erfolgreich" blockieren kann. Eine Untersuchung ca. 3 Monate nach dem Eingriff offenbart dann den Erfolg oder Misserfolg der Maßnahme.

23.4 Operative Konzepte bei Zystocelen

Die operativen Korrekturen bei einer Zystocele zeigen sich sehr breit gefasst. Die Erfolgsraten werden auch hier als sehr eindrucksvoll beschrieben (Huang et al 2022; Viana et al 2006). Sie beinhalten Prozeduren wie Blasenanhebung durch Naht der Scheidenwand (vordere/hintere Scheidenplastik), Bandeinlagen, Sakrokolpopexie, sakrospinale Fixation usw. (Lacorre et al 2022; Enikeev et al 2020). Diese Verfahren werden aktuell sehr häufig durchgeführt und bilden einen gewissen Standard in diesem Bereich. Die Grundlage für die Blasensenkung wird im Versagen bzw. in Rupturen des Arcus tendineus und in einem zentralen Defekt gesehen. Die präoperative Untersuchung hierfür zeigt ein Ausweichen der gefüllten Harnblase zur Seite (beim lateralen Defekt) und nach kaudal bei zentra-

lem Defekt. Transperineale Darstellung der Zystocelen sind einfach und durchaus in der Literatur vorhanden. Sie existieren jedoch etwas abgegrenzt von der 145°-Darstellung, d. h., meistens werden diese Techniken nicht nebeneinander durchgeführt, was Fragen aufwirft. Noch interessanter ist das praktische Fehlen von postoperativen Ultraschallbildern, die einen Erfolg dokumentieren würden. Eine der wenigen Arbeiten, die hier Ultraschalldiagnostik prä- und postoperativ zeigen, ist die Arbeit von Dubinskaya (Dubinskaya et al 2022). Dies wäre eigentlich zu erwarten (trotz der Schwierigkeiten, die die fehlenden Ressourcen im Gesundheitssystem mit sich bringen). So ist es nicht verwunderlich, dass wir im unseren Patientenkollektiv die postoperativ untersucht wurden, dennoch überdurchschnittlich viele Zystocelen sehen, die genauso präsent sind wie vor der OP (Abb. 23.3, 23.4/ Video 23.1). Schaut man die Literatur durch (Szymanowski et al 2022), so sieht man praktisch keine Vorher- und Nachher-Bilder der Zystocelen-Korrektur. Bei der Befragung von zahlreichen Teilnehmern unserer Workshops zeigte sich noch ein weitaus komplizierteres Szenario. Bei der Auswahl eines Vorschlags zur Korrektur einer „simplen" Zystocele kamen meist

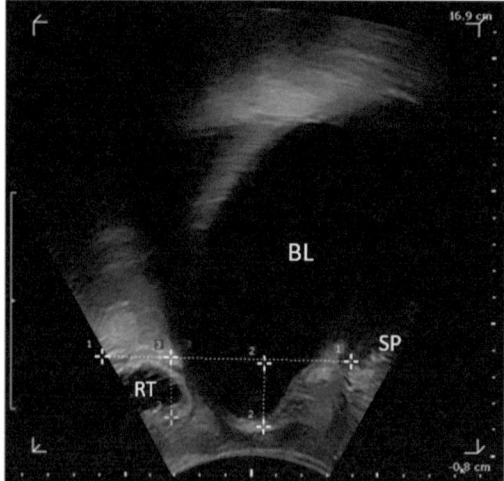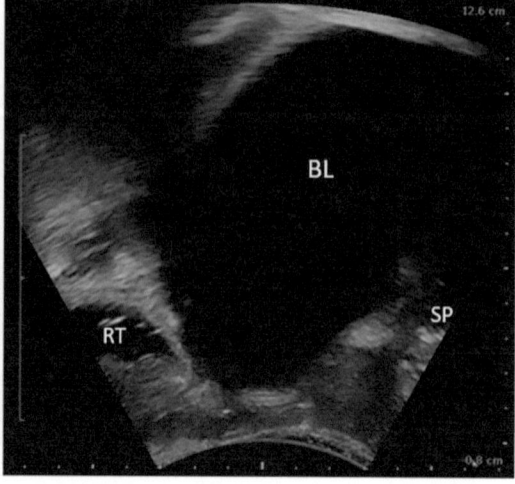

Abb. 23.3 Transperineale Abbildung präoperativ (links) und 6 Monate nach der operativen Korrektur einer Zystocele. Die beiden Abbildungen gleichen sich praktisch, was in diesem Fall gleichbedeutend mit einem Misserfolg ist. Die Symptomatik ist ebenfalls gleich geblieben. Blase (BL) senkt sich beim Valsalva deutlich unterhalb der Symphyse (SP). Das Rektum (RT) liegt ebenfalls zu tief und wird zusätzlich eingequetscht

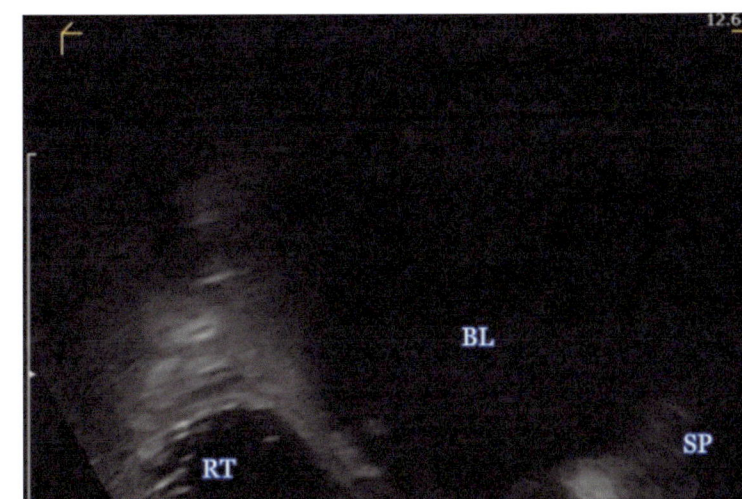

Abb. 23.4   Video 23.1 (▶ https://doi.org/10.1007/000-epb)

keine verwertbaren Vorschläge. Dies lässt vermuten, dass die „einfache" Zystocele weitaus mehr Schwierigkeiten mit sich bringt, als es den Anschein hat (Vergeldt et al 2016) und die zahlreichen OP-Verfahren (wenn auch etabliert) sich erst einer <u>objektiven</u> Analyse mit einem Messverfahren stellen müssen/sollten und nicht einfach als erfolgreich (vom Operateur selbst) deklariert werden. Die oft getätigte Aussage „Das Ergebnis ist gut/hervorragend …" reicht heutzutage nicht aus da diese Aussagen rein subjektiv sind und meist keinerlei Messungen prä-, geschweige denn postoperativ vorliegen. Im chirurgischen/viszeralchirurgischen Bereich gibt es keinerlei Konzepte zur Zystocelen-Korrektur. Diese sind in der Urologie/Urogynäkologie fest verankert und als ein kompliziertes Feld anzusehen. Die vor wenigen Jahren als revolutionär angesehene Korrektur mit zahlreichen Netzsystemen erwies sich als ein Fehlschlag und wird in zahlreichen Ländern (wegen Netzarrosionen und zahlreichen Komplikatio-

nen) schrittweise vom Markt genommen. Dies zeigt den Wandel im Laufe der Zeit und sollte uns klarmachen, dass Dinge, die wir heute als unumstößlich betrachten, ggf. in wenigen Jahren als Fehler angesehen werden könnten. Dies gilt fairerweise genauso für den Ultraschall und natürlich auch für die zahlreichen OP-Behandlungs-Standardverfahren. Deshalb sollte der Behandler umso mehr darauf bedacht sein, Dinge zu hinterfragen, und nicht als Konsument agieren, der sich keinerlei Gedanken über sein Tun macht. So bleibt die Zystocele bis dato weiterhin eine Herausforderung, die es zu meistern gilt (Dietz et al 2014). Die Ultraschall-(Mess-)Technik dient hier nur zur Objektivierbarkeit und kann einen erheblichen Beitrag zur Modifikation von OP-Verfahren leisten. Hier ist der zu beschreitende Weg also recht einfach. Die OP-Verfahren, die der Vorher/Nachher- Messung standhalten, sind als geeignet anzusehen und sollten favorisiert werden. Alle anderen Wege sind entsprechend zu korrigieren.

23.5   Operative Konzepte bei Enterocelen

Die Enterocele ist eine recht seltene Entität, die oft eine ausgeprägte ODS-Symptomatik verursacht. Die operativen Verfahren zu ihrer Beseitigung sind aktuell völlig unklar. Es gibt viele verschiedene Ansätze (Ischenko et al 2017), aber kein belastbares Konzept für die Beseitigung dieser Störung (Felt-Bersma et al. 2008). Das, was oft als erfolgreiche Enterocelen-Korrektur beschrieben wird, variiert dabei stark (Milani et al 2018). Einige Autoren beschreiben eine Sigmaresektion oder Resektionsrektopexie als Lösung des Problems, auch wenn die theoretisch keinerlei Logik folgt. Die sich offensichtlich zwischen die Vagina und die Rektum-Vorderwand schiebende Enterocele beinhaltet Omentum-Anteile oder gar Darmschlingen. Dieses Gewebe übt Druck aus, den die Patienten spüren. Dieser Druck wird nicht selten im Rektum wahrgenommen, was durch die Irritation der Rektumwand zu erklären ist. Die Patienten empfinden diesen als Stuhldrang und Fremdkörpergefühl. Die Diagnostik erfolgt mit Bildgebung/Ultraschall/Upright MRT und nicht mit dem Finger. Die Entstehung geht höchstwahrscheinlich auf die veränderten Platzver-

hältnisse (zu schwache Levator/M. puborectalis-Muskulatur), die ein Heruntergleiten oder Absinken der Organe „erlauben". Ein Anheben oder Hochziehen von betroffenen Darmschlingen (z. B. durch eine Pexie) ist nur so lange erfolgreich, bis diese losgelassen werden bzw. sich der Patient aufrichtet. Sobald der intraabdominelle Druck entsprechend hoch wird, fallen diese Organe erneut vor (Abb. 23.5). Deshalb können diese manchmal in der Chirurgie genannten Ansätze vermutlich nicht erfolgreich sein. Möglicherweise sind Techniken, die einen Verschluss der Region zwischen der Vagina und Rektum-Vorderwand, also eine Reduktion der Platzverhältnisse in diesem Bereich, erreichen sollen, erfolgreicher. Hier sollten unbedingt weitere Untersuchungen stattfinden. Die transperineale Ultraschall-Untersuchungstechnik ist für die Detektion von (auch kleinen) Enterocelen ideal. (Alternativ können andere Ultraschallmodalitäten helfen [Halligan 2001].) Deshalb sollte diese hierzu möglichst oft genutzt werden. Um eine Objektivierbarkeit der therapeutischen Maßnahmen zu garantieren, ist eine automatisierte Messung der Enterocelen-Größe möglich. So kann eine erfolgreiche Therapie durch eine entsprechende Abnahme der Enterocelen-Größe bestätigt werden. Diese wird umso klei-

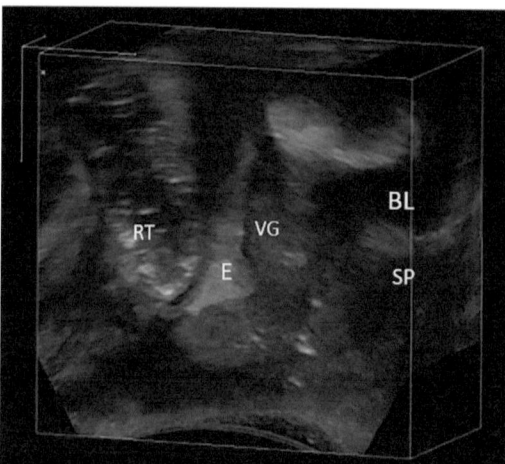
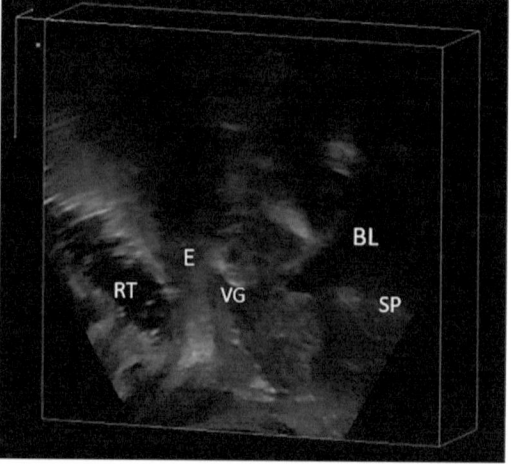

Abb. 23.5 Transperineale Abbildung einer Enterocele (E) – präoperativ (links) und postoperativ (rechts). Man erkennt deutlich dieselbe Enterocele, die sich zwischen die Vagina (VG) und das Rektum (RT) schiebt. Zusätzlich scheint zusätzlich eine Verschlechterung der Harnblase (BL) stattgefunden zu haben. Diese gleitet etwas weiter nach kaudal. Insgesamt scheint der Raum zwischen dem M. puborectalis und der Symphyse zu breit

ner, je kleiner der Raum zwischen Vagina und Rektum-Vorderwand wird – im Idealfall tendiert dieser gegen null. Bis dato jedoch gibt es sowohl in der Chirurgie als auch in der Gynäkologie kaum eine Therapiestrategie, die den Beweis erbracht hat, dass sie dieses Problem endgültig beseitigen kann. Dies liegt letztendlich daran, dass es sehr schwierig ist, aus einem athrophierten und schwachen Gewebe ein Widerlager zu schaffen, welches verhindert, dass sich diese Organe nach kaudal vorschieben. So verbleibt hier ein breites Betätigungsfeld, welches zwar schwierig ist, jedoch mit einigen Patienten gefüllt ist, die auf unsere Hilfe warten.

23.6 Pelvic-Organ-Prolaps-Suspension Procedure (POPS)

Pelvic Organ Prolapse Suspension (POPS) ist eine in den 2000er-Jahren vorgestellte Technik zur Anhebung des gesamten Beckenbodens und somit Korrektur der ODS-Symptomatik. Sie schien eine optimale Lösung des Problems zu sein (Ceci et al 2013). Diese beinhaltete ein Hochziehen der zentralen Beckenbodenanteile (Zervix) über ein extraperitoneal geführtes dünnes Netz, welches dann an der abdominellen Faszie in der Nähe der Spina iliaca anterior superior beidseits verankert wurde. Dieses Vorgehen folgte der Idee, das nicht mehr intakte Beckenbodengefüge (umgedrehte Kuppel) mit ihrem nicht mehr intakten Zentrum (zerstörtes perineal body) anzuheben und so die anatomischen Verhältnisse´ zu restaurieren. Das Verfahren wurde laparoskopisch und schonend ausgeführt und versprach eine beinahe „anatomische" Lösung (Boccasanta 2021). Zudem war der Ansatz, alle drei Kompartimente gleichzeitig anzuheben und somit die gesamte Problematik auf einen Schlag mit nur einer Operation zu beseitigen, sehr verlockend. Ein weiterer Vorteil war die Möglichkeit, bei eventuellen postoperativen Komplikationen das Ergebnis rückgängig zu machen durch einfaches Kappen der Netze, was dann automatisch zur Rückkehr zu den präoperativen Verhältnissen führte. Dies war (auch für mich) ein interessanter An-

satz, der ggf. eine Lösung für die zahlreichen Patienten bieten konnte. Die Wirklichkeit zeigte (auch mir), dass die Beckenbodenregion samt ihrer komplizierten Anatomie doch nicht so einfach „repariert" werden kann. Alle Patienten, die wir aus unserem eigenen Kollektiv mit diesem Verfahren versorgt haben, zeigten keinerlei Besserung der Symptomatik. Das Bild konnte durch postoperativ durchgeführte Ultraschalluntersuchungen problemlos bestätigt werden. Das Anheben des Beckenbodens durch einfaches Hochziehen der Zervix nach kranial funktionierte nur so lange, wie die Patientin auf dem OP-Tisch lag. Hier zeigte sich tatsächlich eine nach innen gerichtete Verlagerung des Introitus. Diese war jedoch offensichtlich für den gesamten Beckenboden und die Organe bedeutungslos (Abb. 23.6, 23.7/Video 23.2).

Dies zeigt, dass es oft nur den Anschein hat, dass ein Verfahren erfolgreich ist. Die komplizierte Anatomie und der fehlende Widerstand der Muskulatur scheinen eine Schlüsselrolle in diesem Bereich zu spielen. Bezeichnend ist dabei die Tatsache, dass es bei intakter und leistungsfähiger Muskulatur problemlos möglich ist, die Beckenbodenorgane an Ort und Stelle zu halten. Sobald jedoch die Leistungsfähigkeit dieser Muskulatur nicht mehr gegeben ist, eine „mechanische Aufhängung" dieser Organe nicht ausreicht, um diese in ihrer Position zu behalten. Diese Tatsache wird natürlich dadurch verstärkt, dass diese Hohlorgane selbst keine tragende Funktion ausüben können. Es wird klar, dass es notwendig ist, die bereits existierenden Verfahren objektiv zu überprüfen, wozu der Ultraschall geradezu eine Einladung ist.

23.7 Stapler-OP

Gelegentlich wird die Stapler-OP in der Chirurgie zur Korrektur von ODS-Symptomatik angeboten. Die Grundidee dazu entstand durch die Annahme der automatischen Prolaps-Bildung, die angeblich bei jeder auftretenden ODS-Symptomatik präsent sein sollte. Die einfache Beseitigung der prolabierenden Darmanteile durch eine Stapler-OP sollte dann zum Erfolg füh-

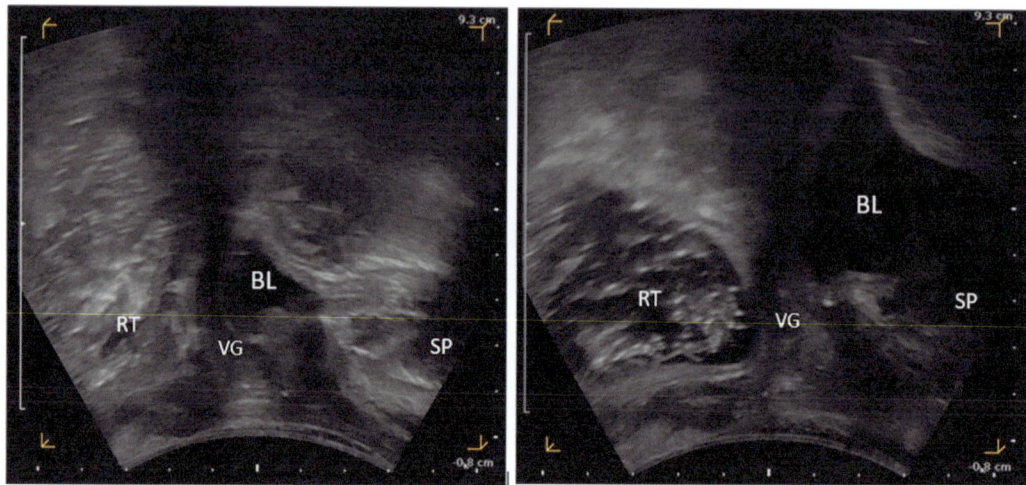

Abb. 23.6 Transperineale Abbildung des Beckenbodens nach einer POPS-Operation rechts (6 Monate post OP). Es zeigt sich eher eine Verschlechterung im dorsalen Kompartiment – das Rektum (RT) liegt tiefer unterhalb der Symphyse (SP) und hat mehr Platz nach ventral. Vagina (VG) zwischen der Blase (BL) und dem Rektum (RT) eingeklemmt

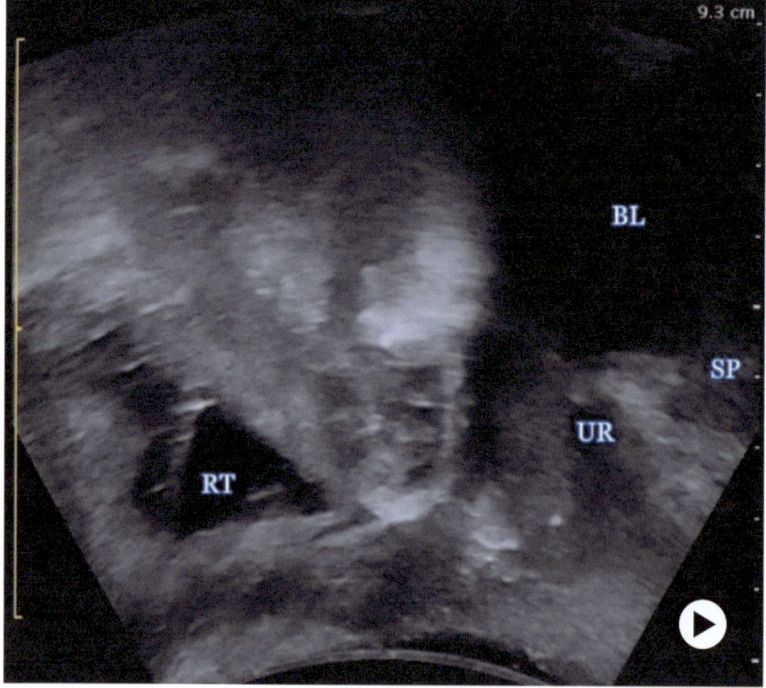

Abb. 23.7 Video 23.2 (▶ https://doi.org/10.1007/000-epa)

ren. Die allzu oft sorglose Anwendung ohne eine vorherige fundierte Diagnostik verursachte in den dann folgenden Jahren recht viele Misserfolge und diskreditierte das an sich recht elegante Verfahren zunehmend. Die breite Anwendung des Verfahrens ging dann zumindest hierzulande stark zurück. Bei einer logischen Betrachtung wird klar, dass eine Reduktion der

Schleimhaut (oder der Vollwand) des Rektums zu einer theoretischen Verbesserung der „Durchgängigkeit" oder einer mechanischen „Erweiterung" des Durchmessers der rektalen Abschnitte führen wird (Schwandner et al 2011; Ding et al 2011; Ram et al 2010). Dies ist ausschließlich der Sinn des OP-Verfahrens. Eine Verbesserung aller anderen Beckenbodenverhältnisse kann jedoch nicht erreicht werden (Abb. 23.8). Deshalb kann das Verfahren zwar weiterhin angewendet werden, es muss jedoch vorher geklärt werden, ob der Einsatz überhaupt sinnvoll wäre (dies gilt selbstverständlich für alle OP-Verfahren). Eine Diagnostik ohne Bildgebung des Beckenbodens reicht dazu schlichtweg nicht aus! Beim Vorliegen eines Analprolapses etc. ohne eine gleichzeitige ausgeprägte ODS-Symptomatik ist der Erfolg zu erwarten. Bei einer Beckenbodensenkung mit Verlagerung der Beckenbodenorgane nach kaudal und „Verlegung" der abführenden Wege (z. B. durch die komprimierende Harnblase oder Darmschlingen) kann eine alleinige Reduktion der Rektum-Schleimhaut das Gesamtproblem nicht lösen. Deshalb muss vor jeder definitiven Maßnahme eine Diagnostik stehen, die

eine Gesamtbetrachtung der Region garantiert. Die transperineale Beckenbodensonografie garantiert genau das und zeigt das Zusammenspiel aller drei Kompartimente auf. Deshalb sollte sie bei vorliegender ODS-Symptomatik immer hinzugezogen werden. Dies erhöht die Erfolgschancen deutlich, da bereits vor dem Eingriff klar wird, ob die Maßnahme sinnvoll wäre. Wir haben für unsere Patienten genau dieses Vorgehen fest etabliert und reduzieren/vermeiden die ungezielte Anwendung der Stapler- OP.

23.8   Hysterektomie

In den 80er- und 90er-Jahren war dieHysterektomie ein gängiges OP-Verfahren zur Reduktion der Beckenbodenbelastung durch einen „zu schweren Uterus". Gelegentlich wird sie aber auch heute noch zur Verbesserung der ODS-Symptomatik und Korrektur der Beckenbodensenkung durchgeführt. Die Annahme, dass der zu schwere Uterus (als ein zentrales und festes Organ des Beckenbodens) durch sein Gewicht den Beckenboden so stark belastet, dass dieser absinkt und weitere Probleme verursacht,

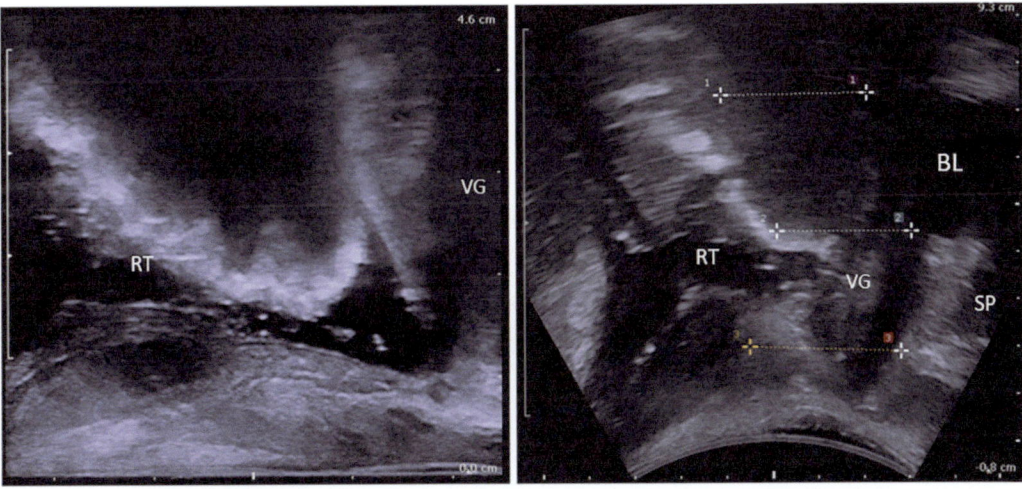

Abb. 23.8 Eine lineare HR-Aufnahme der Rektum-Vorderwand präoperativ (links) und eine Übersicht (transperineal konvex) nach einer Stapler-OP. Es zeigt sich eine leichte Reduktion der Rektocele. Das Rektum (RT) verformt sich anders, es kommt jedoch immer noch zur Ausbildung einer „Rektocele". In diesem Fall wies der gesamte Beckenboden präoperativ eine relativ gute Funktionalität auf, sodass das Ergebnis insgesamt akzeptabel war. Base (BL), Vagina (VG) und Rektum (RT) oberhalb der Symphyse (SP)

scheint zunächst nachvollziehbar. Beschäftigt man sich mit diesem Problem etwas länger, zeigen sich recht schnell Unstimmigkeiten. Vor allem wird das deutlich, wenn man Patientinnen nach einer erfolgten Hysterektomie untersucht. Es zeigen sich schnell „Risse" in diesem theoretischen Konstrukt. Die Hysterektomie kann auf verschiedene Weise durchgeführt werden. Dabei ist das elegante vaginale Verfahren, welches „keine" sichtbaren Narben hinterlässt, zwar nach außen schöner, jedoch hinterlässt es einen weitaus instabileren Beckenboden als z. B. das suprazervikale laparoskopische Verfahren (insofern durchführbar). Das Gefüge mit den tragenden Ligamenta muss dabei zwangsläufig durchtrennt werden, was die Stabilität und zahlreiche Beckenbodenfunktionen teilweise oder ganz unmöglich macht (de Tayrac und Cosson 2024). So kann man nach einer erfolgten Hysterektomie bei einer Großzahl der Patientinnen keine effektive Beckenbodenkontraktion mehr erreichen (Abb. 23.9/Video 23.3). Dies beobachten wir bei sehr vielen hysterektomierten Patientinnen mit dem transperinealen Ultraschall. Dabei zeigt sich, dass es den Betroffenen unmöglich ist, eine effektive Kon-

traktion des M. puborectalis und eine Anhebung der Beckenbodenorgane auszuführen. Das zeigt, dass diese Patientengruppe nicht mehr in der Lage ist, eine effektive Beckenbodengymnastik auszuführen, und diese Maßnahme absolut sinnlos ist, da sie ohnehin keinerlei Verbesserung erbringen kann. Trotzdem wird diese Therapie vielfach als „standardmäßige" Maßnahme verordnet (Kuittinen T et al. 2023; Jeppson PC, Sung VW. 2014). Berücksichtigt man die Tatsache, dass wir eine sinnlose/wirkungslose Therapie verordnen und wertvolle Ressourcen binden, so stellt sich die Frage, warum man nicht dazu übergehen kann, diesen Patienten durch eine einfache Ultraschalluntersuchung diese vergebliche Arbeit zu ersparen.

Um die fehlende Wirkung einer Hysterektomie zur Behebung einer Beckenbodensenkung zu unterstreichen, macht es Sinn, die Histologie-Befunde nach einer durchgeführten Hysterektomie anzuschauen. (Es ist anzumerken, dass eine Hysterektomie aus einem anderen Grund als „Beckenbodensenkung" selbstverständlich sinnvoll und indiziert sein kann – was durch einen Gynäkologen festgestellt wird.) Nicht selten zeigen die Befunde einen

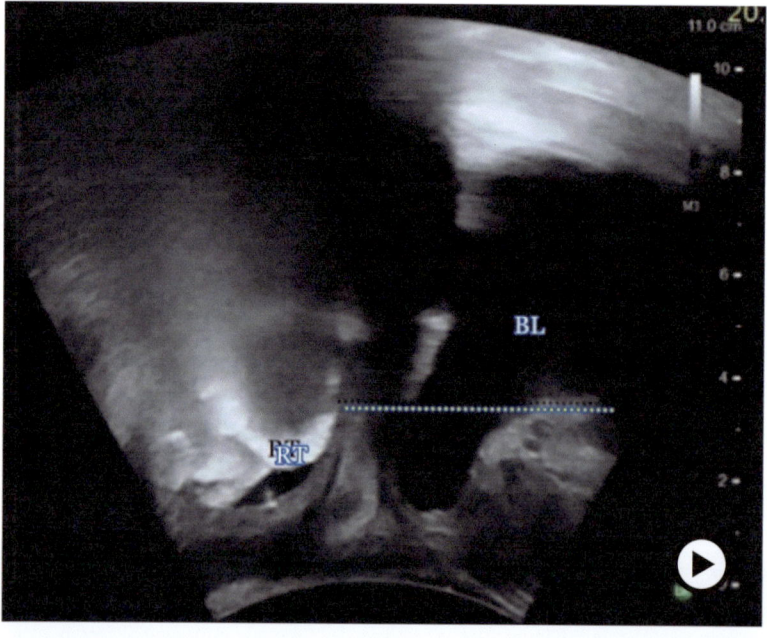

Abb. 23.9 Video 23.3 (▶ https://doi.org/10.1007/000-ep9)

normgerechten Uterus, der nur 150 oder 250 g wiegt. Es wird deutlich, dass eine Struktur mit so einem geringen Gewicht zu keiner relevanten Belastung des Beckenbodens führen kann. Die Grundannahme, dass ein zu schwerer Uterus die Beckenbodensenkung verursacht (Ausnahmen mag es geben), ist damit schlicht und ergreifend falsch. Trotzdem hält sich dieser Gedanke weiterhin. Und tatsächlich sieht man bei einer transperinealen Ultraschalluntersuchung von hysterektomierten Patientinnen keine einzige Patientin, die auch nur irgendeine Verbesserung am Beckenboden zeigen kann (Kocaay et al 2020). Ganz im Gegenteil präsentieren <u>alle</u> hysterektomierten Patientinnen einen weitaus schlechteren Beckenboden als vor der Hysterektomie (Abb. 23.10). Einige Studien beschreiben ein deutlich erhöhtes Risiko für POP nach Hysterektomie (Husby et al 2022). Nur ei-

nige dieser Patientinnen sind noch in der Lage, eine effektive Muskelkontraktion der auszuführen, was hier eine Frage nach der OP-Technik aufwirft, die offensichtlich noch eine Restfunktion garantiert. Dies sollte sicherlich näher untersucht werden.

Eine weitere Bestätigung dieser These kann durch die Untersuchung von Patientinnen nach einer suprazervikalen Hysterektomie erfolgen. Hier wird die Zervix erhalten und die tragenden Strukturen, also das Beckenbodengefüge, geschont, was erstrebenswert ist. Trotzdem kommt es nach der erfolgten OP zu keinerlei Anhebung des Beckenbodens, die Senkung bleibt bestehen. Die Grundannahme war jedoch, dass es das Gewicht des Uterus ist, der für die Senkung verantwortlich ist. Die Ultraschalluntersuchung deckt jedoch sehr schnell auf, dass die erhoffte Verbesserung ausgeblieben ist. Man

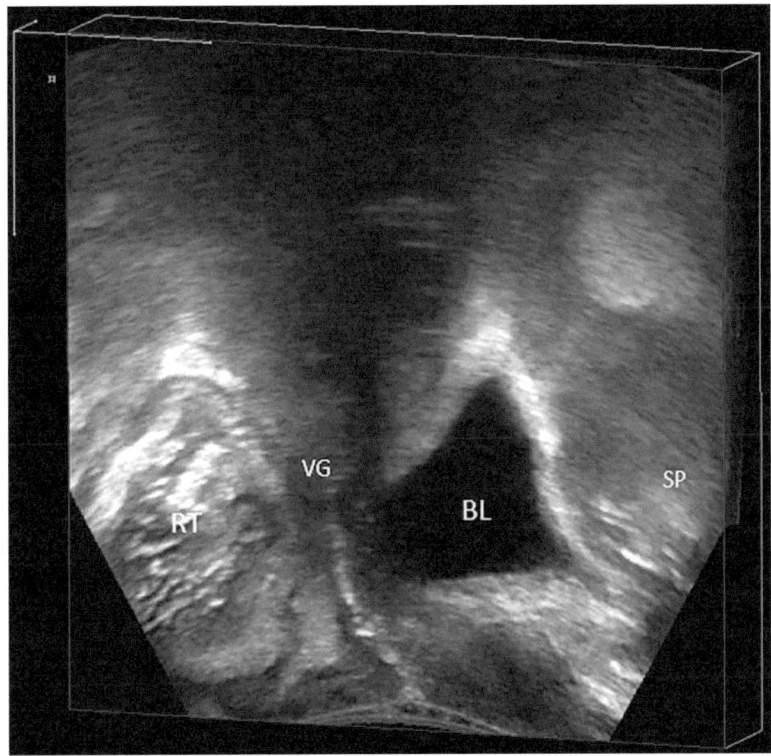

Abb. 23.10 Klassisches transperineales Bild eines Beckenbodens nach Hysterektomie. Die Organe (Blase – BL, Vagina – VG und das Rektum – RT) senken sich ungehindert nach kaudal (liegen unterhalb der Symphyse – SP) und können meist nicht mehr mit Muskelkraft angehoben werden. Beckenbodengymnastik ist in solchen Fällen wirkungslos

könnte argumentieren, dass dies in der Sicht des Betrachters liege, ob eine Verbesserung stattgefunden hat. Dies wäre (und ist immer noch) bei einer subjektiven Betrachtung der Ultraschallabbildung der Fall. Nimmt man das Messverfahren (sieh Kap. 25) hinzu, verblasst dieses Argument sehr schnell.

Eine funktionelle Beckenbodenuntersuchung mit dem transperinealen Ultraschall ist deshalb vor jeder geplanten Hysterektomie sinnvoll, um eine unnötige und letztendlich verstummelnde Operation zu vermeiden. Eine „normale", also nichtdynamische Ultraschalluntersuchung des Beckenbodens mit einer 2D-Darstellung reicht hierbei nicht aus, da sie nur die Organe mit ihrer Anatomie an sich aufzeigt, jedoch keine relevanten Aussagen zur Funktion des gesamten Beckenbodens macht.

Das Beispiel der Hysterektomie zeigt eindrucksvoll, wie wichtig es ist, eine aussagekräftige Diagnostik präoperativ (und postoperativ) einzusetzen, und wie viel Potenzial die transperineale Sonografie hat, um die (noch) bestehenden Therapiealgorithmen zu verändern. Der Wandel von einer vaginalen Hysterektomie hin zu einer zunehmend suprazervikalen durchgeführten Operationstechnik zeigt diesen Fortschritt. Die nachweislich fehlende Wirksamkeit der Hysterektomie zur Behebung der Beckenbodensenkung (und nur bei dieser Indikation) sollte ein weiteres Umdenken veranlassen, wobei die transperineale Ultraschalltechnik hier sicherlich helfen wird.

23.9   Netze (BSC etc.)

Die Netzeinlagen zur Korrektur der Beckenbodensenkung sind als Verfahren fest in der Uro-/Gynäkologie angesiedelt. Die Techniken sind nicht ganz einfach, werden in vielen vor allem größeren Zentren durchgeführt. Sie zielen darauf ab, die nicht mehr funktionierenden Aufhängung des Beckenbodens zu ersetzen. Dabei werden dünne Netze zwischen den Hohlorganen durchgeführt und ventral und dorsal verankert (Female Pelvic Medicine & Recons-

tructive Surgery 2019). Die Zugänge dazu sind rein anatomisch durch das knöcherne Becken limitiert und werden transvaginal oder am Damm geschaffen. Man kann also nicht beliebig an die Organe heran und muss deshalb natürlich Kompromisse eingehen, was die Durchführbarkeit und Effektivität anbelangt. Deshalb sind die Indikationen entsprechend eng zu stellen. Wie alle operativen Verfahren haben auch diese Operationen ihre Limitationen (Gaines et al 2016). Bei ausgeprägten Befunden zeigen sich dies recht schnell. Die Problematik kann man durch die Schilderung von einfachen mechanischen Vorgängen erklären. Verankert man einzelne Strukturen an einer tragenden Fläche (dabei ist es in unserem Beispiel der Beckenboden), so mögen diese zwar auf dieser Fläche nun ausreichend befestigt sein. Senkt sich die gesamte Fläche ab, so werden die (fest verankerten) Strukturen und damit die gewünschte Wirkung (Lageerhaltung der verankerten Strukturen) ausbleiben. Genau das scheint auch mit dem Beckenboden zu passieren. Die verankerten Netze werden mit dem gesamten (instabilen) Beckenboden mitgezogen (Abb. 23.11). Zwar ist dieser Effekt nicht dem OP-Verfahren anzulasten, die Wirkung ist jedoch nachweisbar. Dennoch ist es sinnvoll, diese Verfahren zu untersuchen, zu modifizieren und letztendlich ggf. zu verbessern. Die transperineale Ultraschalluntersuchung, gepaart mit der Messung und prä- sowie postoperativen Auswertung der einzelnen Fälle, ist hier der einzig logische, richtige Weg. Auch wenn aktuell die möglichen Komplikationen, wie Netzarrosionen, mechanische Probleme etc., dazu führen, dass diese Verfahren seltener eingesetzt werden als vor wenigen Jahren, so kann man davon ausgehen, dass es hier sinnvolle Einsatzbereiche gibt (Deffieux et al 2024). Die Zukunft wird zeigen, welche einzelnen Verfahren für welche Indikationen eingesetzt werden können. Aktuell herrscht hier ebenfalls eine große Bandbreite an Indikationen, gepaart mit einer rein subjektiven (also vollkommen Messwerte-freien) Auswertung der Erfolgsraten. Dies kann ebenfalls durch eine einfache Ultraschallevaluation (und nicht durch Standbilder) erbracht werden.

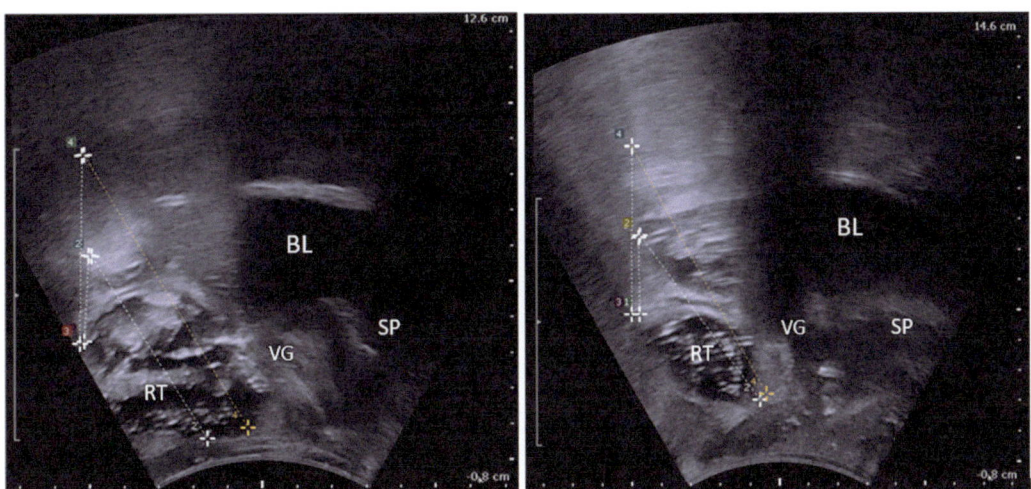

Abb. 23.11 Vergleich zwischen präoperativer (links) und postoperativer Situation (rechts) am Beckenboden nach erfolgter Rekonstruktion mittels BSC-Mesh (nach 7 Monaten). Es zeigt sich eine nur unwesentliche Verbesserung der Senkung. Die Patientin beklagte praktisch die gleichen Beschwerden wie vor dem Eingriff. Man erkennt die leichte Anhebung des Rektums (RT) und der Vagina (VG). Die Harnblase (BL) immer noch oberhalb der Symphyse (SP)

23.10 Sakrale Neuro-Modulation (SNS)

Für eine recht kurze Zeit bestand die Hoffnung, mit der Sakralen Neuro-Modulation die Beckenbodenproblematik in den Griff zu bekommen. Es wurde postuliert, dass eine positive Wirkung erzielt werden könnte (Bartley et al 2017). Deshalb wurde dieses OP-Verfahren bei einigen Patienten untersucht (Jadav et al 2013). Diese OP-Technik, welche bei Stuhl- und Harninkontinenz recht gute Ergebnisse hervorbringt, basiert auf einer (Neuro-)Modulation der neuronalen Strukturen, die unsere Kontinenz erhalten. Dabei wird durch ein kleines Aggregat, welches ständige Impulse an die zuständigen Nervenäste S. 3/S. 4 abgibt, eine signifikante Verbesserung der Harn-/Stuhlkontinenz erreicht. Das Verfahren ist sehr elegant und auch reversibel, was es attraktiv macht und seinen Siegeszug in der Urologie und Proktologie erklärt. Die Vorstellung, durch den Einsatz von SNS die Beckenbodensenkung beheben zu können, erwies sich als illusorisch. Die Wirkung auf die restliche Beckenbodenmuskulatur blieb aus. So wurde die vermeintliche Indikation nach anfänglicher Eu-

phorie schnell angepasst und ist bei Beckenbodensenkung ohnehin nicht mehr gegeben.

23.11 Sakropexien/ Sakrokolpopexien

Analysiert man die Ergebnisse der Sakropexien, die bei Patienten mit Beckenbodensenkungen durchgeführt wurden, zeigt sich ein gespaltenes Bild. Ein Teil dieser Patienten berichtet über eine eingetretene Besserung der Beschwerden (Franceschilli L et al. 2015; Emile et al 2017), während der andere Teil über eine deutliche Verschlechterung derselben und sogar über das Auftreten von bestimmten Symptomen berichtet, die präoperativ gar nicht da waren. Die Idee einer Anhebung des Beckenbodens durch eine Fixierung des Rektums an das Promontorium mittels eines Kunststoffnetzes, erscheint zunächst fraglich, da man einfach ein (Hohl-)Organ zu einem tragenden Element „umfunktioniert". Die anatomische Nähe zu einer festen, knöchernen Struktur und das Fehlen von anderen möglichen „Ankerpunkten" begründen das Verfahren. Dabei gibt es keinerlei Anhaltspunkte/Berechnungen dafür, wie stark die Spannung gewählt werden soll, mit der der Darm am Promontorium befestigt werden soll. Das Hauptaugenmerk wird auf die Erhaltung der Durchblutung und Vermeidung von mechanischen Komplikationen gelegt (Ihnát et al 2016). Die Funktionalität im Sinne einer Verbesserung der Entleerung usw. wird ganz einfach angenommen. Das erklärt, warum es offensichtliche Unterschiede im Hinblick auf die Patientenzufriedenheit gibt. Untersucht man die Patienten, die eine Rektopexie/Resektionsrektopexie bekommen haben und mit dem Ergebnis unzufrieden sind, mit dem transperinealen Ultraschall, zeigt sich nicht selten das Bild eines angehobenen, jedoch komplett unbeweglichen Beckens. Dies bedeutet, dass eine Elevation der Beckenbodenorgane erreicht wurde, jedoch geometrisch und funktionell einige Probleme auftreten, die bis dato nicht identifiziert werden konnten. Diese Patienten beklagen weiterhin (manchmal sogar verstärkte) Entleerungsprobleme und nicht selten Schmerzen. Das transperineale Bild zeigt dabei einen beinahe widerhergestellten Beckenboden,

der jedoch bei Belastung (Valsalva) komplett unbeweglich, „einzementiert" zu sein scheint (Abb. 23.12, Abb. 23.13/Video 23.4). Es entsteht die Frage nach der Spannung und eventuellen Winkeländerung, die für diese Phänomene verantwortlich sein könnten. Dabei ist das Interessante, was geändert/modifiziert werden sollte, damit auch die Funktion zufriedenstellend wird. Dies ist eine Herausforderung, da aktuell völlig unklar ist, warum es bei einigen Patienten zu einer Verbesserung kommt und bei anderen wiederum ein gegenteiliger Effekt erreicht wird. Auch hier kann die transperineale Sonografie gute Dienste leisten, wenn sie denn zum Einsatz kommt. Es wäre wünschenswert, durch den konsequenten Einsatz dieser Untersuchungsmethode die präoperativen und postoperativen Unterschiede herauszuarbeiten und entsprechende Modifikationen vorzunehmen, um eine klare Klassifizierung der OP-Modalität der korrespondierenden Pathologie zu erarbeiten. Dieser Weg ist zugegeben recht langwierig, trotzdem würde er den aktuellen Zustand nur bestätigen oder verbessern.

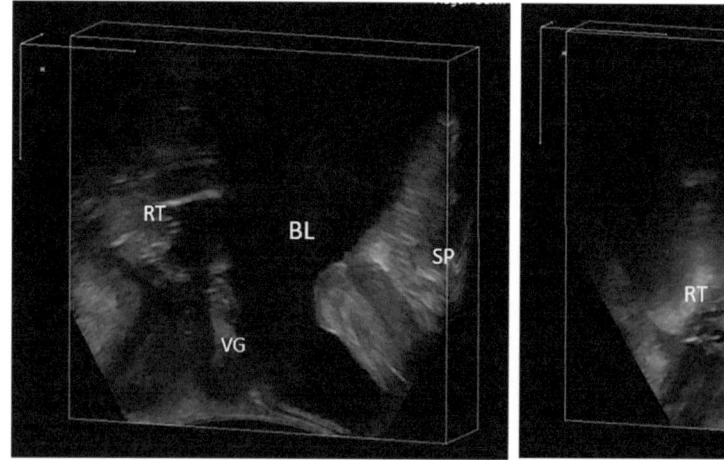
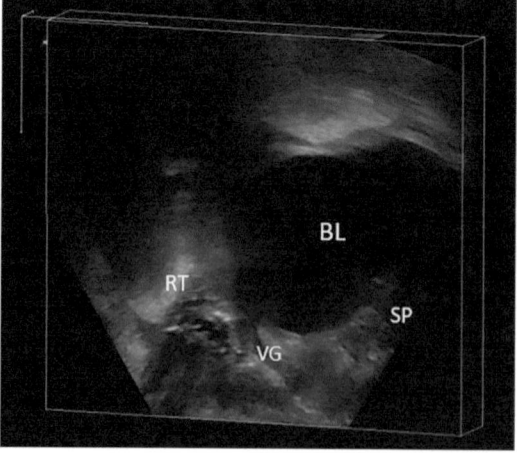

Abb. 23.12 Das transperineale Bild einer Zystocle (präoperativ – links) und 6 Monate nach einer Pexie (rechts). Es zeigt dabei einen beinahe wiederhergestellten Beckenboden, der jedoch bei Belastung (Valsalva) komplett unbeweglich, wie „einzementiert" zu sein scheint. Vagina (VG) postoperativ beinahe auf der Höhe der Symphyse (SP), die Blase (BL) und das Rektum (RT) deutlich angehoben und oberhalb der Symphyse. Die geschilderten Beschwerden waren in diesem Fall ähnlich, auch wenn die gesamte Beckenbodengeometrie sichtbar verbessert wurde. Das Bild verdeutlicht die Schwierigkeiten bei der Suche nach einer optimalen Lösung

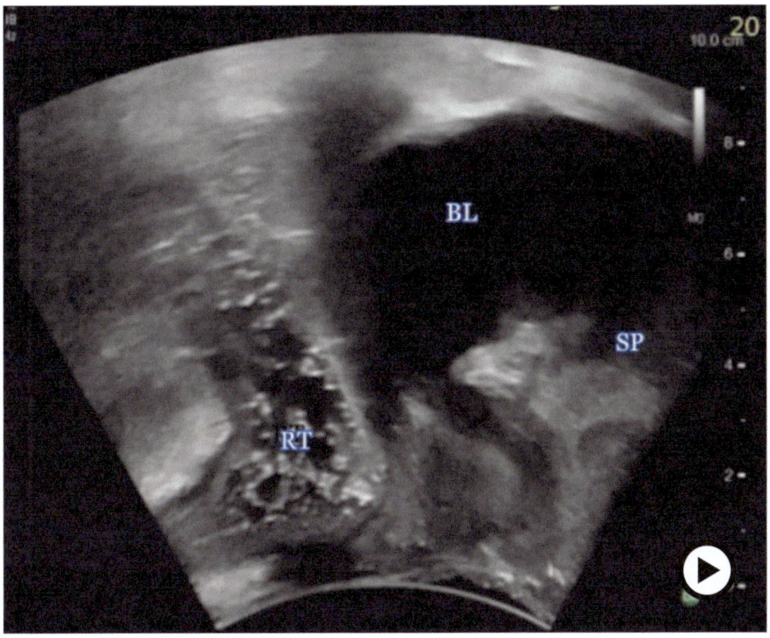

Abb. 23.13 Video 23.4 (▶ https://doi.org/10.1007/000-epc)

23.12 Verstärkung des M. transversus perinei

Es gibt seit geraumer Zeit zahlreiche Versuche der operativen Beckenbodenverstärkung. Eine davon ist die Naht/Verstärkung des M. transversus perinei. Diese wird durchgeführt, um die Muskulatur des Beckenbodens zu raffen und so eine Barriere für die sinkenden Organe zu schaffen. Die Technik ist nicht sehr weit verbreitet und kann eher als ein „Nischenverfahren" betrachtet werden (Cantarella 2020; Renzi et al. 2016). Die Beschreibung dieses Verfahrens soll dazu dienen aufzuzeigen, dass es unterschiedliche Wege gibt, um sich dem Problemfeld zu nähern. Zahlreiche Autoren haben unterschiedliche Blickwinkel auf diese Problematik, und obwohl die Absicht gleich ist, so kann der Weg zur Lösung recht unterschiedlich sein. Gemeinsam ist jedoch die recht hohe Subjektivität in Bezug auf das Ergebnis.

Es ist schwer zu sagen, ob diese Techniken erfolgreich sind oder nicht. Dennoch sollte man nicht voreilig mit der Verurteilung dieser Ideen sein. Es macht wesentlich mehr Sinn, die Patienten (wie es ebenso für andere OP-Verfahren gelten sollte) vor und nach dem Eingriff mit der gleichen Methode zu untersuchen und so ein objektiviertes Bild zu erhalten. Dazu ist der transperineale Ultraschall nicht nur problemlos in der Lage, sondern geradezu prädestiniert. Die Einfachheit und eine unmittelbare Aussagekraft vereinfachen die Evaluation, sodass eine breitere Anwendung als aktuell wünschenswert sei.

23.13 Plikatur/Raffung des M. puborectalis

Eine weitere interessante OP-Technik, die eine Verbesserung der Situation am Beckenboden erreichen sollte, ist die Plikatur des M. puborectalis. Diese erfolgt transvaginal und verkürzt die Länge des M. puborectalis funktionell. Diese Technik verzichtet komplett auf den Einsatz von Netzen. Es wird ein paravaginaler Weg zum M. Levator ani geschaffen und durch eine Plikatur/Doppelung/Raffung des Muskels dieser mechanisch verkürzt. Dabei muss der Muskel nicht durchtrennt werden, sondern durch einen einfachen „Abnäher" gerafft. Dies ist technisch recht einfach durchzuführen und bedarf eines überschaubaren technischen Aufwandes. Diese Technik wird in der Gynäkologie unter anderen zur Einengung des Introitus bei Dyspareunie verwendet (Serrand et al 2017). Die Idee dabei ist die Annäherung der Beckenbodenorgane nach kranial und ventral, also physiologisch korrekt in Zugrichtung des M. puborectalis. Der Weg zu einer Verbesserung der Senkung würde somit zumindest ohne schweres Eingreifen in die Anatomie und Geometrie des Beckenbodens geschehen, was sicherlich zu begrüßen wäre. Dabei kann theoretisch der einzelne Schenkel des M. puborectalis beliebig angezogen und dadurch verkürzt werden (Mittal et al 2014). In Wirklichkeit ist die Spannung begrenzt und die vorhandene Muskelmasse oft nicht ausreichend. Es schien eine interessante Alternative darzustellen, um den zu weichen und gedehnten Levator zu korrigieren, der die Beckenbodenorgane nicht mehr in ihrer vorgesehenen Position zu halten vermag. Der Ansatz schien spannend, auch wenn die wenigen von uns damit versorgten Patienten eher mäßige Ergebnisse zeigten. Ein großer Vorteil des Ultraschalls ist in diesem Zusammenhang jedoch die Möglichkeit, präoperativ den Zustand und die Muskelbreite des M. puborectalis zu bestimmen. Hierzu eignet sich die transvaginale 3D-Endosonografie am besten (siehe Kap. 19). Wir haben bis dato nur wenige Patienten mit diesem Verfahren versorgt. Da es im Vorfeld keine Berechnungen zur erforderlichen Muskelverkürzung o.Ä. gegeben hat, wurde die Muskelraffung „nach Gefühl" durchgeführt. Intraoperativ ist es zudem nicht immer möglich, einen hohen Zug auf die Strukturen auszuüben, was das Verfahren limitiert. Die Ergebnisse zeigten eine nur unwesentliche Verbesserung der Situation am Beckenboden. Die geringe Anzahl der durchgeführten Operationen und die offenbar zu kurze Zeit der Anwendung des Verfahrens sind sicherlich nicht repräsentativ. Eine weitere Untersuchung sowie Modifizierung der zu erreichenden Muskelspannung (vorherige Berechnung der erforderlichen Muskelverkürzung) und Verbesserung des Verfahrens scheinen sinnvoll. Letztendlich muss diese Arbeit auf mehrere interessierte Zentren verteilt werden, da die erforderliche Datenmenge schlichtweg zu groß ist. Dieses OP-Verfahren zeigt ebenfalls beispielhaft, wie der Weg zu einer Optimierung des Behandlungsverfahrens sein könnte: die präoperative Bestimmung des Verfahrens und die Berechnung der erforderlichen Parameter mithilfe des Ultraschalls sowie eine postoperative Auswertung mithilfe desselben Verfahrens. Der Ultraschall soll hierbei nicht mehr nur als ein Betrachtungstool zur reinen Bildansicht dienen, sondern eine aktive Funktion zur Erarbeitung und Anwendung von sinnvollen Messverfahren übernehmen. Diese Messverfahren ersetzen dabei die Erfahrung und das Feingefühl des Operateurs keineswegs. Sie helfen jedoch, ein Optimum zu erreichen, minimieren die aktuell weit verbreitete Korrektur „nach Gefühl" und geben dem Operateur handfeste Werte, mit denen er arbeiten kann. Die postoperative Evaluation ermöglicht dann eine stetige Verbesserung der OP-Techniken. Wichtig ist jedoch, dass es ein Weg sein kann, um einige passende Fälle korrekt versorgen zu können. Sowohl dieses als auch alle anderen Verfahren sollten sich der objektiven Überprüfung/Messung stellen, um ihre Wirksamkeit zu beweisen.

23.14 Zusammenfassung

Diese wenigen ausgewählten Beschreibungen sind nur eine Momentaufnahme und stellen keine Abbildung aller gängigen OP-Verfahren dar. Sie zeigen eine hohe Komplexität der vorliegenden Problematik. Es ist daher notwendig, den Arzt mit einem Tool auszustatten, das ein objektiviertes Arbeiten am Beckenboden ermöglicht (Anzböck und Koensgen 2023). Dazu kann prinzipiell jede Bildgebung genutzt werden, die dynamisch die Veränderungen aufzeigen kann. Da es sich um von der Schwerkraft abhängigen Veränderungen handelt, muss die angewandte Bildgebung diese berücksichtigen, damit die Ergebnisse nicht von vornherein verfälscht in die Therapie einfließen. Sind diese Bedingungen erfüllt, beginnt die (wenn auch mühsame) Suche nach dem passenden Verfahren. Danach ist die postoperative objektive Evaluation selbstverständlich. Die Ultraschall-gestützte Messung (siehe Kap. 25) ist dabei eine mögliche Option. Die gezeigten Beispiele sollen nicht als eine negative Abschreckung oder ein Scheitern der OP-Techniken verstanden werden. Sie zeigen eine Chance auf, diesen schwierigen Bereich besser verstehen und durch eine neue Systematik ordnen zu können. Dieses Vorgehen trennt die vermeintlichen OP-Erfolge von den tatsächlichen. Dadurch wird auf mittelfristige Sicht eine Verbesserung der Ergebnisse zwangsläufig erreicht. Die erforderliche Technik (Ultraschall) dazu ist bereits in vielen Krankenhäusern und Zentren verfügbar.

Literatur

Abdelnaby M, Fathy M, Abdallah E, Balata M, Arnous M, Mikhail HM, Emile SH (2021) Laparoscopic Ventral Mesh Rectopexy Versus Transvaginal Posterior Colporrhaphy in Management of Anterior Rectocele. J Gastrointest Surg 25(8):2035–2046. https://doi.org/10.1007/s11605-020-04823-z. Epub 2020 Oct 13 PMID: 33051805

Anzböck T, Koensgen D. Bildgebung des Beckenbodens : Die Sicht der Gynäkologie [Imaging of the pelvic floor : The gynaecological perspective]. Radiologie (Heidelb). 2023 Nov;63(11):821–826. German. https://doi.org/10.1007/s00117-023-01215-7. Epub 2023 Oct 3. PMID: 37789193; PMCID: PMC10600270

Bartley JM, Ramirez V, Killinger KA, Boura JA, Gupta P, Gaines N, Gilleran JP, Peters KM (2007) Outcomes of Sacral Neuromodulation in Patients with Prior Surgical Treatment of Stress Urinary Incontinence and Pelvic Organ Prolapse. Female Pelvic Med Reconstr Surg 23(1):8–12. https://doi.org/10.1097/SPV.0000000000000324. PMID: 27636222

Boccasanta P, Venturi M, Agradi S, Vergani C, Calabrò G, Missaglia C, Bordoni L, Longo A (2021) A minimally invasive technique for the 1-Stage treatment of complex pelvic floor diseases: laparoscopic-pelvic organ prolapse suspension. Female Pelvic Med Reconstr Surg 27(1):28–33. https://doi.org/10.1097/SPV.0000000000000722. PMID: 30946283

Cantarella F, Magni E (2020) Transverse perineal support operation for perineal descent - a video vignette. Colorectal Dis 22(11):1766. https://doi.org/10.1111/codi.15152. Epub 2020 Jun 11. PMID: 32446277

Ceci F, Spaziani E, Corelli S, Casciaro G, Martellucci A, Costantino A, Napoleoni A, Cipriani B, Nicodemi S, Di Grazia C, Avallone M, Orsini S, Tudisco A, Aiuti F, Stagnitti F (2013) Technique and outcomes about a new laparoscopic procedure: the Pelvic Organ Prolapse Suspension (POPS). G Chir. 34(5–6):141–4. https://doi.org/10.11138/gchir/2013.34.5.141. PMID: 23837949; PMCID: PMC3915591

de Tayrac R, Cosson M (2024) Vaginal Hysterectomy and pelvic organ prolapse: history and recent developments. Int Urogynecol J 35(7):1363–1373. https://doi.org/10.1007/s00192-024-05783-7. Epub 2024 May 1 PMID: 38691125

Deffieux X, Perrouin-Verbe MA, Campagne-Loiseau S, Donon L, Levesque A, Rigaud J, Stivalet N, Venara A, Thubert T, Vidart A, Bosset PO, Revel-Delhom C, Lucot JP, Hermieu JF (2024) Diagnosis and management of complications following pelvic organ prolapse surgery using a synthetic mesh: French national guidelines for clinical practice. Eur J Obstet Gynecol Reprod Biol 294:170–179. https://doi.org/10.1016/j.ejogrb.2024.01.015. Epub 2024 Jan 17 PMID: 38280271

Dietz HP, Hankins KJ, Wong V (2014) The natural history of cystocele recurrence. Int Urogynecol J 25(8):1053–1057. https://doi.org/10.1007/s00192-014-2339-4. Epub 2014 Feb 21 PMID: 24556972

Ding JH, Zhang B, Bi LX, Yin SH, Zhao K (2011) Functional and morphologic outcome after stapled transanal rectal resection for obstructed defecation syndrome. Dis Colon Rectum 54(4):418–424. https://doi.org/10.1007/DCR.0b013e3182061c81. PMID: 21383561

Dubinskaya ED, Gasparov AS, Babicheva IA, Kolesnikova SN (2022) Role of pectopexy in cystocele correction. Vopr. ginekol. akus. perinatol. (Gynecology, Obstetrics and Perinatology) 21(4): 53–59. (In Russian). https://doi.org/10.20953/1726-1678-2022-4-53-59

Emile SH, Elfeki HA, Youssef M, Farid M, Wexner SD (Jan 2017) Abdominal rectopexy for the treatment of internal rectal prolapse: a systematic review and meta-analysis. Colorectal Dis 19(1):O13–O24. https://doi.org/10.1111/codi.13574. PMID: 27943547

Enikeev ME, Enikeev DV, Korolev DO, Snurnitsyna OV, Lobanov MV, Nikitin AN, Rapoport LM, Glybochko PV (2020) Repair of cystocele and apical genital prolapse using 6-strap mesh implant. Urologia 87(3):130–136. https://doi.org/10.1177/0391560319890999. Epub 2019 Dec 16 PMID: 31841395

Felt-Bersma RJ, Tiersma ES, Cuesta MA (2008) Rectal prolapse, rectal intussusception, rectocele, solitary rectal ulcer syndrome, and enterocele. Gastroenterol Clin North Am. 2008 Sep;37(3):645–68, ix. https://doi.org/10.1016/j.gtc.2008.06.001. Erratum in: Gastroenterol Clin North Am. 37(4):XV. Stella, M Tiersma E [corrected to Tiersma, E Stella M]. PMID: 18794001

Franceschilli L, Varvaras D, Capuano I, Ciangola CI, Giorgi F, Boehm G, Gaspari AL, Sileri P (2015) Laparoscopic ventral rectopexy using biologic mesh for the treatment of obstructed defaecation syndrome and/or faecal incontinence in patients with internal rectal prolapse: a critical appraisal of the first 100 cases. Tech Coloproctol 19(4):209–219. https://doi.org/10.1007/s10151-014-1255-4. Epub 2015 Jan 11 PMID: 25577276

Gaines N, Gupta P, Sirls LT (2016) Pelvic prolapse repair in the era of mesh. Curr Urol Rep 17(3):20. https://doi.org/10.1007/s11934-016-0580-8. PMID: 26874532

Halligan S (2001) Ultrasound diagnosis of enteroceles. Dis Colon Rectum 44:1221

Huang S, Lv Q, Li Y, Meng Q, Li M (2022) A modified technique for paravaginal repair of cystocele with paravaginal defect: A retrospective study. Eur J Obstet Gynecol Reprod Biol 269:108–113. https://doi.org/10.1016/j.ejogrb.2021.12.028. Epub 2021 Dec 28 PMID: 34992032

Husby KR, Gradel KO, Klarskov N (2022) Pelvic organ prolapse following hysterectomy on benign indication: a nationwide, nulliparous cohort study. Am J Obstet Gynecol 226(3):386.e1-386.e9. https://doi.org/10.1016/j.ajog.2021.10.021. Epub 2021 Oct 21 PMID: 34688595

Ihnát P, Guňková P, Vávra P, Lerch M, Peteja M, Pelikán A, Zonča P (2016) Laparoskopická resekční rektopexe v léčbě obstrukčního defekačního syndromu [Laparoscopic resection rectopexy in the treatment of obstructive defecation syndrome]. Rozhl Chir. 2016 Summer;95(6):227–30. Czech. PMID: 27410756

Ischenko A ALS, Aleksandrov ID, Hokhlova Yu N. Tarasenko EP, Hudoley YYSTV (2017) Gavrilova and Anatoliy I. Ischenko. "A new method of surgical enterocele correction using mesh implants."

Jadav AM, Wadhawan H, Jones GL, Wheldon LW, Radley SC, Brown SR (2013) Does sacral nerve stimulation improve global pelvic function in women? Colorectal Dis 15(7):848–857. https://doi.org/10.1111/codi.12181. PMID: 23451900

Jeppson PC, Sung VW (2014) Hysterectomy for pelvic organ prolapse: indications and techniques. Clin Obstet Gynecol 57(1):72–82. https://doi.org/10.1097/GRF.0000000000000002. PMID: 24145362

Kocaay AF, Oztuna DG, Su FA, Elhan AH, Kuzu MA (2020) "Effects of hysterectomy on pelvic floor disorders: a longitudinal study." Dis Colon Rectum 60:303–310

Krutova VA, Tarabanova OV, Khachetsukova AA, Khalaphyan AA (2020) Postoperative pelvic dysfunctions associated with the reconstruction of the pelvic floor. Minerva Ginecol 72(4):202–211. https://doi.org/10.23736/S0026-4784.20.04532-3. PMID: 33200600

Kuittinen T, Tulokas S, Rahkola-Soisalo P, Brummer T, Jalkanen J, Tomas E, Mäkinen J, Sjöberg J, Härkki P, Mentula M (2023) Pelvic organ prolapse after hysterectomy: A 10-year national follow-up study. Acta Obstet Gynecol Scand 102(5):556–566. https://doi.org/10.1111/aogs.14542.PMID:37014706;PMCID:PMC10072247. .PMID:37014706;PMCID:PMC10072247

Lacorre A, Sallée C, Aubard Y, Gauthier T (2022) Vaginal Patch Plastron for cystocele repair at the time of vaginal prosthesis bashing: A technical note (with video). J Gynecol Obstet Hum Reprod Jan;51(1):102234. https://doi.org/10.1016/j.jogoh.2021.102234. Epub 2021 Sep 24. PMID: 34571197

Lo TS, Harun F, Jhang LS, Hsieh WC, Loong Tan Y, Alzabedi A (2025) Modified surelift anterior-apical transvaginal mesh for advanced urogenital prolapse: Retrospective surgical, functional and sonographic outcomes at 3 years. Eur J Obstet Gynecol Reprod Biol 304:1–8. https://doi.org/10.1016/j.ejogrb.2024.11.009. Epub 2024 Nov 8 PMID: 39541615

Lo TS, Rom E, Harun F, Jhang LS, Hsieh WC, Lin YH (2024) Anterior-apical Transvaginal Mesh (Calistar-S) for Treatment of Advanced Urogenital Prolapse: Surgical and Functional Outcomes at 1 Year. Int Urogynecol J 35(5):1011–1019. https://doi.org/10.1007/s00192-024-05749-9. Epub 2024 Mar 11 PMID: 38466345

Marino G, Frigerio M, Barba M, Melocchi T, De Vicari D, Braga A, Serati M, Leone Roberti Maggiore U, Ruffolo AF, Salvatore S, Uccella S, Dominoni M, Torella M. Native Tissue Posterior Compartment Repair for Isolated Posterior Vaginal Prolapse: Anatomical and Functional Outcomes. Medicina (Kaunas 58(9):1152. https://doi.org/10.3390/medicina58091152. PMID: 36143829; PMCID: PMC9506229

Milani R, Manodoro S, Cola A, Palmieri S, Reato C, Frigerio M (2018) Transvaginal native-tissue repair of enterocele. Int Urogynecol J 29(11):1705–1707. https://doi.org/10.1007/s00192-018-3686-3. Epub 2018 Jun 22 PMID: 29934767

Mittal, Ravinder KM. Bikram BS, Rajasekaran MR (2014) "Length Tension Function of puborectalis muscle: implications for the treatment of fecal incontinence and pelvic floor disorders." J Neurogastroenterol Mot 20(2014):539–546

Ram E, Alper D, Atar E, Tsitman I, Dreznik Z (2010) Stapled transanal rectal resection: a new surgical treatment for obstructed defecation syndrome. Isr Med Assoc J. 2(2):74-7. PMID: 20550028

Renzi A, Brillantino A, Di Sarno G, d'Aniello F, Bianco P, Iacobellis F, Reginelli A, Grassi R (2016) Transverse perineal support: a novel surgical treatment for perineal descent in patients with obstructed defecation syndrome. Dis Colon Rectum 59(6):557–564. https://doi.org/10.1097/DCR.0000000000000573. PMID: 27145314

Rogowski A, Kluz T, Szafarowska M, Mierzejewski P, Sienkiewicz-Jarosz H, Samochowiec J, Bienkowski P, Baranowski W (2019) Efficacy and safety of the Calistar and Elevate anterior vaginal mesh procedures. Eur J Obstet Gynecol Reprod Biol 239:30–34. https://doi.org/10.1016/j.ejogrb.2019.05.033. Epub 2019 May 25 PMID: 31163354

Schwandner T, Hecker A, Hirschburger M, Hecker M, Kierer W, Padberg W (2011) Does the STARR procedure change the pelvic floor: a preoperative and postoperative study with dynamic pelvic floor MRI. Dis Colon Rectum 54(4):412–417. https://doi.org/10.1007/DCR.0b013e318205ddda. PMID: 21383560

Serrand M, Lefebvre A, Delorme E (2017) Bilateral plication of the puborectal muscles: A new surgical concept for treating vulvar widening, J Gynecol Obst Hum Reprod 46(7): 545–550, ISSN 2468-7847, https://doi.org/10.1016/j.jogoh.2017.06.008

Szymanowski P, Banach P, Wisniewski A, Szepieniec WK (2022) The impact of cystocele repair on urge symptoms in women with pelvic organ prolapse. Ginekol Pol. https://doi.org/10.5603/GP.a2022.0008. Epub ahead of print. PMID: 35325453

The American College of Obstetricians and Gynecologists and the American Urogynecologic Society INTERIM UPDATE: This Practice Bulletin is updated as highlighted to reflect the US Food and Drug Administration order to stop the sale of transvaginal synthetic mesh products for the repair of pelvic organ prolapse.. Pelvic Organ Prolapse. Female Pelvic Med Reconstruct Surg 25(6):S. 397–408, 11/12 2019. I https://doi.org/10.1097/SPV.0000000000000794

Van Geluwe B, Wolthuis A, D'Hoore A (2014) Laparoscopy for pelvic floor disorders. Best Pract Res Clin Gastroenterol 28(1):69–80. https://doi.org/10.1016/j.bpg.2013.11.009. Epub 2013 Dec 4 PMID: 24485256

Vergeldt TF, van Kuijk SM, Notten KJ, Kluivers KB, Weemhoff M (2016) Anatomical cystocele recurrence: development and internal validation of a prediction model. Obstet Gynecol 127(2):341–347. https://doi.org/10.1097/AOG.0000000000001272. PMID: 26942363

Viana R, Colaço J, Vieira A, Gonçalves V, Retto H (2006) Cystocele - vaginal approach to repairing paravaginal fascial defects. Int Urogynecol J Pelvic Floor Dysfunct 17(6):621–623. https://doi.org/10.1007/s00192-006-0079-9. Epub 2006 Mar 10 PMID: 16528454

Transperineale und 3D-Beckenbodensonografie: Befundung und Interpretation

Martin Kowallik

Inhaltsverzeichnis

Zusammenfassung

Die Ergebnisse der transperinealen Ultraschalluntersuchung des Beckenbodens bilden eine gute Grundlage für eine mögliche Therapieplanung. Sie müssen gewissenhaft analysiert werden. Bis dato gab es keine standardisierte Auswertung dieser Befunde, weshalb immer wieder Teil-Korrekturen durchgeführt werden, die unzureichende Endergebnisse liefern. Die Chancen zur fachübergreifenden Auswertung der Pathologien und somit verbesserten Therapien können durch transperinealen Ultaschall deutlich erhöht werden. Die automatisierte und Software-gestützte Analyse vereinfacht diesen Prozess erheblich und kann den Untersucher in seiner Entscheidungsfindung unterstützen.

- Die Ergebnisse der transperinealen Ultraschalluntersuchung bilden zusammen mit anderen diagnostischen Bausteinen die Grundlage für einen Therapieplan
- Die gewonnenen Ultraschallbilder und Video-Sequenzen müssen sorgfältig ausgewertet werden
- Aktuell gibt es keine Standardisierung bei der Auswertung der Beckenbodensonografie
- Die bisherigen allgemein gültigen Theorien zur Beckenbodenpathologien weisen gravierende Schwächen auf
- „Teil-Korrekturen" am Beckenboden liefern unzureichende Ergebnisse
- Der transperineale Beckenbodenultraschall bietet die Möglichkeit einer fachübergreifenden Standardisierung
- Wichtig ist die Betrachtung des Zusammenspiels aller drei Kompartimente, dabei sollte die Geometrie des gesamten Beckenbodens berücksichtigt werden

M. Kowallik (✉)
Magen Darm Zentrum Wiener Platz, Köln, Deutschland
E-Mail: kowallik@mdz-koeln.de

- Das präoperative Ausmaß der Senkung wird nur beschrieben, aber nicht eine Quantifizierung zur Wiederherstellung der Norm herangezogen
- Die kombinierten Pathologien des Beckenbodens können nur alle zusammen behoben werden

24.1 Sinn der transperinealen Ultraschall-Bildgebung

Die Ergebnisse der transperinealen Ultraschalluntersuchung dienen einem bestimmten Zweck. Sie bilden zusammen mit anderen diagnostischen Bausteinen (wie z. B. Anamnese, Spekula-Untersuchung etc.) die Grundlage für einen Therapieplan, der verwirklicht werden soll. Dieser Plan muss auf einem festen „Fundament" stehen, d. h., es muss sichergestellt werden, dass die angebotene Therapie auch wirksam ist (Kościński 2023). Dies ist der vorletzte Schritt (der letzte sollte die Evaluierung des Therapieerfolges sein) in der langen diagnostischen Kette.

Die gewonnenen Ultraschallbilder und Video-Sequenzen müssen deswegen genau betrachtet und sorgfältig ausgewertet werden und der Untersucher ist moralisch verpflichtet, sich einige Gedanken über diese Ergebnisse zu machen. Die Ideen, die bei dieser Analyse entstehen, fließen direkt in die therapeutischen Maßnahmen. Sind diese fehlerhaft, trägt der Patient die oft unumkehrbaren Konsequenzen (nicht selten lebenslang). Es ist also wichtig, welche Modelle zugrunde gelegt werden. Umso interessanter ist die Tatsache, dass es keinerlei Vorgaben, keine Standardisierungen des Vorgehens und der Auswertung gibt. Nicht nur die Art und Weise, wie die Bilder erstellt, sondern auch die Art, wie sie betrachtet werden, ist von Kontinent zu Kontinent (USA, Südamerika – transperineale Darstellung umgekehrt zur einigen EU-Ländern), Ort zu Ort (hier unterschiedliche Untersuchungstechniken) und von Klinik zu Klinik völlig unterschiedlich. Dies verdeutlicht eine Tatsache: Jeder macht, was er will, und jeder interpretiert seine Bilder, wie er will. Dies ist sicherlich nicht auf die ärztliche Freiheit zurückzuführen, sondern auf die „Ratlosigkeit" und den fehlenden Überblick über das gesamte Thema. Die aktuellen Behandlungspfade – insofern überhaupt vorhanden – können auf zwei verschiedene Behandlungsstrategie-Lager aufgeteilt werden. Die erste Gruppe geht davon aus, dass alle Beckenbodenprobleme klar definiert und heutige Behandlungen sehr erfolgreich sind. Die zweite Hauptgruppe geht davon aus, dass keinerlei Verbesserung erzielbar sei und sich deshalb irgendeine Option anwenden lässt. Je länger man sich mit der Materie befasst, desto klarer wird es, dass keine dieser beiden Gruppen richtig liegt.

Bereits in vorangehenden Kapiteln habe ich auf die gravierenden Vorteile des transperinealen Ultraschalls verwiesen. Diese Untersuchungsmodalität zeigt die Gesamtheit des Beckenbodens mit allen drei (wenn auch künstlich erdachten) Kompartimenten. Schon diese Tatsache macht diese Untersuchungstechnik (ausgenommen die Upright-MRT) allen anderen Untersuchungen deutlich überlegen.

Sie zeigt auch deutlich die Schwächen der bisherigen allgemein gültigen Theorien auf. Aber vor allem bietet sie durch die Möglichkeit einer Standardisierung ungeahnte Chancen zur objektiven und dauerhaften Therapieverbesserung. Dadurch dass die (transperineale) Ansicht, wenn sie standardisiert wäre, auch immer gleich wäre, kann man viele Befunde auswerten und vergleichen. Weitere Schlüsse auf Pathologien, ihre Ursachen und letztendlich auf wirksame Therapieerfolge wären einfacher.

Vergleicht man die anderen Ultraschalloptionen, wie z. B. die transvaginale Ultraschalltechnik (145°) etc., so zeigt sich, dass hier immer nur eine partielle Abdeckung der Anatomie erzielbar ist. Ganz gleich, wie stark diese Techniken (in jeweiligen Abteilungen) traditionell verankert sind, sie sind bezüglich ihrer Aussagekraft deutlich unterlegen. Sie führen zusätzlich zur Einengung der „Sichtweise" des Untersuchers und blenden die Komplexität des Gebietes Beckenboden aus. Dadurch kommt es nicht selten zu operativen „Teil-Korrekturen", die zumindest für die Patienten unzureichende Ergebnisse erzielen.

24.2 Geometrie des Beckenbodens im transperinealen Ultraschall

Die immer gleich anmutende transperineale Ansicht des gesunden Beckenbodens zeigt ein bestimmtes geometrisches Muster auf. Dieses ist davon geprägt, dass die entscheidenden Organe – Harnblase, Vagina und das Rektum – in einer „geraden" Reihe hintereinander platziert sind (Abb. 14.5). Diese Tatsache kann bei Patientinnen jeder Altersgruppe gefunden werden, solange der Beckenboden an sich intakt ist. Kommt es zu einer Veränderung in dieser geometrischen Anordnung, so bricht das Gefüge zusammen und es kommt zu einer Verschiebung der einzelnen Organe nach kaudal. Die Aneinanderreihung ist aufgehoben und die Funktion kann auch nicht aufrechterhalten werden. Es kommt zu Beschwerden. Analog kann man sich das Problem anhand von Verschiebungen der einzelnen Wirbel der Wirbelsäule vorstellen. Sobald es zu einer pathologischen Verlagerung kommt, ist die Funktion gestört und die Symptomfreiheit nicht mehr gegeben. Dabei käme niemand auf die Idee zu behaupten, dass eine ausgeprägte Skoliose von 30–40° eine „Normvariante" sei und die Beschwerden des Patienten eher psychisch zu begründen sind.

Die Suche nach der verantwortlichen Struktur, die zu dieser Organverlagerung und den damit verbundenen Pathologien dauert schon recht lange. Diese ist gleichzeitig mit der Suche nach der Struktur verbunden, die tragende Funktion im Beckenboden innehat und durch ihre „Korrektur" zumindest wieder Symptomfreiheit erzielen würde. Das Problem dabei ist, dass diese Struktur wahrscheinlich die Muskulatur wäre und ihre „Korrektur" sich nicht so ohne Weiteres erzielen lässt, solange die Besitzer dieser nicht dazu in der Lage sind. Dies bedeutet selbstverständlich nicht, dass die Bemühungen um eine Verbesserung am Beckenboden aufgegeben werden sollen. Es zeigt lediglich, dass

die Ausgangssituation wesentlich komplizierter ist und ein anderes Vorgehen erforderlich macht als z. B. eine Entfernung von intakten Organen wie z. B. Uterus etc.

Die langjährige Betrachtung von zahlreichen transperinealen Ultraschallbefunden verdeutlicht das Zusammenspiel dieser weichen Hohlorgane, die auf der Muskelplatte gebettet und durch die Proborectalis-Muskulatur nach ventral und kranial (Puboanalis-Fasern) gezogen/gehalten werden. Dabei wird deutlich, dass diese Funktion zahlreichen weiteren Vorgängen (wie hormonellen Einflüssen) ausgesetzt ist. Durch Zyklusveränderungen kommt es (durch temporäre Gewebeveränderungen) zur Verschlechterung oder Verbesserung dieser Funktion und somit zur Symptomabschwächung oder -verstärkung. Dies wird seit Jahren von zahlreichen betroffenen Patientinnen berichtet und ist an sich nicht ungewöhnlich. Durch die transperineale Abbildung des gesamten Beckenbodens lässt sich auch die entscheidende Funktion des M. puborectalis nachvollziehen, der keineswegs nur für die Ausbildung des anorektalen Winkels und der Kontinenz-Erhaltung verantwortlich ist. Der Verlust seiner Funktion bedeutet oft sowohl die Zunahme der Inkontinenz (Blase und Darm) als auch die Zunahme der Entleerungsstörungen (Rektocelen, Zystocelen etc.). Die Biomechanik, die hier zugrunde liegt, ist recht simpel und kann bei vielen transperinealen Ultraschalluntersuchungen nachvollzogen werden (Ralston et al. 2025).

Es bedarf anscheinend gar keiner Ruptur/ Verletzung des M. puborectalis, um eine ausgeprägte Senkungs-Symptomatik mit allen dazugehörenden Pathologien aufzuweisen (Kap. 21) (Grimes und Stratton 2023). Dies erklärt, warum es einige junge Patientinnen (Nullipara) gibt, die erhebliche Pathologien am Beckenboden aufweisen (Bauer et al. 2018). Nimmt man an, dass die Ursache in einem zu weichen M. puborectalis liegt (der sich beim Druck dehnen lässt), können alle Pathologien zuverlässig erklärt werden. Das theoretische Konstrukt weist dabei weit weniger Unstimmigkeiten auf als die aktuellen „gängigen" Theorien (Übergewicht, mehrere Geburten etc.).

Die hormonelle Abhängigkeit des Gewebes am Beckenboden (nicht nur) ist dagegen unstrittig und auch hier ist der zeitliche Zusammenhang der Beschwerden mit dem ablaufenden Zyklus nachvollziehbar, auch wenn dies aktuell in der Wissenschaft keinerlei Beachtung findet.

Ähnlich stellt sich die Geometrie-Änderung (Mayeur et al 2016) im Falle einer Rektocele dar. Dabei kommt es zu einer mehr oder minder ausgeprägten Verminderung des Winkels des Rektumverlaufes (Abb. 24.1). Dieser Winkel wird zunehmend spitzer/flacher, was die Rektum-Achse immer weiter nach dorsal abkippen lässt. Dadurch wird die J-Form im normalen transperinealen Ultraschallbild durch eine >-Form ersetzt. Diese Änderung korreliert dann sehr gut mit der Symptomatik der erschwerten Entleerung, die berichtet wird.

Die Senkung der Harnblase bei der Ausbildung einer Zystocele ist ebenfalls durch eine Änderung der geometrischen Verhältnisse zu sehen. Die weiche Harnblase kann nur durch andere Strukturen wie M. puborectalis, Diaphragma pelvis und Symphyse selbst in der korrekten Position gehalten werden. Im Normalfall befindet sich die Blase (transperineales Ultraschallbild) kranial der Symphyse (aufgelagert) und die Urethra verläuft in einem ca. 45°-Winkel nach dorso-kaudal (Abb. 24.2). Dies ändert sich, sobald die tragenden Strukturen nicht mehr funktionsfähig sind. Die Blase wird dabei nicht mehr von dorsal (Vaginalwand und die dahinter liegenden Strukturen, Rektum, M. puborectalis) gehalten und sinkt ungehindert nach dorsal (sobald Platz verfügbar ist). Dies zeigt sich im transperinealen Ultraschall sehr deutlich (Tunn und Petri2003). Dabei kommt es zu einer Rotation der Urethra um die Symphyse herum. Im Extremfall zeigt die Urethra dann nach ventro-kranial unterhalb der Symphyse. Bei der betrachtung von oben/kranial zeigt sich dabei, dass die einzelnen Organe auch zur Seite ausweichen, sobald der M. puborectalis nicht mehr in der Lage ist, dies zu „unterbinden" (z. B. wenn er zu

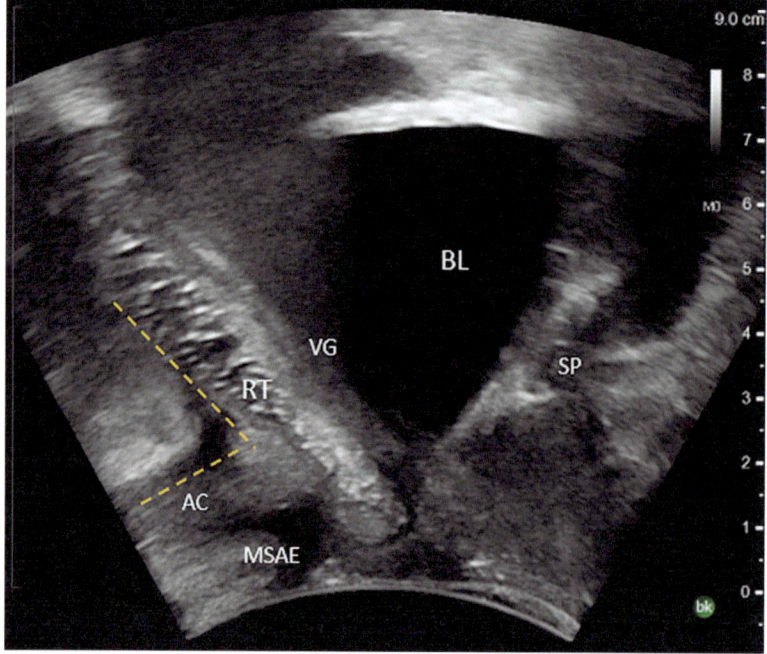

Abb. 24.1 Transperineale Aufnahme, die eine Rektocele bei Descensus perinei zeigt. Es kommt zu einer Verminderung des Winkels des Rektumverlaufes (gelbe gestrichelte Linie) in Relation zum Analkanal (AC). Die Harnblase (BL) weicht nach dorsal aus und liegt teilweise unterhalb der Symphyse (SP). Dabei komprimiert sie die Vagina (VG). Der Musculus sphincter ani externus (MSAE) ist ebenfalls angeschnitten

weich ist). Dies untermauert zusätzlich die Idee, die besagt, dass das Versagen muskulärer Natur sei. Diese Tatsache kann sehr gut durch eine transvaginale Ultraschalluntersuchung bestätigt werden.

Ein weiterer interessanter Faktor ist die offensichtlich geänderte Geometrie nach operativen Eingriffen am Beckenboden (z. B. nach POPS-OP). Diese erscheint zunächst logisch und vorteilhaft. Bei der Betrachtung der Funktion nach solch einer OP zeigt sich jedoch, dass die Funktion keineswegs gebessert wird. Dies kann bei verschiedenen anderen OP-Techniken beobachtet werden und zeigt per se nur die Komplexität der Beckenbodenproblematik. Die vermeintliche einfache Korrektur mittels Hochziehen und Befestigen rückt damit zunächst in weite Ferne.

Aktuell gibt es keinerlei Angaben, die bei der Ausführung von Beckenbodenoperationen definieren, wie weit man die Korrekturen durchführen soll. Das bedeutet, dass präoperativ keinerlei Messungen stattfinden, die das Ausmaß der (Organ-)Senkung definieren. Intraoperativ sind keine Werte zur Korrektur der Senkung bekannt. Das präoperative Ausmaß der Senkung wird nur beschrieben, aber nicht eine Quantifizierung zur Widerherstellung der Norm herangezogen. Das heißt, man hat vorher nicht gemessen, wie viel korrigiert werden soll. Postoperativ wird dann meist davon ausgegangen, dass alles gelungen ist.

Analog wäre es, wenn man in der Orthopädie eine Beinverkürzung nach „Augenmaß" durchführen wollte, ohne vorher gemessen zu haben, um wie viele Zentimeter das andere Bein länger ist. Dieses Beispiel zeigt überspitzt, wie viel Arbeit noch vor uns steckt, und gleichzeitig untermauert es die Wichtigkeit der transperinealen Ultraschalluntersuchung und natürlich deren Strukturierung.

Die Zuhilfenahme von handfesten und exakten Parametern (siehe Kap. 25 Messungen) erlaubt dann, die subjektive Schiene bei der Be-

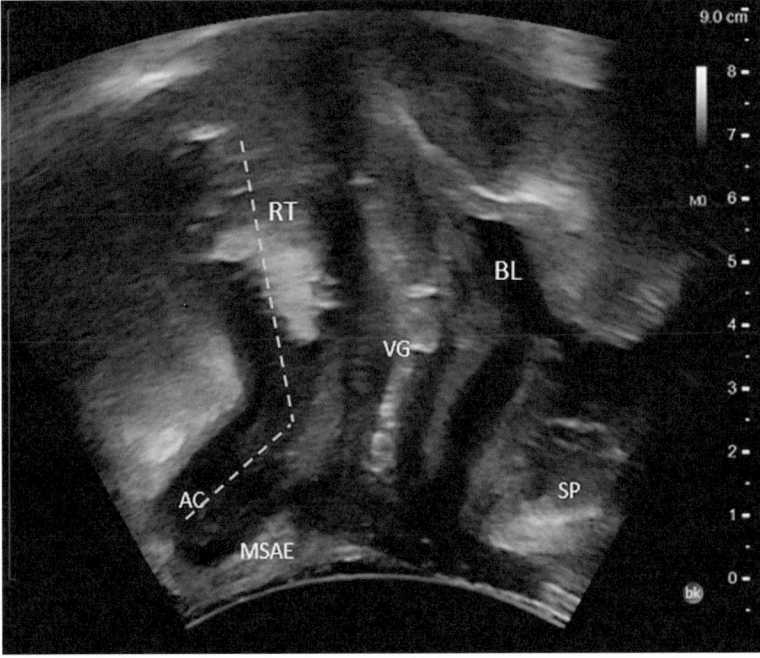

Abb. 24.2 Transperineale Ultraschallabbildung eines regelrechten Beckenbodens. Die Hohlorgane (Blase – BL, Vagina – VG, Rektum – RT) liegen alle oberhalb der Symphyse (auch beim Valsalva-Manöver) und werden durch die Puborektalis-Schlinge in einer Linie gehalten. Der Winkel im Rektumverlauf zum Analkanal ist recht weit offen. Die Urethra verläuft in einem 45°-Winkel (ca.) nach dorso-kaudal

urteilung der Ultraschallbilder zu verlassen und eine objektive Vergleichbarkeit der Befunde herzustellen. Dies sollte der erste Schritt sein, der eine ernsthafte Diskussion der Befunde und schließlich der Therapieoptionen ermöglicht. Anderenfalls bleibt die Beckenbodenchirurgie eine „Black Box" mit eher zufälligen Ergebnissen.

24.3 Descensus perinei, seine Ursachen und die Konsequenzen

Nimmt man an, dass die Ursache der Pathologien des ODS-Komplexes die versagende Muskulatur ist, können verschiedene Phänomene erklärt werden. Die Entstehung der Rektocele, der Zystocele und der Senkung der Vagina und des Uterus erscheinen in einem etwas anderen Licht. Nicht das zu hohe Gewicht der dem Beckenboden anlastenden Organe ist für diese Beschwerden verantwortlich, sondern die unzureichende Funktion der tragenden Strukturen (Tibaek und Dehlendorff 2014). Diese Gedanken sind nicht neu und spiegeln sich in einigen Theorien wider, z. B. in der Pelviperineologie. Hier geht Petros in seiner Integraltheorie von einem Hängebrücken-Modell aus, bei dem die Funktion dieser an irgendeiner Stelle versagt (Petros et al 2024; Petros 2006; Petros und Swash 2010). Dies führt dann zu einem Zusammenbruch der gesamten Struktur und zur Ausbildung der Pathologien (Rodrigues et al 2012). Es ist anzumerken, dass dieser Zusammenbruch auch ohne eine mechanische Zerstörung/Unterbrechung der Muskulatur problemlos möglich wird. Durch einfache Ausdehnung der insuffizienten, zu weichen Muskulatur kommt es zu genau den gleichen Veränderungen.

Der (muskulär bedingte) Descensus perinei an sich scheint also die Ursache für alle anderen nachfolgenden Pathologien zu sein. Diese sind je nach Ausprägung dann einzeln oder kombiniert vertreten. Diese kombinierten Pathologien scheinen weitaus häufiger vertreten zu sein als einzelne Veränderungen, wie z. B. isolierte

Rektocele (Law et al 2001; Paetzel et al 2001). Genau das kann mit dem transperinealen Ultraschall beobachtet werden (Palmerola et al 2015; Dietz 2006). Sowohl die Rektocele als auch die Zystocele oder Enterocele können nur auftreten, wenn die Platzverhältnisse durch den versagenden Muskelzug zu groß werden können.

Umgekehrt bedeutet dies, dass die operativen (und konservativen) Bemühungen darauf abzielen sollten, diesen Zustand zu beheben. Dies ist selbstverständlich leichter gesagt als getan.

24.4 Kombinierte Pathologien und die Konsequenzen

Die kombinierten Pathologien des Beckenbodens können nur alle zusammen behoben werden (Maglinte et al 2011). Sie sind der Beweis für die in diesem Fall nicht mehr zeitgemäße Korrektur durch einzelne getrennte Fachrichtungen. Die Zuordnung der Pathologien zu den einzelnen Fachrichtungen wird zwangsläufig weiterhin stattfinden, die damit verbundenen Probleme müssen dagegen gemeinsam gelöst werden. Um dies zu erreichen, sollte die Diagnostik und ihre Aussagekraft der einzelnen Fachrichtungen angeglichen werden (Bump et al 1996). Die einzelnen diagnostischen Bausteine aus der jeweiligen Abteilung bleiben davon unangetastet. Das Endergebnis muss jedoch eine komplette Übereinstimmung der diagnostischen Ergebnisse (fachübergreifend) sein. Dies ist aktuell nur schwer zu erreichen und kann nur durch einen konstruktiven Dialog erfolgen.

Für den transperinealen Ultraschall gilt dabei, dass der Normalzustand vorliegt, wenn die Organe (Blase, Vagina, Rektum) in einer Linie aneinander liegen. Dies gilt sowohl für die Ruheposition als auch für die Lage beim Valsalva-Manöver (im Sitzen und Liegen). Geringfügige Bewegungen/Absenkungen der einzelnen Organe und auch der Muskulatur unter 30 % des Ausgangswertes (siehe Kap. 25) gelten dabei als normal. Diese Definition des Normalzustandes gilt für alle Patientinnen, unabhängig vom Gewicht, der Größe, Voroperationen etc. Alle an-

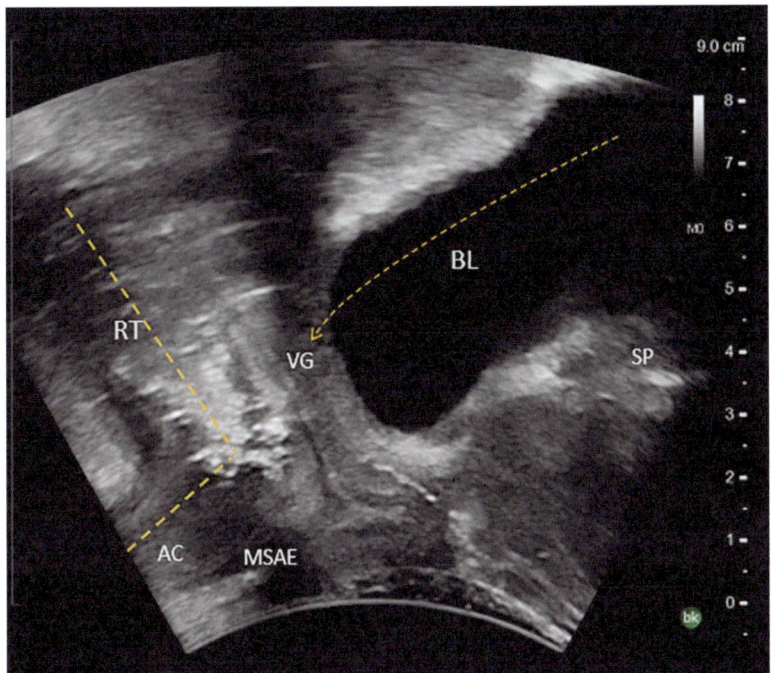

Abb. 24.3 Transperineale Ansicht eines insuffizienten Beckenbodens. Die Organe können nicht mehr in „Waage" gehalten werden (gelber Pfeil) und kippen nach dorsal. Dadurch komprimiert die Harnblase (BL) die Vagina (VG) und schließlich das Rektum (RT). Dies führt dann zur Veränderung des anorektalen Winkels, was die Entleerung zunehmend erschwert. Das Rektum (RT) wird in Richtung des Analkanals (AC) gepresst, wodurch der Winkel immer flacher wird. Man beachte, dass alle Organe unterhalb der Symphyse (SP) zu liegen kommen

deren Abweichungen sind dann pathologisch und können nicht mehr durch subjektive Deutungen beliebig eingeordnet werden. Einigt man sich auf diesen Ausgangspunkt, können weitere Schritte zur Objektivierung erfolgen. Anderenfalls beansprucht jeder Untersucher seine eigene „Deutungshoheit", was letztendlich der Methode schadet.

Die Interpretation dieser kombinierten Veränderungen unter Einbeziehung der Muskulatur als Quasi-„Organ" eröffnet den Weg für differenziertere Überlegungen in Bezug auf die Therapieoptionen. Der Fokus liegt dann nicht mehr zwangsläufig auf dem Hohlorgan (Blase, Rektum etc.), sondern auf der Gesamtheit. So werden beispielsweise Befunde, bei denen sich die Organe aufeinander legen (durch die Abkippung nach dorsal) und das Rektum komprimieren, anders eingeordnet und sicherlich auch anders therapiert (Abb. 24.3).

Weitere Entitäten, die aktuell als Rektocele klassifiziert werden, sind in Wirklichkeit aber nichts anderes als ein der Schallsonde aufliegendes (gesundes/intaktes) Rektum, welches durch die Muskulatur des Beckenbodens nicht mehr getragen werden kann (Abb. 24.4). Diese aktuelle Zuordnung hilft bei der Klassifikation der meisten Veränderungen. Sie lässt sich jedoch nicht auf alle Befunde nahtlos übertragen, ohne die versagende Muskulatur als Erklärung dafür zu bemühen.

Die viel komplexere Dynamik des Beckenbodens wird nicht nur als eine „angeborene Bindegewebsschwäche" angesehen, die durch eventuelle „Organentnahme" (z. B. Hysterektomie) behoben werden kann. Es kann womöglich ein eleganterer und effektiver Weg gefunden werden, um diese Probleme zu beheben. Die Kombination dieser einzelnen Pathologien scheint eine große Herausforderung zu

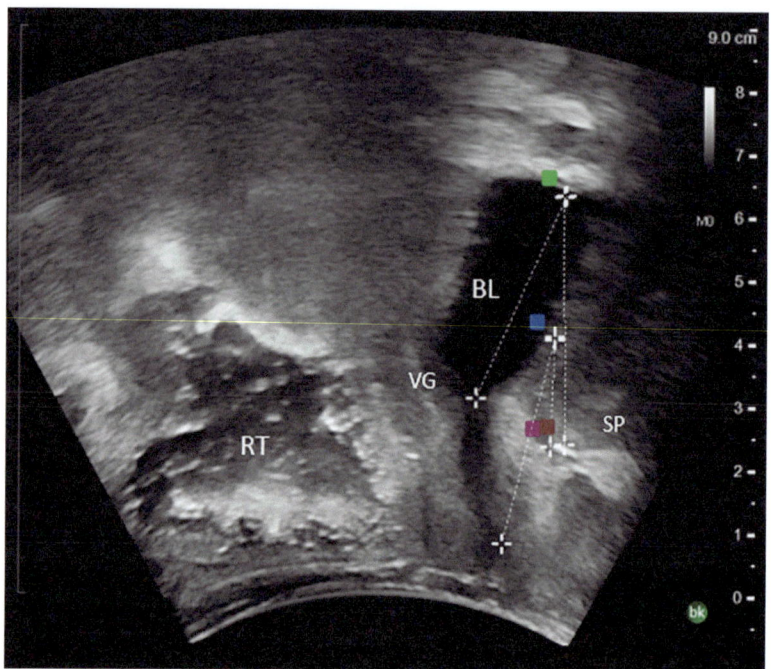

Abb. 24.4 Transperineales Bild einer ausgeprägten Beckenbodeninsuffizienz. Das Rektum (RT), welches durch die Muskulatur des Beckenbodens nicht mehr getragen werden kann, legt sich mit seiner gesamten Vorderwand direkt auf die Ultraschallsonde. Es entspricht nur pro forma einer Rektocele. Vagina (VG) und Urethra sind ebenfalls weit nach kaudal abgesunken. Beide befinden sich unterhalb der Symphyse (SP). Harnblase (BL) in diesem Fall noch oberhalb der Symphyse

sein, da zahlreiche Strukturen betroffen zu sein scheinen. Andersherum ist der theoretische Ansatz, dass die Muskulatur der Schlüssel zu diesen nachgeordneten Veränderungen sein soll, ein guter Angriffspunkt, den wir möglicherweise nutzen können. Die Verbesserung der Muskelfunktion bringt nachweislich Erfolge, auch wenn es aktuell bei einem verschwindend geringen Anteil der Patienten der Fall ist, die diese intensive „Selbstbehandlung" durchhalten. Die operativen Ansätze sollten als Hilfestellung für die angeboten werden, die keine Muskelarbeit mehr ausführen können (oder dies schlicht nicht wollen). Hier sollten Techniken zum Einsatz kommen, die möglichst hohe Erfolgsraten vorweisen können. Damit ist ausdrücklich nicht die Meinung des jeweiligen Operateurs gemeint, sondern tatsächliche, objektivierbare Messwerte (siehe Kap. 25) und die postoperative Bildgebung als Nachweis.

Literatur

Bauer SB, Vasquez E, Cendron M, Wakamatsu MM, Chow JS (2016) Pelvic floor laxity: A not so rare but unrecognized form of daytime urinary incontinence in peripubertal and adolescent girls. J Pediatr Urol 4(6):544.e1–544.e7. https://doi.org/10.1016/j.jpurol.2018.04.030. Epub 2018 Jun 7. PMID: 29909988.

Bump RC, Mattiasson A, Bø K, Brubaker LP, Delancey JO, Klarskov P, Shull BL Smith ARB (1996) "The standardization of terminology of female pelvic organ prolapse and pelvic floor dysfunction." Am. J Obst Gynecol 175(1): 10–7

Dietz HP (2006) Why pelvic floor surgeons should utilize ultrasound imaging. Ultrasound Obstet Gynecol 28:629–634

Grimes WR, Stratton M (2025) Pelvic floor dysfunction. 2023 Jun 26. In: StatPearls [Internet]. Treasure Island (FL): StatPearls Publishing; 2025 Jan–. PMID: 32644672

Haylen BT, de Ridder D, Freeman RM et al (2010) An International Urogynecological Association (IUGA)/ International Continence Society (ICS) joint report on the terminology for female pelvic floor dysfunction. Int Urogynecol J 21: 5–26. https://doi.org/10.1007/s00192-009-0976-9

Kościński T (2023) Functional disorders of the pelvic floor. Recommendations of the Polish Club of Coloproctology Scientific Society. Pol Przegl Chir.95(3):56–61. https://doi.org/10.5604/01.3001.0015.9822

Law PA, Danin JC, Lamb GM, Regan L, Darzi A, Gedroyc WM (2001) Dynamic imaging of the pelvic floor using an open-configuration magnetic resonance scanner. J Magn Reson Imaging 13(6):923–929. https://doi.org/10.1002/jmri.1132. PMID: 11382954

Maglinte DD, Bartram CI, Hale DA, Park J, Kohli MD, Robb BW, Romano S, Lappas JC (2011) Functional imaging of the pelvic floor. Radiology. 258(1):23–39. https://doi.org/10.1148/radiol.10092367. PMID: 21183491

Mayeur O, Witz JF, Lecomte P et al (2016) Influence of geometry and mechanical properties on the accuracy of patient-specific simulation of women pelvic floor. Ann Biomed Eng 44:202–212. https://doi.org/10.1007/s10439-015-1401-9

Paetzel C, Strotzer M, Fürst A, Rentsch M, Lenhart M, Feuerbach S. Dynamische MR-Defäkographie zur Diagnostik kombinierter Beckenbodenfunktionsstörungen in der Proktologie [Dynamic MR defecography for diagnosis of combined functional disorders of the pelvic floor in proctology]. Rofo. 2001 May;173(5):410–5. German. https://doi.org/10.1055/s-2001-13335. PMID: 11414148

Palmerola, Ricardo (2015) Farzeen Firoozi and Chad Baxter. "Pelvic Floor Ultrasound."

Petros PP, Swash M (2010) The Integral Theory: A Musculo-elastic Theory of Pelvic Floor Function and Dysfunction. In: Santoro GA, Wieczorek AP, Bartram CI (eds) Pelvic Floor Disorders. Springer, Milano. https://doi.org/10.1007/978-88-470-1542-5_2

Petros, P E P. "The Female Pelvic Floor: Function, Dysfunction and Management According to the Integral Theory (2006)

Petros, PE, Liedl B, Goeschen (2024) pdate Integral Theory Paradigm—A contemporary collagen-based management system for pelvic floor dysfunctions." Continenceg

Ralston, C, Reena M, Solank D, Morris SJ, Schizas AMP, Williams AB, Hainsworth AJ (2025) "Can we use integrated total pelvic floor ultrasound as a screening tool in defaecatory pelvic floor dysfunction? A prospective evaluation of the accuracy of integrated total pelvic floor ultrasound compared with defaecation proctography." Coloproctol Dis 27(2):e17274

Rodrigues AA Jr, Bassaly R, McCullough M, Terwilliger HL, Hart S, Downes K, Hoyte L (2011) Levator ani subtended volume: a novel parameter to evaluate levator ani muscle laxity in pelvic organ prolapse. Am J Obstet Gynecol. 206(3):244.e1-9. https://doi.org/10.1016/j.ajog.2011.10.001. Epub 2011 Oct 12. PMID: 22075059

Tibaek S, Dehlendorff C (2014) Pelvic floor muscle function in women with pelvic floor dysfunction. Int Urogynecol J 25:663–669. https://doi.org/10.1007/s00192-013-2277-6

Tunn R, Petri E (2003) "Introital and transvaginal ultrasound as the main tool in the assessment of urogenital and pelvic floor dysfunction: an imaging panel and practical approach." Ultrasound Obstet Gynecol 22:205-13

Transperineale und
3D-Beckenbodensonografie:
Messungen am Beckenboden,
Automatisierung und
Objektivierung des
Messverfahrens

25

Martin Kowallik

Inhaltsverzeichnis

Zusammenfassung

Die Auswertung der Ultraschalluntersuchung des Beckenbodens basiert aktuell meist auf rein subjektiven Beurteilungskriterien, was die Vergleichbarkeit der Ergebnisse schwierig macht. Das häufigste Messverfahren zur Quantifizierung von Beckenbodensenkungen ist die POP-Q-Einteilung. Diese hat ihren Ursprung in der Gynäkologie und findet in anderen Fachgebieten keine Anwendung. Deshalb entwickelten wir ein alternatives Messverfahren, welches Ultraschall-basiert ist und sich zur Quantifizierung von allen ODS-Pathologien des Beckenbodens eignet. Die Auswertung kann automatisch mithilfe von geeigneter Software erfolgen, jetzt eine Möglichkeit zum fachübergreifenden Austausch bei der Beurteilung von Pathologien entsteht. Dies sowohl prä- als auch postoperativ.

M. Kowallik (✉)
Magen Darm Zentrum Wiener Platz, Köln,
Deutschland
E-Mail: kowallik@mdz-koeln.de

- Die Beurteilung der Ultraschallbilder des Beckenbodens erfolgt bis dato rein subjektiv

- Die hohe anatomische Komplexität wird von der hohen Subjektivität bei der Beurteilung begleitet
- Die Subjektivität bei der Beurteilung von Ultraschallbildern wird gleichzeitig als die größte Schwäche des Ultraschalls angesehen
- Die bisherigen Messverfahren auf diesem Gebiet können allenfalls nur Teile der Pathologien beschreiben
- Es wird ein Messverfahren benötigt, mit dem alle beteiligten Fakultäten Informationen austauschen können
- Fehlen der festen anatomischen „Fixpunkte" macht die Wahl eines Messverfahrens sehr schwierig
- Um eine Alternative anbieten zu können, muss eine Möglichkeit gefunden werden, die Organverschiebungen zu quantifizieren
- Das Raster in der neuen Methode konnte nun zur Messung genutzt werden und wurde somit für jede einzelne Patientin individuell anwendbar
- Der eigentliche Messprozess folgt einem festen Ablaufschema
- Die transperinealen Ultraschallmessungen am Beckenboden erfolgen immer in zwei Schritten (liegend und Sitzend)
- Die Ausprägung der Senkung der einzelnen Kompartimente wird in Prozent dokumentiert
- Es gibt nur wenige Situationen, in denen der Algorithmus nicht funktioniert
- Diese Applikation generiert dann das Ergebnis und bereitet dieses in entsprechenden Grafiken auf
- Der Zeitpunkt, an dem eine sinnvolle erneute postoperative Auswertung erfolgen sollte, muss entsprechend ausgewählt werden
- Das alternative Verfahren deckt praktisch alle Pathologien des ODS-Komplexes ab

- KI-Einsatz könnte die Untersuchungszeit sowohl verkürzen als auch die Objektivierbarkeit steigern

25.1 Aktueller Stand und die Wahl der für die Beurteilung sinnvollen Perspektiven

Die Beurteilung der Ultraschallbilder des Beckenbodens erfolgt bis dato rein subjektiv. Dies ist aufgrund der hohen Komplexität nicht verwunderlich, da sehr viele Strukturen und zahlreiche Pathologien gleichzeitig analysiert werden müssen. Dies stellt die Untersucher vor hohe Anforderungen und verlangt ein hohes Maß an anatomischen Kenntnissen. Die darauf folgende Entscheidungsfindung der adäquaten Therapie ist dann noch eine weitere Hürde, die nicht gerne genommen wird (Valsky, et al 2007). Diese Faktoren führen nicht selten dazu, dass man dieses Gebiet eher zu meiden versucht, um mögliche Fehlentscheidungen und ein Therapieversagen zu umgehen. Dieses Vorgehen hilft den betroffenen Patienten eher wenig.

Die anatomische Komplexität wird von der hohen Subjektivität bei der Beurteilung begleitet und bildet praktisch die Hauptgrundlage für die Therapiebemühungen. Dies erklärt, warum diese Therapie dann zwar als durchweg erfolgreich angesehen wird, jedoch nicht unbedingt seitens der uns aufsuchenden Patienten. Diese Diskrepanz verdeutlicht die Problematik zusätzlich. Die Subjektivität bei der Beurteilung von Ultraschallbildern wird gleichzeitig als die größte Schwäche des Ultraschalls angesehen. Darüber sind sich praktisch alle Fakultäten einig. Sie existiert nicht in allen Bereichen des Ultraschalls – so sind diverse Messmethoden bei der Abdomen-Diagnostik etc. bekannt und finden täglich ihre Anwendung. Im Beckenbodenultraschall dagegen gibt es nur einige wenige Messungen oder vielmehr „Versuche", diese Subjektivität zu minimieren. Dazu gehören z. B. die Hiatusmessung von Santoro (Santoro et al bei der transperinealen Sicht (Pietrus et al 2016;

Xu et al 2013) und einige andere Ansätze (Wang et al 2024; Guo et al 2024; van Gruting et al 2024). Die Arbeitsgruppe von Julia Hennemann erarbeitete 2014 andere Referenzlinien zur Standardisierung (Hennemann et al 2014). Die Gemeinsamkeit dabei sind die eingeschränkte Aussagekraft und damit spärliche Anwendung im Alltag. Die bisherigen Messverfahren auf diesem Gebiet können allenfalls nur Teile der Pathologien beschreiben (alpha-, beta-Winkelmessungen für die Harnblase) und sind nicht dazu geeignet, eine komplette Beckenbodenbeurteilung zu gewährleisten. Dadurch kann der Wunsch nach Interdisziplinarität bei der Beckenbodenbehandlung nicht erfüllt werden. Die gynäkologisch akzeptierten Messungen werden von einem Chirurgen nicht verstanden/durchgeführt, und umgekehrt ist es genauso. Somit existieren keine gemeinsamen Parameter/Standards, die analysiert werden könnten (Shobeir et al. 2015). Man verlässt sich auf die subjektive Aussage eines Kollegen der anderen Fakultät und hat keine Möglichkeit, diese zu diskutieren. Dies ist zweifellos nicht optimal.

Zumindest hierzulande liegt der Beckenbodenultraschall in der Hand des Gynäkologen. Dem spricht prinzipiell Nichts entgegen, solange jedoch alle Bausteine des Ultraschalls hier Anwendung finden. Die „übliche" 145°-Sonde in der Gynäkologie ist gut dazu geeignet, Ovarien, Uterus etc. darzustellen. Sie kann jedoch keine adäquate Abbildung der Levator-Muskulatur und darunter liegenden Strukturen leisten. Der Grund ist die Darstellungsperspektive. Dies ist nicht verwunderlich, denn diese Sonde ist nicht dazu gebaut. Ähnlich sieht es bei der transperinealen Beurteilung der Levator-Muskulatur mit der konvexen Sonde aus. Diese ist durchaus möglich (Yin et al 2024; Handa et al 2019), stellt jedoch genau für diesen Zweck die schlechteste Möglichkeit dar. Dies ist den meisten Untersuchern jedoch nicht bekannt (siehe Kap. 21), und so wird praktisch immer diese Sonde gewählt, um die Levator-Muskeln abzubilden (meistens noch im Rendering Modus). Die beste Darstellung kann hier durch eine endokavitäre Sonde (360°) erreicht werden, die intravaginal eingesetzt wird. Dieser Sondentyp wird aktuell in sehr wenigen gynäkologischen Abteilungen eingesetzt. Wichtig ist also nicht die Fakultät, in der die entsprechende Ultraschalluntersuchung eingesetzt wird, sondern die Wahl der Ultraschallsonde, die am besten das gesuchte Problem aufzeigen kann (Dietz. 2020). Dazu gesellt sich dann im Idealfall ein geeignetes Messverfahren zur Quantifizierung der Pathologie. Hier kann sich jeder von uns selbst fragen, inwiefern dies in seiner Klinik verwirklicht ist. Es wird also deutlich, dass ein Messverfahren benötigt wird, mit dem alle beteiligten Fakultäten Informationen austauschen können und welches die Veränderungen am gesamten Beckenboden erfassen kann.

25.2 Die Auswahl der richtigen Perspektive für das Messverfahren

Um die beiden Vorgaben erfüllen zu können, sollte ein geeignetes Ultraschallverfahren ausgewählt werden (Duo und Rong2023). Dieses sollte den gesamten Beckenboden abbilden und in allen Fakultäten anwendbar sein (Hainsworth et al 2023). Das bedeutet, dass man eine in allen Abteilungen gängige Sonde nutzen kann. Die Wahl fällt zwangsläufig auf die konvexe Ultraschallsonde und die transperineale Darstellung (Dietz 2017; Martellucci et al 2016; Vellucci et al 2018). Diese kann durch die immer gleiche, fixe Perspektive sehr einfach standardisiert eingesetzt werden. Zudem erleichtert die breite Verfügbarkeit dieser Sonde den fachübergreifenden möglichen Einsatz. Die einzigen Schwierigkeiten liegen auf dem Fehlen der geeigneten „Fixpunkte", die jeweils als Ausganspunkte für eine Vermessung dienen könnten. Diese sind nur spärlich vorhanden, da das gesamte abgebildete Gewebe aus Weichteilen besteht, die zudem noch Bewegungen unterliegen (die untersucht und quantifiziert werden sollen). Der einzige brauchbare „Anker-/Fixpunkt" ist die Symphyse. Dieses Fehlen der festen „Fixpunkte" macht die Wahl eines Messverfahrens sehr schwierig. Seit einigen Jahren suchen verschiedene Autoren nach Alternativen und Möglichkeiten, verwertbare Ultraschall-messungen zu etablieren.

Wenn wir uns nun für die transperineale Beckenbodenabbildung entscheiden, sollten wir zusätzlich die Untersuchungsposition (Ribas et al (2014) und Darstellung auf dem Bild-schirm ebenfalls standardisieren. Dies ist aktuell ebenfalls eine Herausforderung, die nicht ver-wirklicht ist. Es bestehen erhebliche Meinungs-unterschiede bezüglich der Untersuchungs-position. Dieses „kontroverse" Thema ist seit Jahren ein Streitpunkt und es kann nur auf eine Art gelöst werden. Es sollten beide Unter-suchungspositionen in den Untersuchungs-ablauf eingebracht werden. Dies garantiert eine komplette Untersuchung und räumt die dies-bezüglichen Unsicherheiten komplett aus (siehe Kap. 19). Die Standardisierung der Abbildung auf dem Bildschirm stellt ein weitaus größeres Problem dar. Hier gibt es weltweit erhebliche geografische Unterschiede in der Abbildung. So wird der Beckenboden in Nord- und Süd-amerika, Neuseeland, Australien „kopfüber"

dargestellt (Abb. 25.1). In Europa ist diese Dar-stellung sowohl kopfüber als auch aufrecht, je nachdem, wie die „Präferenzen" sind. Es variiert also erheblich, was auf die Gewohnheiten und damaligen technischen Möglichkeiten der Ultra-schallgeräte zurückzuführen ist. Dies ist prob-lematisch, da neben den bisherigen Schwierig-keiten noch diese addiert werden können. Die weit verbreitete „Kopfüber"-Ansicht hat für die Deutung und ein mögliches Messeverfahren er-hebliche Nachteile (Abb. 25.2). Der Unter-sucher sieht dabei den Beckenboden umgedreht, d. h., der Uterus ist im unteren Bildausschnitt und die Symphyse oben. Dies erfordert ein Um-denken und erschwert die Beurteilung erheb-lich. Akademisch mag es interessant sein, prak-tisch hat es keinerlei Vorteile. Etwas weniger problematisch ist die Bilddrehung, die definiert, wo sich die Symphyse abzeichnet – rechts im Bild oder links. Ich empfehle die Wahl der „auf-rechten" Abbildung, in der die Symphyse rechts im Bild liegt. Diese „Standard-Ansicht" hat den Vorteil, dass der Untersucher keinerlei Energie

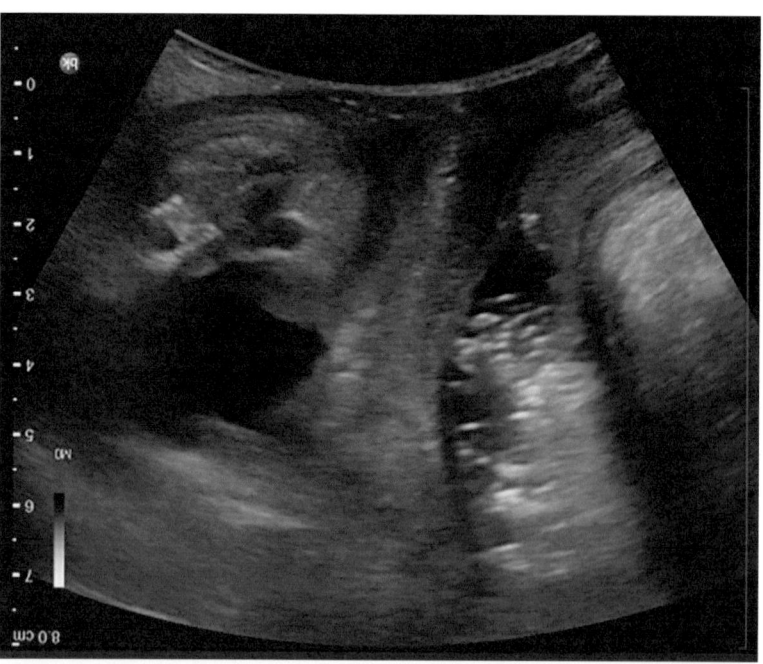

Abb. 25.1 „Kopfüber"-Darstellung des Beckenbodens, wie sie in einigen Teilen der Welt (Nord- und Südamerika, Neuseeland, Australien) präferiert wird. Es ist ein Beispiel für fehlende Standardisierung der Ultraschallaufnahmen. Dies erschwert die Zusammenarbeit und macht eine gemeinsame Interpretation mühsam

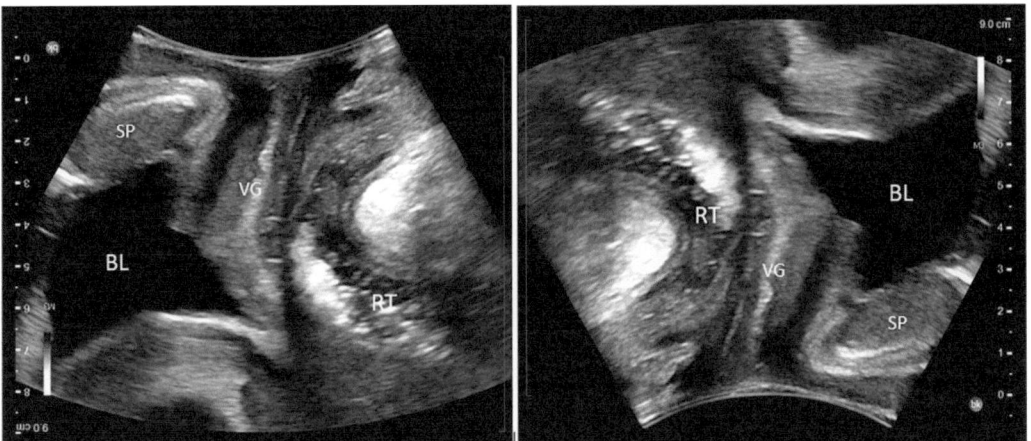

Abb. 25.2 Gegenüberstellung der beiden möglichen transperinealen Ansichten. „Kopfüber"-Darstellung links und die aufrechte/sitzende Position (rechts). Harnblase (BL) ist auf der Symphyse aufgelagert, Urethra in einem 45°-Winkel, Vagina (VG) zwischen Rektum (RT) und Blase. Die Deutung der Veränderungen ist in der linken Abbildung erschwert, da der Betrachter die gesamte Aufnahme im Kopf „übersetzen" muss. In der rechten Abbildung auftretende Veränderungen werden dagegen direkt gesehen

aufwenden muss, um diese Perspektive zu verstehen. Das Becken mit allen dazugehörigen Organen zeigt sich dabei exakt so wie bei einer sitzenden Patientin. Bei der Untersuchung im Liegen muss die Abbildung des Beckens (im Kopf) lediglich um 90° nach dorsal gekippt werden. Dies ist wesentlich einfacher als eine Umdeutung/Drehung der Abbildung um 180°. Dadurch werden Fehler minimiert, und z. B. eine Zystocele senkt sich nach „unten" (im Bild) und nicht nach oben (im Bild – wie bei der „Kopfüber"-Perspektive) (Abb. 25.3). Dies entspricht dann der Wirklichkeit und muss nicht unnötig komplizierter werden, als es ohnehin schon ist. Es wird deutlich, dass man durch diese aktuell völlig ungeordnete Vorgehensweise zu unterschiedlichen Ergebnissen kommt und alle Bemühungen, einen „gemeinsamen Nenner" zu finden, zunichtemacht. Einigt man sich dagegen auf diese Ansicht, kann man mit dem Prozess der Entwicklung eines Messverfahrens beginnen.

25.3 Bisherige Messmethoden am Beckenboden – POP-Q: Vorteile und Nachteile

Bis dato konnte sich nur ein einziges Messverfahren für die Beckenbodenbeurteilung für ein breites Fachpublikum durchsetzen. Es ist das POP-Q-Messverfahren, die Pelvic-Organ-Prolapse-Quantification (Persu et al 2011). Dieses Verfahren ist nicht Ultraschall-gestützt und wird manuell mit einem Lineal bei einer gynäkologischen Untersuchung durchgeführt. Dabei vermisst der Untersucher diverse Punkte und kann dann umrechnen, wie weit der Uterus und andere Beckenbodenanteile absinken. Referenzpunkte sind das Hymen und der Uterus. Dies ist auf den gynäkologischen Ursprung des Messverfahrens zurückzuführen. Die Gradeinteilung bei der POP-Q-Messung erfolgt in Grad I, II und III (gelegentlich auch Grad IV) – in Abhängigkeit von 30–60–90 % der Absenkung. Dies ist sinnvoll und gibt den Sachverhalt recht gut wieder. Die Messung ist invasiv und nicht ganz einfach

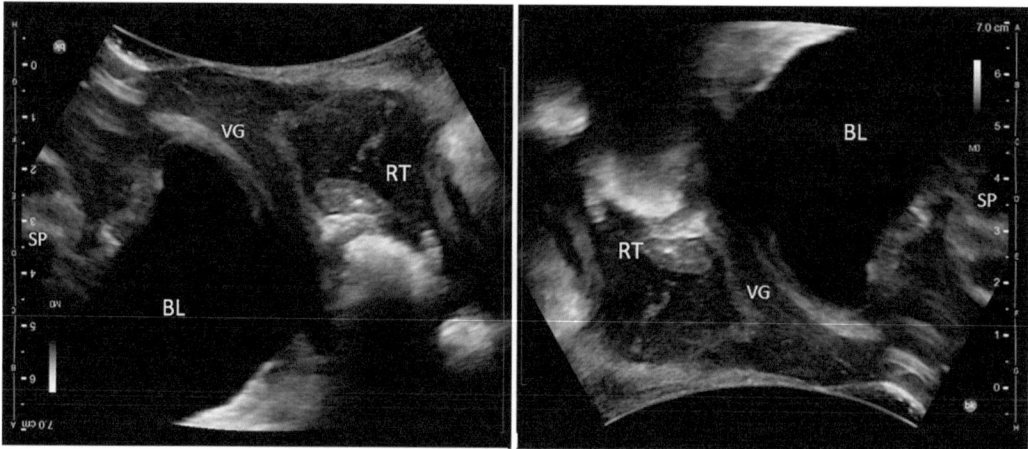

Abb. 25.3 Transperineale Darstellung einer Zystocele als aufrechte und „Kopfüber"-Ansicht. In der rechten (aufrechten) Abbildung senkt sich die Zystocele/Blase (BL) nach „unten" (im Bild) und nicht nach oben (im Bild), wie bei der „Kopfüber"-Perspektive. Die Lage zur Symphyse (SP) ist einfacher einzuschätzen. Vagina (VG) wird durch die Blase gegen das Rektum (RT) eingequetscht. Beide Abbildungen zeigen das Gleiche. Die Interpretation ist in der rechten Abbildung wesentlich einfacher

durchzuführen. Sie ist aktuell die „Standard-Methode" in der Gynäkologie für die Beckenbodenbeurteilung. Umso erstaunlicher ist, dass diese Messmethode nicht sehr häufig angewendet wird. Schaut man sich die klinischen Unterlagen von operierten Patientinnen an, so findet man die Messungen eher selten. Die POP-Q-Quantifizierung findet ihre Anwendung also nur gelegentlich in der Gynäkologie, in der Chirurgie und Urologie wird sie praktisch nicht angewandt. Um eine gemeinsame Sprache für alle diesen Fakultäten zu ermöglichen, wäre ein gemeinsames Messverfahren zweifellos hilfreich.

25.4   Entwicklung von alternativen Messverfahren – Rasterbildung für die transperineale Abbildung

Um eine Alternative zur POP-Q anbieten zu können, muss eine Möglichkeit gefunden werden, um die Organverschiebungen zu quantifizieren. Die transperineale Abbildung eignet sich dazu sehr gut, da sie praktisch (wenn standardisiert) immer gleich erscheint. Um Messungen ausführen zu können, benötigt man einen

Startpunkt und einen Endpunkt. Die jeweiligen Startpunkte müssen von einer Basis-Linie erfolgen. In der Radiologie (MRT-Abbildung) hat sich dazu die Pubo-Coccygeal-Linie, eine gerade Linie zwischen der Symphyse und der Spitze des Os coccygeum, etabliert. Diese Linie kann im Ultraschallbild nicht genutzt werden, da sich das Steißbein zu hoch befindet und nicht zufriedenstellend eingestellt werden kann. Deshalb entschieden wir uns für eine waagerechte Linie, die von der Spitze der Symphyse nach dorsal (links im standardisierten Bild) verläuft. Diese Linie wird als „Basis-Linie" (H-Line) definiert. Sie durchschneidet mehrere Strukturen und definiert wichtige Punkte (Abb. 25.4). (Kowallik et al 2018; Kowallik 2021).

Diese Basis-Linie allein reicht jedoch für eine Vermessung der Beckenbodenstrukturen nicht aus.

Damit das Messverfahren funktioniert und auf alle Patientinnen anwendbar wird, wurden Punkte definiert, die bei allen transperinealen Ultraschalldarstellungen zu finden sind. Diese Punkte lassen sich also auffinden, unabhängig von der Größe, des Alters, Voroperationen der Patientin etc. Sie müssen sowohl in Ruheposition auffindbar sein als auch beim Valsalva-

Manöver. Sie werden so gewählt, dass immer eine zuverlässige Detektion möglich wird.

Folgende Punkte wurden dazu ausgewählt:

1. Spitze der Symphysis pubis
2. Inneres Ostium der Urethra
3. Externes Ostium der Urethra
4. Zervix
5. Dorsale Wand des Rektums (Schnittkante mit der Basis Linie/Höhe Symphyse)
6. Ventrale Wand des Rektums (Schnittkante mit Zervix)
7. Ventrale Wand des Rektums (Schnittkante Basis-Linie)
8. Ventrale Wand des Rektums (Höhe inneres Ostium der Urethra)

Diese Punkte ermöglichen dann eine Rasterbildung für alle transperinealen Ultraschallaufnahmen (Abb. 25.5). Dieses Raster kann für die Messungen eingesetzt werden. Da es wenige Fixpunkte gibt, die bei der transperinealen Ultraschallabbildung genutzt werden können, wurde dieses Raster auf die Aufnahme gelegt. Die vordefinierten Punkte halfen dabei, das Raster immer gleich auszurichten, unabhängig davon, ob die Patientin groß, klein, voroperiert usw. war. Der Untersucher selbst muss das Raster mit den dazugehörigen Punkten nicht bei jeder Messung erarbeiten. Es diente lediglich zur Bestimmung der wichtigen Fixpunkte, um die Messmethode erstellen zu können. Die eigentliche Messung wurde vereinfacht und folgt einem festen Schema (Abb. 25.6).

Das Raster wurde am Anfang in der liegenden Position erstellt (so werden die Mess-/Hilfslinien ebenfalls zunächst im Liegen gemessen). Der Grund hierfür ist die Annahme, dass in der liegenden Position (ggf. nach dem Zukneifen) die Beckenbodenorgane in der optimalen/besten Position zu liegen kommen. Durch das Zukneifen werden sie durch den Levator-

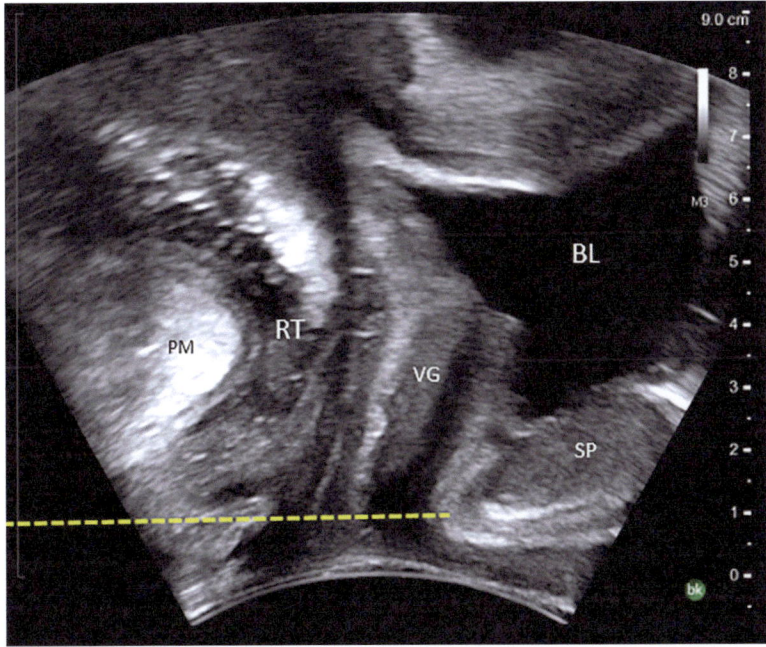

Abb. 25.4 Die waagerechte Linie verläuft von der Spitze der Symphyse nach dorsal (gelb links im standardisierten Bild). Diese Linie wird als „Basis-Linie" (H-Line) definiert. Sie durchschneidet mehrere Strukturen und definiert wichtige Punkte, die Ausgangspunkt für weitere Messungen sind. In dieser Perspektive ist die Einschätzung der Organposition vereinfacht. Man erkennt sofort, dass die Blase (BL), Vagina (VG), Rektum (RT) durch den Zug des M. puborectalis (PM) optimal in Position gehalten werden

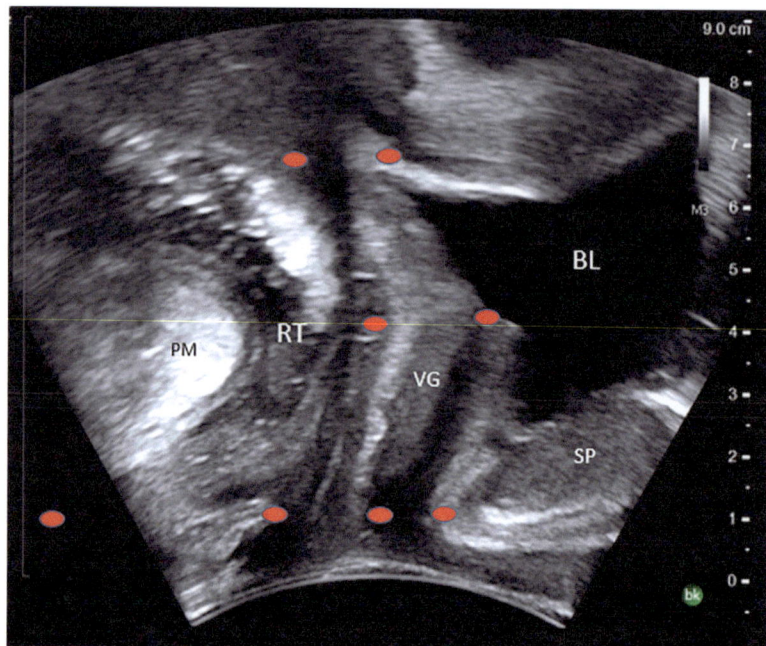

Abb. 25.5 Abbildung zeigt die Referenzpunkte, die eine Rasterbildung für alle transperinealen Ultraschallaufnahmen ermöglichen. Diese ausgewählten Punkte lassen sich in allen transperinealen Aufnahmen auffinden (unabhängig vom Alter, Gewicht, Größe etc. der Patientin), sowohl in Ruhe als auch beim Valsalva-Manöver. Harnblase (BL), Vagina (VG), Rektum (RT), M. puborectalis (PM)

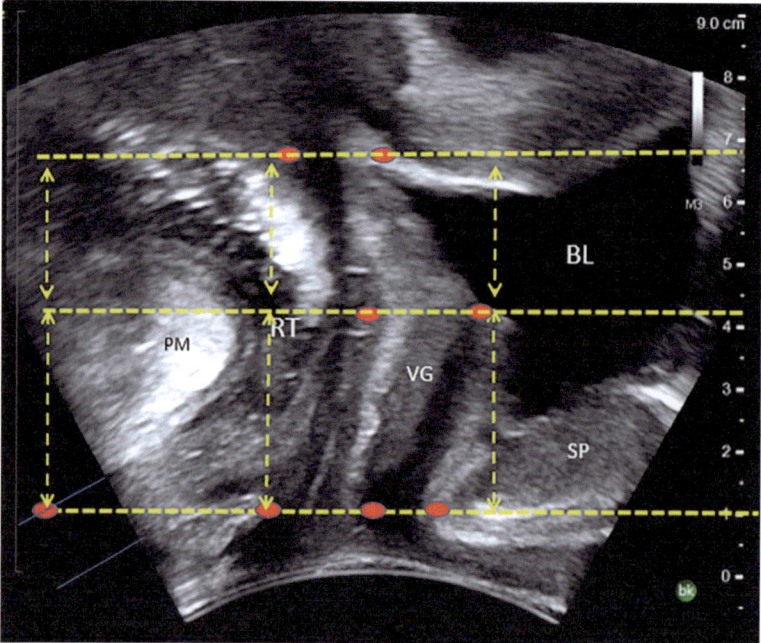

Abb. 25.6 Rasterbildung mithilfe der Referenzpunkte (siehe Abb. 25.5) zur Erfassung des gesamten Beckenbodens in der transperinealen Aufnahme. Harnblase (BL), Vagina (VG), Rektum (RT), M. puborectalis (PM). Dieses Raster dient letztendlich zur Quantifizierung der Organverschiebungen. Der Untersucher selbst muss das Raster mit den dazugehörigen Punkten nicht bei jeder Messung neu erarbeiten

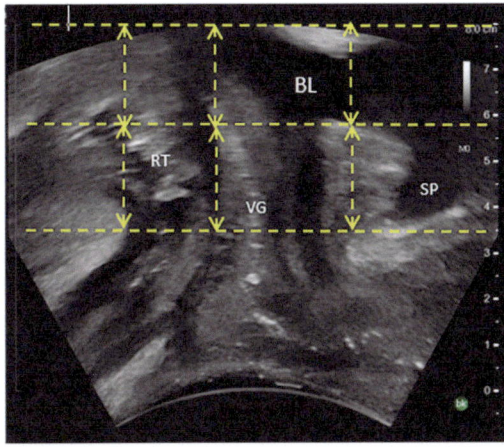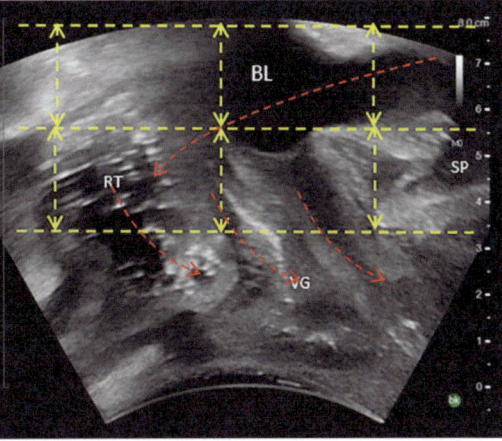

Abb. 25.7 Gegenüberstellung des Rasters in der transperinealen Aufnahme in Ruhe (links) und beim Valsalva (rechts). Man beachte die Verschiebung der Harnblase (BL) und des Rektums (RT) (Pfeile). Das in der „Ruhe-Aufnahme" erarbeitete Raster wird unverändert auf die „Valsalva-Aufnahme" angelegt. Die Veränderung/ Organverschiebung kann so quantifiziert werden. In der täglichen Praxis werden entsprechende definierte Linien gezogen, sodass ein Einzeichnen des Rasters nicht mehr notwendig ist

Muskel angehoben und diese Untersuchungsposition hebelt gleichzeitig die Schwerkraft aus, die sonst die Senkung zur Folge haben kann. Genauso könnte man dieses Raster in Kopfüberanlegen, was jedoch nicht praktikabel war. Das so entstandene Raster würde dann auf die nachfolgende trasnperineale Aufnahme übertragen, die jedoch im Sitzen (Schwerkraft) und beim Valsalva angefertigt wurde (die maximale Ausprägung der Senkung aller betroffenen Organe). Dabei war es unerlässlich, dass der zweite Teil der Messungen (im Sitzen) direkt nach dem ersten durchgeführt wird. Dies garantierte weitgehend die gleichen Verhältnisse (z. B. Blasenfüllung etc.). Dann könnte man die Ergebnisse miteinander vergleichen und die Unterschiede dokumentieren (Abb. 25.7). Das Raster wird somit für jede einzelne Patientin individuell anwendbar. Dies hat den Vorteil, dass keine „Normwerte" erarbeitet werden müssen, sondern direkte Messung für jede Patientin anwendbar wäre.

25.5 Durchführung der Messungen am transperinealen Ultraschallbild

Der eigentliche Messprozess folgt einem festen Schema, welches eine „Standardisierung" der Abläufe und eine Vereinfachung der Dateneingabe zur Diagnoseberechnung bedeutet. Dabei ist die Reihenfolge der einzelnen Schritte sehr wichtig. Sie reduziert Fehler bei der Dateneingabe für das Berechnungstool. Wird diese Reihenfolge nicht eingehalten, können die Diagnose und die prozentuelle Ausprägung der Senkung der einzelnen Kompartimente nicht korrekt berechnet werden. Die Arbeit des Untersuchers beschränkt sich also im Wesentlichen auf die Dateneingabe in die Berechnungssoftware nach der Linienzeichnung auf dem Bildschirm.

- Anfertigen der transperinealen Aufnahme im Liegen (Zukneifen)
- Einfrieren der Aufnahme

- Ziehen der Basis Linie (Symphysen-Spitze – waagerechte Linie)

Diese Vorbereitung findet immer am Anfang der Untersuchung statt.

2. Dann müssen zwei wichtige Hilfs-Linien gezogen werden (Abb. 25.8):

  - Symphysis pubis Höhe – inneres Ostium der Urethra – Linie 1 (Verbindung zwischen Punkt 1 und 2)
  - Symphysis pubis Höhe –Cervix– Linie 2 (Verbindung zwischen Punkt 1 und 4)

Diese beiden Linien bleiben bestehen und werden später unverändert zum nächsten Komparti-ment geschoben (Abb. 25.9). Dies erfolgt zunächst im Liegen und dann in der sitzenden

Position und ist ohne eine Software-Anpassung des Ultraschallgerätes problemlos möglich.

3. Danach werden die Linien 1a und 2a gezogen (Abb. 25.10)

  - Die Linie 1a – von dem inneren Ostium der Urethra zum äußeren Ostium der Urethra
  - Die Linie 2a – von der Zervix/Blasendach-Höhe zum inneren Ostium der Urethra
  - Einfrieren der Aufnahme und Speicherung als JPEG (Dokumentation)
  - Eingabe der Messwerte in die Software

Diese Linien beschreiben die Distanzen zu den Raster-Fixpunkten (siehe Kapitel 25.4). Da sie im ersten Teil der Messung (liegend) gezogen werden, bestimmen sie, wie die Distanzen zu

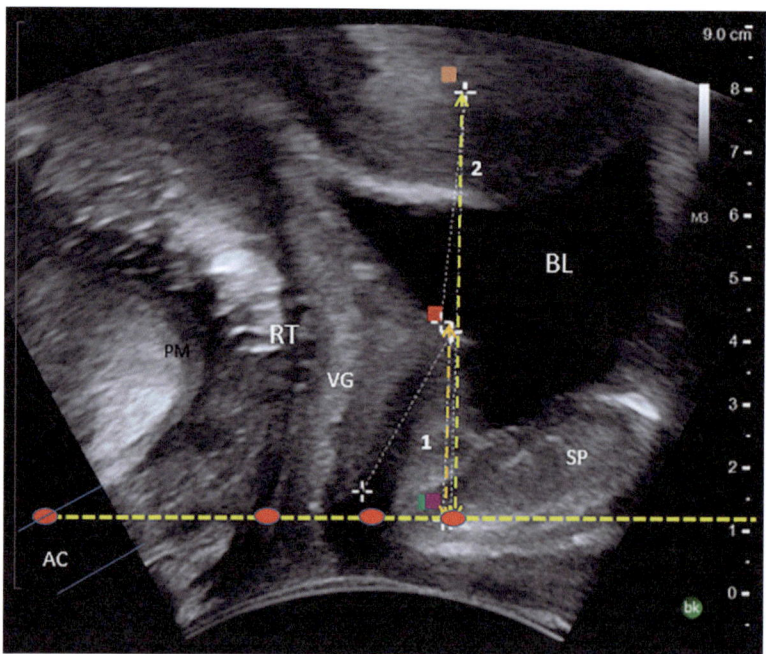

Abb. 25.8 am Anfang der Untersuchung werden von der Basis Linie (H-Line) (gelbe, gestrichelte waagerechte Linie) zwei wichtige Hilfs-Linien gezogen werden. Linie 1: Symphysis pubis – inneres Ostium der Urethra (Verbindung zwischen Punkt 1 und 2) und Linie 2: Symphysis pubis – Zervix – (Verbindung zwischen Punkt 1 und 4). Harnblase (BL), Vagina (VG), Rektum (RT), M. puborectalis (PM)

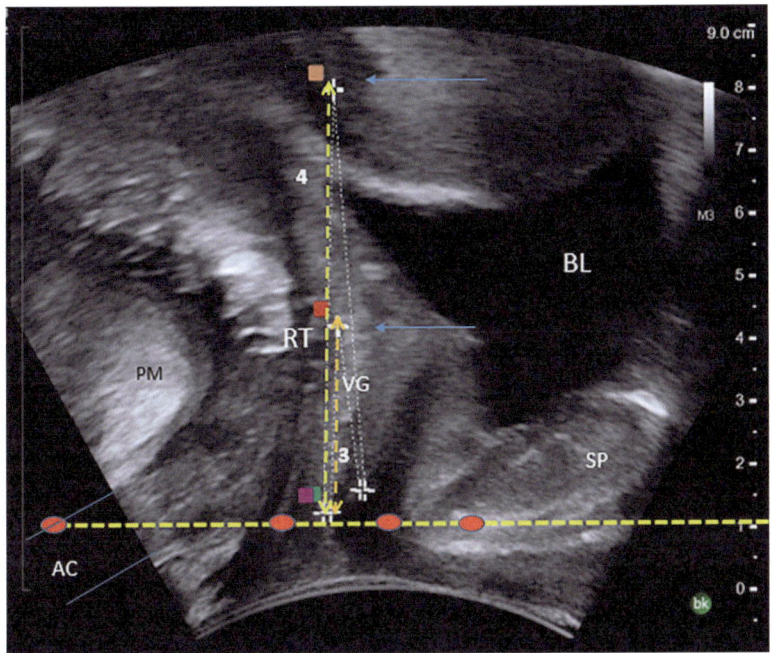

Abb. 25.9 Die beiden Linien (1 und 2) (gelb gestrichelt) bleiben bestehen und werden <u>später</u> unverändert zum nächsten Kompartiment geschoben. Jetzt werden sie in Linie 3 und 4 umbenannt (die Umbenennung dient zum Auseinanderhalten der Linien und ermöglicht die Eingabe in die Rechenmaske). Harnblase (BL), Vagina (VG), Rektum (RT), M. puborectalis (PM)

den Fixpunkten (für dieses Becken) ohne Senkung sind.

4. Das Bild bleibt eingefroren.

- Die Hilfslinien 1 und 2 werden <u>unverändert</u> zum mittleren Kompartiment geschoben (siehe Abb. 25.9)
- Danach zieht man die Linie 3a – vom Endpunkt der Linie 3 (verschobene Linie 1) zum letzten (kaudal) sichtbaren Gewebe
- Linie 4a – vom Endpunkt der Linie 4 (verschobene Linie 2) ebenfalls zum letzten (kaudal) sichtbaren Gewebe
- Einfrieren der Aufnahme und Speicherung als JPEG (Dokumentation) (Abb. 25.11)
- Eingabe der Messwerte in die Software

Damit ist das mittlere Kompartiment vermessen und wir schieben die Hilfslinien 3 und 4 zum dorsalen Kompartiment (damit werden diese zu Linie 5 und 6). Weitere Schritte zur Vermessung des dorsalen Kompartimentes sind:

5. Das Bild bleibt eingefroren.

- Die Hilfslinien 3 und 4 (analog zur Linien 1 und 2) werden <u>unverändert</u> zum dorsalen Kompartiment geschoben (Abb. 25.12)
- Danach zieht man die Linie 5a – vom Endpunkt der Linie 5 (verschobene Linie 1) zum weitesten Punkt der Rektum-Vorderwand (unmittelbar oberhalb des äußeren Sphinkters)
- Die Linie 6a – vom Endpunkt der Linie 6 (verschobene Linie 2) ebenfalls zum weitesten Punkt der Rektum-Vorderwand (unmittelbar oberhalb des äußeren Sphinkters)
- Einfrieren der Aufnahme und Speicherung als JPEG (Dokumentation) (Abb. 25.13)
- Eingabe der Messwerte in die Software

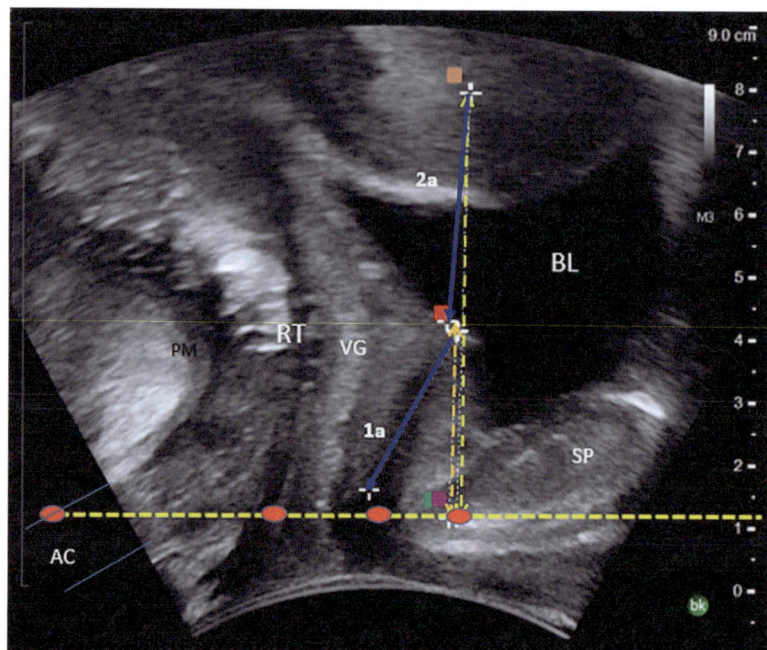

Abb. 25.10 Es werden die Linien 1a und 2a gezogen (blau). Die Linie 1a – von dem inneren Ostium der Urethra zum äußeren Ostium der Urethra. Die Linie 2a – von der Zervix/Blasendach zum inneren Ostium der Urethra. Diese Linien zeigen später in der Valsalva-Aufnahme die Abweichung von dem aktuell gemessenen Wert und quantifizieren damit die Senkung. Harnblase (BL), Vagina (VG), Rektum (RT), M. puborectalis (PM)

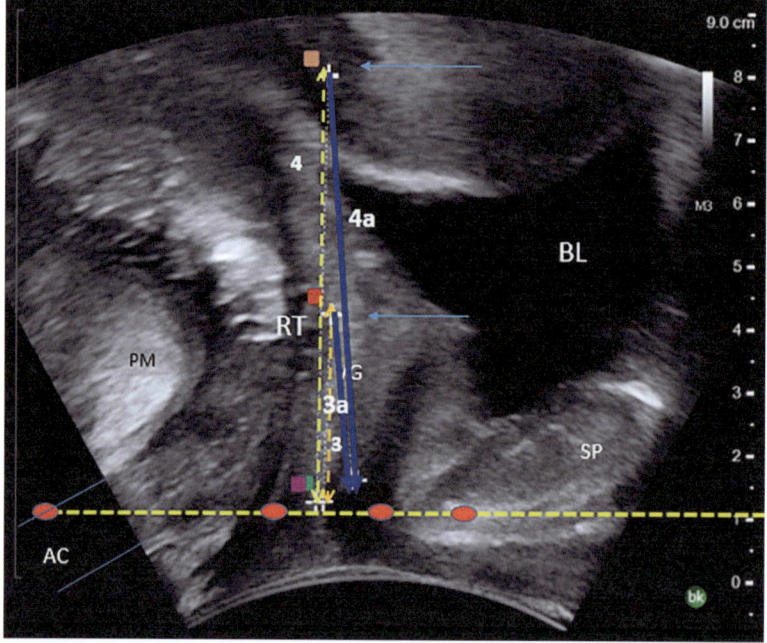

Abb. 25.11 Die Hilfslinien 1 und 2 werden nun <u>unverändert</u> zum mittleren Kompartiment geschoben (siehe Abb. 25.9). Danach zieht man die Linie 3a (blau) – vom Endpunkt der Linie 3 (verschobene Linie 1) zum letzten sichtbaren Gewebe. Dann die Linie 4a (blau) – vom Endpunkt der Linie 4 (verschobene Linie 2) ebenfalls zum letzten sichtbaren Gewebe. So wird das mittlere Kompartiment in Ruhe-Position gemessen. Harnblase (BL), Vagina (VG), Rektum (RT), M. puborectalis (PM)

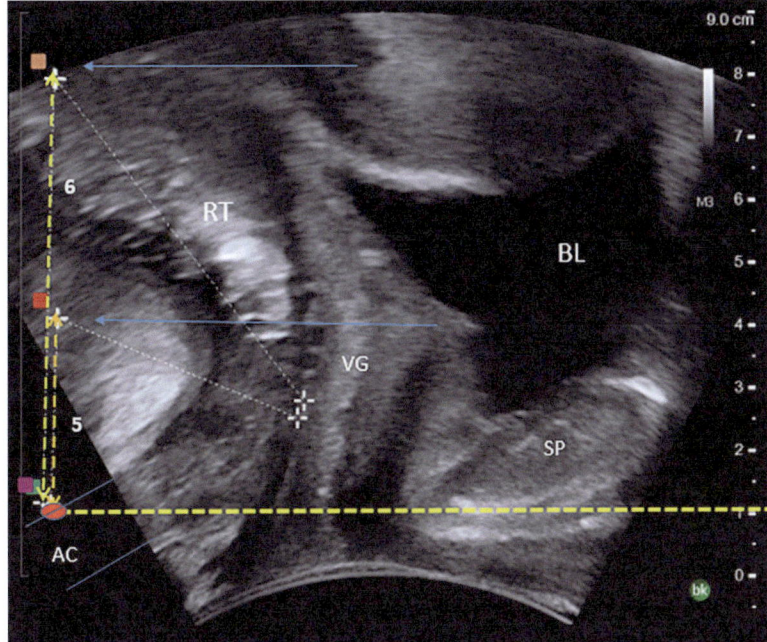

Abb. 25.12 Die Hilfslinien 3 und 4 (analog zur Linien 1 und 2) werden <u>unverändert</u> zum dorsalen Kompartiment geschoben (blaue Linien verdeutlichen es) (siehe auch Abb. 25.12). Sie werden in Linie 5 und 6 umbenannt. Nun kann das dorsale Kompartiment in Ruhe-Position vermessen werden. Harnblase (BL), Vagina (VG), Rektum (RT), M. puborectalis (PM)

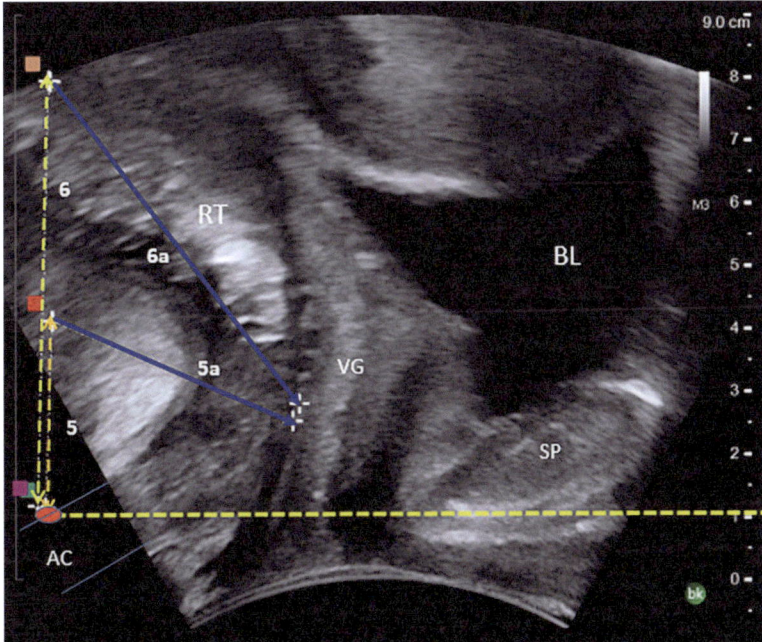

Abb. 25.13 Danach zieht man die Linie 5a (blau) – vom Endpunkt der Linie 5 (verschobene Linie 1) zum weitesten Punkt der Rektum-Vorderwand (unmittelbar oberhalb des äußeren Sphinkters). Die Linie 6a (blau) – vom Endpunkt der Linie 6 (verschobene Linie 2) ebenfalls zum weitesten Punkt der Rektum-Vorderwand (unmittelbar oberhalb des äußeren Sphinkters). Diese Werte dienen nun als Ausgangswerte für die Valsalva-Messung. Harnblase (BL), Vagina (VG), Rektum (RT), M. puborectalis (PM)

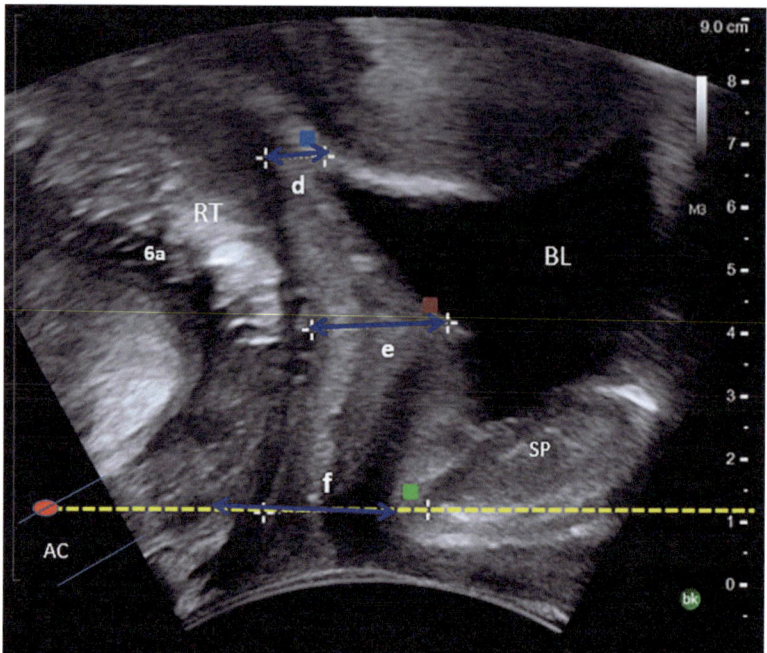

Abb. 25.14 Zur Bestimmung oder Ausschluss einer Enterocelewerden drei weitere separate Messwerte benötigt: d, e, f. Diese werden durch diese drei Linien definiert (blau). Sie werden zwischen folgenden Strukturen in dem immer noch eingefrorenen Bild gezogen. Linie d zwischen Vorderwand des Rektums – Blasendach – (Höhe Zervix), Linie e zwischen vorderwand des Rektums – inneres Ostium der Urethra, Linie f – Vorderwand des Rektums – äußeres Ostium der Urethra – (Höhe Symphyse). Harnblase (BL), Vagina (VG), Rektum (RT), M. puborectalis (PM)

- Zur Bestimmung oder Ausschluss einer Enterozele werden drei weitere separate Messwerte benötigt: d, e, f. Diese werden durch diese drei Linien definiert. Sie werden zwischen folgenden Strukturen in dem immer noch eingefrorenen Bild gezogen (Abb. 25.14). Zuvor müssen die anderen Linien am Gerät gelöscht werden. Deshalb erfolgt diese Messung als letzter Schritt in diesem Untersuchungsteil.
- d – Linie zwischen Vorderwand des Rektums – Blasendach – (Höhe Zervix)
- e – Linie zwischen Vorderwand des Rektums – inneres Ostium der Urethra
- f – Vorderwand des Rektums – äußeres Ostium der UrethraUrethra –(Höhe Symphyse)
- Speicherung als JPEG (Dokumentation)
- Eingabe der Messwerte in die Software

Das dorsale Kompartiment ist vermessen. Die Dateneingabe und Bilddokumentation der einzelnen Schritte ist für den ersten Teil der Untersuchung abgeschlossen. Es folgt der zweite Schritt der Untersuchung.

7. Nun erfolgt der Positionswechsel in die sitzende Untersuchungsposition und Valsalva-Manöver
   - Danach erfolgt die transperineale Aufnahme im Sitzen
   - Einfrieren der Aufnahme
   - Ziehen der Basis-Linie (Symphysen Spitze – waagerechte Linie)
   - Durchführung der gleichen Messungen nach Anlage der Basis-Linie (nun sind die definierten Punkte an anderen Stellen, da Anteile der Organe sich verschoben haben) – Das Grundraster stammt jedoch

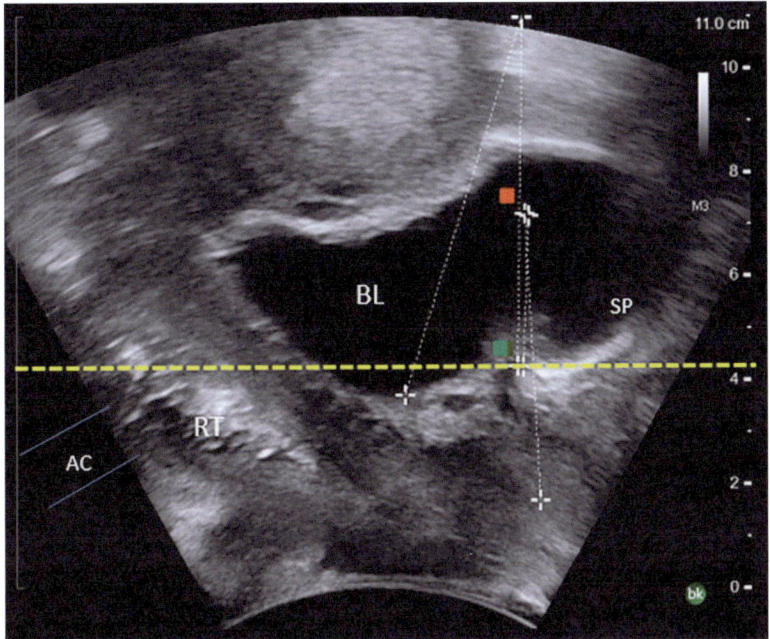

Abb. 25.15 Durchführung der gleichen Messungen nach Anlage der Basis-Linie (nun sind die definierten Punkte an anderen Stellen, da sich Anteile der Organe verschoben haben). Symphysis pubis – inneres Ostium der Urethra – Linie 1 bleibt unverändert zum ersten Teil der Messung (Verbindung zwischen Punkt 1 und 2). Symphysis pubis –Zervix– Linie 2 (Verbindung zwischen Punkt 1 und 4) – unverändert übernommen aus dem ersten Teil der Messung. Man beachte Harnblase (BL), Vagina (VG), Rektum (RT), M. puborectalis (PM) befinden sich nun in einer anderen Position. Die Hilfs-/Raster-Linien stammen jedoch von der Ruhe-Aufnahme

von der Untersuchung in der liegenden Position

- Symphysis pubis – inneres Ostium der Urethra – Linie 1 bleibt unverändert zum ersten Teil der Messung (Verbindung zwischen Punkt 1 und 2)
- Symphysis pubis –Cervix Zervix – Linie 2 (Verbindung zwischen Punkt 1 und 4) – unverändert übernommen aus dem ersten Teil der Messung (Abb. 25.15)
9. Danach werden wieder die Linien 1a und 2a gezogen (Abb. 25.16)
   - Die Linie 1a – von dem inneren Ostium der Urethra zum äußeren Ostium der Urethra – jetzt länger –, falls Blasensenkung detektierbar

- Die Linie 2a – von der Zervix/Blasendach zum inneren Ostium der Urethra – jetzt länger –, falls Blasensenkung detektierbar
- Einfrieren der Aufnahme und Speicherung als JPEG (Dokumentation)
- Eingabe der Messwerte in die Software

Das vordere Kompartiment ist bei der maximalen Ausprägung der Organverlagerung/Senkung dokumentiert.

10. Das Bild bleibt eingefroren.
    - Die Hilfslinien 1 und 2 werden unverändert zum mittleren Kompartiment geschoben
    - Danach zieht man die Linie 3a – vom Endpunkt der Linie 3 (verschobene Linie

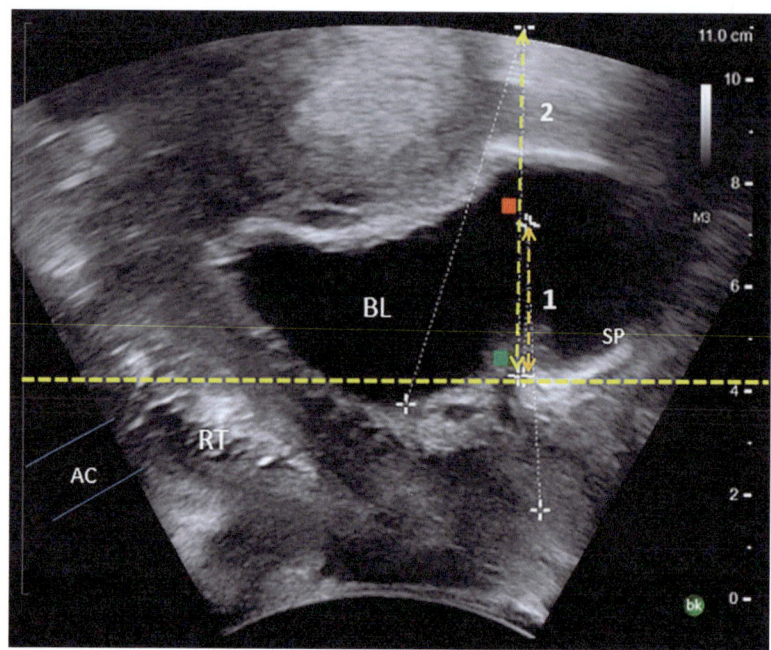

Abb. 25.16 Nachdem die Linien 1 und 2 eingezogen wurden, können die Messungen in gewohnter Weise durchgeführt werden. Die Abbildung zeigt die Basis-Linie (H-Line) (gelb) und die Linien 1 und 2, die aus der Ruhe-Aufnahme stammen. Die Linien 1a und 2a werden in dieser Abbildung länger, da eine Organ- und Referenzpunkt-Verschiebung stattgefunden hatte. Dies gilt ebenso für die Linien 3a, 4a, 5a, 6a (siehe hierzu auch Abb. 25.17 und 25.18). Harnblase (BL), Vagina (VG), Rektum (RT), M. puborectalis (PM).

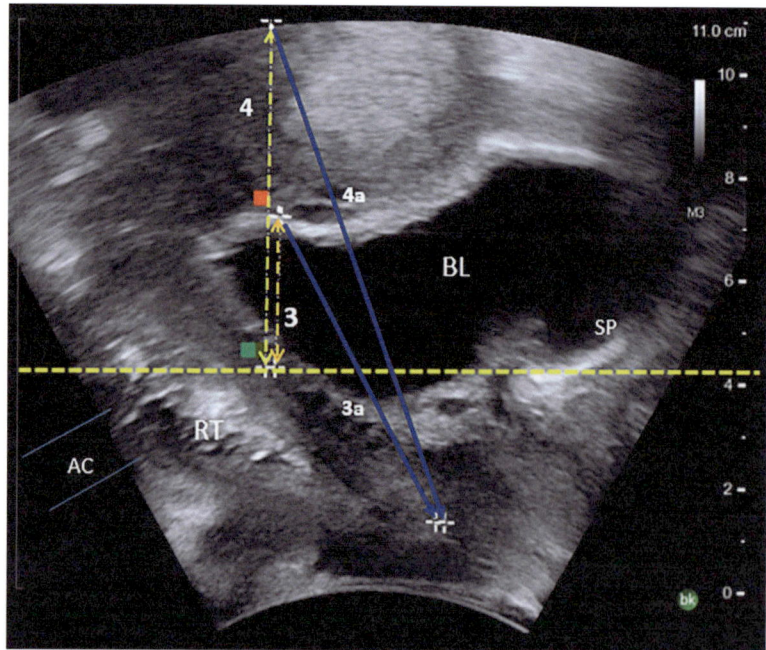

Abb. 25.17 Messung des mittleren Kompartiments im Valsalva-Bild. Die Linien 3a und 4a (blau) markieren die Organ-/Referenzpunkt-Verschiebung. Die gewonnenen Werte werden dann in Relation zu den Werten im Ruhe-Bild gesetzt. Der Unterschied zur Ruhe-Position wird somit quantifiziert/dokumentiert

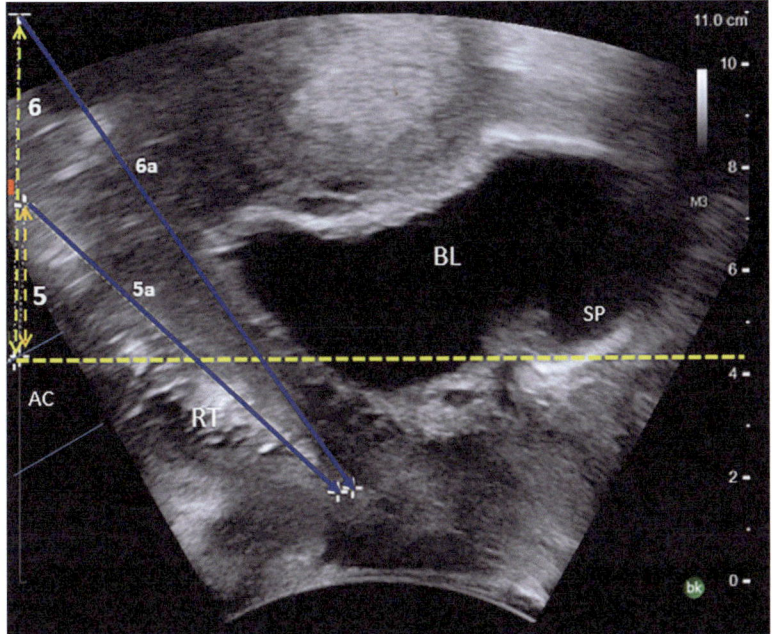

Abb. 25.18 Die Abbildung zeigt die Messung des dorsalen Kompartiments in Valsalva. Die Werte 5a und 6a (blau) sind nun länger als 5a und 6a in Ruhe-Position (wenn es zu einer Absenkung der Organe kommt). Die Werte fließen in die Auswertung ein und geben die Quantität der Absenkung in diesem Kompartiment wieder. Harnblase (BL), Vagina (VG), Rektum (RT), M. puborectalis (PM)

1) - zum letzten (kaudal) sichtbaren Gewebe – jetzt länger – falls Vaginalsenkung detektierbar

- Linie 4a – vom Endpunkt der Linie 4 (verschobene Linie 2) ebenfalls zum letzten (kaudal) sichtbaren Gewebe – jetzt länger – falls Vaginalsenkung detektierbar
- Einfrieren der Aufnahme und Speicherung als JPEG (Dokumentation) (Abb. 25.17)
- Eingabe der Messwerte in die Software

Nun folgt die Vermessung der Organverlagerung des dorsalen Kompartimentes:

11. Das Bild bleibt eingefroren.
    - Die Hilfslinien 3 und 4 (analog zur Linien 1 und 2) werden <u>unverändert</u> zum dorsalen Kompartiment geschoben
    - Danach zieht man die Linie 5a – vom Endpunkt der Linie 5 (verschobene Linie 1) zum weitesten Punkt der Rektum-

Vorderwand (unmittelbar oberhalb des äußeren Sphinkters) – diese Linie wird länger, wenn Rektocele vorliegt

- Die Linie 6a – vom Endpunkt der Linie 6 (verschobene Linie 2) ebenfalls zum weitesten Punkt der Rektum-Vorderwand (unmittelbar oberhalb des äußeren Sphinkters) – diese Linie wird länger, wenn Rektocele vorliegt
- Einfrieren der Aufnahme und Speicherung als JPEG (Dokumentation) (Abb. 25.18)
- Eingabe der Messwerte in die Software

12. Zur Enterocelen-Messung in der sitzenden Position beim Valsalva. (Zuvor müssen die anderen Linien am Gerät gelöscht werden. Deshalb erfolgt diese Messung als letzter Schritt in diesem Untersuchungsteil) (Abb. 25.19)
    - d – Linie zwischen Vorderwand des Rektums – Blasendach – (Höhe Zervix) – bei

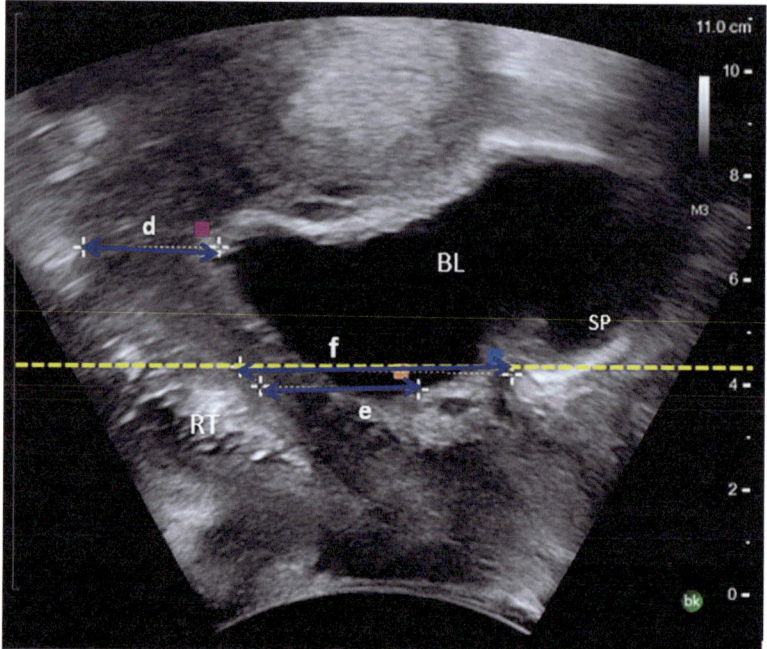

Abb. 25.19 Enterocelen-Messung in der sitzenden Position beim Valsalva. Die Linien d, e, f (blau) werden an definierten Stellen gezogen. Sie werden ebenfalls in Relation zu den d-, e-, f-Werten im Ruhe-Bild gesetzt. Die Differenzen werden dann ausgewertet und bestimmen das Vorhandensein und Ausprägung der Enterocele

Enterocele I° nimmt diese Linie um mindestens 50 % zu

- e – Linie zwischen Vorderwand des Rektums – inneres Ostium der Urethra – Zunahme um 50 % definiert Enterocele II° (nur zusammen mit Zunahme von d)
- f – Vorderwand des Rektums – äußeres Ostium der Urethra – (Höhe Symphyse) – die Zunahme um 50 % definiert Enterocele III° (nur zusammen mit Zunahme von d und e)
- Speicherung als JPEG (Dokumentation)
- Eingabe der Messwerte in die Software

(Hier ist es wichtig zu vermerken, dass eine Zunahme der Länge der d-Linie um weniger als 50 % die Enterocele komplett ausschließt. In diesem Fall sind die Werte e und f nicht mehr relevant.)

Das dorsale Kompartiment ist somit beim Valsalva-Manöver vermessen und dokumentiert.

13. Es erfolgt die Auswertung/der Vergleich der Ergebnisse – die prozentuellen Ver-

änderungen werden definiert und dokumentiert. Dies geschieht automatisch nach Eingabe der gewonnenen Werte in die Maske der Software. Der Algorithmus berechnet dann die Ausprägung und liefert die Diagnose.

- Bericht wird erstellt und ggf. ausgedruckt (Abb. 25.20)
- Abschluss der Untersuchung

Befolgt man diese einzelnen Schritte, wird der gesamte Beckenboden nachvollziehbar vermessen. Die Ausprägung der Senkung der einzelnen Kompartimente wird dabei in Prozent dokumentiert.

25.6 Auswertung der Messung

Die gewonnenen Messwerte können manuellen Rechnungen zugeführt werden. Der Algorithmus berechnet dabei aus den zwei Hilfslinien, die die Organverlagerung definieren (1a mit 2a,

3a mit 4a, 5a mit 6a), einen Mittelwert. Diese Mittelwerte fließen in die Berechnung mit ein und minimieren die entstandenen Fehler. Die Abweichungen von der Norm (den Werten, die man im Liegen im ersten Teil der Messung erhalten hatte) werden dann in Prozente überführt. Danach kann der Grad der Senkung in den untersuchten Kompartimenten bestimmt werden. Dabei lehnt sich die Untersuchung an die Gradeinteilung der POP-Q-Messung an. Die Messergebnisse werden folgendermaßen ausgewertet:

- Zunahme um 0–30 % - keine Auffälligkeiten
- Zunahme um 30–60 % - Senkung I°
- Zunahme um 60–90 % - Senkung II°
- Zunahme um mehr als 90 % - Senkung III°

Diese Einteilung hat sich bis dato bewährt und garantiert eine objektive Vergleichbarkeit der Befunde.

Für die Bestimmung der Enterocele werden die Werte d, e und f ebenfalls ausgewertet. Die Zunahme der Werte um mehr als 50 % und die Position bestimmen dann den Grad der Enterocele. So gilt:

- Wert d – Zunahme um 0–50 % - keine Auffälligkeiten
- Wert d – Zunahme um >50 % - Enterocele I°
- Wert e – Zunahme um >50 % - Enterocele II° (gilt nur, wenn der Wert d ebenfalls > 50 %)
- Wert f – Zunahme um >50 % - Enterocele III° (gilt nur, wenn der Wert d und e ebenfalls > 50 %)

Sind die beiden oberen Werte (d, e) jeweils kleiner 50 % (in dem zweiten Teil der Messung), so kann die Enterocele ausgeschlossen werden.

25.7   Situationen, in denen der Algorithmus nicht funktioniert

Entscheidend ist, dass die Berechnung der Organsenkung durch eine Verschiebung (in der Regel ist es eine Zunahme) der Messwerte erreicht werden kann. Findet diese Verschiebung nicht statt oder ist sie so fortgeschritten, dass sie bereits im Liegen in ihrer Maximalausprägung vorliegt, kann mathematisch keine Berechnung stattfinden. Dies beschreibt die zwei Untersuchungssituationen, in denen dieser Algorithmus nicht funktioniert.

Die erste Situation lässt sich bei Patienten mit Koordinationsstörungen beobachten. Diese sind manchmal nicht in der Lage zu pressen, sodass keine Verschiebungen in den einzelnen Kompartimenten stattfinden. Der Untersucher identifiziert diese Probleme meist am Anfang des zweiten Teils der Untersuchung. (Im ersten Teil der Untersuchung haben zahlreiche Patientinnen ohne echte Koordinationsstörungen deutliche Schwierigkeiten, adäquat zu pressen.) Im Sitzen fällt dies leichter, was eine Trennung zwischen diesen zwei Gruppen ermöglicht. Im transperinealen Ultraschall ist die unkoordinierte Bewegung der Beckenbodenmuskulatur durch ein Hin- und Her-Zucken derselben gekennzeichnet. (Liegen keine Koordinationsstörungen vor, kann im Sitzen der Valsalva-Versuch problemlos beobachtet werden.) Diese Situation unterbindet die Verschiebungen der einzelnen Messpunkte, wodurch ihre Eingabe in die Software nicht sinnvoll ist.

Die zweite Situation, in der die Anwendung des Messverfahrens nicht gelingt, ist die bereits im Liegen maximal ausgeprägte Senkung, die sich in der sitzenden Position (beim Valsalva) nicht mehr ändert. Auch hier kann keine relevante Organ-/Messpunkt-Verschiebung erkannt werden, was das Rechnen unmöglich macht. In diesem Fall kann wohl gemessen werden, der Untersucher stellt diese bereits fortgeschrittene Senkung fest. Die Messwerte selbst können genutzt, nur das rein rechnerische Messverfahren kann in diesem Fall nicht zur Dokumentation genutzt werden.

Glücklicherweise treffen diese beiden Situationen auf die wenigsten untersuchten Patientinnen zu. Das Messverfahren ist zumindest aktuell als eine Stütze für die Entscheidungsfindung des Untersuchers zu verstehen. Es ersetzt keinesfalls den Arzt und seine Beurteilung der Gesamtsituation. Es ist vielmehr ein Baustein, der die dynamische Darstellung des Beckenbodens mit dem Ultraschall ergänzt. Bis dato wurden mehr als 300 Patientinnen mit diesem Verfahren vermessen. Die Ergebnisse in Bezug

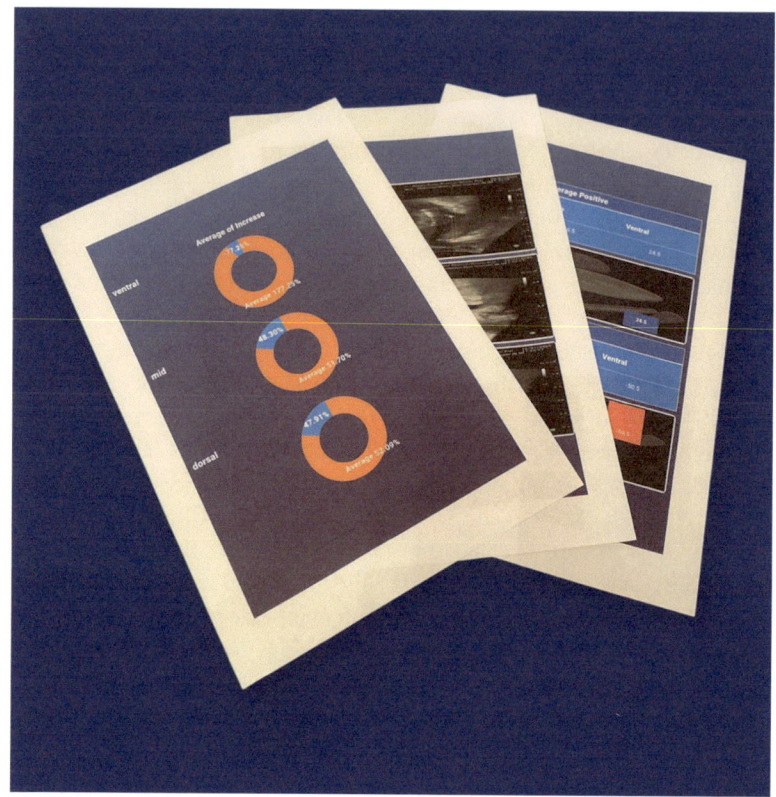

Abb. 25.20 Es erfolgt die Auswertung/der Vergleich der Ergebnisse – die prozentuellen Veränderungen werden definiert und dokumentiert. Dies geschieht automatisch nach Eingabe der gewonnenen Werte in die Maske der Software (siehe Abb. 25.21). Der Algorithmus berechnet dann die Ausprägung und liefert die Diagnose. Bericht wird erstellt und ggf. ausgedruckt

auf Zuverlässigkeit und Aussagekraft sind vielversprechend. Es bietet sich als eine mögliche Alternative oder Ergänzung zur POP-Q-Messung an, die von allen betroffenen Fachrichtungen genutzt werden kann. Sie könnte den fachübergreifenden Austausch von relevanten Informationen vereinfachen.

25.8 Technische Hilfen zur Auswertung der Messungen

Die zahlreichen Messwerte, die bei einer transperinealen Ultraschalluntersuchung gewonnen werden, müssen sinnvoll verarbeitet werden. Es macht wenig Sinn, diese Werte zu dokumentieren, wenn sie keine nachfolgende Aussagekraft und Konsequenzen haben. Damit dieser Ver-

arbeitungsprozess möglichst kurz und effektiv ist, muss vor allem der Zeitfaktor für die Eingabe berücksichtigt werden. Im heutigen Gesundheitssystem ist die Zeit pro Patient häufig limitiert. Deshalb kann sich kein Untersucher eine langwierige Dateneingabe erlauben. Um diese zu verkürzen, wurde ein Tool in Form einer Software/Applikation geschaffen, in die man diese Daten schnell und einfach in eine Maske eingeben kann. Diese Applikation generiert dann das Ergebnis und bereitet es in entsprechenden Grafiken auf. So wird beispielsweise die prozentuelle Abweichung von den Grundwerten, vom Grad der Senkung für das jeweilige Kompartiment und der Ausprägung der Senkung im jeweiligen Kompartiment angezeigt (Abb. 25.21).

Vorteilhaft ist dabei die Tatsache, dass keine Daten gesammelt werden. Der Untersucher

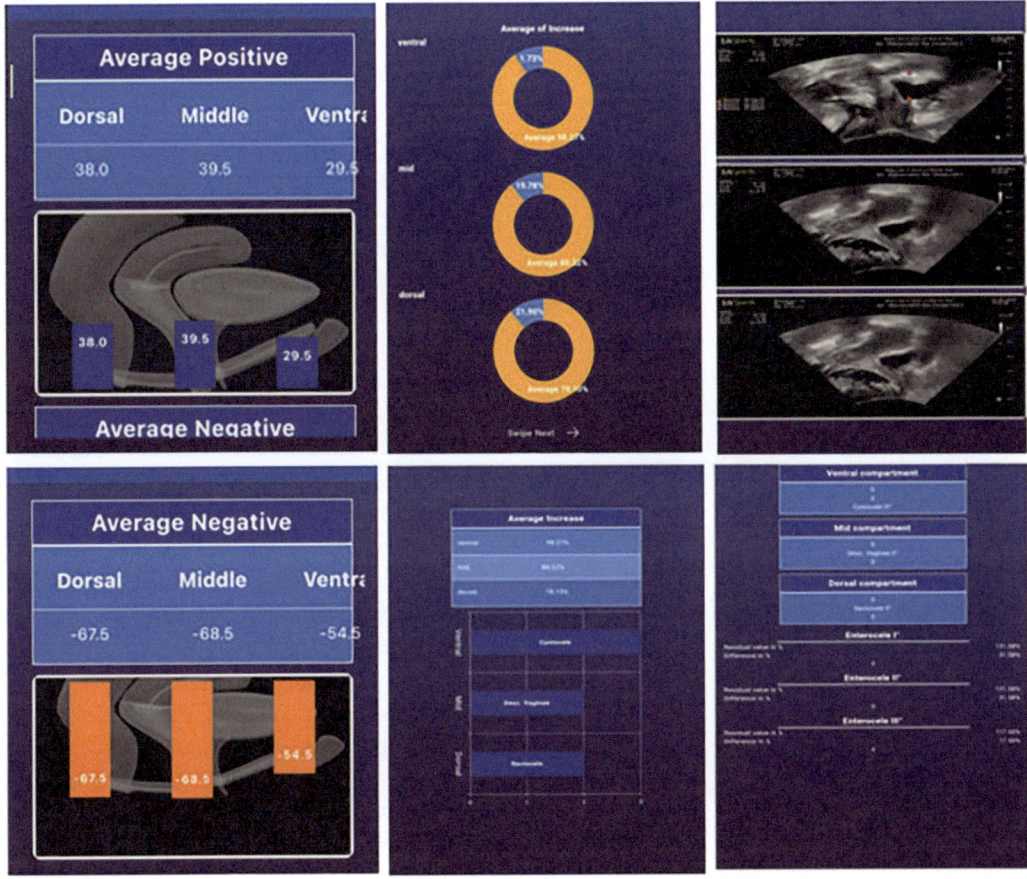

Abb. 25.21 Eine Applikation generiert das Ergebnis und bereitet dieses in entsprechenden Grafiken auf. So wird Beispielsweise die prozentuelle Abweichung von den Grundwerten, Grad der Senkung für das jeweilige Kompartiment und Ausprägung der Senkung im jeweiligen Kompartiment angezeigt

selbst hat die Möglichkeit, dann einen kompletten Bericht mit allen Messungen und Abbildungen zu generieren. Diesen kann er in die Patientenakte aufnehmen. Dieses Tool erleichtert die Auswertung erheblich und kann an jedem beliebigen elektronischen Gerät (Tablet, Smartphone etc.) installiert werden (Abb. 25.22, Abb. 25.23/Video 25.1).

25.9 Nutzung der Messungen im prä- und postoperativen Patientenmanagement

Die gewonnenen Datensätze und Messwerte dienen der Quantifizierung der Ausmaße der Organverschiebungen am Beckenboden. Diese Organverschiebungen führen zu den bereits beschriebenen Symptomen, welche letztendlich beseitigt werden sollten. Um diese beseitigen zu können und den Beckenboden in einen möglichst ursprünglichen Zustand (restitutio ad integrum als Idealzustand) versetzen zu können, müssen die stattgefundenen pathologischen Veränderungen exakt definiert sein. Deshalb ist diese Quantifizierung der Senkung so wichtig und sollte einen entsprechenden Stellenwert in der Diagnostik einnehmen.

Es ist enorm wichtig, diese Werte nicht nur bei der Diagnosestellung, sondern ebenso bei der Beurteilung des Therapieerfolges anzuwenden. Nur so kann man sicherstellen, dass die angestrebte positive Veränderung tatsächlich eingetreten ist. Diese objektive Aus-

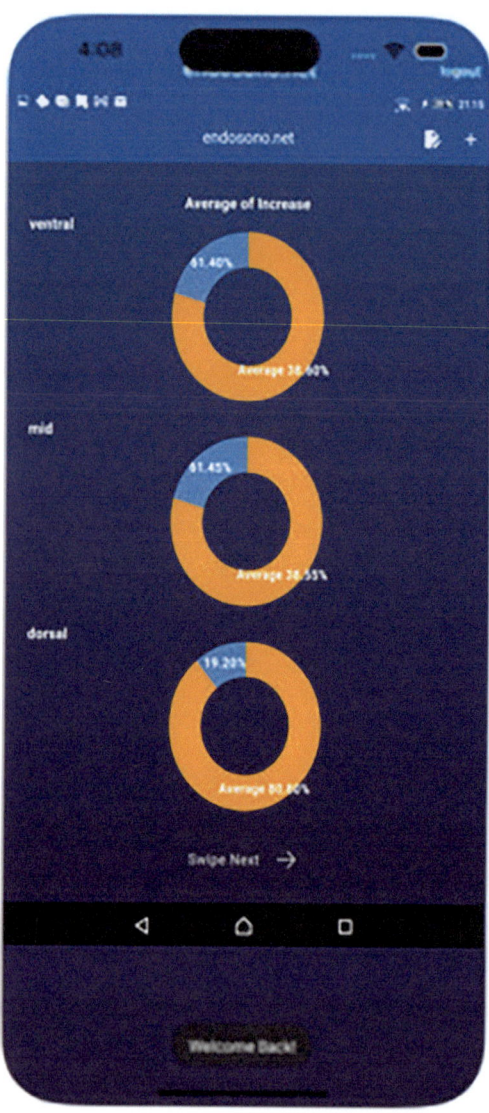

Abb. 25.22 Das elektronische Tool erleichtert die Auswertung erheblich und kann am jeden beliebigen elektronischen Gerät (Tablet, Smartphone etc.) installiert werden

wertung zeigt, ob eine beabsichtigte Anhebung der betroffenen Beckenbodenorgane tatsächlich stattgefunden hat. Diese objektive Form der Auswertung wird bis dato praktisch nicht angewendet. Selbstverständlich werden alle Patienten postoperativ danach gefragt, ob die Beschwerden nun besser seien oder nicht. Im Falle einer Osteosynthese einer Knochenfraktur ist der Erfolg dann sichtbar und allein durch die Wiedererlangung der Funktion nachvollzieh-

bar. Im Falle der Beckenbodenkorrekturen verhält es sich jedoch etwas anders. In der kurzen postoperativen Phase, in der die Patientinnen in der Klinik gesehen/nachkontrolliert werden, berichten die meisten von ihnen tatsächlich von einer „Verbesserung". Diese ist natürlich im Bereich der Weichteile und der Muskulatur nicht direkt einfach festzustellen, da das Gewebe angeschwollen und ihre Funktionen erstmal nach einiger Zeit wiedererlangen muss. Deshalb kann hier nur schwer von einem objektivierbaren Erfolg gesprochen werden. Dies muss auch dem Untersucher, der selbstverständlich diesen erwartet, klar sein. Im Falle des Beckenbodens (in anderen anatomischen Bereichen des Körpers auch) stellt sich der eigentliche postoperative Zustand erst mit einer zeitlichen Latenz ein. Dies ist von Bedeutung, denn es verdeutlicht, dass das angeschwollene Gewebe allein durch die Vergrößerung ihres Volumens an Ort und Stelle verbleibt und ggf. nicht absinken kann. Erst nach einigen Tagen/Wochen ändert sich dieser Zustand und die volle „Wahrheit" kommt zu Tage. Dies ist der Zeitpunkt, an dem eine sinnvolle erneute postoperative Auswertung erfolgen sollte. Es ist natürlich vorteilhaft, wenn die gleichen Untersuchungs-/Messmethoden zur Anwendung kommen wie in der präoperativen Situation. Selbstverständlich ist diese mehrfache postoperative Auswertung nur sehr schwer durchführbar. Alleine die Diagnostik und therapeutischen Maßnahmen beanspruchen bereits den Großteil der Ressourcen und der Zeit. Deshalb fällt der Blick umso mehr auf den transperinealen Ultraschall, der einfach und unkompliziert zu dieser Auswertung hinzugezogen werden kann. Durch die einfache Anwendung des Messverfahrens und postoperative Anwendung, nach z. B. 3 Monaten, kann der Untersucher selbst objektiv feststellen, wie erfolgreich seine operative Maßnahme tatsächlich war. Dies stellt bis dato auf dem Gebiet der Beckenbodentherapie ein Novum dar. Alle Behandlungsschritte können dadurch nachverfolgt werden und eine Anpassung der Maßnahmen kann erwogen werden. Da das alternative Verfahren praktisch alle Pathologien des ODS-Komplexes abdecken kann, wäre es wünschenswert, dieses in einen festen Algorithmus bei der Becken-

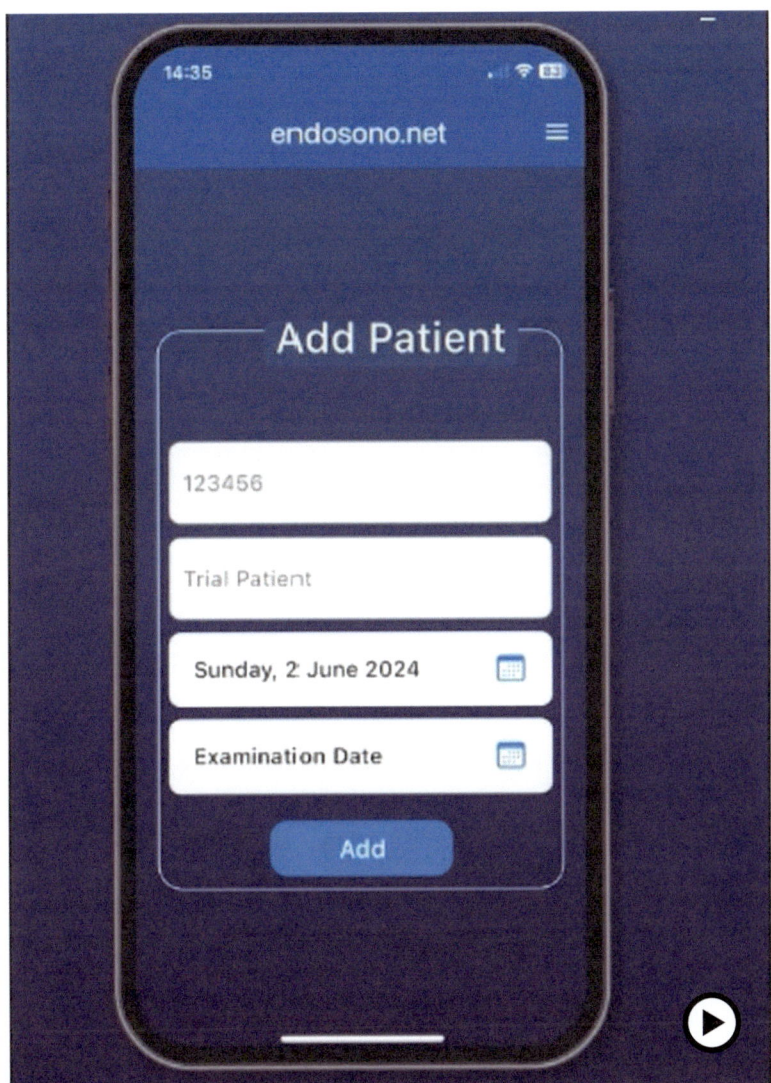

Abb. 25.23 Video 25.1 (▶ https://doi.org/10.1007/000-epd)

bodenbeurteilung aufzunehmen. Dies gilt für die präoperative Diagnostik und postoperative Auswertung.

25.10 Potenzial für die Zukunft mit KI-Einsatz

Die aktuellen Entwicklungen auf dem Gebiet der Hard- undSoftware sowie die Möglichkeiten beim Einsatz von KI (künstliche Intelligenz) -basierten Anwendungen eröffnen zunehmend ganz neue Perspektiven auf vielen verschiedenen Gebieten der Medizin. Davon kann der Beckenboden nur schwer verschont bleiben. Auch hier sind zahlreiche neue technische Einsatzmöglichkeiten denkbar. Sie könnten die Untersuchungszeit sowohl verkürzen als auch die Objektivierbarkeit steigern. Die Software-gestützten Messverfahren sind dabei nur ein erster Schritt in diese Richtung. Es sind noch viele weitere hilfreiche Einsatzmöglichkeiten denkbar. Diese könnten den Untersucher aktiv unterstützen und zu der angestrebten Steigerung der

Qualität der Behandlung beitragen. Die Zukunft wird zeigen, ob sich diese Neuerungen auch durchsetzen können. Durch die immer gleiche Perspektive beim transperinealen Ultraschall ist das Erreichen einer Standardisierung recht einfach. Diese Tatsache ermöglicht das „Anlernen" einer Maschine und eröffnet den Weg zur „Automatisierung" dieser Diagnostik. Zahlreiche Auswertungs-Tools aus der Radiologie machen uns diesen Weg bereits vor. Dies verdeutlicht, dass der Weg zu einer automatisierten Beckenbodendiagnostik nicht mehr lang ist. In Anbetracht der vielen ungelösten Herausforderungen auf dem Gebiet des Beckenbodens kann aktuell keine Rede davon sein, dass Neuerungen nicht erforderlich sind. So würde eine Möglichkeit zur fachübergreifenden und standardisierten Beurteilung des Beckenbodens eine neue Chance für eine echte Zusammenarbeit der betroffenen Fakultäten bedeuten. Es bleibt zu hoffen, dass diese Zusammenarbeit möglichst schnell verwirklicht wird.

Literatur

Abbas Shobeiri S, Santiago AC (2015) "Use of Ultrasound Imaging in Pelvic Organ Prolapse: an Overview." Cur Obst Gynecol Rep 4:109–114

Dietz HP (2017) Pelvic floor ultrasound: a review. Clin Obstet Gynecol 60:58–81

Dietz HP (2020) Ultrasound in the investigation of pelvic floor disorders. Curr Opi Obstet Gynecol 32(6):431–440, December 2020. | https://doi.org/10.1097/GCO.0000000000000659

Guo Z, Lu X, Yao J, Zhou Y, Chen C, Chen J, Yang D, Cao Y, Zheng W, Yang X, Ni D (Sep 2024) Fully Automated Localization and Measurement of Levator Hiatus Dimensions Using 3-D Pelvic Floor Ultrasound. Ultrasound Med Biol 50(9):1329–1338. https://doi.org/10.1016/j.ultrasmedbio.2024.05.005. Epub 2024 Jun 5. PMID: 38845332

Hainsworth A, Gala T, Johnston L, Solanki D, Ferrari L, Schizas A, Santoro G (2023) "Integrated total pelvic floor ultrasound in pelvic floor dysfunction." Continence

Handa VL, Blomquist JL, Roem JL, Muñoz A, Dietz HP (2019) "Pelvic Floor Disorders After Obstetric Avulsion of the Levator Ani Muscle." Female Pelvic Med & Reconstr Surg 25:3–7

Hennemann J, Kennes LN, Maass N, Najjari L (2014) "Evaluation of established and new reference lines for the standardization of transperineal ultrasound." Ultrasound Obstet Gynecol 44

Kowallik MJ, Prohm P, Kuruc T, Piłat J, Lo Nigro MC et al (2018) New technique for pelvic floor measurement - Transperineal Dynamic Ultrasound Measurement Method to Detection and Quantification of Rectocele, Cystocele, Enterocele and Perineal Descensus. J Med Stud Res 1:003

Kowallik, M (2021 "Diagnostik der Beckenbodeninsuffizienz." Coloproctology 43: 321–327

Li D, Lu R (2023) "Research progress in pelvic floor ultrasound for assessing the morphology and function of levator ani muscle in women." Zhong nan da xue xue bao. Yi xue ban = J Central South Univ Med sci48(8):1267–1273

Martellucci J, Luigi B (2016). The Dynamic Transperineal Ultrasound Era of the Evaluation of Obstructed Defecation Syndrome. Diseases of the Colon & Rectum 59(8):S. 800–803, August 2016. | https://doi.org/10.1097/DCR.0000000000000586

Persu C, Chapple CR, Cauni V, Gutue S, Geavlete P (2011) Pelvic Organ Prolapse quantification system (POP-Q) - a new era in pelvic prolapse staging. J Med Life 4:75–81

Pitynski P, Wiechec B, Knafel K, Klyszejko-Molska. "APPLICATION OF TRANSPERINEAL ULTRASONOGRAPHY (TPUS) IN WOMEN WITH STRESS URINARY INCONTINENCE. CLINICAL-CONTROLLING EXAMINATION ON OWN MATERIAL." (2016)

Ribas Y, Hotouras A, Chan CL, Clavé P (2014) Imaging of pelvic floor disorders: are we underestimating gravity? Dis Colon Rectum 57:1242–1244

Santoro, GA, Wieczorek AP, Stankiewicz A, Woźniak MM, Bogusiewicz M, Rechberger T (2009) "High-resolution three-dimensional endovaginal ultrasonography in the assessment of pelvic floor anatomy: a preliminary study." Int Urogynecol J 20:1213–1222

Valsky D Yagel S (2007) "Three-Dimensional Transperineal Ultrasonography of the Pelvic Floor" J Ultrasound Med 26

van Gruting, Isabelle M. A., Kirsten B Kluivers, Aleksandra Stankiewicz, Joanna IntHout, Kim W. M. van Delft, Ranee Thakar and Abdul H Sultan. "Evaluation of Perineal Descent Measurements on Pelvic Floor Imaging." Journal of Clinical Medicine 14 (2025): n. pag

Vellucci F, Regini C, Barbanti C, Luisi S (2019) "Pelvic floor evaluation with transperineal ultrasound: a new approach." Minerva ginecologica 70(1): 58–68

Wang Z, Chen Y, Huang A (2024) "Clinical application of three-dimensional pelvic floor ultrasound in patients with pelvic organ prolapse and the application value of levator hiatus and levator ani indicators." Int J Rad Res

Xu C, Ding S, Xue Y, Ding Y (2013) "[Dynamic three-dimensional ultrasound in the diagnosis of pelvic floor dyssynergia]." Zhonghua wei chang wai ke za zhi = Chin J Gastroin Surg 16(5): 429–33

Yin A, Zhu Y, Jin Q, Chen X, Ma X, Zhang L Xu F. (2024) "Transperineal three-dimensional ultrasound combined with real-time shear wave elastography imaging to assess changes in pelvic floor structure during pregnancy and delivery." Clin Exp Obst Gynecol

Stichwortverzeichnis

© Der/die Herausgeber bzw. der/die Autor(en), exklusiv lizenziert an Springer-Verlag GmbH, DE, ein Teil von Springer Nature 2025
M. Kowallik (Hrsg.), *Anorektale 3D-Sonografie und Beckenbodensonografie*,
https://doi.org/10.1007/978-3-662-69765-8

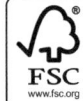

MIX
Papier aus verantwortungsvollen Quellen
Paper from responsible sources
FSC® C105338

If you have any concerns about our products,
you can contact us on
ProductSafety@springernature.com

In case Publisher is established outside the EU,
the EU authorized representative is:
Springer Nature Customer Service Center GmbH
Europaplatz 3, 69115 Heidelberg, Germany

Printed by Libri Plureos GmbH
in Hamburg, Germany